吞嚥障礙評估與治療

總校閱

盛　華

譯者

周芳綺　陳秀文　曾鳳菊
張靜文　葉麗莉　廖尉淞

Evaluation and Treatment of Swallowing Disorders

Second Edition

Jeri A. Logemann

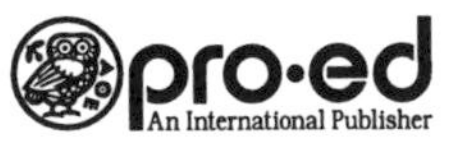

8700 Shoal Creek Boulevard
Austin, Texas 78757-6897

總校閱者簡介

盛　華

學歷：美國威斯康辛大學麥迪遜校區溝通障礙研究所博士

證照：美國語言治療師證書

（Certificate of Clinical Competence in Speech-Language Pathology, CCC-SLP）

美國無喉者言語復健合格老師證書

（Qualified Instructor of Alaryngeal Speech）

經歷：國立台北護理健康大學聽語障礙科學研究所教授兼所長

國立台北護理健康大學教務長

國立台北護理健康大學副校長

現職：亞洲大學聽力暨語言治療學系講座教授兼系主任

譯者簡介

（按姓氏筆畫順序排列）

周芳綺

學歷：美國愛荷華大學溝通科學與障礙學系語言病理學博士
國立台北護理學院聽語障礙科學研究所語言病理學碩士
中山醫學院復健系聽語組學士
證照：中華民國語言治療師證照
經歷：花蓮慈濟醫院復健科語言治療師
現職：馬偕醫學院聽力暨語言治療學系助理教授

陳秀文

學歷：國立台北護理學院聽語障礙科學研究所碩士
輔仁大學生物系學士
經歷：陽明醫院復健部語言治療師
台北市、新北市學校巡迴語言治療師
教育部部定講師
現職：馬偕醫學院聽力暨語言治療學系兼任講師
台北市、新北市長照語言治療師
新北市學校巡迴語言治療師

曾鳳菊

學歷：國立台北護理學院聽語障礙科學研究所語言病理學碩士
經歷：新光吳火獅紀念醫院復健科語言治療師
國立台北護理健康大學聽語障礙科學研究所臨床指導老師
現職：安德復復健專科診所中風暨腦傷復健中心主任
國立台北教育大學語言治療教育學程兼任助理教授級專業技術人員

張靜文

學歷：國立台北護理學院聽語障礙科學研究所語言病理學碩士
　　　長庚大學物理治療系學士

經歷：教育部部定講師
　　　國立台北護理健康大學聽語障礙科學研究所臨床指導老師

現職：馬偕醫院耳鼻喉科語言治療師
　　　馬偕醫學院聽力暨語言治療學系兼任講師

葉麗莉

學歷：英國雪菲爾大學人類溝通科學研究所博士
　　　國立台北護理學院聽語障礙科學研究所語言病理學碩士
　　　輔仁大學應用心理學研究所碩士
　　　國立台灣大學心理學系學士

經歷：台大醫院北護分院耳鼻喉科語言治療師
　　　台北長庚醫院耳鼻喉科語言治療師
　　　基隆長庚醫院耳鼻喉科語言治療師
　　　馬偕醫學院聽力暨語言治療學系助理教授

現職：馬偕醫學院聽力暨語言治療學系副教授

廖尉淞

學歷：澳洲墨爾本大學應用語言學碩士

經歷：空中美語出版集團文字編輯

作者序

當本書首版在一九八三年問世的時候，相較於現今對於吞嚥的正常和異常生理、評估方法，和對口咽部吞嚥異常處置的知識而言，這個領域還像個剛出生的嬰兒。當時大部分的文獻，都將口咽吞嚥形容成單一的行為，而鮮少注意到，在不同情況下，因食團特質和意志性控制所產生的系統性變異。評估口咽吞嚥的方法大多是放射線檢查，而且作業程序相當簡單。對於不同部位的神經損傷和構造損傷，或是對罹患頭頸部腫瘤病患採取不同處置，會造成哪些特定的口咽吞嚥異常，我們的知識還是相當粗淺的。當時找得到的研究文獻，主要是針對神經性損傷、罹患頭頸部腫瘤，或曾因病接受治療的異質性病人族群，包括不同恢復階段或退化階段的病人，還有各種不同構造上或神經損傷部位的吞嚥障礙病患等而做的。

這十四年以來，有關正常吞嚥生理和口咽吞嚥病理學的知識基礎，在深度和廣度上都有進展。對於正常吞嚥和吞嚥異常及其結果的了解，我們或許可以說，這個領域已經像個少年了。雖然現在我們了解到，正常的吞嚥生理會有系統地隨著吞嚥不同的食物性質和不同的吞嚥意志控制而有不同，但我們仍舊不明白所有可預測的變項，特別是食團的味道和病人的清醒度，這限制了我們處置某些吞嚥異常病人並理解其主訴的能力。

在這十四年中，對於口咽吞嚥異常的篩檢技巧、診斷技術和治療策略都有進展，不過，對於應用在不同人身上的最佳吞嚥診斷和治療方法，還需要更多的研究；正常和異常吞嚥機制上的生理，以及它和呼吸控制與言語生成的關聯性上，還有不少重要的問題留待解答。

朋友和同事很早就鼓勵我著作此書的第二版， 之所以延宕，不僅因為時間有限，也因為我強烈相信，我們在評估和處置吞嚥異常的知識基礎一直快速成長。我想讓第二版能反映某些明顯的轉變和新增的知識，這點我相信是做到了；我也相信有足夠的新資料供我們駐足，並審思我們正在何處，需要往哪裡走。

此次再版設計成既可作為教材，也可當作臨床參考資料，除了提供學生們有關吞嚥異常有效臨床決策的知識基礎，並讓經驗豐富的治療師在評估和處理病人時，能激發出新的看法。本書嘗試回顧並綜合現今的吞嚥異常知識，並思索本專業在評估和處置口咽部吞嚥異常病患時，目前所處的位置、未來將往何處及需往何處。本書的首版是基於我對五千名吞嚥異常病患的經驗，而再版則是融入我處理超過二萬名吞嚥異常病患的經驗。

和一九八三年的版本相較，本書中至少五成的內容是新加入的，新增的章節有吞嚥評估程序和治療吞嚥異常病患的臨床決策，並增添有關自主性吞嚥技巧對吞嚥異常病人之影響的資訊，還有頭部受傷和失智症對吞嚥功能的影響，以及一些其他的主題。除了這些新增的章節和主題，另有全部改寫的段落，像是正常吞嚥生理、評估吞嚥的新式影像記錄法，還有新的治療程序等。我也保留所有一九八三年版本的相關內文，例如治療方法，並增添或延伸那些自一九八三年以來已更新的部分。

治療師若是有興趣從上呼吸消化道全面性神經動作控制的角度，來進行吞嚥異常評估和治療，本書正是為了他們所設計的。例如，呼吸和吞嚥之間的關係相當重要，這是最近研究和臨床資料新的關注重點，本書也納入評估此關係的建議程序。

我相信，本書也提供治療師完整的評估和治療策略，可用在各種不同的工作場所，當然也包括學校。當吞嚥異常受到更多人的認識，也就會有更多不同的場所處置孩童和成人的吞嚥異常。健康照護系統的變革（例如照護管理，包括在學校系統中納入更多的病童）也進一步促成此事。

本書中，從頭到尾我都強調保護病患和治療師安全的重要性，我的基本原則從未改變：在評估和處置吞嚥異常時，沒有任何藉口讓病人處於危險之中，包括增加吸入現象的風險和營養不足。

我由衷希望本書和臨床參考資料可以幫助治療師進一步拓展他們評估和治療的策略清單，不僅為了吞嚥異常病人的福祉，也為了能提供成功且有效的吞嚥問題解決之道。在吞嚥異常上並沒有逐步解說的「食譜」，也沒有單一組策略可以對所有病人都見效。治療成功的祕訣，包括徹底蒐集病患的相關資料、考慮周到的評估和積極的介入，這些都要先清楚了解正常吞嚥的構造和生理，以及病人在吞嚥上的異常構造和生理。

我想對協助此書順利出版，與協助蒐集研究和臨床資料並聚集成文的人致上謝忱，並謝謝所有芝加哥校園的同事，特別是 Cathy Lazarus 和 Sharon Veis，在我著作此書期間全程的支持。我也由衷感謝我的秘書 Mary Malooly 和 Mary

Smessaert，特別是 Christina Smith，她們辛勤工作之餘，在我寫稿期間始終支持我，陪我度過所有的情緒起伏。特別感謝我的良師兼老友 Hilda Fisher，以及我的朋友兼同事 JoAnne Robbins 和 Peter Kahrilas，他們在我構思吞嚥異常的評估和治療方法時，始終保持耐心並提供想法。最後要感謝所有在吞嚥問題上提供我臨床經驗的病患，是他們激發我，使我開始對這個領域產生興趣並持續下去。

總校閱者序

《吞嚥障礙評估與治療》這本書是世界上最著名的吞嚥領域學者，Jeri A. Logemann 博士於一九九八年出版的最新著作。初版是於一九八三年發行。

這本書用淺顯的文字，將吞嚥障礙的評估及治療方法完整的介紹出來。由於用字遣詞簡單易懂且理念架構清晰，可以讓一個完全沒有吞嚥障礙背景的人，在讀完這本書後，清楚的了解吞嚥障礙及其臨床應用。適合語言治療師以及對吞嚥障礙評估與治療有興趣的臨床人員閱讀。所以美國聽語障礙及溝通障礙研究所大多將這本書當作修習「吞嚥障礙」課程的主要參考書。國內聽語障礙及溝通障礙學系與研究所亦將這本書用作該課程的指定教科書。

這本書的內容先介紹正常吞嚥的解剖與機轉，再介紹研究正常及異常吞嚥的各種儀器。接著依照臨床及X光攝影症狀，分析各類型的吞嚥異常特徵。隨後詳細描述了吞嚥障礙的評估方法，其中包括床邊評估及電視螢光透視檢查方法。接下來介紹吞嚥異常的處置方法，介紹的範圍涵蓋各種不同疾病及醫療處置造成的吞嚥異常，其中包括口腔癌、口咽癌、喉癌、神經性障礙。最後，完整說明吞嚥異常的醫學治療方法、如何做出臨床決策、多專業間的處置方法、以及未來測量吞嚥療效的方法。

這本書與一九八三年的版本比較，除了保留原來的架構外，至少有一半以上是新的資料。例如，增加了吞嚥評估程序及臨床決策章節，以及自主性吞嚥手法對吞嚥障礙病人的影響、頭部受傷及失智症對吞嚥功能的影響等資訊。此外，本書中有關正常吞嚥機轉、評估吞嚥的最新影像程序、最新治療程序則完全改寫。

為了增加語言治療師以及相關人員吞嚥障礙的知識，提升評估與治療能力，特別邀請國立台北護理學院聽語障礙科學研究所碩士班六位研究生，廖尉淞、張靜文、葉麗莉、周芳綺、曾鳳菊及陳秀文，共同將此書翻譯成中文，以便利閱讀。這群研究生在研二時修過「吞嚥障礙」課程，對這個領域極感興趣且有深入了解。在翻譯的過程中，他們先將索引翻譯成中文，統一中譯版的專有名詞，再翻內文。翻譯的初稿由這些同學互相校對兩次，確認翻譯的正確性、完整性及可讀性。再由同學查核譯稿的編輯格式，確認專有名詞及英文出處標示的正確性。最後由我做總校閱。翻譯的流程由葉麗莉同學制定，聯絡及監督的工作亦由她負責，整個翻譯過程堪稱順利，麗莉居功甚偉。

從開始翻譯到完稿花了將近一年的時間。在這段期間，大家都專注在這項翻譯工作，希望翻譯的中文版本能貼近原意。在翻譯的過程中，最困難的事情就是專有名詞的翻譯。由於台灣沒有語言病理學相關的英漢辭典，且沒有任何有關吞嚥障礙的中文書籍可供參考，對於英文的專有名詞，必須自己開創中文字詞來翻譯，開創出的中文字詞極可能在長久使用後就變成慣用的中文專有名詞；所以，大家在翻譯時都極為謹慎，盡量找尋簡單易懂又能反映原意的名稱。特別感謝台大醫院耳鼻喉科教授蕭自佑醫師、台大醫院復健科醫師盧璐博士、台大醫院神經科醫師邱銘章博士、台北長庚醫院顱顏中心語言治療師雲天湘老師及王淑慧老師，以及台北馬偕醫院耳鼻喉科楊政謙醫師在英文專有名詞翻譯上提供許多專業上的意見，增加了翻譯的精確性及貼切性。此外，本書中有些地方的英文慣用語句與中文不同。為了文章的可讀性，在翻譯時，部分段落捨棄逐字翻譯的方法，改用意譯。

這個譯本是第一本有關吞嚥的中文書籍，對有心學習吞嚥障礙的華人而言，在閱讀上提供了一個便捷的工具。由於譯本內的專有名詞均附有英文標示，所以，讀者在讀完此書後若要閱讀英文期刊，也有幫助。我相信這本書出版後，可以增加臨床人員對吞嚥障礙的認識與了解，並進而提升吞嚥障礙的處置能力。更希望藉由此書增加讀者對吞嚥障礙研究的興趣，以進一步提升吞嚥處置水準。

盛　華

譯者序

我們認為一本好的中譯書籍，可以將國外進步的技術和觀點介紹給更多讀者，而不會因為語言的鴻溝讓有心求得新知的人望之卻步，甚至因此錯失協助病人的良機。

《吞嚥障礙評估與治療》可算是目前公認吞嚥治療相關書籍中的經典，作者以專業的角度陳述吞嚥障礙的理論基礎和臨床處置。在北護聽語所前任盛所長的支持下，我們利用課餘及公餘時間為此書進行翻譯與校對，再由盛所長一一審閱，經過一年多的時間，終於要付印了。其中艱辛，不在話下。

北護聽語所是一個匯聚夢想的地方，其中不斷有研究生全心投入，冀望自己成為專業的聽語人員，或具備更好的競爭優勢；由全省聘請而來的老師們，期待自己的付出能培養更多具有研究和臨床專業能力的聽語師，並凸顯其在專業團隊中的重要性；對具有聽語相關問題的病患及其家庭而言，她／他們也將因此獲得更高品質的照護。

這本書的完成，是實現夢想的一小步。相信將來會有更多優秀的聽語專業書籍在台灣出版，不論是翻譯本或是本土著作，都能讓更多人因而受惠。這樣，夢想就不再只是夢想了！

目錄 CONTENTS

*正文頁邊數碼係原文書頁碼，供索引檢索之用

第 1 章

導論：吞嚥障礙評估與治療的定義和基本原則

Introduction: Definitions and Basic Principles of Evaluation and Treatment of Swallowing Disorders

吞嚥障礙有許多定義。最常被使用的定義是「食物由口腔到胃的移動過程發生困難」。近來，部分治療師採用新的定義，擴大了吞嚥障礙所涵蓋的範圍。新的定義包括在準備吞嚥時的所有行為、感覺和主要動作反應。這些反應包含了病人是否能夠意識到自己即將要進食、能否以視覺辨識食物，以及對食物氣味與食物本身產生的一切生理反應，如唾液的增加（Leopold & Kagel, 1996）。 *1*

吞嚥障礙可能會發生在任何年齡層，從新生兒到老年人都有。這些吞嚥障礙可能由於先天異常、構造缺陷，以及（或是）醫療處置所造成。吞嚥障礙的表現可能是急性的，如因為腦血管病變（cerebrovascular accident, CVA）所造成的，或是隨著時間慢慢惡化，如在咽部有腫瘤或漸進性神經病變（Lazarus & Logemann, 1987; Logemann, 1989; McConnel, Mendelsohn, & Logemann, 1987; Robbins, Logemann, & Kirshner, 1986; Veis & Logemann, 1985）。吞嚥障礙患者也許能敏銳地意識到自己的問題，並且詳細地向治療師描述；但也有可能完全忘卻吞嚥問題。病患若能指出自己的口咽吞嚥障礙（oropharyngeal swallowing disorders）及吞嚥問題，通常能正確的指出障礙位置與問題（Kirchner, 1967; Logemann, 1983）。相較之下，食道期吞嚥異常的病患描述功能失常與病灶部位時，就非常不精確。其所出現的吞嚥症狀可能在實際的生理或解剖位置上，但也可能高於實際的位置。這是因為病患可能感受到在異常位置上方有食物堆積。有些食道障礙的病人甚至可能出現咽部障礙的症狀。

本文深入討論發生在準備期、口腔期以及咽部期的各種吞嚥問題。本文也會提及食道期的吞嚥障礙，但不會深入討論，因為這類型的問題通常並非吞嚥治療技巧所能解決，而是以藥物或手術的方式處理。

有關吞嚥的文獻分為三類：有些文獻研究正常吞嚥的生理機制，其中包括吞嚥的口腔期、啟動咽部期吞嚥，以及吞嚥的咽部和食道期等等的討論與測量（Ardran & Kemp, 1951, 1956, 1967; Bosma, 1957, 1973; Dellow, 1976; Jacob, Kahrilas, Logemann, Shah, & Ha, 1989; Kahrilas, Dodds, Dent, Logemann, & Shaker, 1988; Kahrilas, Lin, Logemann, Ergun, & Facchini, 1993; Kahrilas, Logemann, Lin, & Ergun, 1992; Logemann, Kahrilas, Cheng, et al., 1992; Miller, 1972; Robbins, Hamilton, Lof, & Kempster, 1992; Tracy et al., 1989）。

過去十年來，另一個研究主題的大宗是，不同的醫療處置造成吞嚥生理機制的改變（Lazarus & Logemann, 1987; Veis & Logemann, 1985）。其中，某些研究特別著重吞嚥過程的神經肌肉方面表現（neuromuscular aspect），例如，吞嚥口腔期的舌頭動作，或是吞嚥咽部期呼吸道的關閉動作（Bisch, Logemann, Rademaker, Kahrilas, & Lazarus, 1994; Fujiu, Logemann, & Pauloski, 1995; Linde & Westover, 1962; Logemann, Rademaker, Pauloski, Kahrilas, et al., 1994; Sloan, 1977）。其他研究則細究了少數具有多種吞嚥障礙類型的病人，並廣泛或專門地比較這些次族群的吞嚥生理機制（Conley, 1960; Lazarus, Logemann, Rademaker, et al., 1993; Logemann & Bytell, 1979）。然而，其他還有些研究是針對某種特定類型病人的吞嚥生理機制，進行深入的探究，例如，

曾開過喉半切除手術（hemilaryngectomy）或上聲門切除術（supraglottic laryngectomy），或者是罹患延腦性脊髓灰白質炎（bulbar polio）、失養性肌強直（myotonic dystrophy）或眼咽肌肉失養症（oculopharyngeal dystrophy）等症狀的病人（Duranceau, Letendre, Clermont, Levisque, & Barbeau, 1978; Kaplan, 1951; Lazarus & Logemann, 1987; Lazarus et al., 1996; Leopold & Kagel, 1996; Logemann & Kahrilas, 1990; Logemann, 1989; Logemann, Rademaker, Pauloski, et al., 1994; Logemann, Shanahan, et al., 1993; Margulies, Brunt, Donner, & Silbiger, 1968; Pauloski et al., 1993; Rademaker et al., 1993）。

最後還有一部分文獻，呈現了篩檢、診斷以及處置吞嚥障礙病人的方法（Aguilar, Olson, & Shedd, 1979; Dobie, 1978; Gaffney & Campbell, 1974; Kirchner, 1967; Lazarus, Logemann, & Gibbons, 1993; Lazarus, Logemann, Rademaker, et al., 1993; Linden & Siebens, 1980; Logemann, 1993, 1997; Logemann, Pauloski, et al., 1995; Pauloski et al., 1993; Pauloski, et al., 1994; Rasley et al., 1993）。這些文章可分為兩類：一類描述改善口腔期吞嚥的方法，包含在吞嚥前準備期時如何控制食物，以及如何運送食物通過口腔（Davis, Lazarus, Logemann, & Hurst, 1987; Logemann, 1989; Logemann, Kahrilas, Hurst, Davis, & Krugler, 1989）；另一類則在準備階段與口腔期之外，還討論了改善啟動吞嚥的反應及咽部吞嚥的技巧（Lazarus & Logemann, 1987; Lazarus, Logemann, & Gibbons, 1993; Lazzara, Lazarus, & Logemann, 1986; Logemann, Kahrilas, Kobara, & Vakil, 1989）。前一類文章所討論的方法通常被稱作「餵食技巧」（feeding techniques），後一類文章的方法則稱為「吞嚥治療」（swallowing therapy）。

習慣上，「餵食」（feeding）這個名詞所指的，僅限於將食物放置口中、吞嚥起始前在口腔中操弄食物（如有需要，則包含咀嚼動作），以及食團由舌頭向後推送的口腔階段。為了改善餵食情形而設計的治療法，通常希望能改善：(1)食物放置在口中的位置；(2)舌頭操弄口中食物；(3)不同質地食團的咀嚼情形；(4)在吞嚥口腔期開始前，重新聚集食物，形成緊密食團的能力；(5)整合舌頭將食團向後送的動作。因此，餵食技巧是處理關於吞嚥口腔準備期與口腔期的問題，而這兩期在咽部期吞嚥啟動時結束。

相較之下，「吞嚥」治療所使用的技巧，包括了如何縮短啟動咽部期吞嚥延遲的時間，如何改善咽部期通過時間（pharyngeal transit time），以及構成咽部期吞嚥的各種神經運動動作（neuromotor actions）；同時，還有改善吞嚥口腔準備期及口腔期的技巧。因此，「吞嚥」（swallowing）這個詞彙指的是，從食物放置在口中、口腔期、咽部期，直到食物通過食道與胃的接口（gastroesophageal junction），進入胃之前的食道期的整個吞嚥動作。在本書中，我們採用「吞嚥」而非「餵食」這樣的用語，因為我們會討論到的是，除了食道期之外，各期的吞嚥生理機能，以及各期吞嚥障礙的導正方法。

吞嚥障礙的徵兆（signs）與症狀（symptoms）

吞嚥障礙或異常的徵兆，包括（但不侷限於）無法辨識食物；難以將食物放置於口中；無法控制口中的食物或唾液；在吞嚥之前、中、後咳嗽；經常在用餐將結束或結束後不久咳嗽；反覆性肺炎（recurring pneumonia）；不明原因造成體重減輕；嗓音有咯咯聲的特質（gurgly voice quality），或在吞嚥後、用餐將結束或結束後，咽部或胸腔分泌物增加；以及病人抱怨自己有吞嚥障礙的問題。吞嚥治療師的首要之務是，確認病人是否為口咽吞嚥障礙的高危險群。這項工作通常是在篩檢程序中完成，包括十到十五分鐘檢閱病人的病歷，以及對病人做簡短觀察。

4

篩檢：確認口咽吞嚥障礙的高危險病患

篩檢就是要找出口咽吞嚥障礙高危險病人會顯現的徵兆和症狀。篩檢必須要採取快速、高效率、成本效益高以及安全的方法，辨識出口咽吞嚥障礙的高危險群，以便將病人轉介去做深入的吞嚥機制生理檢查，並診斷出隱藏的解剖構造或生理機能異常，讓治療師能接著計畫並實施有效的治療。

篩檢程序可發現口咽吞嚥障礙的徵兆與症狀，但卻無法定義口咽部解剖構造與生理機能的問題所在。要分辨篩檢與診斷，治療師必須問自己這樣的問題：「這個方法提供給我什麼樣的資訊？」如果這個方法提供的資訊是有關吞嚥障礙的症狀是否存在，例如吸入（aspiration）、吞嚥效率不佳（像是在口中或咽部殘留食物），或是出現進食時發出咯咯的嗓音或咳嗽，則此為篩檢程序。若這個方法提供的是生理機能的資料，例如，辨認或測量引發咽部吞嚥遲滯時間的長短、喉部提升或前移不足的程度、舌根（tongue base）後移不足的程度等等，即為診斷程序。大部分吞嚥障礙病人一開始透過篩檢程序來鑑別，如果發現咽部階段吞嚥障礙症狀，接著才進行深入的生理診斷。在某些病例中，病患的醫學診斷通常顯示有咽部吞嚥障礙，此現象足以顯現出該病患需要立即地深入診斷評估，此時也就不需進行初步的篩檢程序。在某些狀況下，則是由病患的護士、醫生或營養師進行篩檢手續，並將病患轉介至放射照影（X 光）或其他形式的深入生理評估。即使是這樣的情況，吞嚥治療師通常在生理評估前進行某些型態的臨床評估，以確保病人適合進行放射性或其他生理檢查。

近來，許多治療師試圖使用新方法，以篩檢出可能有口咽吞嚥障礙的病患。其中，某些方法被認為是侵入性或可能會讓病人處於高風險下的，這兩種特性都不應出現在篩檢程序中。在第五章，我們將會討論這類方法，以及其他合適的篩檢程序。 *5*

以下口咽吞嚥障礙的症狀，通常可在診斷過程中觀察到：

1. **吸入**（aspiration）為食物或液體進入真聲帶以下的呼吸道。
2. **嗆入**（penetration）為食物或液體在某種程度上進入喉頭，但未通過或低於真聲帶。
3. **殘餘**（residue）為食物在吞嚥後殘留在口中或咽部。
4. **逆流**（backflow）為食物從食道逆流回咽部及（或）從咽部流回鼻腔。

吞嚥治療師的工作是要在診斷程序中確定症狀，以及從症狀中判斷出造成外表看不見的解剖構造或生理異常。我們將在第四章介紹診斷性評估中所觀察到的症狀與解剖構造性，及（或）生理性吞嚥障礙之間的關聯。

吞嚥障礙的併發症

肺炎、營養不良以及脫水，可能是吞嚥障礙的症狀，事實上，它們也可能是吞嚥障礙的併發症。它可能是因不安全的吞嚥行為所引起，而導致有吸入現象與肺炎的危險，或是吞嚥效率不佳，而導致進入胃裡的食物和液體數量過少。

多專業團隊方案

本處所探討的吞嚥障礙管理方案是一種多專業團隊模式（multidisciplinary approach），安全地評估與處置因吞嚥困難而難以（或無法）由口餵食（oral feeding）的病人。除了吞嚥治療師之外，吞嚥治療團隊通常包括病人的醫生、護理人員、營養師、職能治療師、物理治療師、藥劑師，以及放射科醫師等。雖然臨床的檢查通常是由吞嚥治療師執行，放射線檢查卻通常由放射科醫師以及吞嚥治療師（通常是語言病理師）共同執行，而病歷上的結論和建議也是兩方專業人員的共識。一旦管理—治療方案由吞嚥治療師與病人的主治醫師共同擬定後，吞嚥治療師可以參與護理人員日常照護的類化過程，並與營養師密切配合，以確保病人在整個療程中能獲得足夠的營養。

本書一再重申的理念是，吞嚥治療是在持續充足的營養與水分供應下進行的，在處理病人的吞嚥問題時，絕不可危及到他的營養補給。因此，從初步評估的第一天，吞嚥治療師必須與病患的醫師、護理人員以及營養師密切配合，以規劃出兼顧維持病患營養補給與盡速改善吞嚥功能的最佳方案。

在某些狀況下，職能治療師及（或）物理治療師也許會擔任吞嚥治療師的工作。其他時候，職能治療師也許會提供改善手臂與手掌控制能力的治療，以促進自我餵食能力，或是建議使用某些餵食輔具來幫助病人自我餵食。職能治療師和物理治療師能一起改善病人坐姿，並設計出病人進食時最好的坐姿。

有關多專業團隊的建立，將在本書第十三章中專章討論。

病患安全

在適合由口進食的情形下，處理吞嚥困難病人，除了須注意營養與水分補充之外，更需要注意的就是，病人在餵食過程中的安全問題。一般而言，吸入量應減少到最小（食物進入真聲帶以下）。目前，沒有明確的指標指出，多少的吸入量才會發生吸入性肺炎（aspiration pneumonia）。另外，儘管有關吞嚥障礙的研究已經大幅度地增加，但是，有關肺功能參數與食物吸入量容忍度之間的交互關係，卻尚未釐清。為了將吸入量控制在最小範圍，在臨床檢查時，只給病人少量食物；此外，放射線檢查開始時，亦只給予病人少量的食物（通常是一毫升），且依其可容忍的份量逐漸增加，並仔細地由放射影像中監測病人每次食團吸入的總數量。任何病人若是吸入某種質地食物的量，超過該食團每次餵食的 10%，即使給予最佳的介入方案，也必須停止由口餵食該質地的食物。這項建議是依據五十名頭頸部癌症術後有食物吸入問題之患者量測的數據。這些病患在食物進入呼吸道真聲帶以下，均能覺察到吸入的症狀，同時能夠咳出大部分吸入的食物。這些病人在吸入量超過將近 10%食物量時，就主動停止吃該種食物材質，這是因為不停的咳嗽很快地讓他們的胸腔疼痛不適。吸入量在 10%以下就無法吞嚥任何質地食物的病人，會停止吃所有類型的食物，並要求以鼻胃管進食（Logemann, Sisson, & Wheeler,

1980）。許多醫師認為，少量以上食物造成的慢性吸入（液體或固體）會危害正常的肺功能；其他醫師則認為，吸入較大量食物短時間尚可容忍。這樣的差異來自於醫師個別的經驗，以及對上述病例缺乏明確的處理準則。

若食團全部被吸入，要確保病人的呼吸道不會被食團所阻塞。因此，本書不斷重申，在充分了解病人吞嚥狀況之前，必須使用少量的食團。少量的吞入物並不足以完全阻塞，也不會嚴重窄化病患的呼吸道。

在臨床評估之外，再進行 X 光攝影診斷檢查（radiographic diagnostic examination），能確保病患在吞嚥治療過程中的安全性。X 光攝影診斷檢查能辨識出靜默式吸入的病患（silent aspirator）（例如，病人敏感度減弱，吸入食物不會有咳嗽或出現任何可聽到或可看到的徵兆）。有將近 50%的病人在吸入時不會有咳嗽的反應。研究發現，甚至最有經驗的醫療人員在臨床診斷時，也無法辨識近 40%有吸入性的病人（Logemann, Lazarus, & Jenkins, 1982）。此外，臨床診斷因無法辨識造成吸入的解剖和生理方面的原因，頗受非難，而這些資訊正是建立有效治療計畫所需的。對任何被懷疑有吸入症狀的病人進行 X 光攝影診斷檢查，是絕對必要的，如此才能：(a)辨認吸入現象的存在；(b)界定吸入症狀的病因；(c)檢驗所選治療法的立即效果，並為病人設計合適的治療計畫；以及(d)決定攝取營養的最佳方式（例如，以口餵食、非口腔餵食，或兩者合用）。

本書焦點

本書大部分的內容著重在口咽吞嚥障礙的評估與治療，然而為了使吞嚥治療師能夠辨認食道異常的徵兆與症狀，也會提及某些食道吞嚥障礙的資訊。*8* 通常，吞嚥治療師是第一位從病人或照護者處完整記錄吞嚥障礙者進食主訴的保健專業人員。這些資訊能讓治療師知道，除了口咽檢查之外，是否還需要腸胃科醫師進行食道評估。有口咽吞嚥障礙症狀的病人同時患有食道功能異常的情形，也並非不尋常。例如，先天神經性缺陷的病童，比起一般人在同時罹患口咽吞嚥與食道異常的好發率，高了許多。同樣的，六十歲以上的老年人因為年齡的關係，也有很高的風險同時患有後天口咽吞嚥障礙（因中風引起）、巴金森氏病、運動神經元疾病等，以及食道功能異常。

本書提供治療師足夠的知識基礎，這些知識說明上呼吸消化道在吞嚥與呼吸及發聲等動作相互協調時的解剖與生理，同時也介紹了現有評估吞嚥機制的篩檢與診斷工具，以正確評估吞嚥障礙病患的異常之處，並規劃合適有效的治療策略。評估與治療吞嚥障礙的過程需要具有解剖生理正常機制的完整理論基礎，同時也要了解老化與疾病過程隨著時間變化所造成的影響。為了有效且有效率地治療口咽吞嚥障礙，治療師必須能指出造成吞嚥障礙的解剖及（或）生理異常機制，這樣才能針對隱藏不見的異常來治療。另一方面，治標不治本的治療會使照護變得更久、更昂貴，長期觀察病患管理過程會發現，對病人的長期健康也比較沒有幫助。

本書的目的並不在回顧口咽吞嚥障礙的文獻，而是要以我處理超過二萬名吞嚥障礙病患的經驗，提供合乎原理、安全、有效率，並奠基於生理學之上的方法，以評估及治療口咽吞嚥障礙。

參考文獻

Aguilar, N. V., Olson, M. L., & Shedd, D. P. (1979). Rehabilitation of deglutition problems in patients with head and neck cancer. *American Journal of Surgery, 138*, 501–507.

Ardran, G., & Kemp, F. (1951). The mechanism of swallowing. *Proceedings of the Royal Society of Medicine, 44*, 1038–1040.

Ardran, G., & Kemp, F. (1956). Closure and opening of the larynx during swallowing. *British Journal of Radiology, 29*, 205–208.

Ardran, G. M., & Kemp, F. (1967). The mechanism of the larynx II: The epiglottis and closure of the larynx. *British Journal of Radiology, 40*, 372–389.

Bisch, E. M., Logemann, J. A., Rademaker, A. W., Kahrilas, P. J., & Lazarus, C. L. (1994). Pharyngeal effects of bolus volume, viscosity and temperature in patients with dysphagia resulting from neurologic impairment and in normal subjects. *Journal of Speech and Hearing Research, 37*, 1041–1049.

Bosma, J. F. (1957). Deglutition: Pharyngeal stage. *Physiological Reviews, 37*, 275–300.

Bosma, J. (1973). Physiology of the mouth, pharynx and esophagus. In M. Paparella & D. Shumrick (Eds.), *Otolaryngology: Volume 1. Basic sciences and related disciplines* (pp. 356–370). Philadelphia: Saunders.

Conley, J. (1960). Swallowing dysfunctions associated with radical surgery of the head and neck. *Archives of Surgery, 80*, 602–612.

Davis, J. W., Lazarus, C., Logemann, J. A., & Hurst, P. (1987). Effect of a maxillary glossectomy prosthesis on articulation and swallowing. *Journal of Prosthetic Dentistry, 57*(6), 715–719.

Dellow, P. (1976). The general physiological background of chewing and swallowing. In B. Sessle & A. Hannan (Eds.), *Mastication and swallowing*. Toronto: University of Toronto Press.

Dobie, R. A. (1978). Rehabilitation of swallowing disorders. *American Family Physician, 17*, 84–95.

Duranceau, C., Letendre, J., Clermont, R., Levisque, H., & Barbeau, A. (1978). Oropharyngeal dysphagia in patients with oculopharyngeal muscular dystrophy. *Canadian Journal of Surgery, 21*, 326–329.

Fujiu, M., Logemann, J. A., & Pauloski, B. R. (1995). Increased postoperative posterior pharyngeal wall movement in patients with anterior oral cancer: Preliminary findings and possible implications for treatment. *American Journal of Speech-Language Pathology, 4*, 24–30.

Gaffney, T., & Campbell, R. (1974). Feeding techniques for dysphagic patients. *American Journal of Nursing, 74*, 2194–2195.

Jacob, P., Kahrilas, P., Logemann, J., Shah, V., & Ha, T. (1989). Upper esophageal sphincter opening and modulation during swallowing. *Gastroenterology, 97*, 1469–1478.

Kahrilas, P., Dodds, W., Dent, J., Logemann, J., & Shaker, R. (1988). Upper esophageal sphincter function during deglutition. *Gastroenterology, 95*, 52–62.

Kahrilas, P. J., Lin, S., Logemann, J. A., Ergun, G. A., & Facchini, F. (1993). Deglutitive tongue action: Volume accommodation and bolus propulsion. *Gastroenterology, 104*, 152–162.

Kahrilas, P. J., Logemann, J. A., Lin, S., & Ergun, G. A. (1992). Pharyngeal clearance during swallow: A combined manometric and videofluoroscopic study. *Gastroenterology, 103*, 128–136.

Kaplan, S. (1951). Paralysis of deglutition. A post poly-poliomyelitis complication treated by sections of the cricopharyngeus muscle. *Annals of Surgery*, *133*, 572–924.

Kirchner, J. A. (1967). Pharyngeal and esophageal dysfunction: The diagnosis. *Minnesota Medicine*, *50*, 921–924.

Lazarus, C., & Logemann, J. A. (1987). Swallowing disorders in closed head trauma patients. *Archives of Physical Medicine and Rehabilitation*, *68*, 79–87.

Lazarus, C., Logemann, J. A., & Gibbons, P. (1993). Effects of maneuvers on swallowing function in a dysphagic oral cancer patient. *Head & Neck*, *15*, 419–424.

Lazarus, C. L., Logemann, J. A., Pauloski, B. R., Colangelo., L. A., Kahrilas, P. J., Mittal, B. B., & Pierce, M. (1996). Swallowing disorders in head and neck cancer patients treated with radiotherapy and adjuvant chemotherapy. *Laryngoscope*, *106*, 1157–1166.

Lazarus, C. L., Logemann, J. A., Rademaker, A. W., Kahrilas, P. J., Pajak, T., Lazar, R., & Halper, A. (1993). Effects of bolus volume, viscosity and repeated swallows in non-stroke subjects and stroke patients. *Archives of Physical Medicine and Rehabilitation*, *74*, 1066–1070.

Lazzara, G., Lazarus, C., & Logemann, J. A. (1986). Impact of thermal stimulation on the triggering of the swallowing reflex. *Dysphagia*, *1*, 73–77.

Leopold, N. A., & Kagel, M. A. (1996). Prepharyngeal dysphagia in Parkinson's disease. *Dysphagia*, *11*, 14–22. *10*

Linde, L., & Westover, J. (1962). Esophageal and gastric abnormalities in dysautonomia. *Pediatrics*, *29*, 303–306.

Linden, P., & Siebens, A. (1980, November). *Videofluoroscopy: Use in evaluation and treatment of dysphagia*. Miniseminar at the American Speech-Language-Hearing Association annual meeting, Detroit.

Logemann, J. A. (1983). *Evaluation and treatment of swallowing disorders*. Austin, TX: PRO-ED.

Logemann, J. (Ed.). (1989). Oral intake disorders after head injury. *Journal of Head Trauma Rehabilitation*, *4*(4), 24–33.

Logemann, J. A. (1993). A *manual for videofluoroscopic evaluation of swallowing* (2nd ed.). Austin, TX: PRO-ED.

Logemann, J. A. (1997). Role of the modified barium swallow in management of patients with dysphagia. *Otolaryngology—Head and Neck Surgery*, *116*(3), 335.

Logemann, J., & Bytell, E. (1979). Swallowing disorders in three types of head and neck surgical patients. *Cancer*, *44*, 1075–1105.

Logemann, J. A., & Kahrilas, P. J. (1990). Relearning to swallow post CVA: Application of maneuvers and indirect biofeedback—A case study. *Neurology*, *40*, 1136–1138.

Logemann, J. A., Kahrilas, P. J., Cheng, J., Pauloski, B. R., Gibbons, P. J., Rademaker, A. W., & Lin, S. (1992). Closure mechanisms of the laryngeal vestibule during swallow. *American Journal of Physiology*, *262 (Gastrointestinal Physiology*, *25)*, G338–G344.

Logemann, J., Kahrilas, P., Hurst, P., Davis, J., & Krugler, C. (1989). Effects of intraoral prosthetics on swallowing in oral cancer patients. *Dysphagia*, *4*, 118–120.

Logemann, J., Kahrilas, P., Kobara, M., & Vakil, N. (1989). The benefit of head rotation on pharyngoesophageal dysphagia. *Archives of Physical Medicine and Rehabilitation*, *70*, 767–771.

Logemann, J. A., Lazarus, C., & Jenkins, P. (1982, November). *The relationship between clinical judgment and radiographic assessment of aspiration*. Paper presented at the American Speech-

Language-Hearing Association annual meeting, Toronto.

Logemann, J. A., Pauloski, B. R., Colangelo, L., Lazarus, C., Fujiu, M., & Kahrilas, P. J. (1995). Effects of a sour bolus on oropharyngeal swallowing measure in patients with neurogenic dysphagia. *Journal of Speech and Hearing Research, 38*, 556–563.

Logemann, J. A., Pauloski, B. R., Rademaker, A. W., McConnel, F. M. S., Heiser, M. A., Cardinale, S., Shedd, D., Stein, D., Beery, Q., Johnson, J., & Baker, T. (1993). Speech and swallow function after tonsil/base of tongue resection with primary closure. *Journal of Speech and Hearing Research, 36*, 918–926.

Logemann, J. A., Rademaker, A. W., Pauloski, B. R., & Kahrilas, P. J. (1994). Effects of postural change on aspiration in head and neck surgical patients. *Otolaryngology—Head and Neck Surgery, 110*, 222–227.

Logemann, J. A., Rademaker, A. W., Pauloski, B. R., Kahrilas, P. J., Bacon, M., Bowman, J., & McCracken, E. (1994). Mechanisms of recovery of swallow after supraglottic laryngectomy. *Journal of Speech and Hearing Research, 37*, 965–974.

Logemann, J. A., Shanahan, T., Rademaker, A. W., Kahrilas, P. J., Lazar, R., & Halper, A. (1993). Oropharyngeal swallowing after stroke in the left basal ganglion/internal capsule. *Dysphagia, 8*, 230–234.

11 Logemann, J., Sisson, J., & Wheeler, R. (1980). The team approach to rehabilitation of surgically treated oral cancer patients. In *Proceedings of the National Forum on Comprehensive Cancer Rehabilitation and its Vocational Implications* (pp. 222–227).

Margulies, S., Brunt, P., Donner, M., & Silbiger, M. (1968). Familial dysautonomia. A cineradiographic study of the swallowing mechanism. *Radiology, 90*, 107–112.

McConnel, F. M. S., Mendelsohn, M. S., & Logemann, J. A. (1987). Manofluorography of deglutition after supraglottic laryngectomy. *Head & Neck Surgery, 9*, 142–150.

Miller, A. (1972). Characteristics of the swallowing reflex induced by peripheral nerve and brain stem stimulation. *Experimental Neurology, 34*, 210–222.

Pauloski, B. R., Logemann, J. A., Rademaker, A., McConnel, F., Heiser, M. A., Cardinale, S., Shedd, D., Lewin, J., Baker, S., Graner, D., Cook, B., Milianti, F., Collins, S., & Baker, T. (1993). Speech and swallowing function after anterior tongue and floor of mouth resection with distal flap reconstruction. *Journal of Speech and Hearing Research, 36*, 267–276.

Pauloski, B. R., Logemann, J. A., Rademaker, A. W., McConnel, F. M. S., Stein, D., Beery, Q., Johnson, J., Heiser, M. A., Cardinale, S., Shedd, D., Graner, D., Cook, B., Milianti, F., Collins, S., & Baker, T. (1994). Speech and swallowing function after oral and oropharyngeal resections: One-year follow-up. *Head & Neck, 16*(4), 313–322.

Rademaker, A. W., Logemann, J. A., Pauloski, B. R., Bowman, J., Lazarus, C., Sisson, G., Milianti, F., Graner, D., Cook, B., Collins, S., Stein, D., Beery, Q., Johnson, J., & Baker, T. (1993). Recovery of postoperative swallowing in patients undergoing partial laryngectomy. *Head & Neck, 15*, 325–334.

Rasley, A., Logemann, J. A., Kahrilas, P. J., Rademaker, A. W., Pauloski, B. R., & Dodds, W. J. (1993). Prevention of barium aspiration during videofluoroscopic swallowing studies: Value of change in posture. *American Journal of Roentology, 160*, 1005–1009.

Robbins, J., Hamilton, J. W., Lof, G. L., & Kempster, G. B. (1992). Oropharyngeal swallowing in normal adults of different ages. *Gastroenterology, 103*, 823–829.

Robbins, J., Logemann, J., & Kirshner, H. (1986). Swallowing and speech production in Parkinson's disease. *Annals of Neurology*, *19*, 283–287.

Sloan, R. (1977). Cinefluorographic study of cerebral palsy deglutition. *Journal of the Osaka Dental University*, *11*, 58–73.

Tracy, J., Logemann, J., Kahrilas, P., Jacob, P., Kobara, M., & Krugler, C. (1989). Preliminary observations on the effects of age on oropharyngeal deglutition. *Dysphagia*, *4*, 90–94.

Veis, S., & Logemann, J. (1985). The nature of swallowing disorders in CVA patients. *Archives of Physical Medicine and Rehabilitation*, *66*, 372–375.

第 2 章

正常吞嚥的解剖與生理

Anatomy and Physiology
of Normal Deglutition

了解吞嚥的正常解剖與生理，能提供作為吞嚥異常評估與治療的基礎。13 吞嚥障礙的診斷旨在確認每一個病人的解剖和生理異常成分。治療則是代償或改善這些異常成分的功能。

解剖構造

吞嚥的解剖區域包括了口腔、咽部、喉部及食道，此部分的中央矢狀切面圖呈現於圖 2.1。口腔構造標示於圖 2.1 和 2.2，包括了唇部前側、牙齒（二十四顆乳齒，三十二顆恆齒）、硬顎、軟腭、懸壅垂（uvula）、下頷（mandible or lower jaw）、口底（floor of mouth）、舌頭及咽門弓（faucial arches）。前後咽門弓之間的是顎扁桃（palatine tonsils），如圖 2.2 所示，在口腔檢查時極易看到。這些在正常構造上並列所產生的袋（pockets）或是側凹處（side cavities），對吞嚥而言是很重要的，因為吞嚥異常病患通常會有食物或液體堆積在這些自然而成的洞或空間，且在吞嚥完之後可能仍有殘留

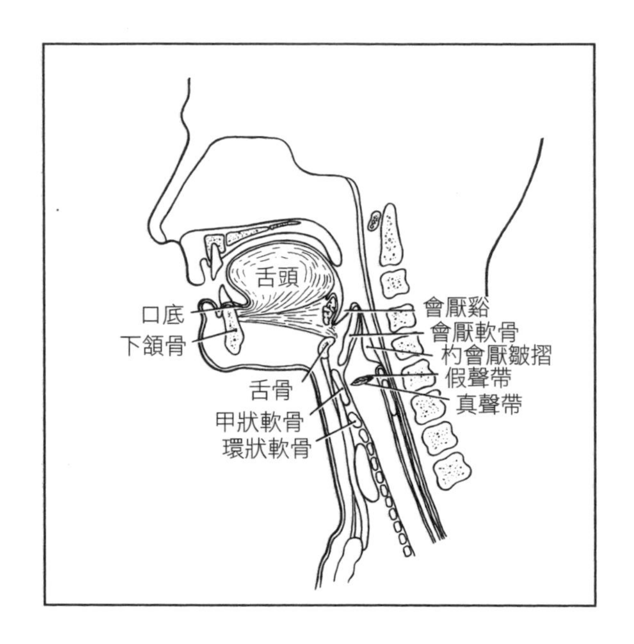

14 圖 2.1　頭頸部正中矢狀面。

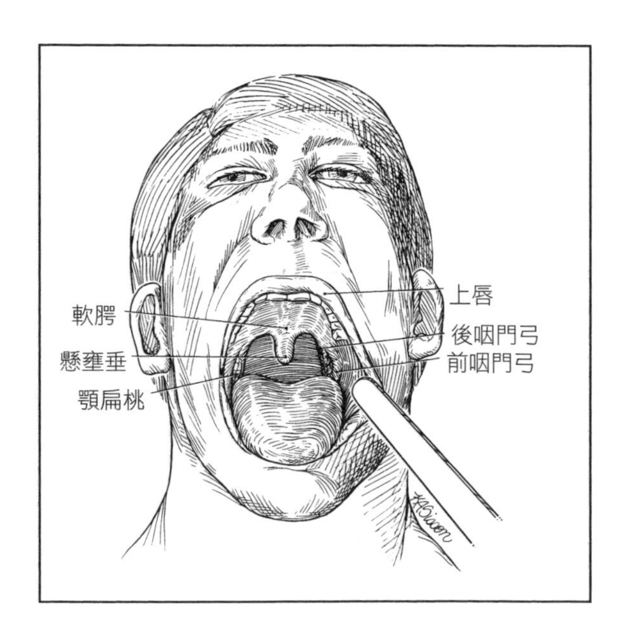

14 圖 2.2　口腔正面觀，顯示前後咽門弓。

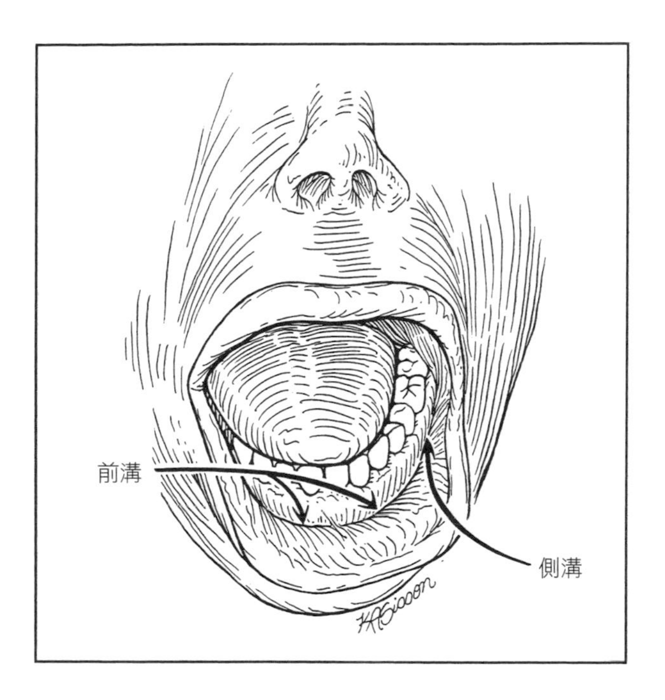

圖 2.3　口腔正面觀，下唇往外拉顯露出前、側溝。

15

物。例如溝（sulcus），它是齒槽和臉頰或上下唇肌肉組織所形成的空間。這些在唇及上下頜（maxilla, mandible）的溝，和在臉頰及上下頜的溝，可分為前方和側邊，如圖 2.3 所列。 *15*

建構口底的肌肉組織，包括了下頜舌骨肌（mylohyoid）、頦舌骨肌（geniohyoid）及二腹肌前腹（anterior belly of digastric）。這些肌肉皆往前連接於下頜主體，往後連接於舌骨主體（the body of the hyoid bone）。舌骨為舌頭的地基，舌頭的主體置於舌骨上。舌骨埋藏於舌底，未與任何骨頭以關節相連。舌骨藉著口底肌肉、二腹肌的後腹和莖突舌骨肌（stylohyoid），而懸吊在軟組織中。這兩條肌肉會往後方連接至顳骨（temporal bone），如圖 2.4 所示。喉部自舌骨開始，就藉著甲狀舌骨（thyrohyoid）韌帶及甲狀舌骨肌肉而懸吊著，除非喉部被其他肌肉所固定，否則舌骨上升及往前移動，喉部就

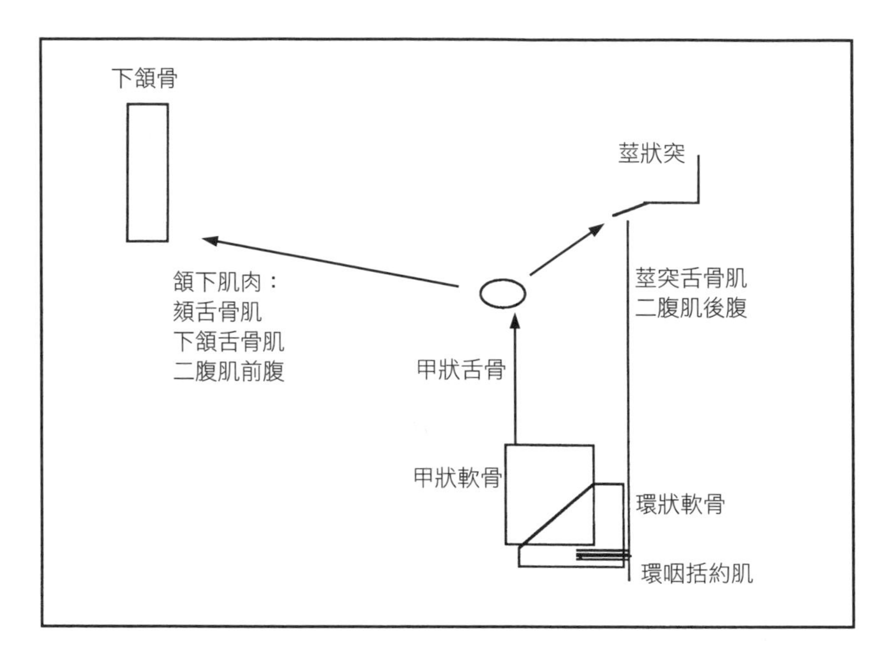

16 **圖 2.4 頸部舌骨側面觀之懸吊圖解。舌骨（中央橢圓形）靠著前面下顎的頜下肌，以及側後方從莖突突起的莖突與舌骨肌和後二腹肌來懸吊。**

會跟著往上、往前移動。

舌頭幾乎皆由各種走向的肌肉纖維所構成。依吞嚥的功能，可將舌頭分為口腔部分（oral portion）和咽腔部分（pharyngeal portion）。口舌部（oral tongue）包括尖端（tip）、葉面（blade）、前側（front）、中央（center）及後側（back），如圖 2.5 所示。由解剖構造來看，口舌部結束於輪狀乳頭（circumvallate papillae）的位置，如圖 2.6 所示。口舌部在說話及吞嚥口腔期很活躍，為皮質或是自主神經所控制。咽腔部位的舌頭（或名舌根），位置從輪狀乳頭開始延伸至舌骨。舌根在吞嚥的咽部期頗為活躍。舌根由非自主神經控制，於腦幹處做調節（延髓吞嚥中心），不過亦可進行部分自主性的控制。17

嘴巴的頂部是由上顎或硬顎（maxilla or hard palate）、軟腭（velum or soft palate）及懸壅垂所形成。位於前咽門弓處的顎舌肌（palatoglossus muscle）

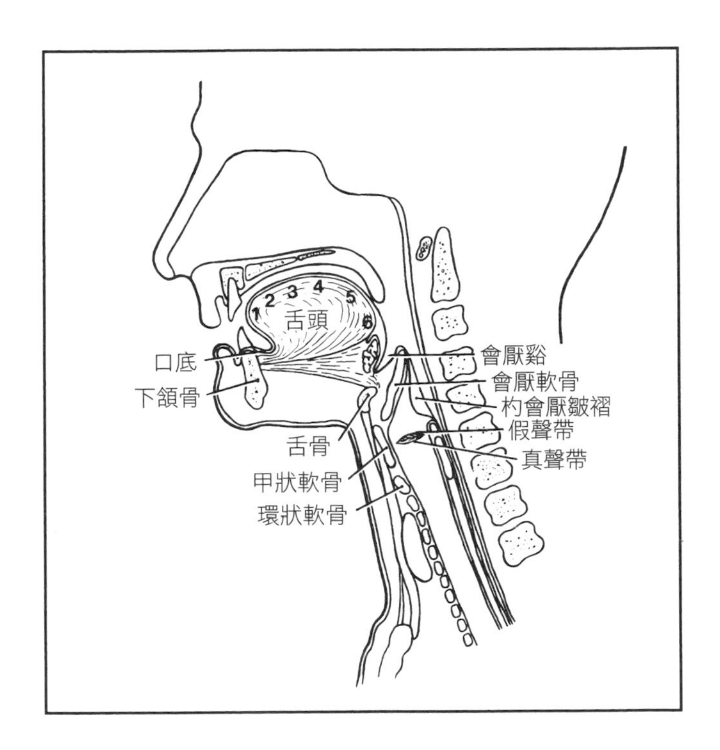

圖 2.5 口腔與口腔舌部區域標記之側面觀：尖端（1）、葉面（2）、前側（3）、中央（4）及後側（5）。舌根（6）從輪狀乳頭開始延伸或是從懸壅垂的尖端到舌骨的部分。

16

會將軟腭往下及向前拉，以接觸舌根；或由後咽門弓的腭咽肌（palatopharyngeus）、提顎肌（levator palatal muscle）及上咽部收縮肌的纖維所構成之肌肉群，將軟腭向上拉及縮回，以使腭咽閉合。

腮腺（parotid glands）、頷下腺（submandibular glands）和舌下腺（sublingual glands）等三大唾液腺位於兩側。有許多小的腺體在舌頭、唇、臉頰及口頂部的黏膜（mucous membrane）中。唾液腺會分泌兩種液體，一種是較黏稠的黏液狀液體，一種是較稀的水狀液體（serous fluid）。腮腺會分泌水狀液體，而頷下腺及舌下腺會分泌黏稠和稀狀的兩種液體。其中，頷下腺會分泌較多稀狀液體，舌下腺則分泌較多黏稠的液體。唾液不只維持口部濕潤與降

18

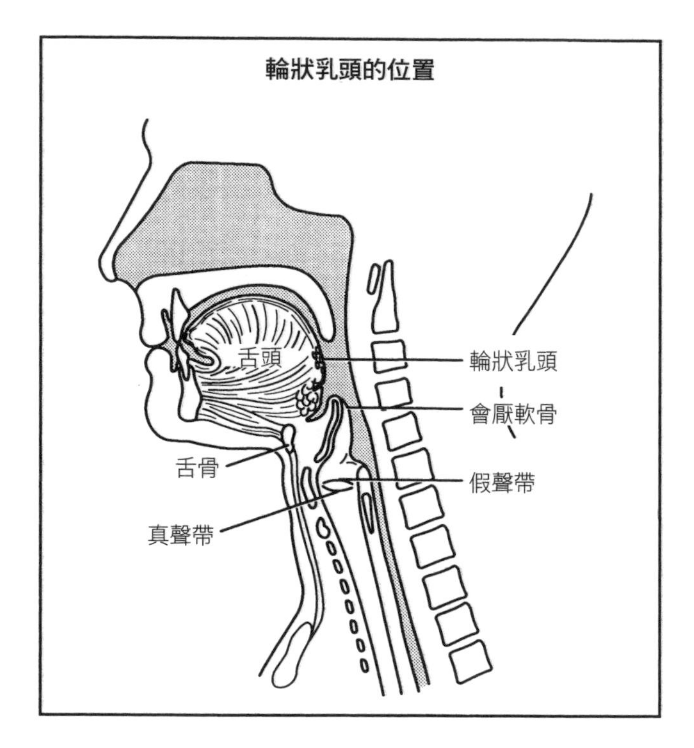

圖 2.6　從口腔的側面觀指出輪狀乳頭的位置。

低牙齒蛀蝕，亦可幫助消化。胃酸逆流至食道時，唾液是天然的中和劑。

上、中、下三個咽部收縮肌（constrictors）是與吞嚥相關的咽部構造，它會形成後咽壁及側咽壁，如圖 2.7 所示。構成這些肌肉的纖維起於後咽壁中線的中央溝（median raphe），再由側方延伸，以連接前面的骨頭與軟組織結構。這些纖維向前連接的結構，包括了蝶骨的翼狀板（pterygoid plates on the sphenoid bone）、軟腭、舌根、下頷、舌骨、甲狀與環狀軟骨（thyroid and cricoid cartilages），這些結構會形成咽部的前壁。上括約肌的下部纖維會連接至舌根，成為我們熟知的舌咽肌（glossopharyngeus muscle），這個肌肉可能負責舌根的後縮及舌根部的後咽壁同時往前凸起的動作。

下收縮肌纖維往前連接到甲狀軟骨的兩側，這些纖維與兩側的甲狀軟骨

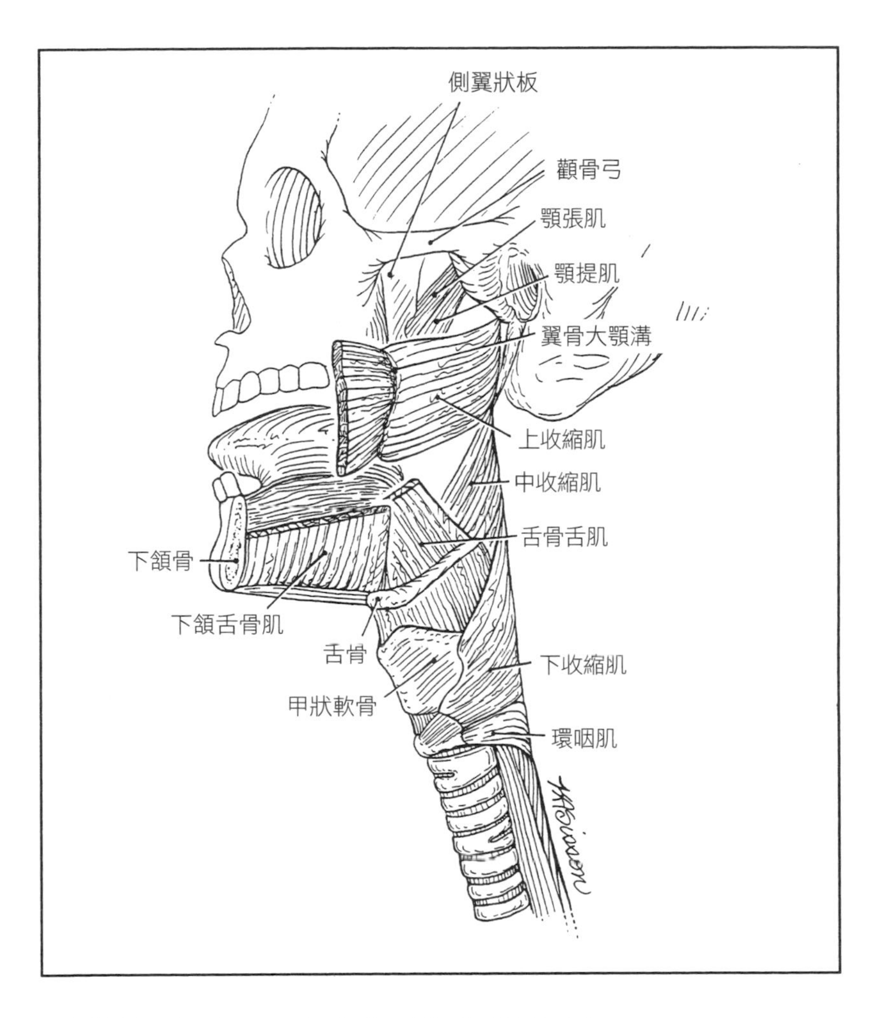

圖 2.7　咽部收縮肌，上、中、下與前面附著的位置側面觀。 *18*

之間會形成間隙，如圖 2.8 所示。這些間隙即為我們所知的梨狀竇（pyriform sinuses）。其末端終止於咽部最下方的環咽肌。環咽肌的纖維會連接到環狀軟骨板（cricoid lamina）的後側表面。有部分研究人員把環咽肌纖維視為下收縮肌的一部分。在清醒者身上，這些纖維在休息狀態下，會維持一定程度的緊張性收縮（tonic contraction），以避免呼吸時空氣進入食道。而在睡覺時， *20*

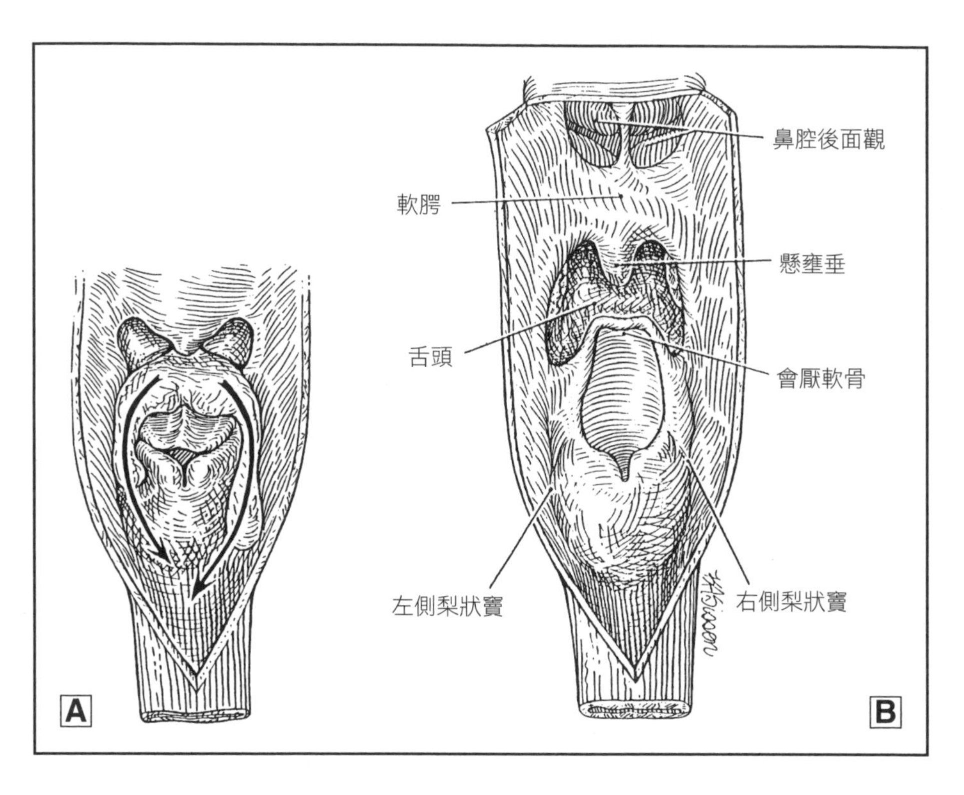

19 **圖 2.8　咽部和咽部收縮肌的後面觀。從後部中線切開，然後往後攤平，以顯示出咽部前面的結構。可以看到梨狀竇為一空間，由喉部兩側與咽部收縮肌在前側面依附在喉部所形成。圖 A 箭頭指示食物與液體在吞嚥時，向下經過兩側梨狀竇的路徑。**

此肌肉則不會有緊張性收縮。環咽肌纖維和環狀軟骨板共同構成進入食道的活門（valve），也就是我們所知的環咽部位（copharyngeal region, CP region）、上食道括約肌（upper esophageal sphincter, UES），或咽食道括約肌（pharyngoesophageal sphincter, PE segment）（Jacob, Kahrilas, Logemann, Shah, & Ha, 1989）。而 UES 的第二個角色是降低東西從食道回流到咽部的風險（Kirchner, 1958; Parrish, 1968）。UES 為一個二到四公分的高壓力區帶，能抵擋食道內十一公分的水柱壓力。環咽括約肌（cricopharyngeal sphincter）在吞嚥前一剎那與吸氣時的壓力最大。吸氣時，壓力的增加是為了確保空氣不會吸進入食道中（Parrish, 1968）。在吞嚥時的適當時刻，環咽括約肌會打開，讓食團通過食道。此括約肌開啟的機制是複雜的。

食道是一個近乎塌陷的肌肉管，長約二十三至二十五公分，上下兩端各有一個括約肌或活門，其中上食道括約肌在上面，下食道括約肌（lower esophageal sphincter, LES）在底部。相對的，咽部是上呼吸道的一部分，除了咽部吞嚥時喉部會關閉外，它是一個開放的腔道。食道有兩層肌肉，內為環狀，外為縱向。每一層的上三分之一為橫紋肌，中間三分之一為橫紋肌與平滑肌組合，而下三分之一則由平滑肌構成（Hansky, 1973; Ponzoli, 1968）。食道通過頸部和胸部，再穿過橫隔膜連接至胃。在頸部部分，食道坐落在氣管的後面，與氣管共享軟組織壁，因此，氣管的後壁為食道的前壁。食道底部的活門為 LES，是食道與胃部的界限，主要的目的是讓食物與分泌物（包括胃酸）留在胃裡。

在舌根處，咽部開口朝向喉部，而喉部會如同活門般，避免食物在吞嚥時進入呼吸道，如圖 2.1 所示。喉部最上面的構造是會厭（epiglottis），其上三分之一至二分之一處坐落在舌根，由舌骨會厭韌帶（hyoepiglottic ligament）與舌骨連接。會厭軟骨基部由韌帶和甲狀切跡（thyroid notch）連接。舌根與會厭之間形成的楔形空間為會厭谿（valleculae）。會厭谿再由舌骨會厭韌帶次分，在 X 光攝影後前像中，舌骨會厭韌帶位於中間，會厭谿會呈現「扇形」。會厭谿和兩個梨狀竇合起來為咽部隱窩（pharyngeal recesses），或是側袋（side pockets），食物可能在咽部期吞嚥起始之前或之後掉落或停留於其中。舌扁桃腺（lingual tonsils）坐落在舌根，並占用會厭谿的一小部分空間。進入喉部的入口為喉前庭（laryngeal vestibule），或稱喉部開口（laryngeal additus），此部位被會厭軟骨、杓會厭皺褶（aryepiglottic folds）與杓狀軟骨包圍，其終端為假聲帶的上方。

21

圖 2.9 與 2.10 為喉部的內部構造。杓會厭皺褶包含了杓會厭肌（aryepiglottic muscle）、四方膜（quadrangular membrane）與楔形軟骨（cuneiform cartilages），此部位與會厭軟骨的邊緣接觸，會經由側方、後方及下方，以包圍杓

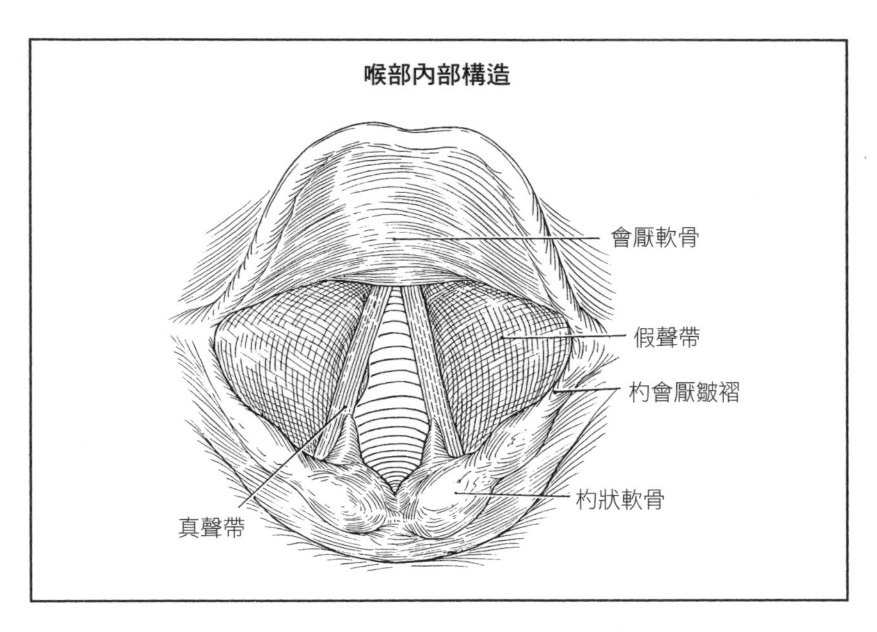

21 圖 2.9 從上往下看內部的（intrinsic）喉部結構。

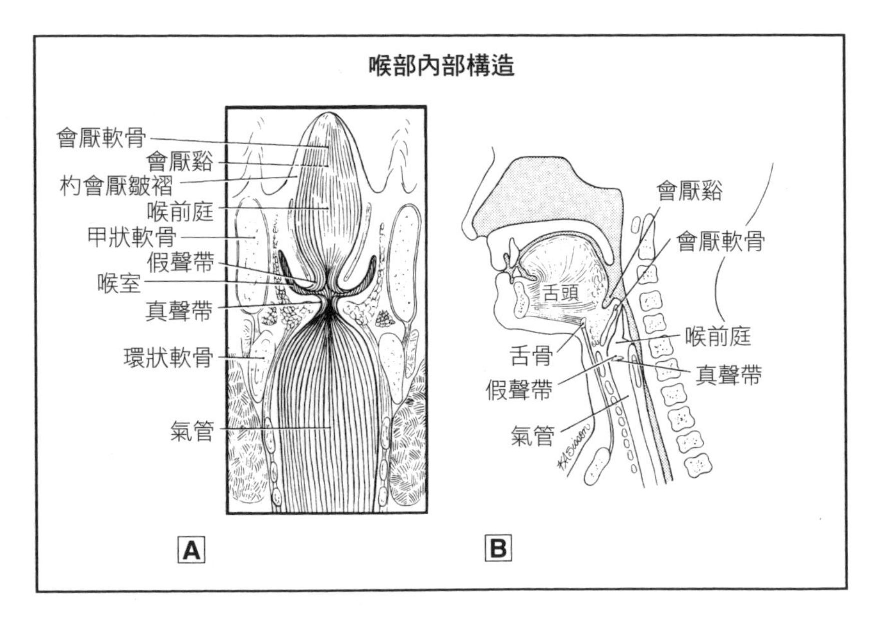

22 圖 2.10 前面觀（A）與側面觀（B）喉部的結構。

狀軟骨。杓會厭皺褶形成喉前庭的側壁。兩個杓狀軟骨置於環狀軟骨後方邊上。肌肉拉動杓狀軟骨，控制真聲帶的移動。後環杓肌（posterior cricoarytenoid muscle）是從環狀軟骨板的後表面，連接至杓狀軟骨的肌肉突（muscular process），可打開或外展杓狀軟骨與真聲帶，以幫助呼吸。側環杓肌（lateral cricoarytenoid，連接環狀軟骨的上邊緣至同側的杓狀軟骨的肌肉突）和杓內肌（interarytenoid muscles，連接於兩個杓狀軟骨間）會閉合或關閉杓狀軟骨，以關閉橫跨於呼吸道上方的真聲帶（Pressman & Keleman, 1955）。

22

由於甲杓肌肌肉纖維拉動所致，杓狀軟骨在吞嚥時會前傾，此往前傾斜的動作會使呼吸道入口關閉。如圖 2.10 所示，杓會厭皺褶下方終止於假聲帶，而這兩條肌肉板與結締組織會由前往後行至真聲帶正上方。假聲帶位於真聲帶上方，與真聲帶平行。如同真聲帶一般，假聲帶會形成軟組織的隔板，由前往後從喉部兩側凸出。兩側真聲帶和假聲帶之間所形成的空間為喉室（laryngeal ventricle）。真聲帶是由聲帶肌（vocalis）和甲杓肌構成。真聲帶後方連接至杓狀軟骨的聲帶突（vocal processes），側邊連接至甲狀軟骨板的內表面，並往前連接至甲狀切跡。當真聲帶內縮或閉合時，將多形成兩個突出於呼吸道的軟組織板，以有效的關閉喉部。因此，在進入氣管前，真聲帶形成呼吸道防護的最後一道防線。會厭軟骨和杓會厭皺褶；杓狀軟骨、會厭軟骨基部和假聲帶；與真聲帶形成喉部的三層括約肌，可由咽部開始，將喉部完全關閉，以防止吞嚥時食物或液體的嗆入（Lederman, 1977; Pressman & Keleman, 1955）。

23

喉部和氣管懸掛於頸部，位於舌骨和胸骨（sternum）之間，如圖 2.11 所示。喉部條狀肌群（laryngeal strap muscles）是由許多肌肉所組成，此肌肉群連同氣管本身的彈性，可讓喉部懸掛，並使其可上提、前拉及下降，以做不同的動作。舌骨是舌頭的地基，可使舌頭坐落於其上方。因此，口底、舌、舌骨和喉部有著緊密的解剖關係，當其中一個結構移動，會拉動且移動其他連接的結構。

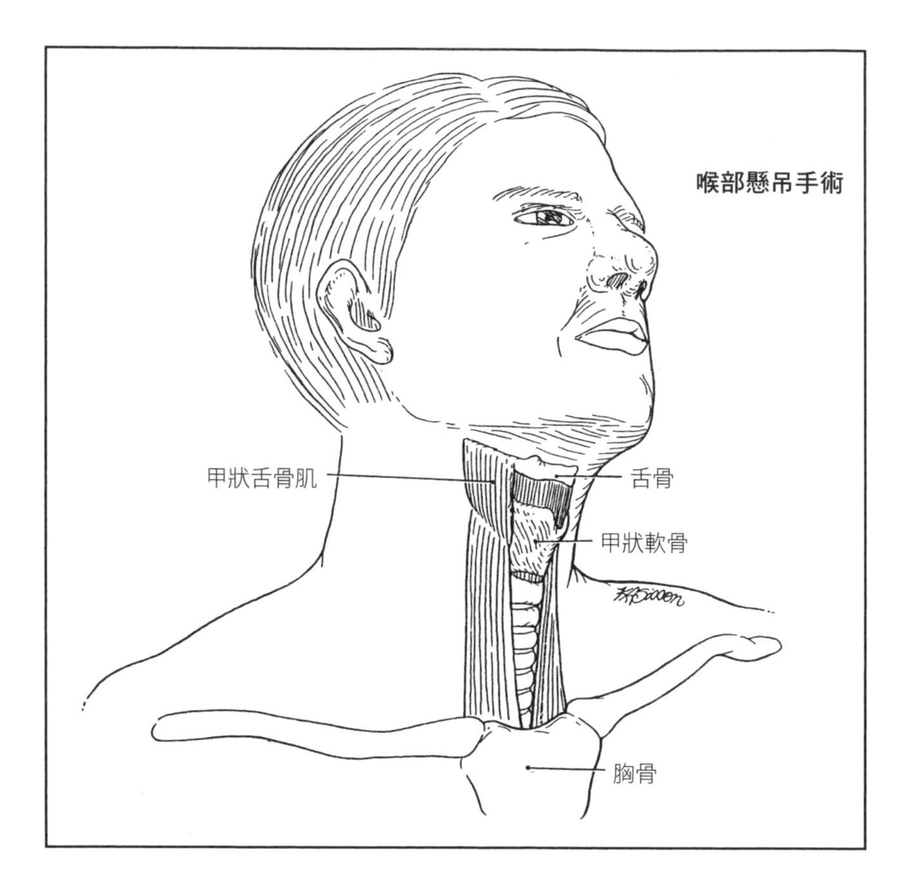

23 **圖 2.11 前側面觀，帶狀肌肉使喉部懸浮於頸部的舌骨與胸骨之間。**

生理

一般而言，吞嚥的動作有四個時期：⑴口腔準備期（oral preparatory 24 phase）：食物於口中攪拌及咀嚼，並將食物的黏稠度降低至適當程度，以準備吞嚥；⑵吞嚥的口腔期（oral phase of the swallow）：舌頭把食物後推至啟動咽部期吞嚥；⑶咽部期（pharyngeal phase）：咽部期吞嚥被啟動，食團移動至咽部；以及⑷食道期（esophageal phase）：食道蠕動，帶著食團經過頸部及胸部的食道，進入胃部。每一期的時長和特性，取決於被吞嚥的食物種類、食物量和意志的控制（Kahrilas, Lin, Chen, & Logemann, 1996; Kahrilas & Logemann, 1993; Kahrilas, Logemann, Krugler, & Flanagan, 1991）。因此，依據食物的特性與意志控制，會出現許多種類的吞嚥型態。

吞嚥的頻率隨著活動而改變（Lear, Flanagan, & Moorrees, 1965; Logan, Kavanagh, & Wornall, 1967）。吃東西時吞嚥頻率最多，睡覺時最少，其他活動則居於中間。平均每天的吞嚥頻率大約為五百八十次。由紀錄資料得知，在睡覺時，會有二十分鐘或更長的時間不會有吞嚥動作發生。

吞嚥和呼吸彼此會維持交互作用的機能，也就是說，所有年齡層的人類（包括嬰兒）在吞嚥的咽部期會停止呼吸。Storey（1976）因其交互作用而將吞嚥描述為呼吸道保護的反射。雖然，有些吞嚥種類並未包含所有的吞嚥期，例如，吞咽部內的口水通常沒有包括吞嚥的口腔準備期與口腔期，但基於討論的目的，本文依照吞嚥期，先討論口咽部吞嚥的神經肌肉功能。吞嚥中所觀察到的許多正常的系統性變異，將在本章後面討論。

口腔準備期

能辨識食物接近嘴巴以及要放置口中的感覺，對開始口腔準備動作極為重要。吞嚥口腔準備期的活動型態，會依吞嚥食物的黏稠性，以及個人品嚐特定食物時，習慣放入口中的食物量而改變。食物放入口中時，嘴唇會維持密閉的狀態，以確保食物或液體不會掉出嘴外；這需要暢通的鼻腔呼吸道與使用鼻呼吸。在吞液體時，口腔攪拌液體食團的方式會有很大的個別差異。將有黏著性的液體食團放置口中時，它會留在舌頭和硬顎前方之間，以準備咽部吞嚥。此時，舌頭兩側會抵住側齒槽，形成杯狀而包住液體食團。食物含在舌頭中線與硬顎之間，舌頭的前端抬起碰到前齒槽隆起處；或者，將食物含在舌頭前方的口底處。Dodds 等人（1989）把這兩種正常的含置位置，分別稱為「舌上位」（tippers）與「舌下位」（dippers）。大約有 20%正常吞嚥者為舌下位。有些人吞嚥前會把液體在口腔四周移動，在這過程中，食團

25

也許會在整個口腔中均勻或不均勻地流動。然而，在開始吞嚥前，舌頭通常會將食物堆成緊密的球狀物或食團，含在舌上或舌下的位置。對成人而言，將食團含於舌頭與前齒前方，是不正常的吞嚥前放置位置，通常是指使用舌頭外推（tongue thrust）的吞嚥型態。舌頭外推型態是指舌頭將食團向前推動，食團常因此被推離口腔，這常見於額葉受傷的成人與腦性麻痺的小孩。

口腔攪拌質地濃稠食物的方式，亦取決於個人的喜好。如果是液體，它會被引導至口腔而成緊密的食團。在準備吞嚥時，食團也許會以此型態維持在舌上或舌下的位置，而舌頭的兩邊與前面會緊封住上頷齒槽周圍。或者，個體會選擇在使物質成為緊密的食團與開始吞嚥前，先攪拌口中的食團，讓它往側邊移，並藉由下顎和舌頭做側邊旋轉動作以稍微咀嚼。糊狀物食團進入口內後，有時本身的凝聚性，會使舌頭控制能力減弱的病人較喜歡這樣的黏稠度。不過，如果糊狀物太濃稠，反而可能讓舌頭控制能力減弱的人更難將食物往後推，以及更難防止食團附著在硬顎上。在口腔準備期時，若未進行咀嚼，軟腭會被往下與往前拉（圖 2.12），以封住口腔而與咽部隔離（Fletcher, 1974; Negus, 1949; Robbins, Logemann, & Kirshner, 1982; Shedd, Scatliff, & Kirchner, 1960; Storey, 1976; Wildman, 1976）。

口腔準備期中若需咀嚼物質，即需下顎與舌頭做往側邊旋轉的動作。舌頭把物質放在牙齒上，當上下牙碰在一起壓碎物質時，食物往內側朝向舌頭的方向掉落。而舌頭會在下顎打開時，將食物移到牙齒上面。在形成食團與吞嚥的口腔期開始前，這種循環會一直重複許多次。除了在咀嚼時的循環動作，舌頭還會混合食物與唾液（Lowe, 1981）。有韻律的咀嚼動作已被認定為中樞範型產生器所控制。除此之外，對於放置食團到牙齒上，與避免在咀嚼時傷到舌頭而言，周邊回饋是很重要的（Lowe, 1981）。兩頰肌肉的張力能使側溝關閉，以避免食物塊從側邊掉落至下頷骨與兩頰之間的溝槽（Bosma, 1973）。舌頭的轉動與下顎的移動會一直持續，直到食物被適當地清除為止。咀嚼之後，在吞嚥的口腔期之前，舌頭會把食物推聚成半緊密的食團或球狀物。當正在進行咀嚼動作時，軟腭並不會被往下往前拉，所以食物有過早向

26

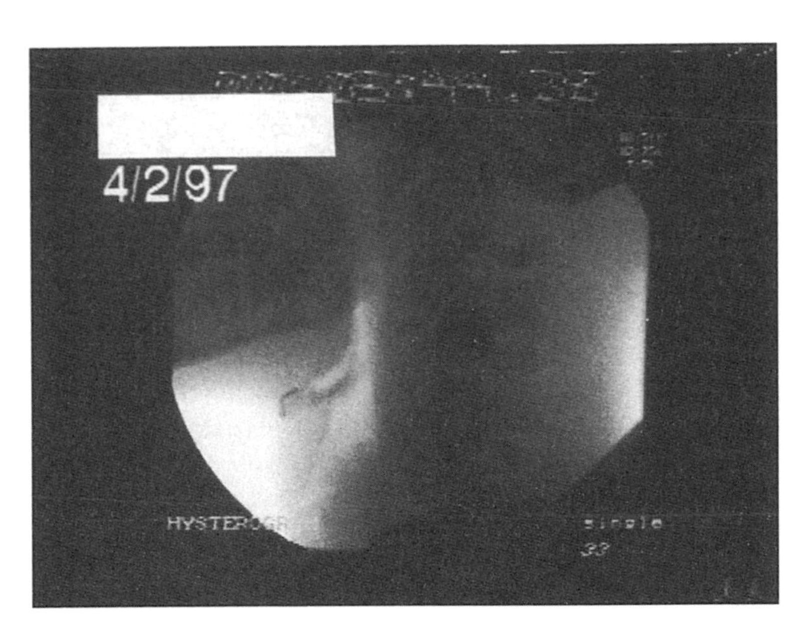

圖 2.12 在側面觀電視螢光攝影所印下來的照片中，可看到引發口腔期吞嚥前，食團含在口腔中，軟腭被往下與往前拉。 ***26***

後溢出，是經常發生且為正常的現象（Palmer, Rudin, Lara, & Crompton, 1992）。但是，在吞嚥液體、糊狀物或布丁物質時，若其於吞嚥口含階段（hold phase）就有過早向後溢出的現象，則為不正常。

食團吞入的量會隨著食物的黏稠度而改變。以稀的液體來說，體積可以從一毫升（唾液食團）到十七至二十毫升（用杯子喝水）。當食團的黏性增加，吞嚥的最大量隨即下降，因此布丁平均可吞入 5 到 7cc，而較濃稠的馬鈴薯泥則為 3 到 5cc，肉則平均為 2cc。降低黏稠度能使食團較易通過咽部，特別是通過上食道括約肌。如果這些較濃稠的食物大量放在口中，舌頭在咀嚼後會把食物再細分，只有被細分出來的部分會先形成要被吞嚥的食團，其他的部分則放置於口內一旁，等待之後的吞嚥。

27 在吞嚥的口腔準備期，喉部與咽部是處於靜置的狀態。此時呼吸道是開啟的，且會持續經由鼻子呼吸。很明顯的，個人如果喪失了在口腔準備期控

制部分食團的能力，未被控制的部分食團會慢慢移動到咽部，此物質可能會持續往下走而進入開啟的呼吸道。除非這些食物進入喉部，否則這些物質是不容易啟動咽部期吞嚥的，這可能是因為吞嚥口腔期並未被引發（Pouderoux, Logemann, & Kahrilas, 1996）。

在口腔準備期時，將處理大量由口腔及舌頭感覺接受器所接收的感覺訊息，如食團量的訊息可能是來自於吞嚥前舌頭包圍食團時的舌頭形狀。圖 2.13 描繪吞嚥時，上呼吸消化道（upper aerodigestive tract）的連續動作。

口腔期

吞嚥口腔期啟始於舌頭開始把食團往後移動。如果食團保持於舌下的位置，那麼舌尖會往前移動，把食團舉起到舌面，並置於舌上的位置。這個動作會流暢地移動食團，並直接進入口腔期的舌頭後送動作。口腔期舌頭移動常被描述為一個擠壓的動作。舌頭中線會牴觸著硬顎，而持續將食團往後推擠（Ardran & Kemp, 1951; Kahrilas, Lin, Logemann, Ergun, & Facchini, 1993; Lowe, 1981; Negus, 1949; Shawker, Sonies, & Stone, 1984）。另一種描述舌頭動作的方式是，舌頭會沿著舌頭中線由前向後滾動，並伴隨著舌頭抬高動作，依序將食團往更後方的位置持續推送。舌頭的兩邊和舌尖會和齒槽緣維持相互碰觸。此時，舌頭產生的中央溝槽，是讓食物通過而往後移動的運送通道（Ramwey, Watson, Gramiak, & Weinberg, 1955; Shedd et al., 1960）。當食物黏稠度增加時，需要較多的肌肉活動。此時，口舌部牴觸顎部的壓力會增加（Dantas & Dodds, 1990）。較濃稠的食物需要較多的壓力，以便於徹底而有效率地從口腔與咽部推送食物（Reimers-Neils, Logemann, & Larson, 1994）。有些作者亦描述，兩頰肌肉輕微內移及張力增加所產生的負壓，有助於食團往後推送（Shedd, Kirchner, & Scatliff, 1961）。吞嚥的口腔期完成時間一般會少於 1 至 1.5 秒。隨著食團黏稠的增加，時間會微幅增長。

總而言之，正常的吞嚥口腔期需要完好的雙唇肌肉組織，以確保適當的

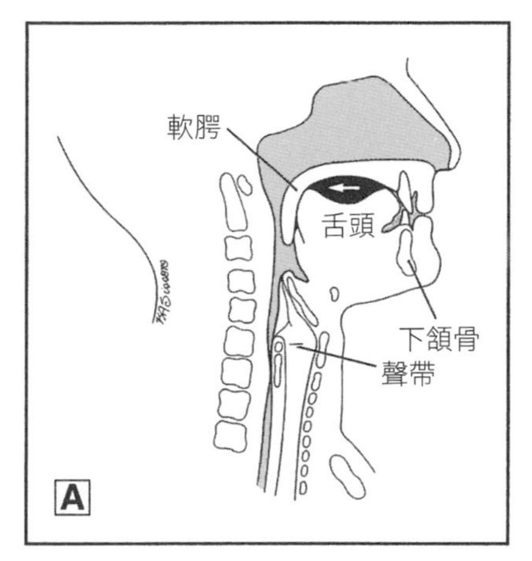

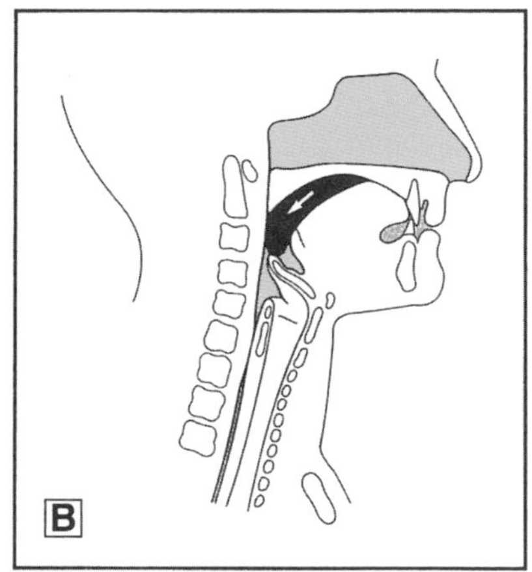

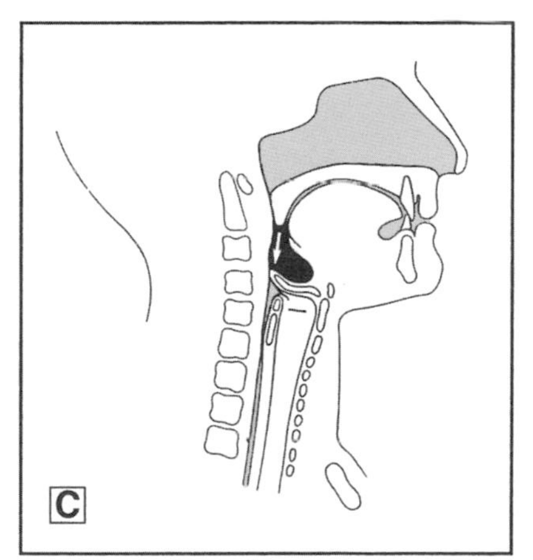

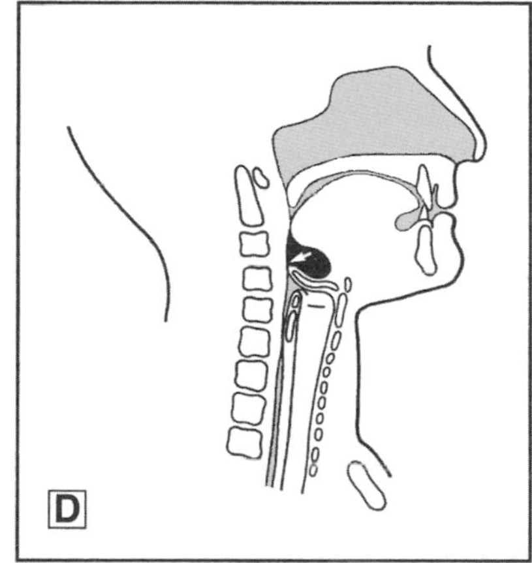

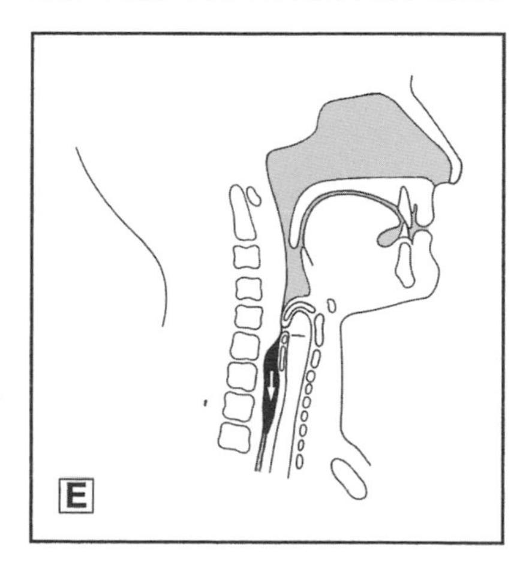

28

圖 2.13 吞嚥的過程中，食團推進的側面觀。由口舌部開始有意志地引發吞嚥（A）；啟動咽部期吞嚥（B）；食團到達會厭谿（C）；舌根後縮和往前的咽壁接觸（D）；食團到食道頸與環咽肌區域（E）。

密閉，進而防止食物由口腔流出；需要好的舌頭動作，將食團往後推送；需要完好的兩頰肌肉組織，以確定食物不會掉入側溝；亦需正常的顎肌，與可經由鼻子順暢呼吸的能力（Campbell, 1981; Cleall, 1965）。

29

啟動咽部期吞嚥

當舌頭移動把食團往後推時，會刺激口咽部及舌頭本身的感覺接受器（特別是深部的本體感覺接受器），送出感覺訊息至皮質與腦幹。我們假設腦幹下方（延髓）的孤束核（nucleus tractus solitarus）為感覺辨識中心，會把傳入的感覺訊息解碼，並確認吞嚥刺激，然後傳送吞嚥刺激訊息至疑核（nucleus ambiguous）。疑核會啟動咽部期吞嚥的運動型態（Doty, Richmond, & Storey, 1967; Miller, 1972）。當食物的引導端，或是「食團的頭部」（bolus head）通過前咽門弓及舌根與下頷骨下緣相交的任一點時（見圖 2.14），吞嚥的口腔期隨即結束，咽部期吞嚥即應啟動。如果咽部期吞嚥在此時沒有被啟動，那麼會認為是咽部期吞嚥延遲啟動。在本書的第一版，咽部期吞嚥的啟動點被定義在前咽門弓，這是根據年輕與中年成人的研究。而依據近期觀察吞嚥正常老年人所得的結果顯示，咽部期吞嚥的啟動點降低。這是因為當食團的頭部到達較下方時，吞嚥正常的老年人才會啟動咽部期吞嚥之故（Robbins, Hamilton, Lof, & Kempster, 1992; Tracy et al., 1989）。所有年齡層的人在食團頭部到達舌根與下頷骨的交會點時，即應啟動咽部期吞嚥，詳見 X 光攝影所示。

較年輕的正常人將於前咽門弓開始啟動咽部期吞嚥。而在這段時間，食團往後的移動並未受到干擾（Jean & Car, 1979; Lederman, 1977; Tracy et al., 1989）。當咽部期吞嚥啟動時，並不會使食團的移動暫停。Pommerenke（1928）與其他人已經證實，前咽門弓的基部是引發咽部期吞嚥最敏感的地方。Hollshwandner、Brenman 和 Friedman（1975）與 Storey（1976）認為，在舌頭、會厭與喉部的接受器為引發咽部期吞嚥的附屬中心。年紀較大（超過六十歲）的正常個體，當食團頭部接近到舌根中央時，才會啟動咽部期吞

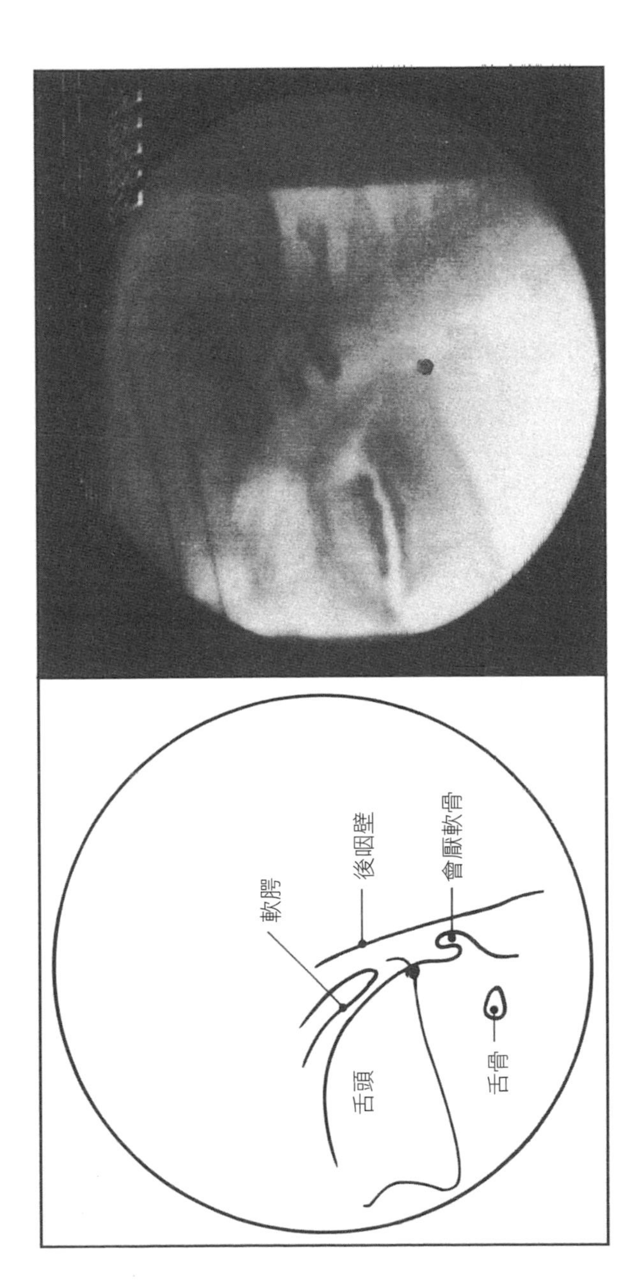

30 **圖 2.14** 側面觀圖解與電視螢光攝影口腔與咽部的照片。照片中，黑點是指出下顎與舌根交會的地方。當食團頭部到達這一點（在照片與圖解當中的黑點），咽部期吞嚥應該要被啟動。

嚥（Robbins et al.,1992; Tracy et al.,1989）。經由觀察神經損傷的病人，亦證實了這些變異。有些病人會直到食物已落入梨狀竇，才啟動咽部期吞嚥。

有關啟動咽部期吞嚥仍然有許多不解的地方，然而，有一點是非常清楚的。不論是食物、液體或是唾液，除非有東西在我們嘴巴裡，否則人類是無法吞嚥的。如果嘗試連續做四次快速吞嚥，在吞第二口或第三口後，很難再繼續吞嚥，這是因為這些乾吞的吞嚥動作已把口中的唾液用盡。

31

毫無疑問的，主動吞嚥與啟動咽部期吞嚥間有相關性存在，然而此相關性的本質卻尚未被了解。我們很清楚知道，單純地放置食物或液體在口中是不會啟動咽部期吞嚥的，除非主動開始吞嚥。用輕觸或較強烈的刺激物，直接刺激口中啟動咽部期吞嚥的區域，也不會刺激吞嚥，除非有唾液或其他物質出現，以及個人也願意主動引發吞嚥。Roueche（1980）可能說明得最好：「主動與反射這兩個要素牽涉著正常的吞嚥。若僅有一種機制存在，是無法產生如正常由口餵食過程中所出現之規律與即時的吞嚥動作。」

吞嚥的咽部期開始於啟動咽部期吞嚥。Cumming 和 Reilly（1972）、Dobie（1978）、Donner 和 Silbiger（1966）與其他人已提出，咽部吞嚥的感覺部分是由第九、十及十一對中樞神經所運送。神經衝動（impulses）會傳達至位於腦幹中的髓質網狀結構（medullary reticular formation）或吞嚥中心（Doty et al., 1967; Goldberg, 1976; Miller, 1972; Sumi, 1972）。此中心如同神經聚集處，用來組織正常咽部期吞嚥所需的協同作用。吞嚥運動的訊息由第九和第十對中樞神經傳送。第七對神經可能從旁協助感覺的部分。第五、七和十二對神經則被認為可能對傳入（afferent）部分有貢獻。

小腦在控制吞嚥上所扮演的角色尚未清楚。Brooks、Kozlovskaya、Atkin、Horvath 和 Uno（1973）、Kent 和 Netsell（1975）與 Larson 和 Sutton（1978）的著作指出，至少在咀嚼和吞嚥的準備期時，小腦會輸入（input）訊息以調控運動速率。雖然對於皮質輸入以控制吞嚥的機制尚未十分清楚，但我們卻能在皮質損傷患者身上觀察到不正常的吞嚥；同時，也發現主動嘗試的動作可以協助吞嚥（Bieger & Hockman, 1976）。皮質辨識食物或液體靠近嘴巴及放入口中的能力，對於引發口腔期吞嚥極為重要；而皮質辨識咀嚼動作的能力，對於引發口腔準備期吞嚥亦為重要。

咽部期吞嚥

啟動咽部期吞嚥，會帶動一些生理的活動，包括：⑴軟腭上提與後縮而完全蓋住腭咽，以阻止物質進入鼻腔中；⑵舌骨與喉部上提與往前移動；⑶關閉喉部三個括約肌——真聲帶、喉部入口（例如假聲帶、前傾的杓狀軟骨，及喉部上提時基部增厚的會厭）和會厭，阻止物質進入呼吸道；⑷環咽括約肌開啟，以允許物質從咽部通過而進入到食道；⑸舌根傾斜將食團運送至咽部，然後舌根後縮與向前突出的後咽壁接觸；以及⑹咽部收縮肌（pharyngeal constrictors）規律地由上到下收縮（Bosma, 1957; Cook, Dodds, Dantas, Kern, et al., 1989; Cook, Dodds, Dantas, Massey, et al., 1989; Doty & Bosma, 1959; Jacob et al., 1989; Kahrilas et al., 1991; Kahrilas, Logemann, Lin, & Ergun, 1992; Logemann et al., 1992; Vantrappen & Hellemans, 1967）。 *32*

腭咽閉鎖

腭咽閉鎖（velopharyngeal closure）的程度會因人而異，它可能牽涉軟腭上提與後縮的一些要素、後咽壁和（或）側咽壁向內移動，以及腺樣脂墊往前突出的情形（adenoid pad）。腭咽閉鎖可增加咽部的壓力。若其他所有咽部吞嚥生理（特別是舌根和咽壁的移動與接觸）皆正常，即使沒有腭咽閉鎖，功能性的吞嚥（functional swallowing）亦是可做到的。

舌骨與喉部的上提與前移

吞嚥時，靠口底肌肉的拉扯，使喉部與舌骨上抬與往前移動（例如二腹肌的前腹、舌骨下頷肌、頦舌骨肌肉、喉部上提肌與甲狀舌骨肌）。年輕男性舌骨上抬約可至二公分（Jacob et al., 1989）。舌骨上抬可關閉呼吸道入口，往前移動則可使上食道括約肌打開。

喉部閉合

Ardran 和 Kemp（1952, 1956）認為，喉部閉合始於聲帶，而後延伸至喉前庭。這些研究者的電影螢光透視檢查研究（cineradiographic studies），和我們近期使用電視螢光透視檢查研究（videofluoroscopy）（Logemann et al., 1992）都指出，閉合的產生是由下到上的，將喉部內物質由喉前庭推至咽部。這個動作可避免任何可能發生的嗆入（例如食物、液體等等，進入至呼吸道真聲帶上表面的地方）。當呼吸道的前庭閉合時，杓狀軟骨會有向下、往前及內縮的搖擺動作，這會使喉部的通道縮小（Ardran & Kemp, 1967）。同一時間，喉部會被上抬與往前拉，上抬會使會厭基部增厚，協助喉前庭的閉合（Ardran & Kemp, 1956; Negus, 1949; Ohmae, Logemann, Kaiser, Hanson, & Kahrilas, 1995）。正常成人單次吞嚥時，呼吸道入口閉合時間大約為三分之一到三分之二秒。用杯子連續喝水時，呼吸道可能會關閉五秒或更長的時間（Martin, Logemann, Shaker, & Dodds, 1994）。而當喉部上提至約最大上抬程度的50%時，聲帶會閉合（Gilbert et al., 1996）。

33

環咽肌張開

環咽肌開啟需要一連串複雜的動作（Cook, Dodds, Dantas, Massey, et al., 1989; Jacob et al., 1989）。首先，放鬆環咽括約肌的張力。大約在 0.1 秒之後，喉部會往前與往上移動，以使此括約肌開啟。因此，藉由口底肌肉往上與往前拉，而使喉部向前與向上移動，將可猛然拉開此括約肌。當括約肌張開而食團引導端到達時，加諸於食團的壓力會使開口擴張（Jacob et al., 1989）。當食團通過括約肌後，喉部位置會降低，而環咽肌會回復到某種程度的收縮狀態。

舌根和咽壁活動

啟動咽部期吞嚥時，舌根會呈現斜坡狀，以引導食物進入咽部。然後，當食團尾端到達舌根位置時，會發生舌根後縮與咽壁收縮（contraction）。舌根和咽壁在吞嚥時會完全接觸（Kahrilas et al., 1992），當兩個結構互相接近時，咽部的壓力會增加。當兩個結構碰觸時，從咽部至上食道括約肌的咽壁會持續往下收縮。從上食道括約肌起，食道蠕動（peristalsis）將控制食團的前進。咽部收縮波不再被稱為蠕動，因為「蠕動」被定義為一個肌肉管逐漸往下收縮。咽部不是肌肉管，因此，這個名詞不適用於描述在吞嚥時逐漸往下收縮的咽收縮肌。此收縮肌僅包括側咽壁及後咽壁，而前咽壁是由頭骨底部、顎、舌根與喉部所組成，並未包含在內。當食團的黏稠度增加，舌根後縮與咽壁收縮產生的壓力也會增加。壓力會永遠作用在食團的尾部，如圖 2.15 所示。

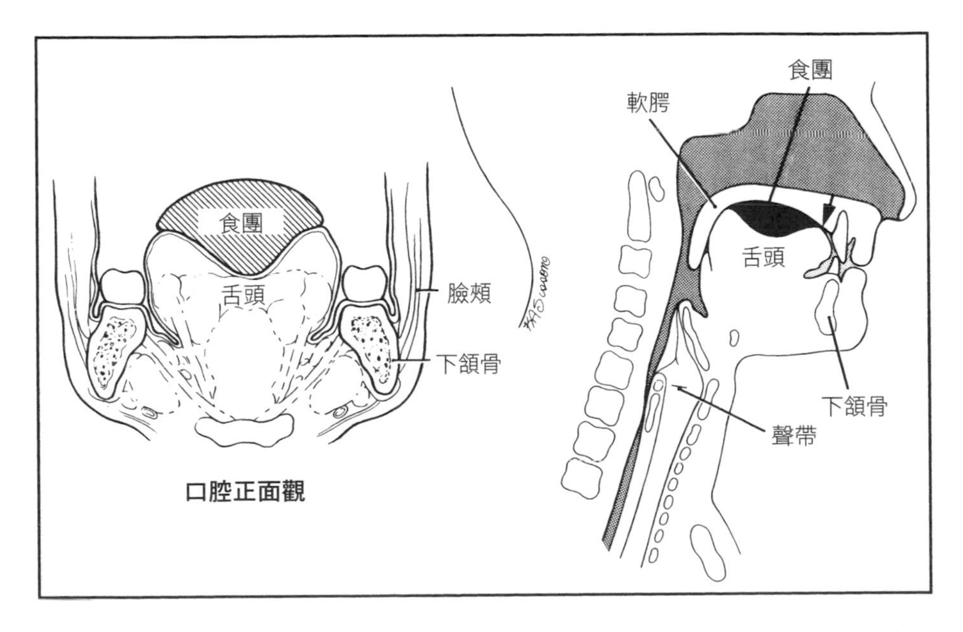

圖 2.15　頭頸部側面圖示。箭頭指出此點為壓力施加在食團尾部的地方。

34　一般正常吞嚥者的腭咽閉鎖和舌骨與喉（hyolaryngeal）的向上向前移動，幾乎是同時發生。上食道括約肌的開啟與呼吸道的閉合，通常是同時開始的。加諸於食團上的壓力，始於口舌部推擠食團尾部，當食團尾部到達舌根與咽壁時，這兩個構造會朝向彼此移動，直至接觸為止，因此會施壓在食團上。

未啟動咽部期吞嚥時，這些生理活動皆不會發生。如果口舌部把食團往後推，而沒有啟動咽部期吞嚥，那麼，食團很可能被舌頭後推到咽部中，而停在會厭谿或梨狀竇。如果是液體，可能會濺入咽部及開啟的呼吸道中。除非啟動咽部期吞嚥，否則咽部吞嚥動作是不會發生的，所以食團可能會停留在會厭谿，直到啟動咽部期吞嚥。或者依據濃稠度，食物可能會從會厭谿流出，往下到杓會厭皺褶，進入梨狀竇，或是掉入呼吸道。這時食物會不會被咳出，就要看病人氣管與喉部的敏感度了。有一點是很重要的，請記住，只有在咽部吞嚥被啟動時，才會出現軟腭、舌根與喉部的動作。可以教導病人35　自發性地保護他們的呼吸道，或是自發性地打開環咽括約肌（UES），就像我們看到吞劍技藝（Devgan, Bross, McCloy, & Smith, 1978; Kahrilas et al., 1992; Logmann et al., 1992），以及如第五章所描述的一些無喉說話者；然而，卻沒有辦法自發性地啟動或模擬咽壁收縮（Hollis & Castell, 1975）。病人可能掙扎且重複著喉部與（或）舌根動作，但是卻沒有出現完整的咽部期吞嚥。

咽部期通過時間（pharyngeal transit time, PTT）是指食團從咽部期吞嚥被啟動的那一點，經過環咽肌，進入食道的這段時間——正常約一秒或小於一秒。在此通過時間中，食團不會在咽部的任何地方多停留，而是平順且快速地移動，越過舌根，經咽部，而後進入食道頸。當食團移動經過咽部，通常會在會厭谿分成一半，然後分別流到咽部兩側，經過兩側的梨狀竇。但大約有 20%的正常受試者往下吞時只流向一邊（Logemann, Kahrilas, Kobara, & Vakil, 1989）。會厭軟骨在此時的目的，似乎為引導食物從旁繞過呼吸道，而不是越過呼吸道的上方。而分成兩部分的食團大概在食道打開的位置會再會合（Ardran & Kemp, 1951）。即使是年紀較大者，當吞嚥的咽部期結束時，正常來說，亦只有非常少量的食物會殘留於咽部。

食道期

食道期通過時間可從食團進入食道，在環咽接合處或稱 UES 的那一點，直到食團進入胃食道交接處或稱 LES 為止而量得。正常的食道通過時間為八到二十秒（Dodds, Hogan, Reid, Stewart, & Arndorfer, 1973; Mandelstam & Lieber, 1970）。蠕動波開始於食道頂端，持續以這種方式推送食團通過食道，直到下食道括約肌打開，允許食團進入胃部。

如第五章所述，食道的能動性異常（motility disorders）可於電視螢光透視研究中定義。不過，因為吞嚥的食道期通常並不對任何治療性運動療程有反應，因此，口咽吞嚥的電視螢光透視檢查通常不包括食道的檢查。病人有食道的問題時，應轉介給腸胃科醫生，或轉介做標準性鋇劑吞嚥或上胃腸道系列檢查。可惜的是，鋇劑吞嚥並不能每次都準確判定胃食道逆流（例如，食物從胃部回流到食道中）。因此，食道異常病人轉介給腸胃科醫生，可能會在確認原因及給予適當的治療上有更好的成效。

一系列的管子與活門機轉

36

上呼吸消化道可以想像成一連串的管子（tubes）與活門（valves）。這些管子包含水平管的口腔，以及垂直管的咽部，如圖 2.16 所示。在這兩個管子之間有許多活門，提供數種功能：⑴例如，指揮食物走適當的方向，以避免食物落入呼吸道或上移至鼻子；以及⑵施加壓力於食物上以向前推動。而活門的組成包含：⑴前方的唇，讓食物保持在口中；⑵位於口腔部分的舌頭，能與軟腭和硬顎的任何一點做完全的接觸，或者與顎做任何程度的接近；⑶腭咽部分會閉合，以防止食物進入到鼻子中；⑷喉部基本的生物功能為阻止

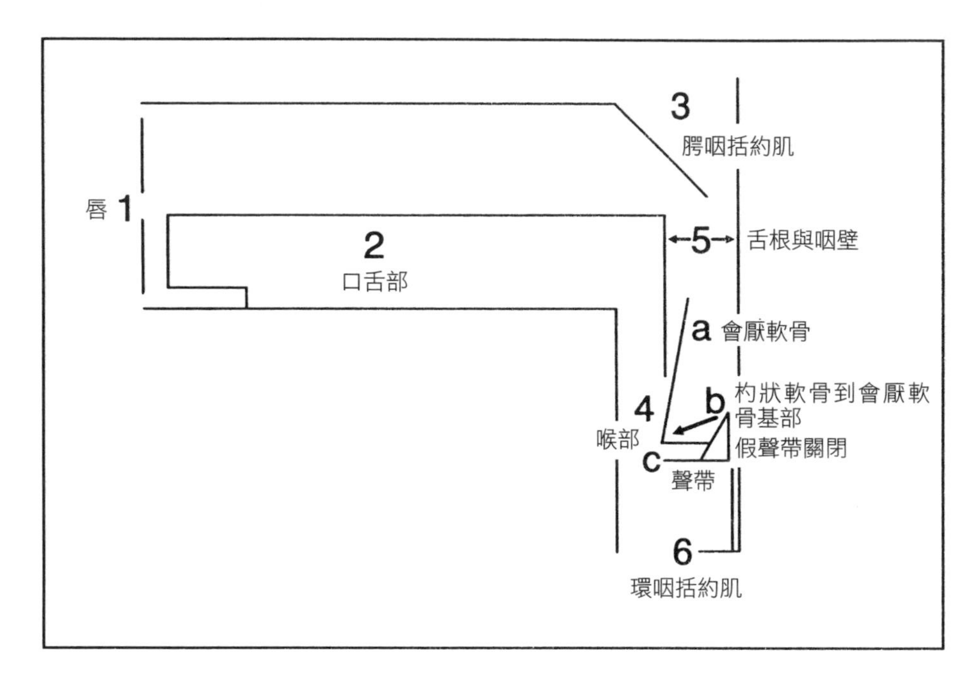

36 **圖 2.16 上消化呼吸道和吞嚥有關的活門圖示。**

食物進入氣管；(5)舌根與咽壁在咽部吞嚥期會完全接觸，以產生壓力，並驅使食團完全通過咽部；以及(6)環咽肌部分在適當的時間打開，以允許食團進入食道裡。第七個活門為在食道基部的消化道（例如下食道括約肌）。下食道括約肌（LES）功能與上食道括約肌相當不同，且解剖上亦有明顯區別。37 UES 或環咽肌部分是由環咽肌和環狀軟骨組成的肌肉與骨骼活門；而 LES 為肌肉括約肌，放鬆時打開而收縮時閉合。LES 的設計是保持食物與胃酸在胃裡，避免胃酸逆流或食物由胃回流進入食道。所有的活門必須在適當時機與適當活動度內發揮功能，才能產生正常的吞嚥。其中一個評估此機制的方法為，系統性地評估每一個活門的功能，以確定在吞嚥的時候，能否於適當時機打開或關閉，或活動度是否正常。其中有許多活門的功能在於「說話」，不過，吞嚥通常比說話需要更大的肌肉收縮、活動度，以及更高的壓力（Perlman, Luschei, & DuMond, 1989）。

年齡的改變

正常解剖與生理的改變

嬰兒上呼吸道的正常解剖與成人不同。

嬰兒與幼童

嬰兒與幼童口腔和咽部構造之間的解剖關係與成人不同。對嬰兒而言，舌頭占滿了整個口腔，兩頰內部的脂肪墊使口腔側邊變窄。舌骨與喉部會較成人的位置高（圖2.17），以提供呼吸道較自然的保護（Bosma, 1986a, 1986b; Newman, Cleveland, Blickman, & Hillman, 1991）。軟腭通常垂得較低，而懸壅垂一般會靠在會厭軟骨內部，在會厭谿形成一個口袋。如同之後會提到的，隨著重複的舌頭抽吸動作（tongue pumps），食團通常會被蒐集在口腔後方往前凸起的軟腭前，或是在會厭谿口袋（valleculae pocket）。在生命前二十一年當中，臉部會持續地成長。下頷會往下往前生長，帶領舌頭向下，且擴大舌頭和顎之間的空間，進而發展成一個口腔空間；喉部與舌骨同時往下降，可拉長與擴展咽部。在青春期時，咽部拉長及喉部下移的程度會最大。

根據 Dellow（1976）的看法，吞嚥開始於胎兒，他會用吸吮的動作喝羊膜中的液體，偶爾會將姆指置於口中。嬰兒的吞嚥生理與成人不同。吸奶嘴時，嬰兒重複舌頭的抽吸動作（開始時，舌頭和下顎會一同動作），每一次從奶嘴擠壓出的牛奶會蒐集在咽門弓（在向前凸出的軟腭前面），或是會厭谿內。每一個嬰兒使用的舌頭抽吸次數不盡相同。正常嬰兒可能會有二次舌頭抽吸動作（Burke, 1977; Newman et al., 1991），超過七次會被認為是不正 38

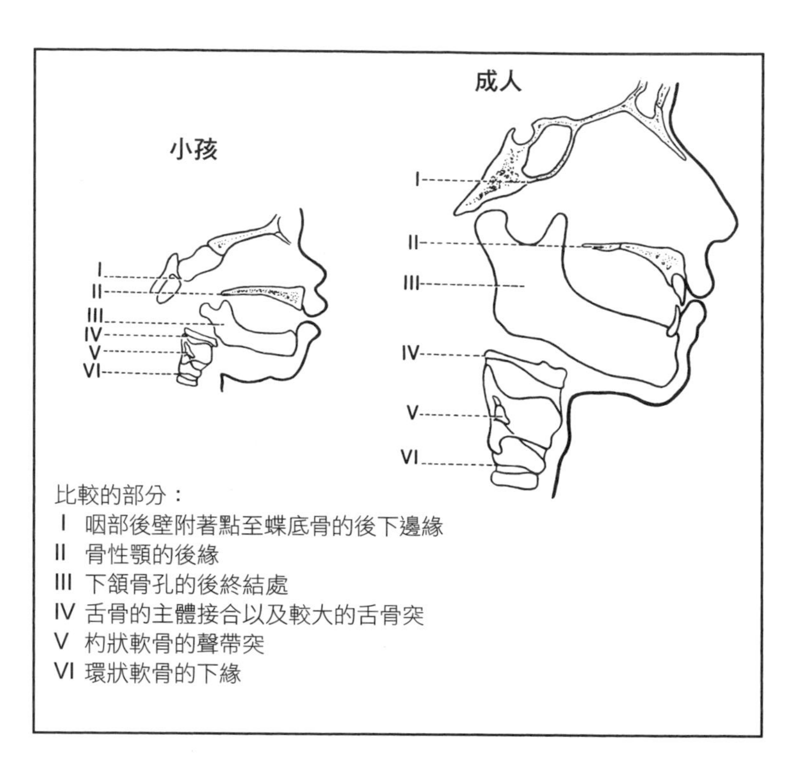

38 **圖 2.17 嬰兒與成人頭頸部側面圖示，顯示口腔與咽部構造的相對位置。**

常。通常舌頭抽吸動作的次數，和一次舌頭運動能從奶嘴擠壓出的液體量有關（例如，如果每一次舌頭運動擠壓出的液體量較多，舌頭抽吸動作次數就較少，反之，若擠壓出的液體量較少，則舌頭抽吸動作次數就較多）。當食團的大小適當時，咽部吞嚥即被啟動。如果用湯匙給予少量的液體食團（一毫升），嬰兒通常會產生類似成人口腔期而後咽部期的吞嚥。

39 嬰兒的咽部期吞嚥和成人是相似的，但有兩個地方例外。因為在解剖上，喉部已被上提至舌根下方，所以吞嚥時喉部上提範圍會減少。正常嬰兒在吞嚥時，後咽壁往前移動的幅度通常比成人大。

根據Bosma（1973）的看法，嬰兒大約在七個月會到達啃咬（bite）的階段，而咀嚼大約在十到十二個月開始。不過，要到達正常成人咀嚼型態的時間差異性頗大，可能需時三至四年。一旦嬰兒進展到能吞煮爛的或軟的食物時，除了喉部上提動作較小外，口腔期與咽部期的吞嚥生理已與成人相似。

老年人

有許多的研究在解釋整個成年期正常吞嚥型態的改變。Feldman、Kapur、Alman 和 Chauncey（1980）進行老年人咀嚼功能的研究指出，正常人無論年齡為何，只要齒列完整或是接近完整，均會維持高頻率的咀嚼工作。這些作者同時也發現，增加食物咀嚼次數和年紀與牙齒狀況有關。病人齒列差或有假牙時，則需要較多的咀嚼次數。

有數個研究在檢視老化的正常成人吞嚥構造與功能（Blonsky, Logemann, Boshes, & Fisher, 1975; Mandelstam & Lieber, 1970; Robbins et al., 1992; Tracy et al., 1989）。這些研究已證實，至八十歲左右，吞嚥生理上會有一些微小、但在統計上達顯著差異的變化發生。

老年人會因為甲狀軟骨、環狀軟骨及舌骨的鈣化（ossification）增加，所以這些構造在螢光攝影中會較為明顯。而且，七十歲以上的老年人，喉部的位置可能會降低至接近第七頸椎的地方。老年人頸椎關節炎（cervical arthritis）的發生率增加。在頸椎產生的關節炎變化有可能會壓迫到咽壁，降低它的彈性。這也許可以回應一些報告中所提的咽部收縮力量降低。咽部收縮力量降低，會導致有些人在吞嚥後，需要吞第二次來清除殘留在咽部的物質。

在超過六十歲的正常人身上產生一些口咽吞嚥生理變化（Robbins et al., 1992; Tracy et al., 1989），這些變化在統計上達顯著差異。年長者較常傾向於把食團含在口底部。當口腔期吞嚥引發時，才用舌尖把食團挑起來——即舌下吞嚥（dipper swallow）（Dodds et al., 1989）。老年人花在口腔期吞嚥的時間會稍長一點，此亦可看作「正常」的延遲啟動咽部期吞嚥（圖 2.18）。

由觀察發現，六十歲以上者口腔或咽部出現殘留物的頻率與程度，只有極少量增加。雖然研究指出，隨著年齡增加，物質進入喉前庭的頻率會增加，但是老年人的吸入現象並未增加（Robbins et al., 1992; Tracy et al., 1989）。圖 2.19A 與圖 2.19B，說明電視螢光攝影研究年老正常受試者咽部期殘餘的極端

40

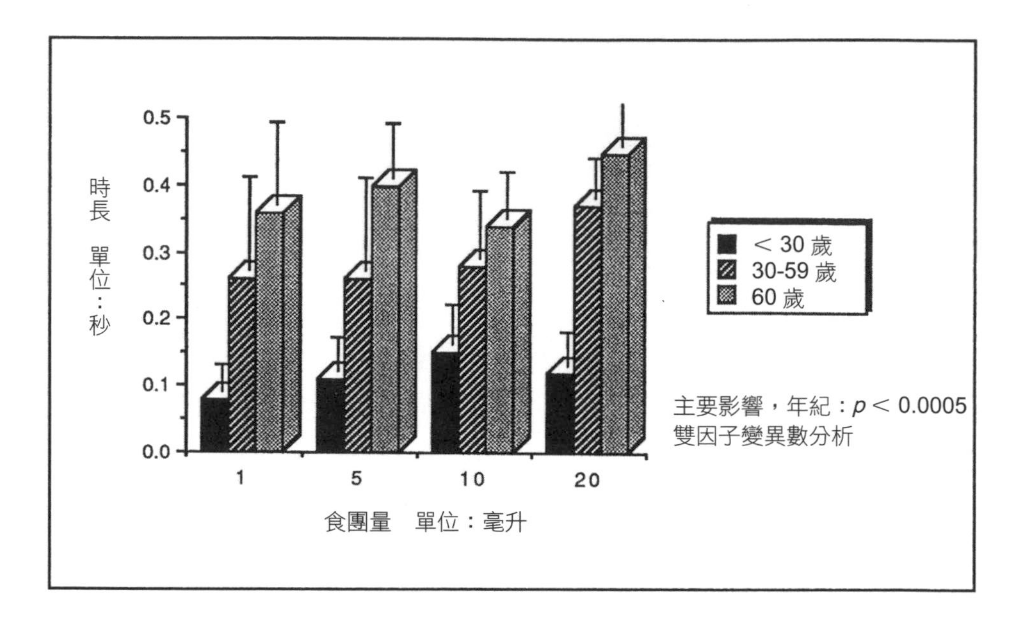

40 **圖 2.18 條狀圖，顯示出年輕成人與老年人於口咽吞嚥中咽部期延遲時長。咽部期延遲時間在不同的年齡中有顯著差異。**

值（最少與最多量）。相對於老年人口咽期吞嚥生理的微小變化，食道功能退化會較明顯地隨著年齡而增加，因此，食道的輸送與排空能力會較緩慢且較無效率（Mandelstam & Lieber, 1970）。

作者和同事完成一個比較年輕男性（二十一到二十九歲）與老年男性（八十到九十四歲）口咽期吞嚥的研究（Logemann, Pauloski, Rademaker & Kahrilas, 1996）。結果顯示，老年男性因神經肌肉的儲備力量（reserve）降低，喉部與舌骨往前與垂直最大的移動範圍會減少。如圖 2.20 所示，至環咽肌打開為止，老年男性與年輕男性在舌骨與喉部的垂直移動範圍是相同的。環咽肌打開後，年輕男性的舌骨與喉部持續上提，但老年男性卻仍維持不動。年輕男性有額外的喉部與舌骨的動作。必要的動作與實際上的移動狀態之間的差異，稱為「儲備力量」，而老年男性無儲備力量。

43 評量這兩組環咽肌開啟的變化（圖 2.21），顯示出老年人的彈性降低。

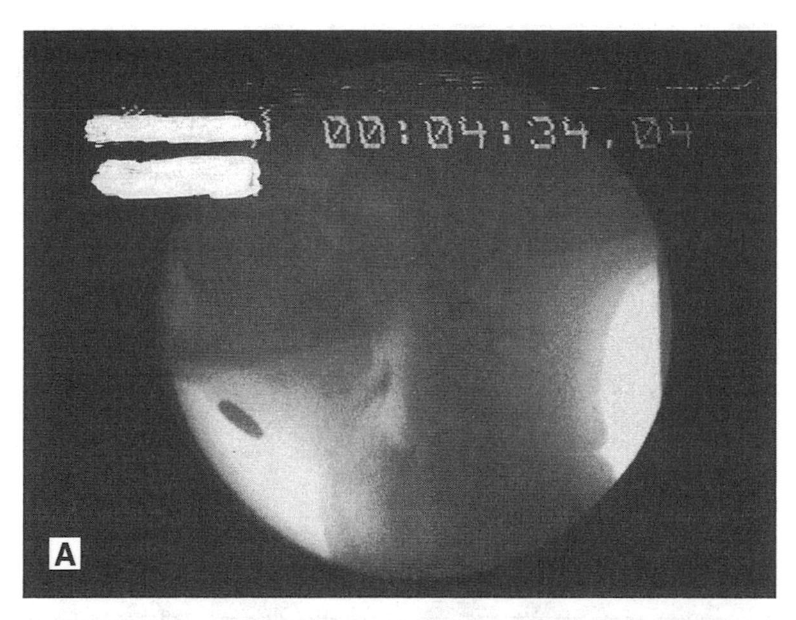

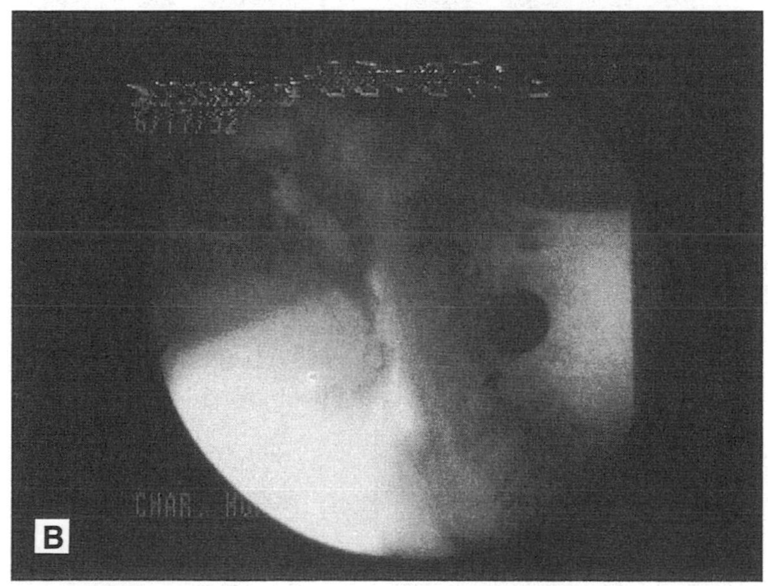

圖 2.19 側面觀電視螢光攝影照片。我們研究的年紀最大的受試者，年齡八十到九十三歲。其中，咽部殘餘物量最少（A）與最多（B）者。

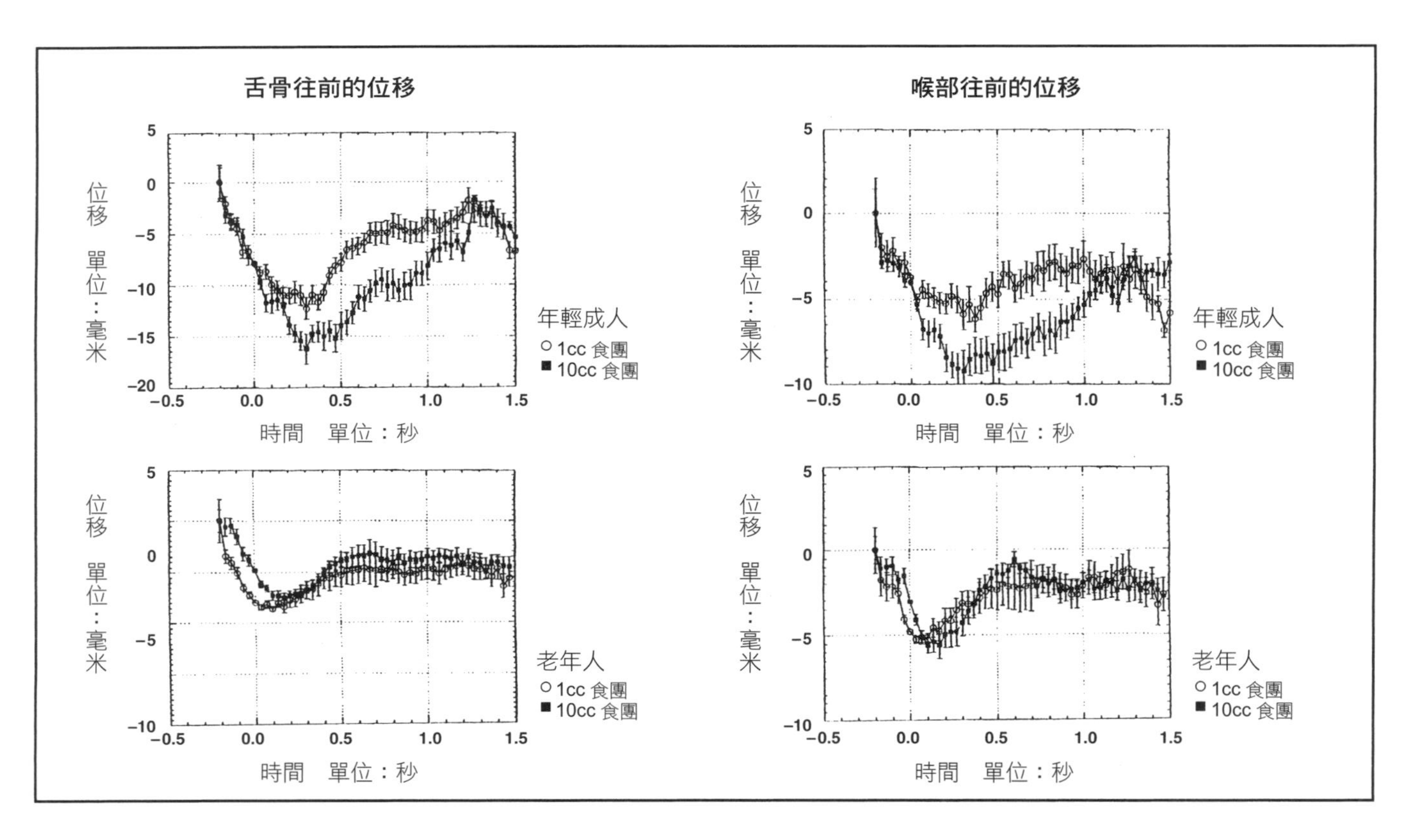

42 圖 2.20 年輕與老年男性從吞嚥起始到結束，舌骨與喉部往前移動的距離。時間 0.0 為上食道括約肌打開起始時間。

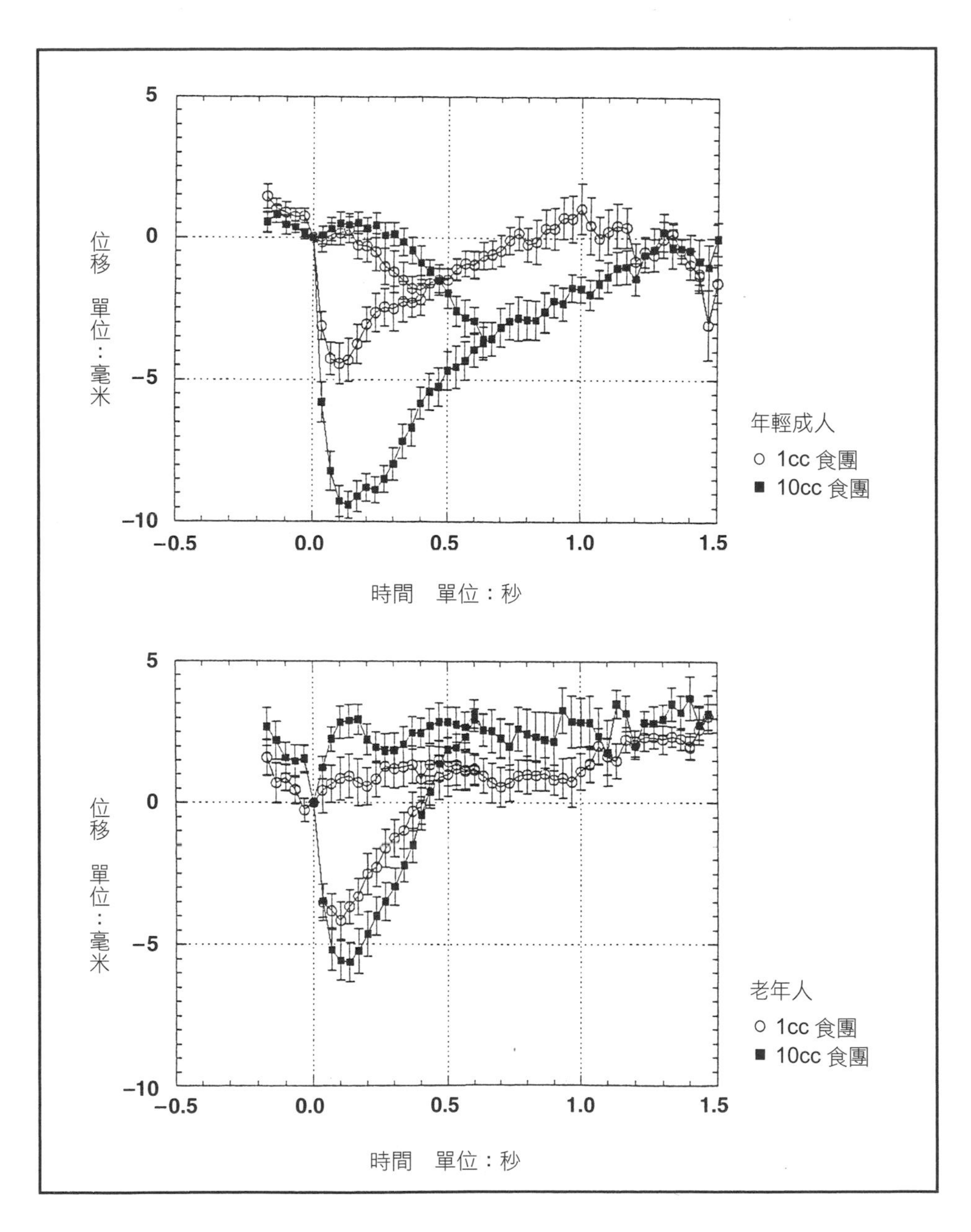

圖 2.21 年輕與老年男性吞嚥不同液體量，環咽肌打開的數據圖表。時間 0.0 為上食道括約肌打開起始時間。 *43*

也就是當吞嚥量增加時，動作改變並不大。神經肌肉控制的儲備力量與彈性降低，是正常運動系統的（motor system）老化特性。假如因為疾病而使身體衰弱，即使疾病不在頭頸部區域，這兩個吞嚥特性會增加年老吞嚥問題的風險。

44

味道

味覺是在口咽區域的化學感覺，會在吃東西和喝東西時被活化（Frank, Hettinger, & Mott, 1992）。老年人味覺與嗅覺的強度降低（Cowart, 1989），嗅覺可能比味覺更差。當味覺受到影響時，可能會使老年人漸漸對營養的食物失去興趣。增加味覺的添加物可置入食物中，以增加飲食量（Schiffman & Warwick, 1989），但需小心的是，食物變甜或變鹹的程度，是否已至不健康的階段。而有些藥物會導致口中有令人不舒服的金屬味，包括四環素（tetracycline，一種抗生素）、碳酸鋰（lithium carbonate，一種抗精神疾病的藥）、青黴胺（penicillamine，抗關節炎藥）與甲巰丙脯酸（captopril，抗高血壓的藥）（Coulter, 1988; Greenberg et al., 1989; Hochberg, 1986; Magnasco & Magnasco, 1985）。

呼吸與吞嚥的協調

有一些研究在評量不同年齡層的正常人，其呼吸與吞嚥之間的協調性（Martin et al., 1994; Nishino & Hiraga, 1991; Preiksaitis, Mayrand, Robins, & Diamant, 1992）。吞嚥時，呼吸道瞬間閉合。在呼吸道閉合期間，是沒有呼吸的，被稱為呼吸停止期（apneic period）。呼吸停止期通常發生在吞嚥咽部期時的呼吸道閉合，以及胸壁中止移動。食團量增加時，呼吸道閉合的時間會有增長的傾向（Logemann et al., 1992）。在吞嚥的口腔準備期、口腔期與食道期，呼吸道是暢通的。吞嚥—呼吸協調有偏好的型態，但是其間有很大的差異。這個偏好的協調型態是指吞嚥中斷了呼吸週期的呼氣期（Martin et al., 1994; Nishino, Yonezawa, & Honda, 1985; Preiksaitis et al., 1992; Selley, Flack, Ellis, & Brooks, 1989a, 1989b; Smith, Wolkove, Colacone, & Kreisman, 1989）。通常在吞嚥後，我們會回到呼氣狀態。此種協調方式比中斷吸氣期吞嚥來得安全。藉由中斷呼氣與恢復呼氣，正常人在吞嚥後，會有些許的氣流通過喉部與咽部，幫助清理留在呼吸道入口的些許殘餘物。至少有一篇研究發現，食團量愈大時，在吸氣前的吞嚥次數愈多（Preiksaitis et al., 1992）。

有跡象顯示，吞嚥障礙病人在吞嚥時，可能會更常中斷吸氣，這會增加他們吸入的危險（Selley et al., 1989b）。也有資料指出，嬰兒需要花大約二到三個月的時間，來穩定他們吞嚥—呼吸的協調能力，使它更像大人的型態（例如，吞嚥中斷呼吸的呼氣期）（McPherson et al., 1992）。 *45*

正常吞嚥的變化

正常吞嚥是由許多不同的吞嚥形式所構成，這可以幫助解釋為何有些病人指出，他們可吞嚥某一類型或某一份量的食物，而另外一種卻不行。食物特性是造成口咽吞嚥產生系統性改變的主要因素；另一因素則為吞嚥的意志控制。

量的影響

基本上，改變食團量會使口咽吞嚥系統產生最大的變化。少量吞嚥（一到三毫升）在口腔期之後會啟動咽部期吞嚥，而後經咽部期與食道期；而大量吞嚥（十到二十毫升）通常會同時出現口腔與咽部的活動。為了要安全地清理口腔與咽部大量的食團，這種方式是必要的（Kahrilas & Logemann, 1993; Shaker et al., 1993）。當食團量增加，舌根後縮，接觸往前及往中間移動的咽壁時間會較晚。主要是每一次吞嚥時，舌根與咽壁朝對方移動，當食團尾部到達舌根時，兩者此時才會相互接觸。這是為了確定舌根與咽壁朝對方移動時所產生的壓力，能直接作用在食團的尾部。

增加黏稠度

當食團黏稠度增加，口舌部、舌根與咽壁所產生的壓力會增加，肌肉的活動也會增加（Dantas & Dodds, 1990; Dantas et al., 1990; Reimers-Neils et al., 1994）。除此之外，當黏稠度增加，例如腭咽閉鎖、上食道打開與喉部閉合的活門功能，在時間上會有些微增加。

46

用杯子喝水

如果是用杯子連續喝水，當杯子碰到嘴唇時，呼吸道閉合與喉部略微上提會提早出現。而呼吸道閉合會一直持續到連續吞嚥完。用杯子喝水所需呼吸道閉合時間可能要五到十秒，依照連續吞嚥的次數而定（Martin et al., 1994）。在連續吞嚥中，腭咽區域會關閉，雙唇緊封住杯緣，舌頭因為連續的吞嚥，所以會重複把每一個食團從口腔往後推，然後舌根與咽壁接觸的那一刻，剛好碰到食團的尾部。每一個食團到達時，上食道括約肌就會打開一次。若病人有呼吸問題，可能就無法用杯子喝水，因為他們無法承受呼吸道關閉所需要的時長。

用吸管喝

用吸管喝東西時，食團會藉由口腔所產生的吸力而被帶進口中。為了要產生吸力，軟腭會降低頂住舌頭後部，兩頰與臉的肌肉收縮產生口內吸力，把物質帶入口中。當物質到達嘴部時，吸力會停止，然後軟腭會上提，由舌頭開啟口腔期吞嚥。因此，用吸管喝水是一種改變食物放入口中的方法。然而，用吸管喝時，若是經由吸氣吸吮的方式，而不是經由口內的吸力，用吸管是不適當或有危險的。通常在床邊看病人嘗試用吸管喝東西時，可以很容易觀察到這種現象。如果在吸氣時吸吮，則病人是在呼吸道打開時，不適當地在使用吸管吸吮；這會增加食物進入病人呼吸道的風險，因為當病人把食物放入口腔，食物會濺入或吸進呼吸道。

「一飲而盡」法

有些人可以沒有吞嚥動作，而把一罐汽水或其他飲料「一飲而盡」。為了能做到如此，他們把喉部往前拉，用意志力打開上食道括約肌；閉氣把喉部的呼吸道關閉；然後，如同字面含意，藉由地心引力，將食物一次全部由口腔與咽部傾倒入食道與胃部。這很類似吞劍者在操控吞劍的時候。吞劍者把口腔、咽部、食道與胃部垂直地排成一列；利用喉部往前拉的動作打開上食道括約肌，再閉氣以保護呼吸道，而後把劍直直地通過口、咽部與食道。之後，表演者放鬆下食道括約肌，使劍能進入胃部。這個表演清楚地表現出驚人的意志控制吞嚥機制，這也指出，病人有潛力去代償他們的口咽吞嚥障礙。

只有咽部期吞嚥而無口腔期吞嚥

如果咽部有分泌物累積，或是咀嚼食物時，食物過早溢出至會厭谿與梨狀竇時，會只出現咽部期吞嚥而無口腔期吞嚥。大體而言，如果出現咀嚼動作，我們會停止咀嚼，待咽部期吞嚥後，再恢復咀嚼。因此，真的很有可能只有咽部期吞嚥而無口腔期吞嚥的發生。這再度呈現了意志對此機制的控制。

所有吞嚥的構成要素

所有的吞嚥都必須有某種生理的構成要素，以清理口腔與咽部，使它沒有殘餘物，以及保護呼吸道。這些組成要素必須出現的是：⑴口腔推送食物進入咽部；⑵呼吸道閉合；⑶上食道括約肌打開；以及⑷舌根—咽壁擠壓，以運送食團經過咽部，然後進入食道。正常吞嚥的變化通常是改變這些要素的相對時間。但是食團能安全有效地通過，必須所有的要素都出現且正常。

正常吞嚥行為的特性為快速的動作。每一個動作牽涉到需要複雜神經運動控制的意志與非意志層面。雖然，有關吞嚥神經控制的各個層面還未完全了解，但是正常吞嚥的生理機制已經適當地定義，作為與吞嚥異常比較的基礎，如第三章所述。

參考文獻

Ardran, G., & Kemp, F. (1951). The mechanism of swallowing. *Proceedings of the Royal Society of Medicine*, *44*, 1038–1040.

Ardran, G., & Kemp, F. (1952). The protection of the laryngeal airway during swallowing. *British Journal of Radiology*, *25*, 406–416.

Ardran, G., & Kemp, F. (1956). Closure and opening of the larynx during swallowing. *British Journal of Radiology*, *29*, 205–208.

Ardran, G. M., & Kemp, F. (1967). The mechanism of the larynx II: The epiglottis and closure of the larynx. *British Journal of Radiology*, *40*, 372–389. *48*

Bieger, D., & Hockman, C. (1976). Suprabulbar modulation of reflex swallowing. *Experimental Neurology*, *52*, 311–324.

Blonsky, E., Logemann, J., Boshes, B., & Fisher, H. (1975). Comparison of speech and swallowing function in patients with tremor disorders and in normal geriatric patients: A cinefluorographic study. *Journal of Gerontology*, *30*, 299–303.

Bosma, J. F. (1957). Deglutition: Pharyngeal stage. *Physiological Reviews*, *37*, 275–300.

Bosma, J. (1973). Physiology of the mouth, pharynx and esophagus. In M. Paparella & D. Shumrick (Eds.), *Otolaryngology volume 1: Basic sciences and related disciplines* (pp. 356–370). Philadelphia: Saunders.

Bosma, J. F. (1986a). *Anatomy of the infant head*. Baltimore: Johns Hopkins University Press.

Bosma, J. F. (1986b). Development of feeding. *Clinical Nutrition*, *5*, 210–218.

Brooks, V., Kozlovskaya, I., Atkin, A., Horvath, F., & Uno, M. (1973). Effects of cooling dentate nucleus on tracking task-performance in monkeys. *Journal of Neurophysiology*, *36*, 974–995.

Burke, P. (1977). Swallowing and the organization of sucking in the human newborn. *Child Development*, *48*, 523–531.

Campbell, S. (1981). Neural control of oral somatic motor function. *Physical Therapy*, *61*, 16–22.

Cleall, J. (1965). Deglutition: A study of form and function. *American Journal of Orthodontia*, *51*, 566–594.

Cook, I. J., Dodds, W. J., Dantas, R. O., Kern, M. K., Massey, B. T., Shaker, R., & Hogan, W. J. (1989). Timing of videofluoroscopic, manometric events, and bolus transit during the oral and pharyngeal phases of swallowing. *Dysphagia*, *4*, 8–15.

Cook, I. J., Dodds, W. J., Dantas, R. O., Massey, B., Kern, M. K., Lang, I. M., Brasseur, J. G., & Hogan, W. J. (1989). Opening mechanism of the human upper esophageal sphincter. *American Journal of Physiology*, *257*, G748–G759.

Coulter, D. M. (1988). Eye pain with Nifedipine and disturbance of taste with Captopril: A mutually controlled study showing a method of post marketing surveillance. *British Medical Journal*, *296*, 1086–1088.

Cowart, B. J. (1989). Relationships between taste and smell across the adult life span. *Annals of New York Academy of Science*, *561*, 31–55.

Cumming, W., & Reilly, B. (1972). Fatigue aspiration. *Pediatric Radiology*, *105*, 387–390.

Dantas, R. O., & Dodds, W. J. (1990). Effect of bolus volume and consistency on swallow-induced submental and infrahyoid electromyographic activity. *Brazilian Journal of Medical and Biological Research, 23*, 37–44.

Dantas, R. O., Kern, M. K., Massey, B. T., Dodds, W. J., Kahrilas, P. J., Brasseur, J. G., Cook, I. J., & Lang, I. M. (1990). Effect of swallowed bolus variables on oral and pharyngeal phases of swallowing. *American Journal of Physiology, 258*, G675–G681.

Dellow, P. (1976). The general physiological background of chewing and swallowing. In B. Sessle & A. Hannan (Eds.), *Mastication and swallowing* (pp. 6–21). Toronto: University of Toronto Press.

Devgan, B., Bross, G., McCloy, R., & Smith, C. (1978). Anatomic and physiologic aspects of sword swallowing. *Ear, Nose and Throat, 57*, 445–450.

Dobie, R. A. (1978). Rehabilitation of swallowing disorders. *American Family Physician, 17*, 84–95.

49 Dodds, W. J., Hogan, W., Reid, D., Stewart, E., & Arndorfer, R. (1973). A comparison between primary esophageal peristalsis following wet and dry swallows. *Journal of Applied Physiology, 35*, 851–857.

Dodds, W. J., Taylor, A. J., Stewart, E. T., Kern, M. K., Logemann, J. A., & Cook, I. J. (1989). Tipper and dipper types of oral swallows. *American Journal of Roentgenology, 153*, 1197–1199.

Donner, M., & Silbiger, M. (1966). Cinefluorographic analyses of pharyngeal swallowing in neuromuscular disorders. *The American Journal of Medical Sciences, 251*, 600–616.

Doty, R., & Bosma, J. (1956). An electromyographic analysis of reflex deglutition. *Journal of Neurophysiology, 19*, 44–60.

Doty, R., Richmond, W., & Storey, A. (1967). Effect of medullary lesions on coordination of deglutition. *Experimental Neurology, 17*, 91–106.

Feldman, R., Kapur, K., Alman, J., & Chauncey, H. H. (1980). Aging and mastication: Changes in performance and in the swallowing threshold with natural dentition. *American Geriatrics Society, 28*, 97–103.

Fletcher, S. (1974). The swallow pattern. In *Tongue thrust in swallowing and speaking*. Austin, TX: Learning Concepts.

Frank, M. E., Hettinger, T. P., & Mott, A. E. (1992). The sense of taste: Neurobiology, aging, and medication effects. *Critical Reviews in Oral Biology and Medicine, 3*, 371–393.

Gilbert, R. J., Daftary, S., Woo, P., Seltzer, S., Shapshay, S. M., & Weisskoff, R. M. (1996). Echo-planar magnetic resonance imaging of deglutitive vocal fold closure: Normal and pathologic patterns of displacement. *Laryngoscope, 106*, 568–572.

Goldberg, L. (1976). Mononeurone mechanisms: Reflex controls. In B. Sessle & A. Hannan (Eds.), *Mastication and swallowing* (pp. 47–59). Toronto: University of Toronto Press.

Greenberg, A. J., Kane, M. L., Keller, M. B., Lavori, P., Rosenbaum, J. F., Cole, K., & Lavelle, J. (1989). Comparison of standard and low serum levels of Lithium for maintenance treatment of bipolar disorder. *New England Journal of Medicine, 321*, 1489–1493.

Hansky, J. (1973). The use of oesophageal motility studies in the diagnosis of dysphagia. *Australian New Zealand Journal of Surgery, 42*, 360–361.

Hochberg, M. C. (1986). Auranofin or D-Penicillamine in treatment of rheumatoid arthritis. *Annals of Internal Medicine, 105*, 528–535.

Hollis, J., & Castell, D. (1975). Effect of dry and wet swallows of different volumes on esophageal peristalsis. *Journal of Applied Physiology, 383*, 1161–1164.

Hollshwandner, C., Brenman, H., & Friedman, M. (1975). Role of afferent sensors in the initiation of swallowing in man. *Journal of Dental Research, 54*, 83–88.

Jacob, P., Kahrilas, P., Logemann, J., Shah, V., & Ha, T. (1989). Upper esophageal sphincter opening and modulation during swallowing. *Gastroenterology, 97*, 1469–1478.

Jean, A., & Car, A. (1979). Inputs to the swallowing medullary neurons from peripheral afferent fibers and the swallowing cortical area. *Brain Research, 178*, 567–572.

Kahrilas, P. J., Lin, S., Chen, J., & Logemann, J. A. (1996). Oropharyngeal accommodation to swallow volume. *Gastroenterology, 111*, 297–306.

Kahrilas, P. J., Lin, S., Logemann, J. A., Ergun, G. A., & Facchini, F. (1993). Deglutitive tongue action: Volume accommodation and bolus propulsion. *Gastroenterology, 104*, 152–162.

Kahrilas, P. J., & Logemann, J. A. (1993). Volume accommodations during swallowing. *Dysphagia, 8*, 259–265.

Kahrilas, P. J., Logemann, J. A., Krugler, C., & Flanagan, E. (1991). Volitional augmentation of upper esophageal sphincter opening during swallowing. *American Journal of Physiology, 260 (Gastrointestinal Physiology, 23)*, G450–G456.

50

Kahrilas, P. J., Logemann, J. A., Lin, S., & Ergun G. A. (1992). Pharyngeal clearance during swallow: A combined manometric and videofluoroscopic study. *Gastroenterology, 103*, 128–136.

Kent, R., & Netsell, R. (1975). A case study of an ataxic dysarthric: Cineradiographic and spectrographic observations. *Journal of Speech and Hearing Research, 40*, 115–134.

Kirchner, J. (1958). The motor activity of the cricopharyngeus muscle. *Laryngoscope, 68*, 1119–1159.

Larson, C., & Sutton, D. (1978). Effects of cerebellar lesions on monkey jaw-force control: Implications for understanding ataxic dysarthria. *Journal of Speech and Hearing Research, 21*, 295–308.

Lear, C., Flanagan, J., & Moorrees, C. (1965). *Archives of Oral Biology, 10*, 83–89.

Lederman, M. (1977). The oncology of breathing and swallowing. *Clinical Radiology, 28*, 1–14.

Logan, W., Kavanagh, J., & Wornall, A. (1967). Sonic correlates of human deglutition. *Journal of Applied Physiology, 23*, 279–284.

Logemann, J. A., Kahrilas, P. J., Cheng, J., Pauloski, B. R., Gibbons, P. J., Rademaker, A. W., & Lin, S. (1992). Closure mechanisms of the laryngeal vestibule during swallow. *American Journal of Physiology, 262 (Gastrointestinal Physiology, 25)*, G338–G344.

Logemann, J. A., Kahrilas, P. J., Kobara, M., & Vakil, N. (1989). The benefit of head rotation on pharyngo-esophageal dysphagia. *Archives of Physical Medicine and Rehabilitation, 70*, 767–771.

Logemann, J., Pauloski, B., Rademaker, A., & Kahrilas, P. (1996). [Oropharyngeal swallow in young men and old men]. Unpublished data.

Lowe, A. (1981). The neural regulation of tongue movement. *Progress in Neurobiology, 15*, 295–344.

Magnasco, L. D., & Magnasco, A. J. (1985). Metallic taste associated with tetracycline therapy. *Clinical Pharmacology, 4*, 455–456.

Mandelstam, P., & Lieber, A. (1970). Cineradiographic evaluation of the esophagus in normal adults. *Gastroenterology, 58*, 32–38.

Martin, B. J. W., Logemann, J. A., Shaker, R., & Dodds, W. J. (1994). Coordination between respiration and swallowing: Respiratory phase relationships and temporal integration. *Journal of Applied Physiology, 76*(2), 714–723.

McPherson, K. A., Kenny, D. J., Koheil, R., Bablich, K., Sochaniwskyj, A., & Milner, M. (1992). Ventilation and swallowing interactions of normal children and children with cerebral palsy. *Developmental Medicine and Child Neurology, 34*, 577–588.

Miller, A. (1972). Characteristics of the swallowing reflex induced by peripheral nerve and brain stem stimulation. *Experimental Neurology, 34*, 210–222.

Negus, V. (1949). The second stage of swallowing. *Acta Otolaryngologica* (Suppl.), pp. 75–82.

Newman, L., Cleveland, R., Blickman, J., & Hillman, R. (1991). Videofluoroscopic analyses of the infant swallow. *Investigative Radiology, 26*, 870–873.

Nishino, T., & Hiraga, K. (1991). Coordination of swallowing and respiration in unconscious subjects. *Journal of Applied Physiology, 70*, 988–993.

Nishino, T., Yonezawa, T., & Honda, Y. (1985). Effects of swallowing on the pattern of continuous respiration in human adults. *American Review of Respiratory Disease, 132*, 1219–1222.

Ohmae, Y., Logemann, J. A., Kaiser, P., Hanson, D. G., & Kahrilas, P. J. (1995). Timing of glottic closure during normal swallow. *Head & Neck, 17*, 394–402.

51 Palmer, J. B., Rudin, N. J., Lara, G., & Crompton, A. W. (1992). Coordination of mastication and swallowing. *Dysphagia, 7*, 187–200.

Parrish, R. (1968). Cricopharyngeus dysfunction and acute dysphagia. *Canadian Medical Association Journal*, 99, 1167–1171.

Perlman, A. L., Luschei, E. S., & DuMond, C. E. (1989). Electrical activity from the superior pharyngeal constrictor during reflexive and non-reflexive tasks. *Journal of Speech and Hearing Research, 32*(4), 749–754.

Pommerenke, W. (1928). A study of the sensory areas eliciting the swallowing reflex. *American Journal of Physiology, 84*, 36–41.

Ponzoli, V. (1968). Zenker's diverticulum. *Southern Medical Journal, 61*, 817–821.

Pouderoux, P., Logemann, J. A., & Kahrilas, P. J. (1996). Pharyngeal swallowing elicited by fluid infusion: Role of volition and vallecular containment. *American Journal of Physiology, 270*, G347–G354.

Preiksaitis, H. G., Mayrand, S., Robins, K., & Diamant, N. E. (1992). Coordination of respiration and swallowing: Effect of bolus volume in normal adults. *American Journal of Physiology, 263*, R624–R630.

Pressman, J., & Keleman, G. (1955). Physiology of the larynx. *Physiological Reviews, 35*, 506–554.

Ramsey, G., Watson, J., Gramiak, R., & Weinberg, S. (1955). Cinefluorographic analysis of the mechanism of swallowing. *Radiology, 64*, 498–518.

Reimers-Neils, L., Logemann, J. A., & Larson, C. (1994). Viscosity effects on EMG activity in normal swallow. *Dysphagia*, 9, 101–106.

Robbins, J., Hamilton, J. W., Lof, G. L., & Kempster, G. B. (1992). Oropharyngeal swallowing in normal adults of different ages. *Gastroenterology, 103*, 823–829.

Robbins, J., Logemann, J., & Kirshner, H. (1982). *Velopharyngeal activity during speech and swallowing in neurologic disease*. Paper presented at the American Speech-Language-Hearing Association annual meeting, Toronto.

Roueche, J. (1980). *Dysphagia: An assessment and management program for the adult*. Minneapolis: Sister Kenny Institute.

Schiffman, S. S., & Warwick, Z. S. (1989). Use of flavor-amplified foods to improve nutritional status in elderly persons: Nutrition and the chemical senses in aging. *Annals of New York Academy of Science*, *561*, 267–276.

Selley, W. G., Flack, F. C., Ellis, R. E., & Brooks, W. A. (1989a). Respiratory patterns associated with swallowing: 1. The normal adult pattern and changes with age. *Age and Ageing*, *18*, 168–172.

Selley, W. G., Flack, F. C., Ellis, R. E., & Brooks, W. A. (1989b). Respiratory patterns associated with swallowing: 2. Neurologically impaired dysphagic patients. *Age and Ageing*, *18*, 173–176.

Shaker, R., Ren, J., Podvrsan, B., Dodds, W. J., Hogan, J. W., Kern, M., Hoffman, R., & Hintz, J. (1993). Effect of aging and bolus variables on pharyngeal and upper esophageal sphincter motor function. *American Journal of Physiology*, *264*, G427–G432.

Shawker, T. H., Sonies, B. C., & Stone, M. (1984). Sonography of speech and swallowing. In R. C. Sanders & M. C. Hill (Eds.), *Ultrasound annual* (pp. 237–260). New York: Raven.

Shedd, D., Kirchner, J., & Scatliff, J. (1961). Oral and pharyngeal components of deglutition. *Archives of Surgery*, *82*, 371–380.

Shedd, D., Scatliff, J., & Kirchner, J. (1960). The buccopharyngeal propulsive mechanism in human deglutition. *Surgery*, *48*, 846–853.

Smith, J., Wolkove, N., Colacone, A., & Kreisman, H. (1989). Coordination of eating, drinking and breathing in adults. *Chest*, *96*, 578–582.

52

Storey, A. (1976). Interactions of alimentary and upper respiratory tract reflexes. In B. J. Sessle & A. G. Hannan (Eds.), *Mastication and swallowing*. Toronto: University of Toronto Press.

Sumi, T. (1972). Role of the pontine reticular formation in the neural organization of deglutition. *Japanese Journal of Physiology*, *22*, 295–314.

Tracy, J., Logemann, J., Kahrilas, P., Jacob, P., Kobara, M., & Krugler, C. (1989). Preliminary observations on the effects of age on oropharyngeal deglutition. *Dysphagia*, *4*, 90–94.

Vantrappen, G., & Hellemans, J. (1967). Studies on the normal deglutition complex. *American Journal of Digestive Diseases*, *12*, 255–266.

Wildman, A. (1976). The motor system: A clinical approach. *Dental Clinics of North America*, *20*, 691–705.

第 3 章

研究吞嚥所採用的儀器技術

Instrumental Techniques for the Study of Swallowing

目前已經有不少影像和非影像的儀器測量方法，可應用在各種正常和（或）異常的吞嚥生理研究；每一種測量程序都可以提供有關吞嚥的部分資訊，包括口咽腔的解剖構造、吞嚥生理機能或病人吞入的食物特性等。因此，對臨床工作者而言，重要的是，要熟悉每項測量方法能提供的吞嚥相關訊息，並了解每種測量方法的原理（Langmore & Logemann, 1991）。當醫生、其他醫護人員、病患或病患的親屬詢問各種評估方法時，吞嚥治療師應該要能根據病患與吞嚥問題相關的年齡、語言、認知及醫療診斷因素等，進一步解釋為何某種方法適合（或不適合）用在有某吞嚥問題的病患身上。有些檢查方法較適用於學術研究，而不會在臨床上用來照護病患，像是肌電圖（electromyography）（Doty & Bosma, 1956; Palmer, 1988; Perlman, 1993; Perlman, Luschei & DuMond, 1989）；有些檢查則是同時採用兩種以上不同的方法，例如，電視螢光攝影檢查和肌電圖，或是電視螢光攝影檢查和壓力計測量（manometry）（Jacob, Kahrilas, Logemann, Shah & Ha, 1989; Kahrilas, Logemann, Krugler, & Flanagan, 1991; McConnel, Hester, Mendelsohn, & Logemann, 1988; McConnel, Mendelsohn, & Logemann, 1987）。

54 影像研究

有些專門技術的作用是照射口咽部的影像（Bastian, 1991, 1993; Dodds, Logemann, & Stewart, 1990; Dodds, Stewart, & Logemann, 1990; Donner, 1988; Langmore & Logemann, 1991; Langmore, Schatz, & Olson, 1988, 1991; Linden, 1989; Logemann, 1993a, 1993b; Muz, Mathog, Miller, Rosen, & Borrero, 1987）。這些技術包括超音波（ultrasound）、電視內視鏡檢查（videoendoscopy）和電視螢光透視檢查（videofluoroscopy）三種。第四種則是閃爍攝影術（scintigraphy），這種方法能夠將吞下食物的過程轉為影像，但是，卻無法顯示吞嚥時口咽部的解剖構造及生理機能。

超音波

超音波在口腔方面的研究中，多半用於觀察舌頭功能、測量口腔期通過時間，以及舌骨的動作（Shawker, Sonies, Hall, & Baum, 1984; Shawker, Sonies, & Stone, 1984; Shawker, Sonies, Stone, & Baum, 1983）。可惜的是，由於咽部有太多不同類型的組織（軟骨、硬骨、肌肉），因此，目前無法用超音波觀察到在咽部期吞嚥的咽部影像，也使得超音波檢查的應用，只限制在研究吞嚥的口腔期，特別是在吞嚥時位於口腔內的舌頭功能，及各種口腔內舌頭運動的生理回饋。

電視內視鏡檢查

近年來，電視內視鏡檢查大量應用在由上方觀察的口腔和咽腔的解剖構造檢查，以及在吞嚥前、吞嚥後的咽部和喉部（Bastian, 1991, 1993; Kidder, Langmore, & Martin, 1994; Langmore & Logemann, 1991; Langmore et al., 1991）。這項檢查程序有時稱作 FEES 或吞嚥纖維內視鏡檢查（flexible fiberoptic examination of swallowing）。進行內視鏡檢查時，要將軟式觀測器插入鼻腔，並往下深入到軟腭或軟腭的下方，如圖 3.1 所示。檢查時，在觀測器進入鼻腔前，通常需要先為鼻子做輕微的局部麻醉，才能避免置入觀測器時造成不適。不過，內視鏡檢查無法觀察吞嚥時的口腔期動作，若將內視鏡停放在軟腭的上方，則可以觀察腭咽閉鎖的動態狀況，其中包括側咽壁和後咽壁向內的動作，及軟腭向上抬及後縮的動作。當內視鏡的觀測器放在軟腭末端的後方時，則可以觀察到咽部在咽部期吞嚥之前的情形，及吞嚥後放鬆的情形（圖 3.2）。當咽部期吞嚥啟動時，咽部會向內聚縮，擋住內視鏡觀測器，並遮住吞嚥時的影像。在這段封閉的期間會發生許多重要的事。若同時使用電視螢光攝影和電視內視鏡檢查時，便可獲知這部分的資訊（請參照圖 3.3，以進一步了解同步使用電視螢光攝影與電視內視鏡檢查時，各項吞嚥事件在時間點上的對應關係）。 *56*

由於口咽吞嚥異常的治療多半是直接針對吞嚥過程的肌肉動作做的，單用電視內視鏡檢查很難判別是病患本身的生理異常造成的，或是採用治療策略的效果。醫師看到內視鏡影像時，可以依據食物殘餘的位置，試著推論病患吞嚥生理的本質；但這是間接的方法，是依據症狀，而不是實際觀察吞嚥過程本身而得。

內視鏡的檢查也可以改為將硬式的內視鏡放在口內，如圖 3.4 所示。對於同樣的咽部與喉部構造，採用此法通常能提供較佳的影像。然而，病患卻無法在硬式內視鏡檢查下做出適當的吞嚥動作。

雖然有報告顯示，兒童也可以使用吞嚥纖維內視鏡檢查（Willging, 1995）。但以我個人經驗而言，年齡小於六歲的兒童難以配合此檢查程序；同樣的，有認知問題及躁動的成人也不適合進行此項檢查。 *58*

用電視內視鏡或纖維內視鏡檢查錄成影像後，可以提供極好的咽部上方解剖像，包括會厭、呼吸道入口、會厭谿、杓會厭皺褶及梨狀竇等部位的相對關係。內視鏡檢查的優點是無須暴露在放射線中，且可以利用管子碰觸咽部和喉部的構造來測試有無感覺。然而，因為管子需要穿入鼻腔，因此有些

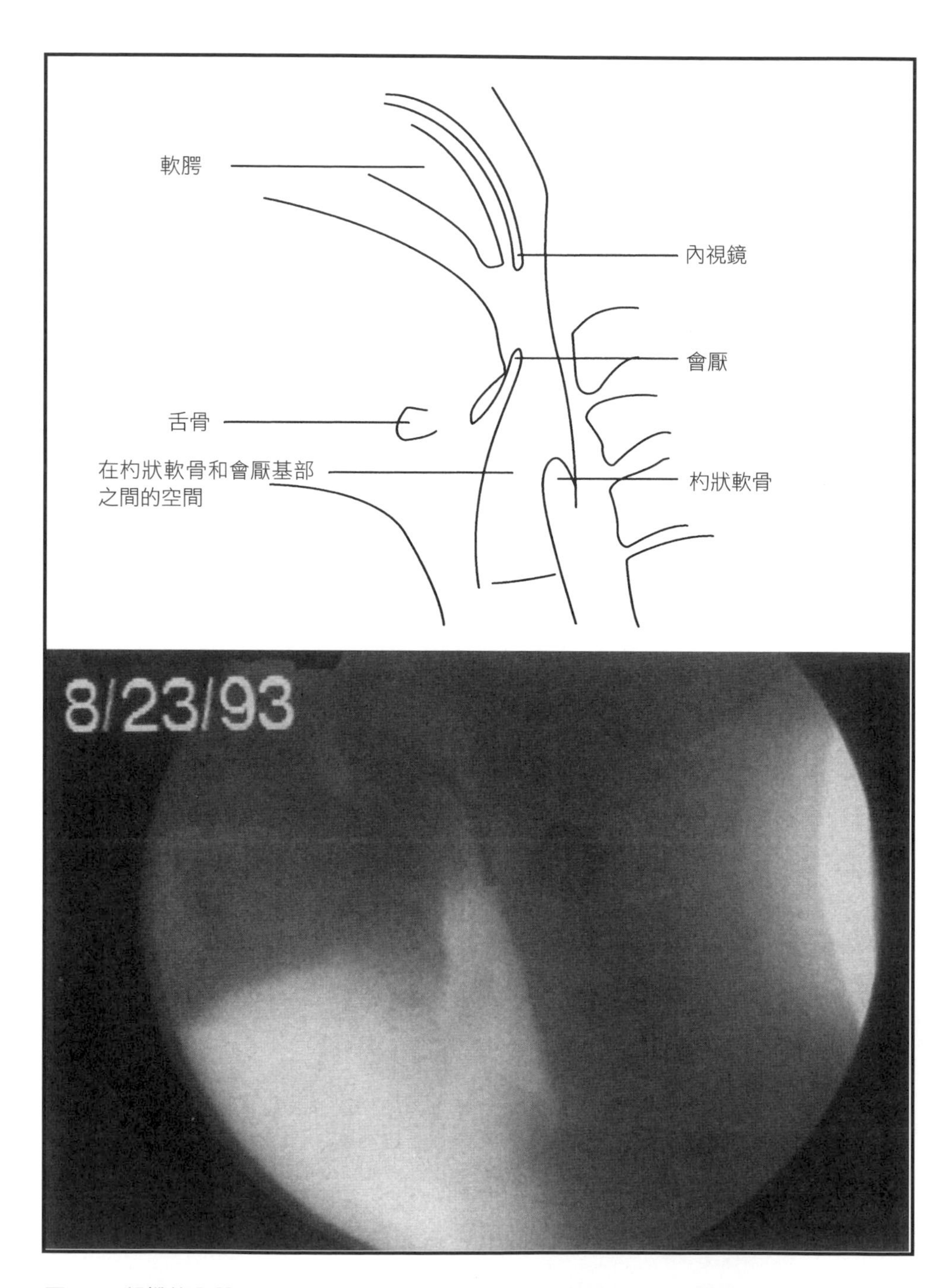

55 **圖 3.1** 將纖維內視鏡放在軟腭後面，觀察咽部在吞嚥前後情形的側面像。

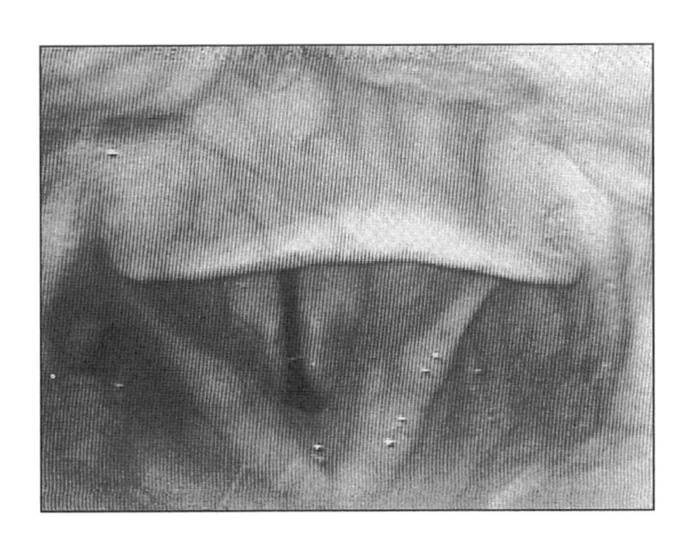

圖 3.2　將內視鏡放在軟腭後方可以看到咽部和喉部的影像。影像顯示出會厭、杓狀軟骨、梨狀竇和聲帶。 *56*

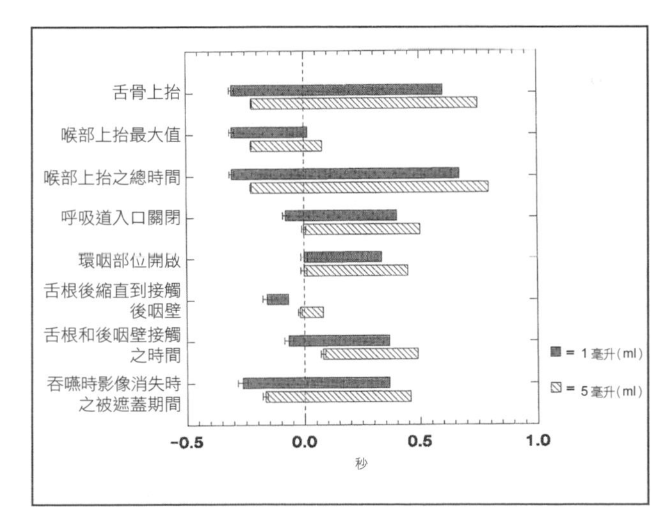

圖 3.3　圖表顯示由電視螢光攝影所得的各項咽部吞嚥事件與電視內視鏡觀察時遮蓋期間，在時間上的相對關係。時間點 0.0 代表環咽部開啟的起始時間。所有的事件都以該時間點為參考點。圖表顯示吞一和五毫升稀薄液體時，各項事件開始和結束的時間，包括喉骨上抬、喉部上抬最大值、喉部上抬之總時間、呼吸道入口關閉、環咽部位開啟、舌根後縮直到接觸後咽壁、舌根和後咽壁接觸之時間，以及當吞嚥動作造成影像消失之遮蓋期間。 *57*

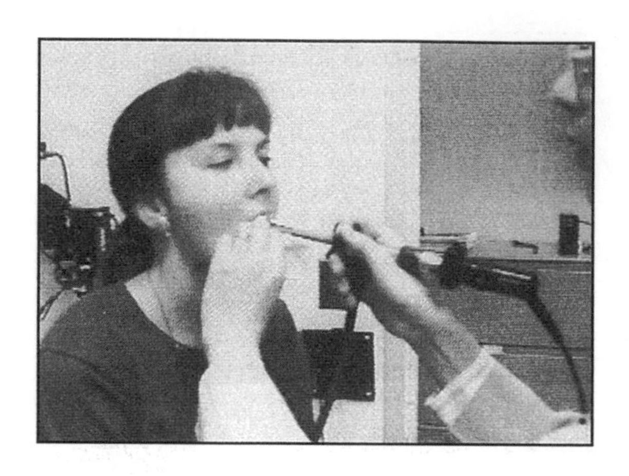

57 圖 3.4 將硬式內視鏡放入口腔。

人的吞嚥或許會受到影響，有的人會無法忍受此種不適感。假如在電視內視鏡檢查時，將管子放得更低一點（放在會厭的尖端位置或下方），是觀察聲帶的一種好方法（圖 3.5），同時可以評估口咽部的解剖構造。電視內視鏡檢查也可評量病患使用呼吸道關閉策略的能力，如上聲門吞嚥法（supraglottic swallow）（輕鬆地閉氣）和超上聲門吞嚥（super-supraglottic swallow）（用力閉氣）。使用內視鏡檢查，可以在真正吞嚥前觀察到這些步驟，但卻無法觀察到吞嚥當時的情形。

對於學習呼吸道關閉策略有困難的病人，內視鏡也可提供生理回饋，讓病人可以觀察他在輕鬆或用力閉氣時的喉部動作。

電視螢光攝影

電視螢光攝影是最常用來檢查口咽部吞嚥功能的方法（Dodds, Logemann, & Stewart, 1990; Dodds, Stewart, & Logemann, 1990; Donner, 1988; Linden, 1989; Logemann, 1993a, 1993b; Palmer, DuChane, & Donner, 1991）。自從一九〇〇年代初便開始用 X 光攝影來研究吞嚥功能。在一九三〇年代發展的螢光透視技

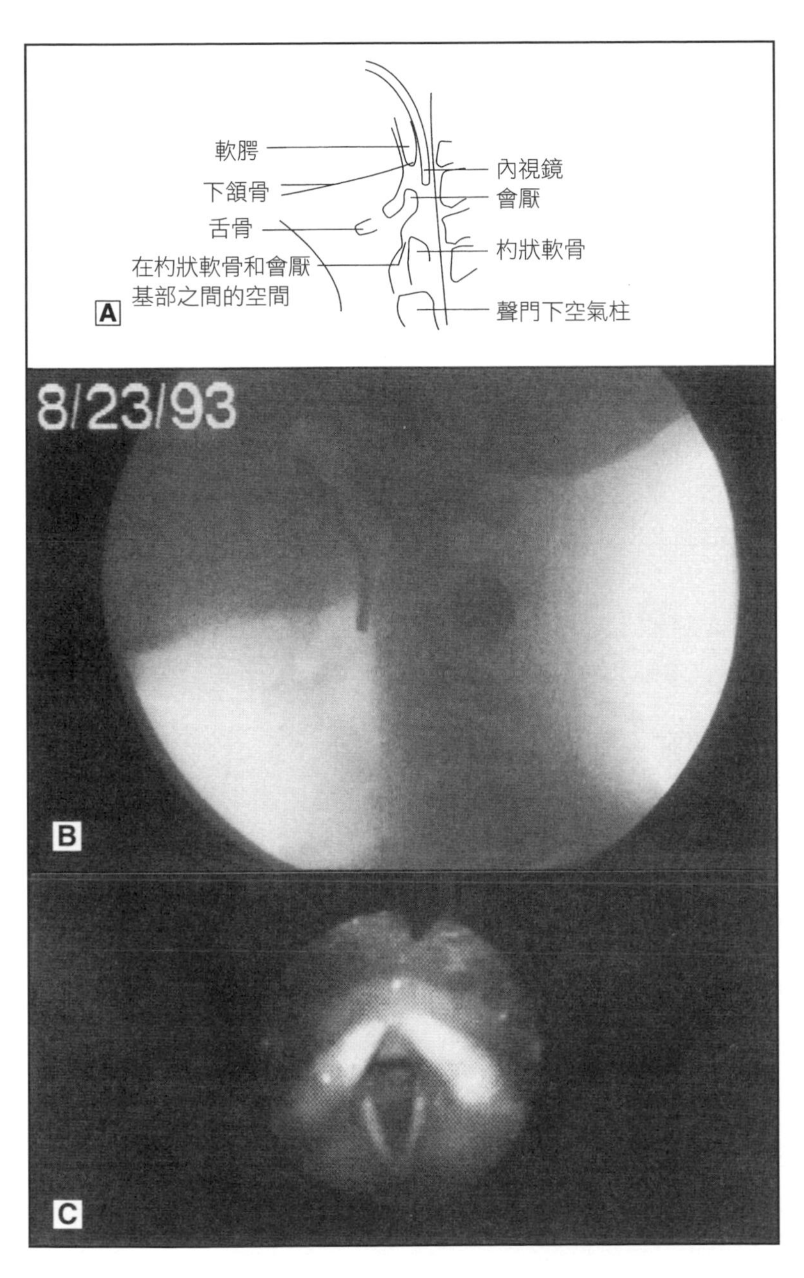

圖 3.5 （A）將纖維內視鏡穿過鼻腔放在會厭上方位置的圖示。（B）以放射線影像看管子放置位置。（C）將管子放在會厭尖端後方所得的喉部影像。 *59*

術則可觀察到吞嚥時的口腔、咽腔及食道動作；剛開始是使用電影底片記錄螢光攝影檢查所得的影像，因此被稱為「**電影螢光攝影檢查**」（cinefluorography）。這種檢查法可以用一個畫面接一個畫面（frame by frame）的方式，慢速觀察食團和特定構造的動作模式；也可以採取不同的曝光速度，最快是一秒鐘六十格（Ardran & Kemp, 1951, 1952, 1956; Sloan, Ricketts, Brummett, Bench, & Westover, 1965; Sokol, Heitmann, Wolf, & Cohen, 1966; Wictorin, Hedegard, & Lundberg, 1971）。

近年來使用錄影帶記錄螢光透視檢查結果（**電視螢光攝影檢查**），利用具備逐格畫面分析功能的錄影機，對影像做逐格畫面的分析（Yotsuya, Nonaka, & Yoshinobu, 1981; Yotsuya, Saito, & Yoshinobu, 1981）。電影螢光攝影檢查的缺點是比電視螢光攝影檢查需要照射更多的放射線；而且錄完後，還需要花時間沖洗底片，無法立即觀察研究結果，因此，電視螢光攝影檢查很快地取代了電影螢光攝影檢查。利用錄影計時器在錄影帶的每一個畫面上標示數字。吞嚥研究時，可以重複地慢速或逐格撥放。對於感興趣的特定畫面，可以利用畫面上的數字，快速地找到畫面並加以檢視。因為吞嚥過程非常快速，正常口腔及咽腔通過時間加起來大約只有一到二秒，因此，慢速的分析對清楚顯示動作異常極有幫助。幾乎所有錄影機都可以連上螢光攝影設備，因此，可以很容易地把螢光攝影影像記錄在錄影帶上，不需要其他特別的儀器。

電視螢光吞嚥攝影研究可以提供許多訊息，如食團通過時間、能動問題（motility problem）、吸入食團的量，及造成吸入現象最重要的病因。雖然，電視螢光吞嚥攝影需要使用放射線，但病人接受的劑量相當低，而且整個口咽部位可以從側面及後前像的角度完整觀察到（圖 3.6）。電視螢光吞嚥攝影可以觀察到：⑴咀嚼時的口腔活動和整個口腔期吞嚥；⑵啟動咽部期吞嚥和食團的相對位置；以及⑶咽部期吞嚥的動作，包括：喉部、舌骨、舌根、後咽壁和環咽部位的動作。電視螢光吞嚥攝影無法測量吞嚥時產生的壓力，但是可以間接地透過觀察食團動作速度和相關的構造動作得知。用電視螢光吞嚥攝影評估口咽吞嚥功能時，通常會用不同的食物種類，並且從觀察病人的

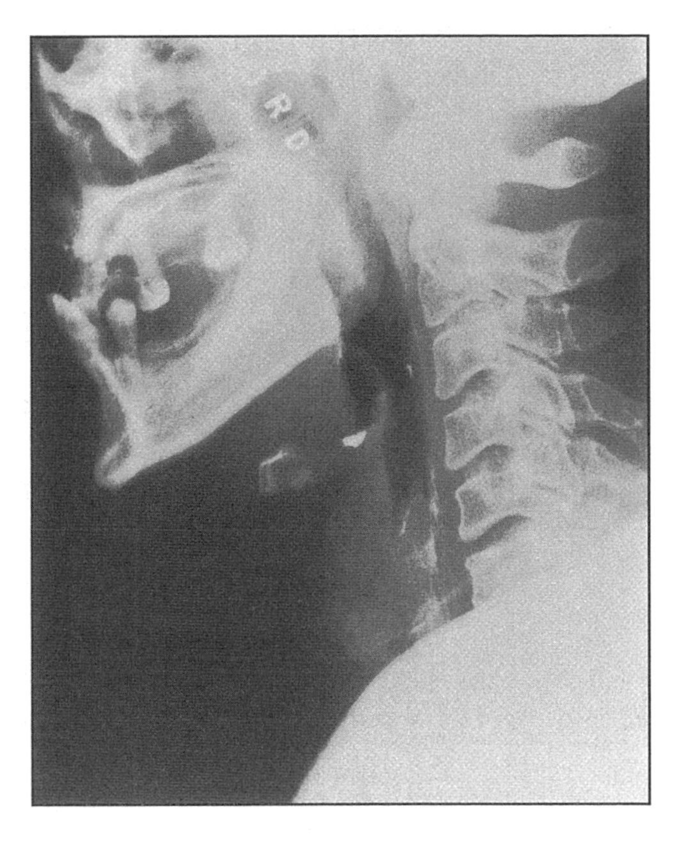

圖 3.6　口腔和咽腔的 X 光攝影側面圖。

60

側面像開始。先給病人固定容量的液體，通常是一至十毫升；然後再用杯子喝該液體；接下來吃布丁類的軟食；最後是一小塊餅乾之類需要咀嚼的食團。此外，也可以餵食病人其他有待治療師觀察的食物種類。假如病人抱怨對某種食物有吞嚥障礙，便應該把那種食物加入鋇劑或和鋇劑混合後，給予病人進食。

螢光攝影的側面像最初是用來評估食團通過時間或速度，以及食團移動的效率，還有方便觀察吸入現象。在後前像中，呼吸道和食道重疊，因此，要觀察出現吸入現象及產生吸入的原因有些困難。X 光攝影研究，通常被稱作改良式鋇劑吞嚥，設計的目的並不在單純觀察有沒有產生吸入現象，而是想了解為什麼會產生吸入現象。再者，此研究方法的目的是要決定最適合的飲食策略，以幫助病人至少維持部分的由口進食。

一旦確認病人有解剖構造和（或）吞嚥生理異常，治療師應該在螢光攝影的過程中教導治療策略，以幫助病人安全且有效地由口進食。這些策略包括：改變頭或身體的姿勢，在吞嚥前加強感覺訊息的傳入，可能的話，就採用一些改變吞嚥生理的吞嚥治療技巧，如吞嚥手法（swallow maneuvers）；也可以評估改變食團濃稠度的成效。在做螢光攝影時，教導這些改善病人吞嚥的策略，可以讓治療師直接驗證這些介入治療是否有效。

閃爍造影術

閃爍造影術是核子醫學的檢查。病人需要吞嚥固定量的活化放射線物質（radioactive substance）（Muz, Hamlet, Mathog, & Farris, 1994; Muz et al., 1987; Silver & Van Nostrand, 1991; Silver & Van Nostrand, Kuhlemeier, & Siebens, 1991）。吞嚥時，食團的影像會用迦瑪攝影機（gamma camera）加以記錄。此項技術可以測量吸入的量及殘餘的量，但是看不到嘴巴及咽部的生理表現，因此，無法得知造成吸入現象的不良功能為何。

62

閃爍造影術可以用來診斷食道方面的不良吞嚥功能，特別是胃食道酸逆流方面的疾病（gastroesophageal reflux disease）（Hamlet, Choi, Kumpuris, Holliday, & Stachler, 1994; Hamlet et al., 1996; Hamlet, Muz, Farris, Kumpuris, & Jones, 1992）。食物在吞嚥之後吸入的量，及在口腔或咽腔殘餘的量，都可以由此被測量出來。假如沒有吸入現象但是懷疑有逆流現象時，會在幾個小時之內，每隔十五到三十分鐘重新為病人掃瞄一次。假如在前幾次掃瞄都沒有發現病人有吸入現象，但是在幾分鐘或幾小時後，卻發現呼吸道或肺部有東西，那麼，很顯然逆流方面的疾病便是造成吸入現象的主要原因。閃爍造影術大量用來進行口咽部研究，但不是標準的臨床工具。

非影像方法

非影像方法可以提供許多關於吞嚥方面的資訊，這些資訊並非來自吞嚥過程或所吞嚥食物的影像，而是透過檢視某些會隨時間而變化或改變大小的吞嚥相關參數而得知，例如，由咽部特定部位所產生的壓力（壓力計），或由肌肉收縮所產生的電能量（肌電圖）。

肌電圖

和吞嚥動作相關的肌肉，其肌電圖（electromyography, EMG）可以提供吞嚥時特定肌肉收縮的時機及相對強度的資訊（Doty & Bosma, 1956; Palmer, 1988; Perlman et al., 1989）。Doty 和 Bosma（1956）研究貓、狗、猴子的反射性吞嚥。在每一塊欲分析的肌肉上放置兩個電極，共計分析二十二塊肌肉。分別利用棉花球刺激咽部、將水快速地注入或者刺激上喉神經（superior laryngeal nerve）等不同方法來誘發咽部吞嚥動作。研究者發現，利用不同方法所引起的吞嚥反射，其時間型態、時長及參與吞嚥動作的肌肉收縮強度，均沒有差別，都是在吞嚥動作開始時，同時啟動一群肌肉（上收縮肌、腭咽肌、顎舌肌、舌頭後方的本體內肌群、莖舌肌、莖舌骨肌、頦舌骨肌和舌骨肌）。Hrycyshyn 和 Basmajian（1972）觀察人類在口腔期吞嚥的四塊肌肉動作。他們發現這四塊肌肉（頦舌骨肌、前二腹肌、下頜舌骨肌、頦舌肌），並沒有一致性的啟動型態，只有食團的種類會影響肌肉收縮的時長。

有關吞嚥方面的肌電圖研究，是利用皮表肌電圖（surface EMG）、鉤狀電極之肌電圖（hooked-wire EMG），或是吸附式的杯狀電極來施行（suction cup electrodes）（Palmer, Tanaka, & Siebens, 1989; Perlman, 1993; Reimers-Neils, Logemann, & Larson, 1994）。皮表肌電圖是將電極貼在要研究的肌肉表皮，有部分研究已經用此檢查來標識吞嚥過程。在研究吞嚥時，通常會用表面電極記錄某些口底肌肉的收縮資訊；將一兩個電極放置在下巴下方的軟組織，或放置電極在甲狀軟骨上端負責拉抬喉部的肌肉一側或兩側（Bryant, 1991; Reimers-Neils et al., 1994）。研究發現，這些肌肉在吞嚥的早期就有電位活動（Doty & Bosma, 1956）。因此，這些肌肉的肌電圖用來標識吞嚥動作開始的時間。吸附式的杯狀電極和鉤狀電極都用在研究吞嚥時咽壁的動作上（Palmer et al., 1989; Perlman et al., 1989）。

有些研究者利用鉤狀電極之肌電圖研究吞嚥時的肌肉功能。Perlman 等人（1989）用鉤狀電極之肌電圖研究不同功能時上咽收縮肌的活動，這些功能中也包括吞嚥。研究目的是比較這些肌肉在吞嚥和其他自主活動，如發特定的語音、假聲和作嘔等，其收縮強度的相對值。研究結果顯示，上咽收縮肌的電位活動在吞嚥活動中是最強的，比起作嘔、用力憋氣（valsalva，閉氣後用力吞下）、用力發音、發假聲或其他說話及發聲時的電位活動都來得強。作者比較每位受試者在不同生理活動的肌電圖訊號的強弱，再比較不同受試者間的強弱相對值。不同受試者肌肉產生的絕對電位活動則無法比較。

肌電圖測量所得到的肌肉電位活動，也可用來當作治療吞嚥異常病患的生理回饋技術（Bryant, 1991）。通常會利用上抬喉部肌肉之皮表肌電圖的生理回饋，來顯示採用孟德森吞嚥手法（Mendelsohn maneuver）時喉部上抬的時間。孟德森吞嚥手法設計的目的是為了增進和延長吞嚥時喉部上抬的時間，以便改善在吞嚥時環咽肌張開的時長和寬度。喉部上抬肌肉之皮表肌電圖透過示波器螢幕的呈現，可以提供病患在學習孟德森吞嚥手法時，喉部上抬起始瞬間及上抬過程的視覺回饋。

皮表肌電圖也可在用力吞嚥（effortful swallow）時提供生理回饋。病患可以看到下頜肌肉在正常吞嚥、非常用力吞、費力吞，以及非常費力擠壓吞嚥時，產生的電位活動量。病患可以監視肌肉的活動，以在訓練課程中增加肌肉的活動量。

電子喉頭分析儀

64

電子喉頭分析儀（electroglottography, EGG）可記錄發聲時聲帶靠近或分開造成的電阻改變，以追蹤聲帶的動作（Perlman & Grayhack, 1991; Perlman & Liang, 1991）。此設備可改成記錄喉部上抬之用（Perlman & Liang, 1991），以便判定咽部期吞嚥起始和結束的時間。同時也可讓病人在嘗試改善這些吞嚥動作時，當作監視喉部上抬程度和時長的生理回饋。

頸部聽診法：聆聽和記錄吞嚥時的聲音

有許多作者利用聲學程序來記錄吞嚥時的許多參數（Logan, Kavanagh, & Wornall, 1967; Mackowiak, Brenman, & Friedman, 1967）。Hollshwandner、Brenman 和 Friedman（1975）從時間向度上研究吞嚥過程，例如，將接觸性麥克風緊貼在喉部旁邊的表皮，便可以得知吞嚥週期中，從最後一口咀嚼到吞嚥發出的第一個聲音，兩者之間的時間差。Lear、Flanagan 和 Moorrees（1965）也曾採用同樣的技術評估成人在二十四小時內的吞嚥頻率。無奈此種聲學技術只能測量吞嚥時的少數參數，因為吞嚥過程中有許多現象是無聲的。

將微小的麥克風或聽診器放在病人頸部不同處的表面，可以記錄吞嚥時所產生的聲音。目前得知有些聲音在不同人之間會重複出現（Hamlet, Nelson, & Patterson, 1990; Hamlet, Patterson, Fleming, & Jones, 1992）。在吞嚥時最常聽到的聲音：/ㄎㄜ-ㄌㄧ/是伴隨耳咽管打開的瞬間，而/ㄎㄜ-ㄌㄨㄛ/則伴隨上食道括約肌打開的瞬間。這兩種聲音是吞嚥時發出來最值得信賴的聲音。雖然有許多其他的聲音也被記錄下來，但產生這些聲音的音源仍尚待釐清。即使是/ㄎㄜ-ㄌㄨㄛ/的聲音來源是否與環咽肌打開有關也未被釐清。此外，目前沒有研究證實，這些已被確認的聲音，在正常人和有特定吞嚥異常個案吞嚥時會有所不同；也無法提供治療師如何確認或區辨正常和異常聲音的資訊，以及吞嚥困難病人在吞嚥時發出聲音所代表的意義。在有效及廣泛的臨床運用此技術之前，需要更進一步研究，以了解吞嚥時產生的所有聲音及其應用性。另外一種聆聽吞嚥時產生聲音的方法是將聽診器放在病人的頸部，這樣治療師就可以聽到吞嚥時的聲音，和（或）下面要談到的部分——呼吸的聲音。

65

頸部聽診法——呼吸的聲音

治療師可利用聽診器來聆聽呼吸的聲音，並界定出呼吸週期中吸氣和呼氣階段、咽部期吞嚥開始的瞬間，以及吞嚥的開始是在呼吸週期的哪個部分（吸氣或呼氣）。如果在吞嚥前後呼吸道有分泌物，可以聽得到，同時也聽得出來吞嚥前後分泌物的量有沒有變化。吞嚥前後分泌物的多寡和變化，意味著有吸入的情況。因此，頸部聽診法可用在篩檢步驟上，有助於找出需要深入進行生理評估的高危險病患群。

咽部壓力計測量法

咽部壓力計測量法（pharyngeal manometry）需要實心的感應器（strain gauges），才能以夠快的速度反映出咽部吞嚥時快速的壓力變化。食團通過咽部的時間少於一秒，且往往在0.5秒之內完成，不像正常通過食道的時間長達八到二十秒以上。三個壓力測量計的感應器會包在三公釐的軟管內（如圖3.7），先將該軟管穿過鼻腔，再將感應器分別置放在舌根、上食道括約肌（環咽肌）和頸部食道上。為了要找出造成壓力改變的原因為何，通常需要同時做咽部壓力測量和螢光吞嚥攝影，以確認壓力改變是因為食團通過、咽部收縮波或其他器官組織壓迫到壓力計的感應器造成的（Ergun, Kahrilas, & Logemann, 1993）。為求正確解釋咽部壓力測量的結果，通常需要以視覺效果呈現食團和壓力計感應器在位置上的相對關係，以及在吞嚥過程中咽腔內不同

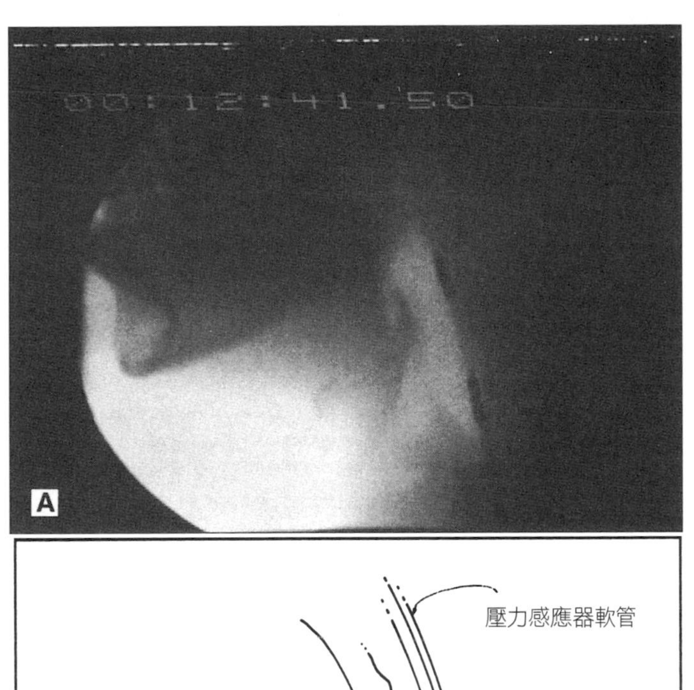

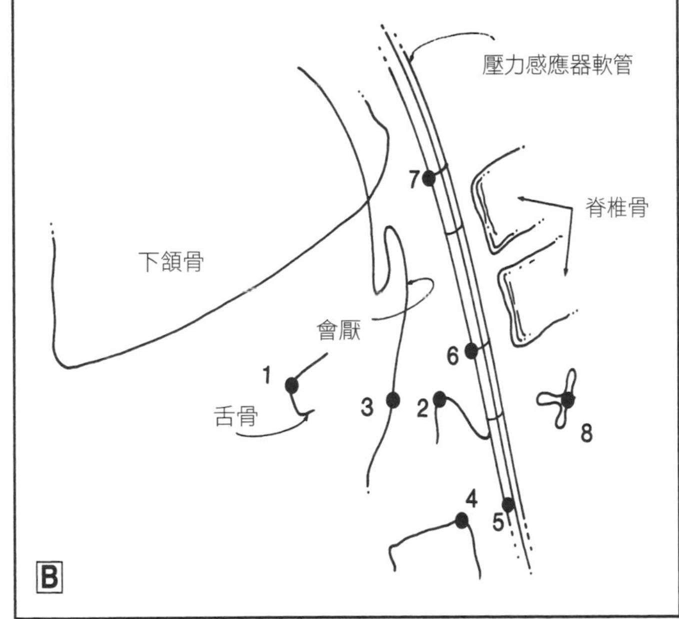

圖 3.7　（A）將包含幾個壓力感應器在內的軟管置放在咽腔之 X 光攝影影像圖。（B）上述攝影透視圖的簡單圖示，有標示器官構造和壓力感應器：杓狀軟骨的頂端（2），在杓狀軟骨對面的是會厭軟骨的基部（3），聲帶底面的後上角（4），環咽部位（5），壓力感應器的上緣（6）和（7），以及放在頸部的外部標記，在電視螢光吞嚥攝影用來測量構造的移動（8）。 *66*

構造和壓力感應器的相對位置（Ergun et al., 1993; Robbins, Hamilton, Lof, & Kempster, 1992）。

咽部壓力計可以測量食團內部的壓力和咽部收縮波的時間。利用咽部壓力計測量上括約肌壓力下降的瞬間，和電視螢光吞嚥攝影檢查中上括約肌開啟時間的關聯性，可以間接檢視環咽肌放鬆的狀況。一般而言，上括約肌壓力下降到零的瞬間，以電視螢光吞嚥攝影檢查來看，大約是在上括約肌開啟前的 0.1 秒（Cook, Dodds, Dantas, et al., 1989; Jacob et al., 1989; Kahrilas, Logemann, Lin, & Ergun, 1992）。

67 許多研究使用咽部壓力計合併電視螢光吞嚥攝影檢查來測量正常的吞嚥生理，但是較少使用它來研究異常的咽部（Jacob et al., 1989; Kahrilas et al., 1991; McConnell et al., 1988; McConnel et al., 1987; Robbins et al., 1992）。目前此類的實心壓力計不做一般性的診斷工具。一部分原因是此類壓力計與測量食道壓力的水壓力計比起來是較難取得；另外，則是因為它屬於侵入性的檢查，而且技術上需要合併電視螢光吞嚥攝影檢查，這就需要特別的儀器及人員來配合操作。

選擇儀器檢查程序

吞嚥治療師應該依據需要，來選擇在吞嚥評估及治療時的儀器測量程序。如果評估的重點是要了解病患的咽部解剖構造，例如是手術後的口咽癌病患，則可以選擇硬式的電視內視鏡檢查。假如評估的目的是想確認有沒有唾液吸入（不一定要找出原因），那麼，檢查程序可以選擇軟式的吞嚥纖維內視鏡（FEES）檢查。假如要了解咽部生理機轉與吸入現象的關係，則需使用電視螢光透視檢查。如果需要知道吞嚥時的壓力，那麼，需合併使用電視螢光吞嚥攝影檢查和咽部壓力計測量。總之，治療師必須確認需要每位病患的哪些訊息，並且依此選擇適合的儀器檢查程序。

參考文獻

Ardran, G. M., & Kemp, F. (1951). The mechanism of swallowing. *Proceedings of the Royal Society of Medicine, 44*, 1038–1040.

Ardran, G. M., & Kemp, F. (1952). The protection of the laryngeal airway during swallowing. *British Journal of Radiology, 25*, 406–416.

Ardran, G., & Kemp, F. (1956). Closure and opening of the larynx during swallowing. *British Journal of Radiology, 29*, 205–208.

Bastian, R. W. (1991). Videoendoscopic evaluation of patients with dysphagia: An adjunct to the modified barium swallow. *Otolaryngology—Head and Neck Surgery, 104*, 339–350.

Bastian, R. W. (1993). The videoendoscopic swallowing study: An alternative and partner to the videofluoroscopic swallowing study. *Dysphagia, 8*, 359–367.

Bryant, M. (1991). Biofeedback in the treatment of a selected dysphagic patient. *Dysphagia*, 6, 140–144.

Cook, I. J., Dodds, W. J., Dantas, R. O., Massey, B., Kern, M. K., Lang, I. M., Brasseur, S. G., & Hogan, W. J. (1989). Opening mechanism of the human upper esophageal sphincter. *American Journal of Physiology, 257*, G748–G759.

68

Dodds, W. J., Logemann, J. A., & Stewart, E. T. (1990). Radiological assessment of abnormal oral and pharyngeal phases of swallow. *American Journal of Roentology, 154*, 965–974.

Dodds, W. J., Stewart, E. T., & Logemann, J. (1990). Physiology and radiology of the normal oral and pharyngeal phases of swallowing. *American Journal of Roentology, 154*, 953–963.

Donner, M. (1988). The evaluation of dysphagia by radiography and other methods of imaging. *Dysphagia, 1*, 49–50.

Doty, R., & Bosma, J. (1956). An electromyographic analysis of reflex deglutition. *Journal of Neurophysiology, 19*, 44–60.

Ergun, G. A., Kahrilas, P. J., & Logemann, J. A. (1993). Interpretation of pharyngeal manometric recordings: Limitations and variability. *Diseases of the Esophagus*, 6, 11–16.

Hamlet, S., Choi, J., Kumpuris, T., Holliday, J., & Stachler, R. (1994). Quantifying aspiration in scintigraphic deglutition testing: Tissue attenuation effects. *Journal of Nuclear Medicine*, 35,1007–1013.

Hamlet, S., Choi, J., Zormeier, M., Shamsa, F., Stachler, R., Muz, J., & Jones, L. (1996). Normal adult swallowing of liquid and viscous material: Scintigraphic data on bolus transit and oropharyngeal residues. *Dysphagia, 11*, 41–47.

Hamlet, S., Muz, J., Farris, R., Kumpuris, T., & Jones, L. (1992). Scintigraphic quantification of pharyngeal retention following deglutition. *Dysphagia, 7*, 12–16.

Hamlet, S. L., Nelson, R. J., & Patterson, R. L. (1990). Interpreting the sounds of swallowing: Fluid flow through the cricopharyngeus. *Annals of Otology, Rhinology, and Laryngology*, 99, 749–752.

Hamlet, S. L., Patterson, R. L., Fleming, S. M., & Jones, L. A. (1992). Sounds of swallowing following total laryngectomy. *Dysphagia, 7*, 160–165.

Hollshwandner, G., Brenman, J., & Friedman, M. (1975). Role of afferent sensors in the initiation of swallowing in man. *Journal of Dental Research, 54*, 83–88.

Hrycyshyn, A., & Basmajian, J. (1972). Electromyography of the oral stage of swallowing in man. *American Journal of Anatomy, 133*, 333–340.

Jacob, P., Kahrilas, P., Logemann, J., Shah, V., & Ha, T. (1989). Upper esophageal sphincter opening and modulation during swallowing. *Gastroenterology, 97*, 1469–1478.

Kahrilas, P. J., Logemann, J. A., Krugler, C., & Flanagan, E. (1991). Volitional augmentation of upper esophageal sphincter opening during swallowing. *American Journal of Physiology, 260 (Gastrointestinal Physiology, 23)*, G450–G456.

Kahrilas, P. J., Logemann, J. A., Lin, S., & Ergun, G. A. (1992). Pharyngeal clearance during swallow: A combined manometric and videofluoroscopic study. *Gastroenterology, 103*, 128–136.

Kidder, T. M., Langmore, S. E., & Martin, B. J. W. (1994). Indications and techniques of endoscopy in evaluation of cervical dysphagia: Comparison with radiographic techniques. *Dysphagia, 9*, 256–261.

Langmore, S. E., & Logemann, J. A. (1991). After the clinical bedside swallowing examination: What next? *American Journal of Speech-Language Pathology, 1*, 13–20.

Langmore, S. E., Schatz, K., & Olson, M. (1988). Fiberoptic endoscopic examination of swallowing safety: A new procedure. *Dysphagia, 2*, 216–219.

Langmore, S. E., Schatz, K., & Olson, M. (1991). Endoscopic and videofluoroscopic evaluations of swallowing and aspiration. *Annals of Otology, Rhinology, and Laryngology, 100*, 678–681.

Lear, C., Flanagan, J., & Moorrees, C. (1965). The frequency of deglutition in man. *Archives of Oral Biology, 10*, 83–99.

69 Linden, P. (1989). Videofluoroscopy in the rehabilitation of swallowing dysfunction. *Dysphagia, 3*, 189–191.

Logan, W., Kavanagh, J., & Wornall, A. (1967). Sonic correlates of human deglutition. *Journal of Applied Physiology, 23*, 279–284.

Logemann, J. A. (1993a). Imaging the oropharyngeal swallow. *Administrators in Radiology, 3*, 20–24, 43.

Logemann, J. (1993b). *Manual for the videofluoroscopic study of swallowing* (2nd ed.). Austin, TX: PRO-ED.

Mackowiak, R., Brenman, H., & Friedman, M. (1967). Acoustic profile of deglutition. *Proceedings of the Society for Experimental Biology, 125*, 1149–1152.

McConnel, F. M. S., Hester, T. R., Mendelsohn, M. S., & Logemann, J. A. (1988). Manofluorography of deglutition after total laryngopharyngectomy. *Plastic and Reconstructive Surgery, 81*, 346–351.

McConnel, F. M. S., Mendelsohn, M. S., & Logemann, J. A. (1987). Manofluorography of deglutition after supraglottic laryngectomy. *Head & Neck Surgery, 9*, 142–150.

Muz, J., Hamlet, S., Mathog, R., & Farris, R. (1994). Scintigraphic assessment of aspiration in head and neck cancer patients with tracheostomy. *Head and Neck, 16*, 17–20.

Muz, J., Mathog, R., Miller, P., Rosen, R., & Borrero, J. (1987). Detection and quantification of laryngotracheopulmonary aspiration with scintigraphy. *Laryngoscope, 97*, 1180–1185.

Palmer, J. B. (1988). Electromyography of the muscles of oropharyngeal swallowing: Basic concepts. *Dysphagia, 3*, 192–198.

Palmer, J. B., DuChane, A. S., & Donner, M. W. (1991). The role of radiology in the rehabilitation of swallowing. In B. Jones & M. W. Donner (Eds.), *Normal and abnormal swallowing: Imaging in diagnosis and therapy* (pp. 214–225). New York: Springer.

Palmer, J. B., Tanaka, E., & Siebens, A. A. (1989). Electromyography of the pharyngeal musculature: Technical considerations. *Archives of Physical Medicine and Rehabilitation, 70*(4), 283–287.

Perlman, A. L. (1993). Electromyography and the study of oropharyngeal swallowing. *Dysphagia, 8*, 351–355.

Perlman, A. L., & Grayhack, J. P. (1991). Use of the electroglottograph for measurement of temporal aspects of the swallow: Preliminary observations. *Dysphagia, 6*, 88–93.

Perlman, A. L., & Liang, X. (1991). Frequency response of the Fourcin electroglottograph and measurement of temporal aspects of laryngeal movement during swallowing. *Journal of Speech and Hearing Research, 34*, 791–795.

Perlman, A. L., Luschei, E. S., & DuMond, C. E. (1989). Electrical activity from the superior pharyngeal constrictor during reflexive and non-reflexive tasks. *Journal of Speech and Hearing Research, 32*, 749–754.

Reimers-Neils, L., Logemann, J. A., & Larson, C. (1994). Viscosity effects on EMG activity in normal swallow. *Dysphagia, 9*, 101–106.

Robbins, J., Hamilton, J. W., Lof, G. L., & Kempster, G. B. (1992). Oropharyngeal swallowing in normal adults of different ages. *Gastroenterology, 103*, 823–829.

Shawker, T., Sonies, B., Hall, T., & Baum, G. (1984). Ultrasound analysis of tongue hyoid and larynx activity during swallowing. *Investigative Radiology, 19*, 82–86.

Shawker, T. H., Sonies, B. C., & Stone, M. (1984). Sonography of speech and swallowing. In R. C. Sander & M. C. Hill (Eds.), *Ultrasound annual* (pp. 237–260). New York: Raven Press.

Shawker, T. H., Sonies, B. C., Stone, M., & Baum, B. (1983). Real-time ultrasound visualization of tongue movement during swallowing. *Journal of Clinical Ultrasound, 11*, 485–494.

70

Silver, K. H., & Van Nostrand, D. (1992). Scintigraphic detection of salivary aspiration: Description of a new diagnostic technique and case reports. *Dysphagia, 7*, 45–49.

Silver, K. H., Van Nostrand, D., Kuhlemeier, K. V., & Siebens, A. A. (1991). Scintigraphy for the detection and quantification of subglottic aspiration: Preliminary observations. *Archives of Physical Medicine and Rehabilitation, 72*, 902–910.

Sloan, R., Ricketts, R., Brummett, S., Bench, R., & Westover, J. L. (1965). Quantified cinefluorographic techniques used in oral roetgenology. *Oral Surgery, 20*, 456–462.

Sokol, E., Heitmann, P., Wolf, B., & Cohen, B. (1966). Simultaneous cineradiographic and manometric study of the pharynx, hypopharynx, and cervical esophagus. *Gastroenterology, 51*, 960–974.

Wictorin, W., Hedegard, B., & Lundberg, M. (1971). Cineradiographic studies of bolus position during chewing. *Journal of Prosthetic Dentistry, 26*, 236–246

Willging, J. P. (1995). Endoscopic evaluation of swallowing in children. *International Journal of Pediatric Oto-Rhino-Laryngology, 32*, S107–S108.

Yotsuya, H., Nonaka, K., & Yoshinobu, I. (1981). Studies on positional relationships of the movements of the pharyngeal organs during deglutition in relation to the cervical vertebrae by X-ray TV cinematography. *Bulletin of the Tokyo Dental College, 22*, 159–170.

Yotsuya, H., Saito, Y., & Yoshinobu, I. (1981). Studies on temporal correlations of the movements of the pharyngeal organs during deglutition by X-ray TV cinematography. *Bulletin of the Tokyo Dental College, 22*, 171–181.

第 4 章

吞嚥異常

Disorders of Deglutition

我們可以依據臨床或 X 光攝影所見的症狀，以及依據 X 光片或臨床檢查特定性解剖或神經肌肉功能異常所出現的不正常動作，來描述吞嚥異常（Logemann, 1993）。症狀與解剖構造或神經肌肉失能造成的功能失常必須加以區分，因為症狀（symptom）與功能失常（dysfunction）的資訊各有不同的運用時機。藉由臨床檢查或 X 光攝影檢查所斷定的症狀，能讓治療師警覺到病人的吞嚥已經不正常，並能直接指出功能失常的本源。解剖及（或）神經肌肉功能失常是導致症狀的異常所在，也是治療計畫的目標。吞嚥治療師必須讓醫師和其他人了解這兩者的區別，才能避免使用的症狀處置方法無法讓病人復健進步。吸入與殘餘現象是多種不同異常都會造成的症狀，但並非異常本身。在本章，我們將介紹不同的症狀與造成該症狀的吞嚥異常之間的關係。 71

通常，開始對吞嚥異常的病人進行檢查時，治療師藉著詢問病史、檢閱病歷、聽取病人描述及完整的臨床檢查，來確認病人是否有吞嚥障礙的臨床症狀。對於吞嚥異常不侷限於口腔（也就是懷疑有咽部吞嚥障礙）的病人，或是可能有吸入現象的病人，即應進行 X 光攝影檢查（電視螢光透視檢查）（Logemann, 1997）。

治療師由電視螢光透視檢查所得的資訊，可達以下的目的：(1)判斷出病 72

人吞嚥過程中有哪些解剖及（或）神經肌肉功能失常的症狀；⑵決定是否建議病人由口進食，如果可以由口進食，怎樣是最佳狀況，以及該用什麼型態的食物；⑶針對吞嚥異常的特性，擬定合適的直接或間接治療計畫。

本章為解剖和神經肌肉異常以及每一種異常的症狀下了定義。這些症狀可能是來自：⑴病人敘述；⑵臨床檢查得知；⑶ X 光攝影觀察。表 4.1 整理了各種綜合症狀與解剖及神經肌肉功能失常的關係；這些異常影響了咀嚼、口腔準備期吞嚥、口腔吞嚥期、啟動咽部期吞嚥、咽部吞嚥期，以及頸部食道吞嚥期。依照這個系統化的表格，治療師可以同時使用這三種資訊或任一種來鑑定吞嚥失常。只單獨聽取病人的敘述可能會被誤導。吞嚥治療師應該注意病人的症狀，並將這些症狀納入對病人問題的整體分析，但卻不應該當作診斷和處置時唯一的證據。

本章末附錄4A的吞嚥電視螢光攝影檢查檢核表（Videofluorographic Examination of Swallowing Worksheet），是以改良式鋇劑吞嚥檢查時所見吞嚥障礙症狀的順序排列而成。因此，最先被描述且列在檢核表第一項的是，經X光攝影由側面所見的各期吞嚥異常症狀，包括口腔準備期、口腔期、咽部期及頸部食道期。本章及檢核表的後半段，則是各種由**後前像**（posterior-anterior, P-A plane）可以見到的口腔準備與咽部期的吞嚥異常症狀。口腔期的情形在後前像則難以觀察得到。

在檢核表中，最右邊的一欄列出吞嚥異常類型，最左邊的一欄則列了不同的症狀；也就是說，左邊所記載的觀察現象或症狀，是最右邊那一欄所標記的特定吞嚥異常的指標。例如，咽部有殘留物這項症狀，特別是只出現在單側咽壁（pharyngeal wall）和梨狀竇（pyriform sinus），很可能就是單側咽壁功能失常（可在相對應的右側欄目找到已記載的吞嚥障礙名稱）。食物殘留在側頰溝中（左欄所記載的症狀），是臉頰肌肉張力不足（右欄記載相對應的障礙名稱）的指標。因此，側頰溝有殘留物，是X光攝影及臨床觀察所見的症狀，列在左欄吞嚥口腔階段底下；而臉頰張力不足，則是造成此症狀的吞嚥異常，列在最右邊那一欄。右側欄目列出與左側欄目X光攝影症狀相

表 4.1 臨床及放射照影症狀與部分神經肌肉性及解剖性吞嚥異常之對照

73

病人概況[a]	臨床症狀	放射照影症狀[b]	可能的運動性（神經肌肉性）及解剖異常
無法吞嚥──避免吃需要咀嚼的食物。	食物遺留在舌頭中線或掉到側溝。 食物掉入側溝。	食物遺留在舌頭中線或掉到側溝。 食物掉入側溝。	無法利用舌頭將食物分到兩邊。 臉頰張力不足。
無法「對齊」牙齒。	無法對齊下頜。	無法對齊上、下頜（由後前像觀察）。	無法對齊牙齒。
食物四散於口中。 食物黏附於口中。	食物四散口腔之中。	無法控制食團：食物在口腔中四散。	舌頭協調能力不足，無法形成食團（在咀嚼之後）。 口腔感覺退化。
咳嗽、在吞嚥前會嗆到。食物黏附在口中。	在吞嚥前咳嗽、哽嗆。	食物從舌根掉落到會厭谿或氣管（在吞嚥前發生吸入的現象）。	舌頭協調能力不足，無法含住食團（對液體與糊狀食物而言）。
食物附著在口中。 進食緩慢，以固體食物最糟。	口腔過渡期拉長。	口腔過渡期拉長。舌頭上升高度不足。食物堆積在硬顎上。	舌頭提升程度不足。
進食緩慢，以固體食物最糟[a]。	口腔過渡期拉長。	口腔過渡期拉長。	舌頭由前往後的動作程度變小。
進食緩慢。	口腔過渡期拉長。	口腔過渡期拉長。重複的舌頭幫浦動作。	吞嚥動作失能。舌頭由前至後的動作不協調。重複的舌頭幫浦動作。
	口腔過渡期拉長。	口腔過渡期拉長。	
	口腔過渡期拉長。	結痂造成的舌頭凹陷處有食物堆積，因舌頭動作而惡化。	舌頭表面輪廓結痂。
食物堆積在舌根處，高於喉部[a]。	舌骨與甲狀軟骨延遲提升。	咽部吞嚥之前，食物延遲進入會厭谿。	咽部吞嚥延遲。
食物未往下推進。	舌骨／甲狀軟骨沒有提升。口腔過渡期拉長。	食物遲疑進入會厭谿，並且有可能溢流入梨狀竇或呼吸道。	沒有出現咽部吞嚥。
將食物咳出。	咳嗽，哽嗆。	在吞嚥前產生吸入現象。	咽部吞嚥遲緩。
咳嗽或哽嗆。	在咽部吞嚥之前吐出食物。	吐出食物。	
	在咽部吞嚥後咳嗽、哽嗆。	在吞嚥後，會厭谿有食物堆積。	咽部收縮程度減少。 舌根動作程度不足。

74

（接下頁）

（續上頁）

	病人概況[a]	臨床症狀	放射照影症狀[b]	可能的運動性（神經肌肉性）及解剖異常
		咽部吞嚥之後，將食物吐出。	在吞嚥後，梨狀竇有食物堆積。	喉部提升程度不足。
75	有些食物黏在喉嚨高處。		食物殘留在一側或兩側的會厭谿或梨狀竇。在吞嚥後發生吸入現象。	單側或雙側咽部麻痺。舌根運動程度不足。
	咳嗽，哽嗆。 食物附著在喉嚨底部。 食物回流。	吞嚥後產生咳嗽，哽嗆。嗓音有水流聲。分泌物過量。	在吞嚥後有吸入現象（由梨狀竇溢流造成）。梨狀竇有食物堆積。突出的咽食道分節。會厭谿產生食物溢流。	環咽肌失能。喉部上抬不足。
	咳嗽，哽嗆。	吞嚥後產生咳嗽，哽嗆。喉部（甲狀軟骨）上抬不足。	吞嚥後產生吸入現象。甲狀軟骨上抬不足。食物堆積在會厭谿、梨狀竇。	單側或雙側咽部部分麻痺。舌根動作不足。喉部上抬不足。
		在吞嚥過程中發生咳嗽，哽嗆。	在吞嚥過程中發生吸入現象。呼吸道閉合不足（後前像）。	喉部閉合不足。
	嗓音嘶啞。[a]	嗓音嘶啞。	正常吞嚥或呼吸道閉合不足。	
	食物附著在喉嚨下方頸部底部之處。[a]		在吞嚥後，食物堆積在頸部食道。	食道蠕動不足或其他食道異常。
	食物逆流。 吞嚥後發生咳嗽，哽嗆。[a]	食物逆流。吞嚥後發生咳嗽，哽嗆。	食物堆積在咽部或食道的側囊。 逆流。	食道憩室。
76	食物逆流。吞嚥後發生咳嗽，哽嗆。	食物逆流。 吞嚥後發生咳嗽，哽嗆。	在吞嚥後因為食道「溢流」造成吸入現象。	食道部分或完全阻塞。 逆流。
	在吞嚥後發聲咳嗽，哽嗆。	在吞嚥後發聲咳嗽，哽嗆。	食物由食道進入氣管。	氣管食道瘻管。
	食物經縫隙外漏。	食物經縫隙外漏到皮膚上。	食物穿透皮膚流出。	咽皮瘻管。

[a] 有些病人無法察覺自己的吞嚥異常，因此也許無法描述他進食與飲水的特定問題。

[b] 除非特別註明，否則皆為由側面觀察之情形。

77

關的吞嚥障礙，目的是要提示治療師在X光攝影中所見症狀可能代表的意義。X光攝影症狀與吞嚥異常種類的表單，含括了最常見的症狀與吞嚥異常。這張表格的目的不是要囊括所有類型，而是要作為治療師解讀電視螢光攝影檢查時的指導手冊。有時，治療師也會遇到表中沒有列示的吞嚥異常，要是如此，在檢核表上每個吞嚥階段的最後都有空格（標記為「其他」），一旦這些異常在各種不同餵食數量與材質的情形下出現，這個空格即可用來註明其他吞嚥異常。

側面像

口腔與咽部的側面像能夠檢查與測量的項目，包括：口腔與咽部的通過時間；咽部期延遲時間；在吞嚥口腔準備期、口腔期、咽部期，以及頸部食道期的食團運動型態和口咽腔構造；以及發生任何吸入現象的原因與大約的數量。口腔通過時間（oral transit time, OTT）的定義是：自舌頭開始動作以啟始吞嚥的自主性口腔階段，直到食團前端抵達下頷骨下緣（lower edge of the mandible）與舌根（tongue base）相交之處（Miller, 1972; Pommerenke, 1928）。通常，這個時間將近是 1 至 1.5 秒（Mandelstam & Lieber, 1970; Tracy et al., 1989）。咽部期延遲時間（pharyngeal delay time, PDT）開始的時間是，食團前端抵達下頷骨下緣與舌根相交之處；而結束的時間則是，當喉部配合其他吞嚥動作而開始上抬時。咽部期通過時間（pharyngeal transit time, PTT）則被定義為，由啟動咽部期吞嚥開始（也就是喉部為了吞嚥而開始上抬的時間），一直到食團尾端通過環咽區（cricopharyngeal region）或咽食道括約肌（pharyngoesophageal segment, PE segment）之間的時間。這段時間正常最多只有一秒鐘，通常少於一秒（0.35 至 0.48 秒）（Blonsky, Logemann, Boshes, & Fisher, 1975; Mandelstam & Lieber, 1970; Rademaker, Pauloski, Logemann, & Shanahan, 1994; Tracy et al., 1989）。

口腔、咽腔和喉腔的側面像，亦便於觀察是否有吸入現象、吸入部分占食團的百分比有多少，與對吸入原因進行判定。由於在後前像中，氣管與食道彼此重疊，因此難以評估吸入現象的發生、粗估數量和形成的原因等。注意吸入是發生在咽部吞嚥階段之前、過程中或之後，與辨認造成吸入現象的生理與解剖因素是很重要的，同時也要把這些資訊記錄到病人的報告中。將治療策略引進X光檢查，目的是要消除吸入的現象。接著則是擬訂治療計畫，除去造成吸入現象的病因。

78

神經肌肉與解剖性吞嚥失常

評估與治療異常最重要的一步就是，找出臨床上或 X 光攝影所呈現的症狀，與實際上造成吞嚥失常的解剖或神經肌肉上異常之間的關係。本章所列的吞嚥異常，是以它們在咀嚼與吞嚥時的順序來介紹的。正常的咀嚼，如第二章所述，需要完整的下頜骨與上頜骨，以及完整的臉頰與舌頭肌肉組織。

吞嚥口腔準備期的異常

吞嚥口腔準備期的目的是為了將食物分解成適合吞嚥的質地，並與唾液混合，然後將部分或全部的食物集中在一起，形成緊密的球狀（或稱食團），以便吞嚥。

無法將食物含在口腔前端——嘴唇閉合不足

通常，當食物放置在口中時，整個吞嚥過程中的各階段嘴唇都是緊閉的，為的是將食物含在口腔前端。這個動作需要由鼻腔呼吸，如果病人只能由口腔呼吸，而且在咀嚼與攪拌口腔食團過程中嘴唇是開著的，那麼治療師應該檢查病人鼻腔呼吸道是否暢通。如果食物從口腔前端掉落，即為嘴唇閉合不足的指標，正如圖 4.1 所示。

無法含住食團——舌頭塑形或協調不足

置於口腔內的液體與糊狀物，通常會形成緊密或半緊密的食團。一般而言，除非個體願意去品嚐或於口內攪拌此物質，否則液體或糊狀物會維持似一個緊密的食團或球狀，等待著啟動口腔期吞嚥。如果病患以舌頭圍繞液體或糊狀物的塑形能力不足，他將無法將液體或糊狀物以緊密食團的型態含住，那麼物質將立即在口內散開。此時，軟腭會往下及往前（圖 4.2）以牴觸舌頭後方，防止物質於吞嚥啟始前進入咽部。如果軟腭無法向前凸出與舌頭後方接觸，食物會過早落入咽部。在咀嚼時，食團過早越過舌根進入咽部是正常的，但在含住液體或布丁狀食團時，則不會發生此現象。如果食團過早漏失，且此液體或食物通過舌根進入咽部及開啟的呼吸道，會造成吞嚥前吸入現象。

吸入的發生與否取決於給予的食物量、食物的濃稠度及病患確切的姿勢。無法含住食團是舌頭協調度不佳的徵兆。液體或糊狀物過早漏失而進入會厭谿，則為軟腭前方擺位不足與（或）舌頭控制不佳的表現。 80

無法形成食團——舌頭動作範圍或協調性不足

在咀嚼過程中或是吞嚥前口中品嚐食物時，食物通常在整個口腔中攪拌與移動。當人們停止咀嚼或口腔攪拌時，舌頭便會將食物聚集在一起，形成單一球狀（或稱食團），然後開始吞嚥動作。如果病人舌頭動作的範圍或協調性不足，他要將食物聚集形成聚合的食團就會有困難，而且會被迫在食物溢流四散的情況下，開始吞嚥動作。

食物掉入前唇溝——嘴唇張力不足

在病人將食物放到口腔或是當病人在咀嚼時，若食物掉入前唇溝，就是嘴唇與臉頰張力不足的指標。嘴唇與臉頰肌肉的張力直接影響前唇溝的閉合，並能防止食物卡在前唇溝中。

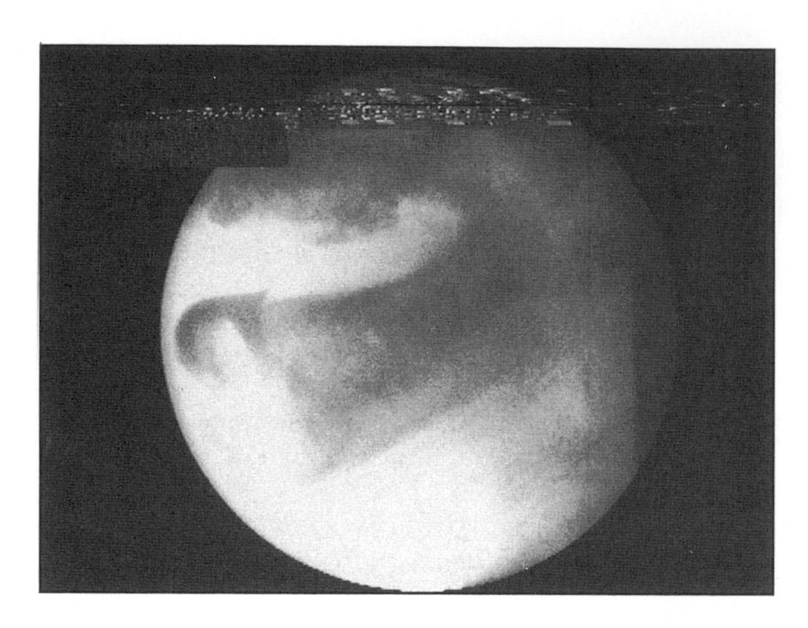

79 圖 4.1 以放射照影由側面拍攝一位雙唇無法完全閉合的病人口腔與咽腔的情形。

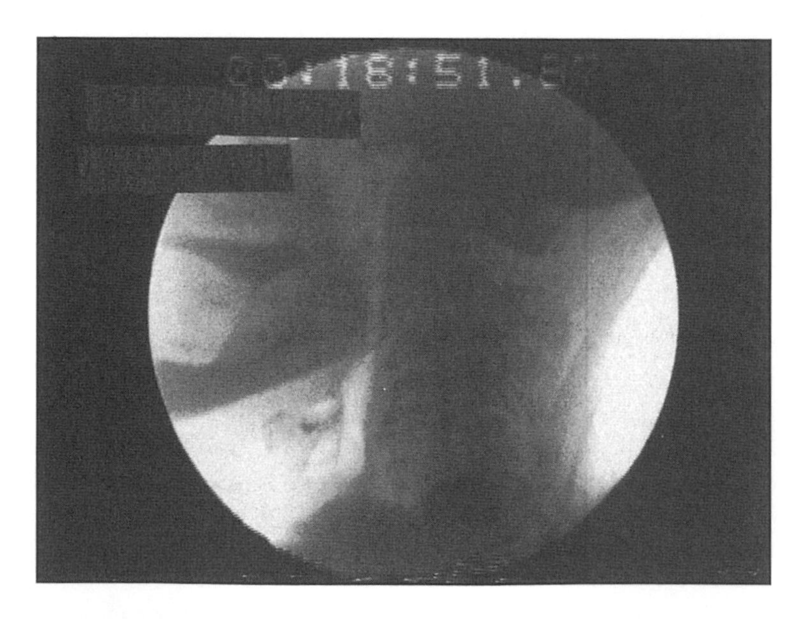

79 圖 4.2 以放射照影由側面拍攝口腔，顯示出軟腭主動向下、向前移動，接觸到舌背，並將液體含在口腔中。

食物落入側頰溝——臉頰張力不足

當病人咀嚼時，食物掉入側頰溝是臉頰肌肉張力不足的指標，如同圖 4.3 所示。正常情況下，臉頰肌肉的張力會將食物擠往中央，也就是舌頭的位置；同時能關閉側頰溝，以避免食物卡在裡面。

食物含在異常的位置——舌頭控制情況不佳；舌頭外吐

通常，在口腔期吞嚥開始之前的準備階段，食團是含在舌頭和軟腭中間，或者是在後縮的舌尖之前，口腔底部之處。如果是在口腔底部，在吞嚥動作開始時，舌頭會往前移動並將食團挑起，然後帶到舌頭的表面。將近 20%正常的受測者是將食團含在口腔底部的，這個動作會增加口腔期通過時間，這樣的型態常在老年人中出現（Dodds et al., 1989）。要含住及挑起食物，舌頭必須要能改變形狀，包住食團四周，緊鄰牙齦的側邊還必須能緊緊封住。如果舌頭無法改變成合適的形狀，病人可能會將食團含在不正常的位置。如果食團是靠著門牙含著，就像圖 4.4 一樣，吞嚥的過程可能就會伴隨著舌頭外吐（tongue thrust）的行為（舌頭往嘴唇與中間門牙的方向頂，以便將食團往前推）。通常這種舌頭外吐的動作，會強到連食物都被推出口腔外。如同這裡所描述的，舌頭外吐的行為與神經性的缺陷有關，此常見於腦性麻痺與中風或腦部創傷後的病人。

82

其他

這個空格是要給治療師註明，在側面像中，可能觀察到的吞嚥口腔準備期中其他不正常的動作型態。

使用的姿勢或治療方法

檢核表上的這個空格是要註明在 X 光攝影檢查中，所採用或評估的任何治療方案。

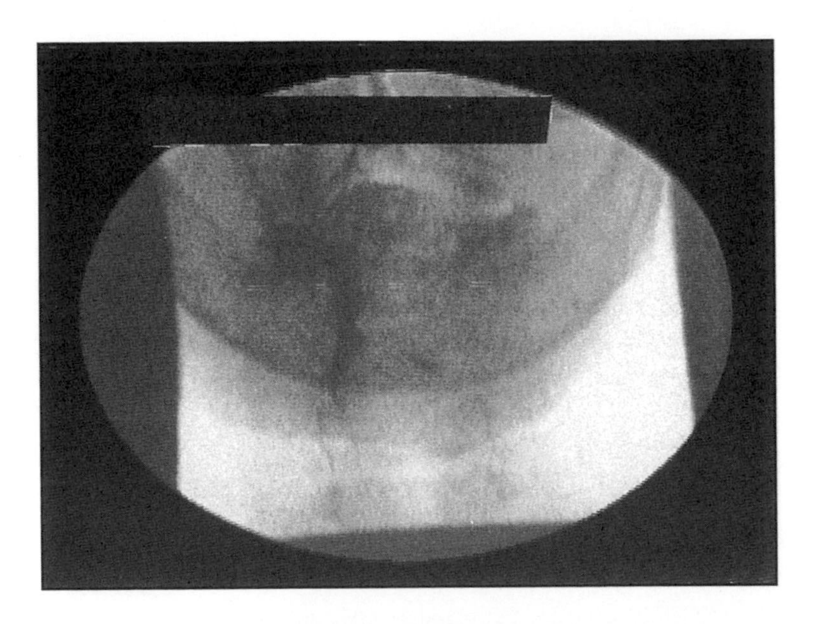

81　圖 4.3　口腔前視圖，顯示出食物殘留在下顎兩側與臉部肌肉間的側溝中。

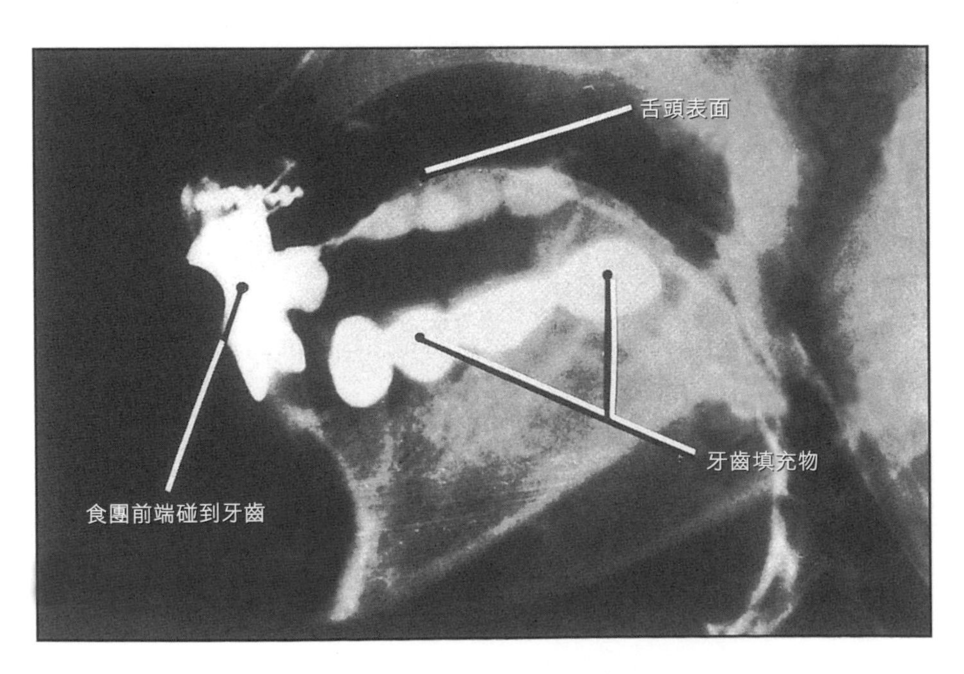

81　圖 4.4　口腔側面圖，顯示出吞嚥開始前，將食物不正常含在門牙間的動作。

口腔期的吞嚥異常

吞嚥的口腔期是舌頭讓食團在口腔中推進的過程。一般認為，此階段的吞嚥動作是由自主性大腦皮質所控制，但卻是啟動（觸發）咽部期吞嚥的重要角色。口腔吞嚥期以舌頭兩側與前緣和牙齦緊貼密合那一刻為起點。舌頭前方的中線以往上、往後的動作，將食團開始向後推動。口腔通過期結束於啟動咽部期吞嚥時（Kahrilas, Lin, Logemann, Ergun, & Facchini, 1993; Shawker, Sonies, Stone, & Baum, 1983）。啟動咽部期吞嚥通常是在食團前端碰到前咽門弓的任何一點，至下頷骨下緣與舌頭根部交界處，這是經由感覺輸入到（主要的）第九對腦神經（舌咽神經）來完成。不論所吞入的食物質地為何，正常人口腔期通過時間約為 1 至 1.25 秒（Mandelstam & Lieber, 1970; Tracy et al., 1989）。

延遲口腔期啟始時間——吞嚥失用症；口腔感覺減弱

有些嚴重神經障礙的病人，當被要求做一些吞嚥動作時，他們的口腔期吞嚥啟始動作會出現明顯延遲。他們通常將食團含在嘴裡，但舌頭沒有任何動作。這個症狀顯示出嚴重的吞嚥失用症（swallow apraxia）、口腔感覺減弱，或無法辨識此為可以吞嚥的食團〔食物口腔觸覺失認症（oral tactile agnosia for food）〕。治療師能夠藉以下方法為病人增加感官刺激，包括在給予食團時，增加湯匙對舌頭的壓力；使用冰冷的食團、吃較大塊的食團、味道強烈的食團或是表面粗糙的食團，都可以促使口腔開始有吞嚥動作（見第六章）。此外，有些這類型的病人對於口中放置的液體或糊狀食物沒有反應，但對於小片的餅乾會產生反應，而且在咀嚼之後，會開始口腔吞嚥動作。

83

舌頭的搜尋動作——吞嚥失用症

吞嚥失用症通常還伴隨著嚴重的口腔失用症。吞嚥失用症的症狀包括了舌頭的搜尋動作，這個動作顯示出舌頭移動的範圍正常，但卻無法像正常吞嚥動作一般，有條理地讓舌頭由前往後移動來推進食團；或者，在某些情況下，像我們先前討論到的，只是將食團含住，卻沒有產生任何口腔的動作。在呈現食團時增加舌頭感覺，或是餵給病人溫度、氣味或質地具有刺激感的食團，都可以讓吞嚥時期的舌頭動作更有條理。此外，用湯匙送上食團，讓病人自己放到口中，或是直接給病人食物和湯匙，讓他自己餵自己，通常可誘發口腔動作。不給病人任何吞嚥的指示也有幫助，因為如果太刻意要求病人做某些動作，失用症的現象反而會更嚴重。

舌頭向前伸以啟動吞嚥動作——舌頭外吐

正常情況下，當食團在舌頭上時，舌尖靠著牙齦固定著；當吞嚥動作開始時，舌頭中線便依序向上、向後抬起，直到碰觸到軟腭。有時候，神經性的缺陷會造成舌頭朝門牙方向前吐，有時甚至將食物從口中推出去，如同圖 4.5 所示。

84 通常，在舌頭外吐動作出現前，都有將食團靠著門牙含住的不正常動作，甚至是根本沒有辦法含住食團，就像在某些腦性麻痺病患身上看到的現象。

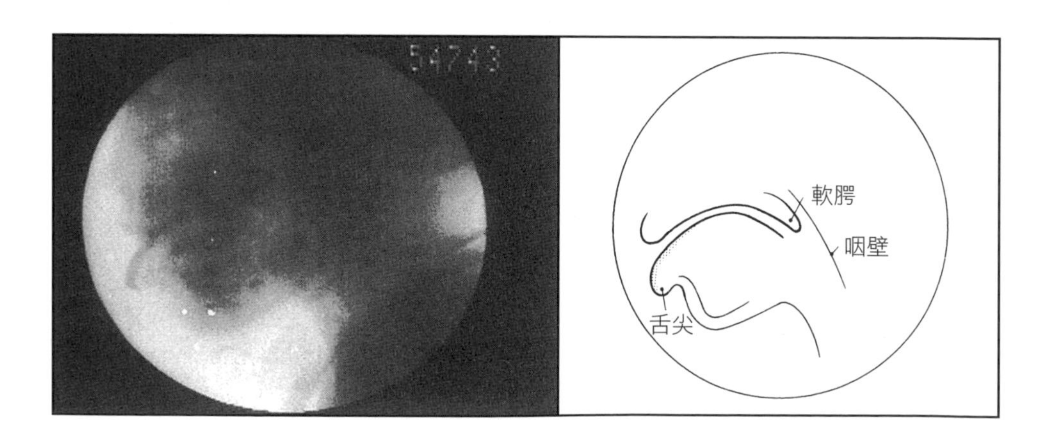

83 **圖 4.5 以放射照影由側面拍攝一位腦性麻痺兒童的口腔，照片顯示出他有十分嚴重將舌頭從雙唇間往外吐的情形。**

在前唇溝有食物殘留——雙唇張力不足

口腔期吞嚥開始時，如果食團卡在前唇溝，這表示雙唇及臉頰肌肉張力不足。

在側頰溝有食物殘留——臉頰張力不足

85

口腔期吞嚥開始時，如果食物掉落或卡在側頰溝中，如圖 4.3 所示，這就是臉頰肌肉組織張力不足的徵兆。有些研究人員相信，臉頰肌肉張力能提供口腔側壁阻抗與壓力，因而在食團通過口腔往後送的過程中，扮演重要角色（Shedd, Scatliff, & Kirchner, 1960）。

口腔底部有食物殘留——舌頭塑形程度不足，或舌頭無法與前方及兩側牙齦形成周邊密合狀態

在嘗試口腔通過動作時，如果食物掉入前方或兩側的口腔底部，就是舌頭塑形與協調的能力不足，不能包住食團，或是在食團往後推送的過程中，不能一直維持舌頭尖端及兩側與牙齦的接觸。圖 4.6 是一位口腔癌術後的病人，在他的口腔底部前端有食物殘留；圖 4.7 則是另外一位動過手術的口腔癌病人，他的食物殘留在口腔的側面。

舌頭中央凹槽有殘餘的食物——舌頭疤痕

86

如果在舌頭表面的中央凹槽有殘餘的食物，通常表示舌頭有疤痕組織（tongue scarring）。疤痕組織在解剖檢查上看不出來（例如，當語言治療師和醫師為口腔檢查舌頭時），疤痕組織通常太緊或相對而言運動較不靈活，以致於當病人嘗試著要吞嚥時，疤痕附近正常的舌頭組織能抬起和移動，但疤痕組織卻沒法做到，因而形成一個很深的溝槽，使病人在努力吞嚥時，食物會掉到溝槽裡。舌頭愈是努力吞嚥，疤痕組織對吞嚥所造成的影響就愈糟，卡在疤痕組織溝槽內的食物就愈多。圖 4.8 是個口腔癌術後的病患，他的舌頭

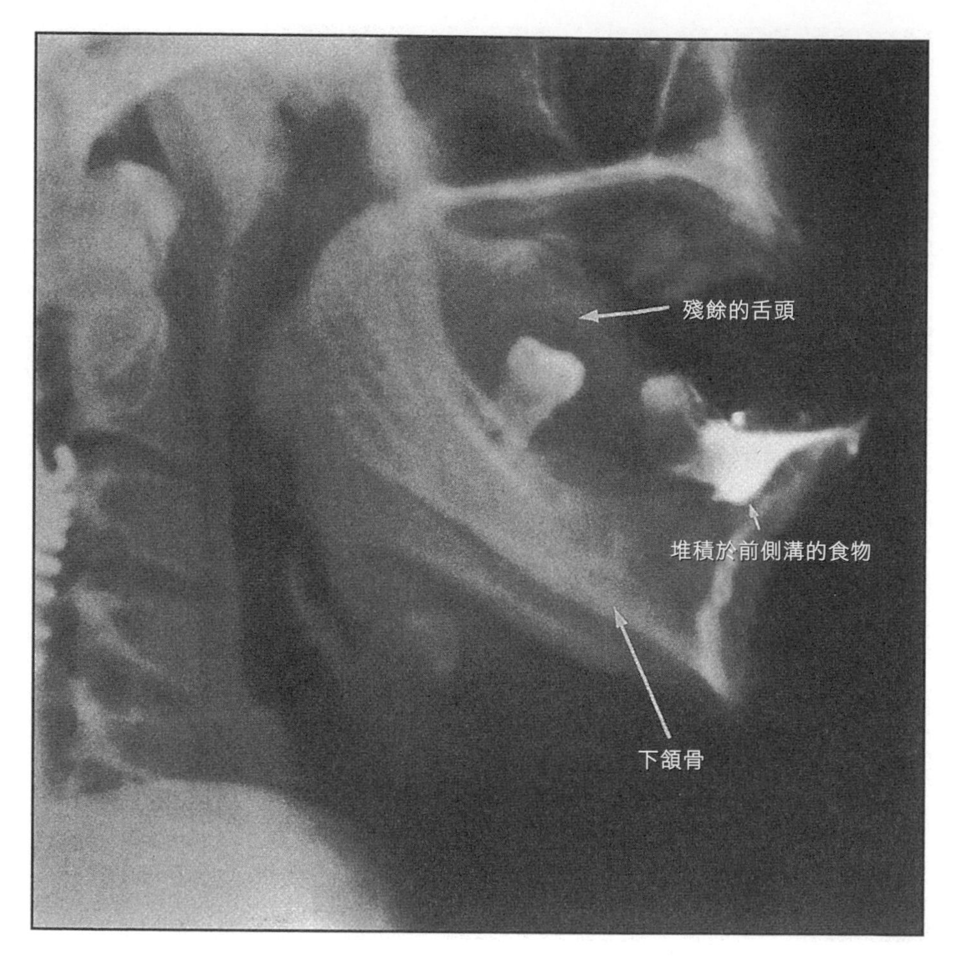

84 圖 4.6 以放射照影由側面拍攝一位因口腔癌而切除口腔底部前段的病人，照片顯示出有食物堆積在前側口腔底部與前溝間。

中央溝槽裡都是殘餘的食物。疤痕組織的形成通常是口腔癌手術的後遺症，或是口腔的外傷，如刀傷或槍傷等所致。

舌頭上方有殘餘的食物——舌頭活動範圍或力量不足

如果舌頭活動範圍非常小，食物可能會殘餘在舌頭表面或硬顎上，而且

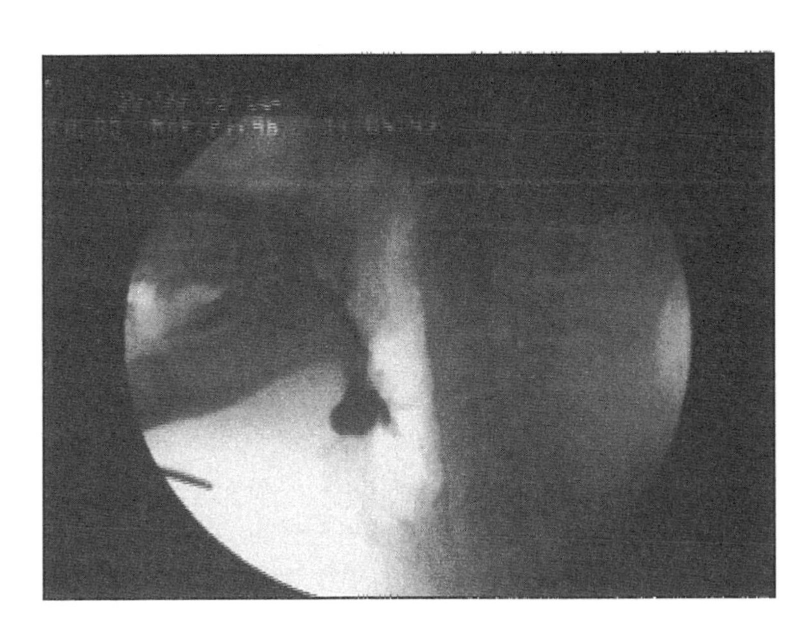

圖 4.7　以放射照影由側面拍攝一位因口腔癌而動手術的病人，照片顯示出病人口腔底部側面有食物殘留，同時也有食物過早由口腔流入會厭谿的情形。　*85*

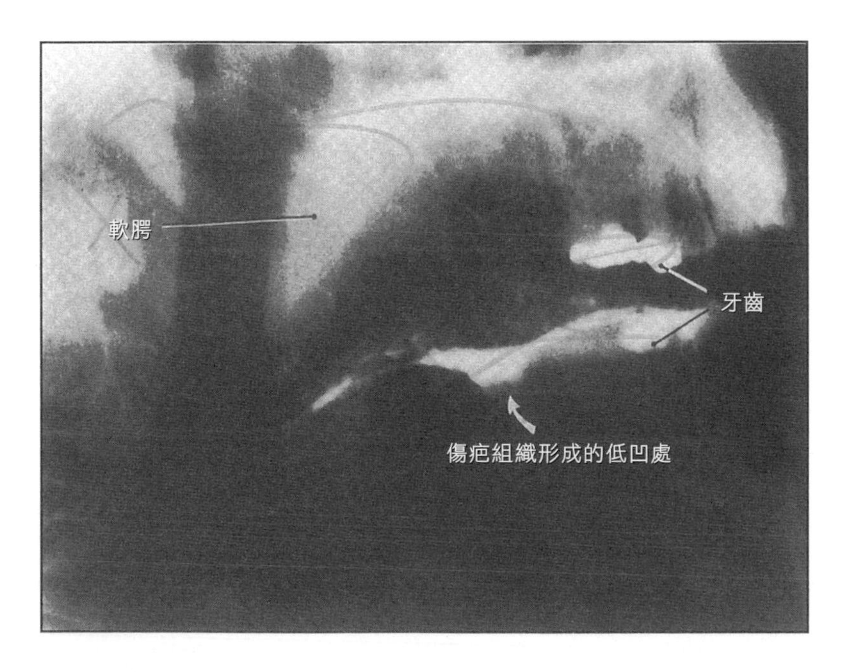

圖 4.8　以放射照影由側面拍攝因口腔癌開刀的病人。病人舌頭中央處因傷疤而產生凹陷，殘餘的食物都聚集於此。　*86*

87 不管嘗試多少次，都無法啟動吞嚥動作。通常在吞食較濃稠的食物時會發生這種情形，液體則常常會在口腔中到處溢流，積聚在口中的天然凹槽中，而不會殘餘於舌頭上。

舌頭收縮（蠕動）異常——舌頭動作不協調

在正常的吞嚥中，舌頭的尖端與側面都一直和前方與側面的牙齦保持接觸，而舌頭的正面與中央則包覆住食團，提高並擠壓食團，或使食團沿著硬顎滾動，直到食團到達口腔後方或咽部為止。舌頭的中線在向硬顎擠壓的同時，是依序上抬的，這個動作是有條理的；如果這個依序擠壓的動作在任何情況下失序了（例如，假設舌頭以亂序、無效率的方式運動），則這個正常的、流暢的、由前至後的動作就變得沒有條理。這個失常的舌頭收縮動作與重複性的舌頭動作模式是不同的，必須區隔開來。我們稍後會提到巴金森氏病病人，就有重複性的舌頭滾動動作。

舌頭與硬顎間的接觸不完全——舌頭上抬程度不足

在正常開始吞嚥時，隨著食團往後推送，舌頭與硬顎會產生由前至後依序的接觸。如果舌頭與硬顎間的接觸不完全，這表示舌頭垂直方向的移動範圍不足，這可能造成舌頭收縮失常，或是舌頭掙扎的行為。如果舌頭掙扎的動作過多，食團就會在口中四處流散。

食物附著（殘餘）在硬顎上——舌頭上抬或力量不足

正常情形下，當舌頭將食團往後推送時，只有極少的食物殘渣會留在口腔構造中。當硬顎上發現有食物聚積，以及在吞嚥過後還殘留著食物時，就表示舌頭上抬程度不足。如果餵食黏性較高的食物時，發現有更多的食物聚積在硬顎上，就表示舌頭的力量不足，因為當食物黏性愈強時，就需要愈大的力量將食物順著口腔推送。圖 4.9 顯示出患有運動神經元疾病的病人，殘餘的食物堆積在硬顎的情形。

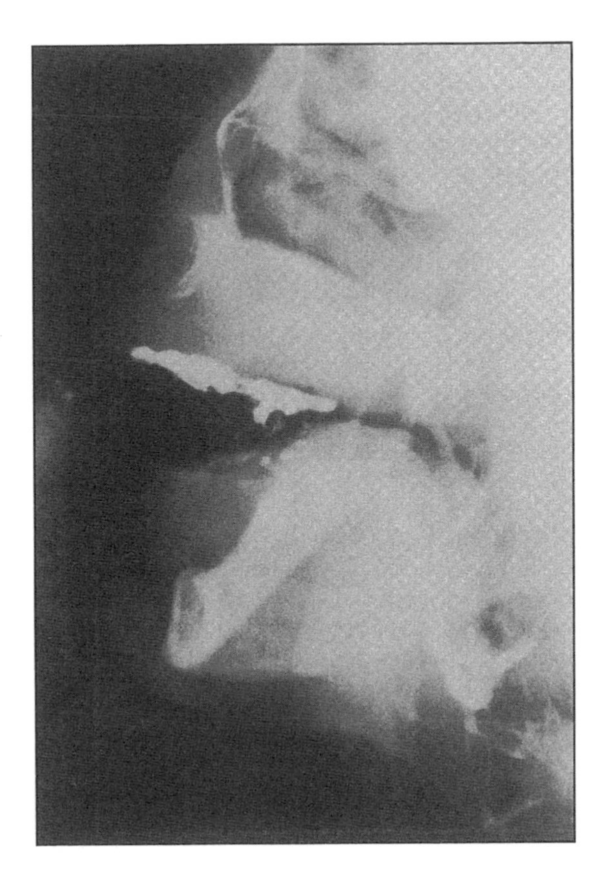

圖 4.9　放射照影側面圖，顯示出病人舌頭力量不足，因為整個布丁狀的食團都附著在硬顎上。病人垂直方向的動作足以將舌頭碰到硬顎，但沒有足夠的力量將食物從硬顎上撥下來。 *88*

舌頭前後移動程度不足——舌頭協調性不足 *88*

正常舌頭推送食團的動作，是舌頭的中線由前往後平順的運動，同時舌頭的尖端與兩側和側牙齦與前牙齦保持接觸。如果這個由前而後的平順運動被打斷，或是分解成好幾個小的舌頭動作，但舌頭表現出來的運動範圍仍舊是正常的，這就是舌頭協調性不足的症狀。

89

重複的舌頭搖滾動作——巴金森氏病（Parkinson's disease）

正常吞嚥時，舌頭的中線只會產生一個往上往後的動作，將食團往後推進。巴金森氏病病人呈現出的典型舌頭動作型態，卻是舌頭中央部分重複產生往上往後的動作（Robbins, Logemann, & Kirshner, 1986）。然而，舌頭的後半部卻無法在適當的時間降下，因此食團只能推動到硬顎後段區域，接著又會被滾往前。當病人嘗試再做一次吞嚥動作時，舌頭前段的動作會再重複出現。這重複的前後搖滾動作通常會持續十秒鐘以上，巴金森氏病病人才會開始一次完全的吞嚥動作。

食團控制不佳／過早掉落咽部的液體、布丁狀食物——舌頭控制能力不足；舌頭軟腭閉鎖不全

食團控制不佳或液體、布丁狀食物過早掉落咽部，表示在口腔期吞嚥之前的口腔準備期，或是在舌頭開始動作期間，部分或全部的食團早已先通過舌根部掉落至咽部了。按照定義，這個現象發生在吞嚥的口腔準備或口腔期。當液態或布丁狀食物放置在口中，軟腭應當降下，並向前移動，靠在舌頭的後端，由後方將食團密封在口腔中。如果這個閉鎖狀態無法完成，部分或全部的食團可能會提早掉到咽部。對於某些需要咀嚼的食物，食物掉到會厭谿是正常的，因為在激烈的咀嚼動作中，軟腭與舌頭後端沒有辦法保持接觸的狀態。在口咽部吞嚥的 X 光攝影中，如果吞食液體或布丁狀食物時，觀察到食物提早掉落的現象，即為異常；然而，若是在咀嚼過程中見到此現象，則不是異常，因為在舌頭活動時，軟腭的閉鎖狀態已經被打破了。

當部分液態或布丁狀食物提前掉落到咽部時，這些食物可能會落在會厭谿或梨狀竇裡，或可能掉到開放的呼吸道中。食物掉落至咽部的路徑會受病人的姿勢、攝取食物的數量，以及食物的質地等因素影響。食團控制不佳和提早掉落表示，在口腔準備期與口腔期舌頭的控制能力不足；這可能造成吞嚥前吸入，因為一部分的食團在啟動咽部吞嚥動作前，且呼吸道敞開時，就

已經掉入咽部。要特別注意的是，食物此時進入咽部卻不會啟動咽部吞嚥動作，當舌頭沒完成必須的口腔期吞嚥動作之前，是不會啟動咽部吞嚥動作的。在部分食團失控掉入咽部的情況下，病人不會開始口腔期吞嚥動作。只靠咽部裡的這些食物是不會啟動咽部吞嚥的，除非舌頭將剩下的食團推進到啟動咽部吞嚥的那個部位。咽部裡的這些食物不能開啟咽部期吞嚥動作，或許反映了神經系統方面的「優先順序」。也就是說，只要病人依舊在進行口腔準備期或口腔期的吞嚥動作，自主運動的神經訊息就會凌駕咽部食物所傳來的感覺訊息，讓原本會被啟發的咽部吞嚥被壓制。圖 4.10（A 和 B）解釋了食團提早掉落咽部的現象。 *90*

如果餵予病人需要咀嚼的食物，食物提早掉入咽部（會厭谿）的情形是

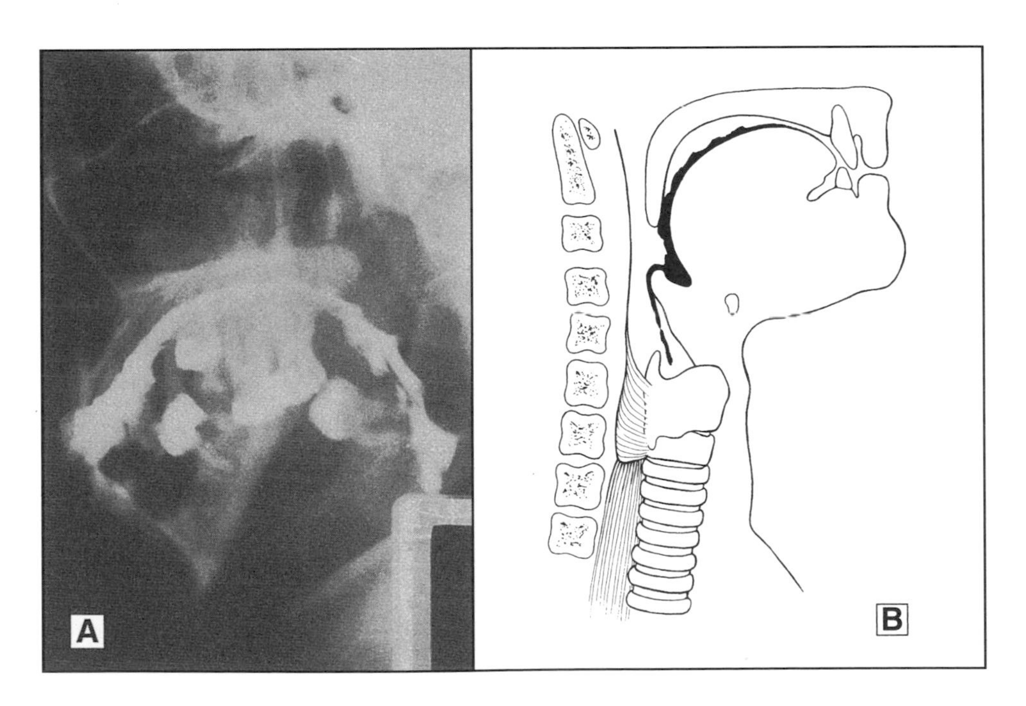

圖 4.10 （A）以放射照影由側面拍攝食物由口腔掉入咽腔的情形。在這個個案中，食團是由口腔前段，經過舌背，流散到會厭谿之中。（B）由側面圖解說明吸入現象產生的機制。該個案因為舌頭協調能力差或活動範圍不足，食物只能一點一滴由口腔流入會厭谿，進而進入呼吸道中。 *90*

正常的。當大量需要咀嚼的食物放置在口中時，這種情形最容易發生。如果是少量的（一至十毫升）液態或布丁狀食物提早掉落，則是不正常的現象，除非咀嚼過這些食物。

91

分次吞嚥

「分次吞嚥」（piecemeal deglutition）這個名詞表示，病人不是將食團一整團全部吞下，而是一次只吞下食團的一部分，因此，病人需要兩次、三次，甚至更多重複的吞嚥動作，將口腔裡的食物清空。如果食團非常的大（例如二十至三十毫升），那這是正常的行為；不過，在改良式鋇劑吞嚥中，病人一開始只需要吞很少量的食物，這些少量的食物應該在一次吞嚥的動作中，就從口腔清除乾淨。分次吞嚥可能顯示病人害怕吞嚥，因為他們害怕一次吞下一整個食團會造成吸入，所以仔細地去衡量要吞下去的小量食團。

口腔期通過時間（以秒計算）

如同先前所指出，正常人的口腔期通過時間應該不會超過 1 至 1.5 秒，而且會隨著食團的黏度稍微增加。在六十歲以上的個案中，口腔通過期也會稍微增加（約是 0.25 秒）。造成口腔期通過時間增加的原因，應該依據口腔吞嚥期所觀察到的異常現象給予不同的解釋。在計算口咽吞嚥時長時，必須同時考量口腔期通過延遲時間，以及咽部通過時間。口腔期與咽部期吞嚥的速度，是判定病患是否可由口攝取足夠營養與水分的重要因素。

其他

檢核表上的這個空間，是讓治療師註記其他在吞嚥口腔期，由側面像中觀察到的不正常動作型態或異常現象。特殊種類病人展現的特定性異常舌頭動作型態，可以註記於此。

使用的姿勢或治療方法

用來減輕口腔期異常而採用的姿勢與治療技巧，可以註記在檢核表的最末端，同時也可以在此註記這些介入策略的成效。

啟動咽部期吞嚥之異常：口腔期與咽部期吞嚥的過渡期

延遲啟動咽部期吞嚥

通常當食團的前端通過舌根，也就是下頷骨下緣與舌根相交之處，如同圖 4.11 和 4.12 所指出時，咽部期吞嚥即應開始。延遲啟動咽部期吞嚥（delayed pharyngeal swallow）指的是，當食團前端進入咽部，但咽部吞嚥動作並沒有被啟動；吞嚥動作啟動與否，可以從喉部的位置是否有上抬的情形來斷定。 *92* 食團前端出現在舌根與下頷骨下緣相交之處時，只要咽部吞嚥還沒被啟動，就會增加吸入的風險。大部分延遲啟動咽部期吞嚥的病人會抱怨他們吞嚥液體時有困難。 *93* 稀的液體吞嚥時的量通常較大（十至二十毫升），而且會很快溢流到咽部。如果咽部期吞嚥在液體通過舌根時還沒被啟動，那麼啟動咽部期吞嚥前，液體進入開敞之呼吸道的風險就會大增。延遲啟動咽部期吞嚥時，食團可能落在梨狀竇、會厭谿或是開敞的呼吸道上。在吞嚥延遲的過程中，食團靜止的位置，並不是延遲啟動咽部期吞嚥的主要症狀，而是重力、頭的姿勢及食物質地共同作用的結果。吞嚥延遲最重要的症狀是食團前端的位置——也就是在咽部吞嚥開始前，食團前端已經推進得太下去了。我們必須區分食團前端與食團提早落下的部分。食團前端是食團主要部分的前端；食團提早落下的部分，則是在吞嚥的口腔準備期與口腔期時，食物從食團主要的部分斷落開來，然後掉到舌根處。食團提早掉落不是因為延遲啟動咽部期吞嚥所引起的。

如果在咽部期吞嚥被啟動前，食團到達梨狀竇，如圖 4.13，則當啟動咽

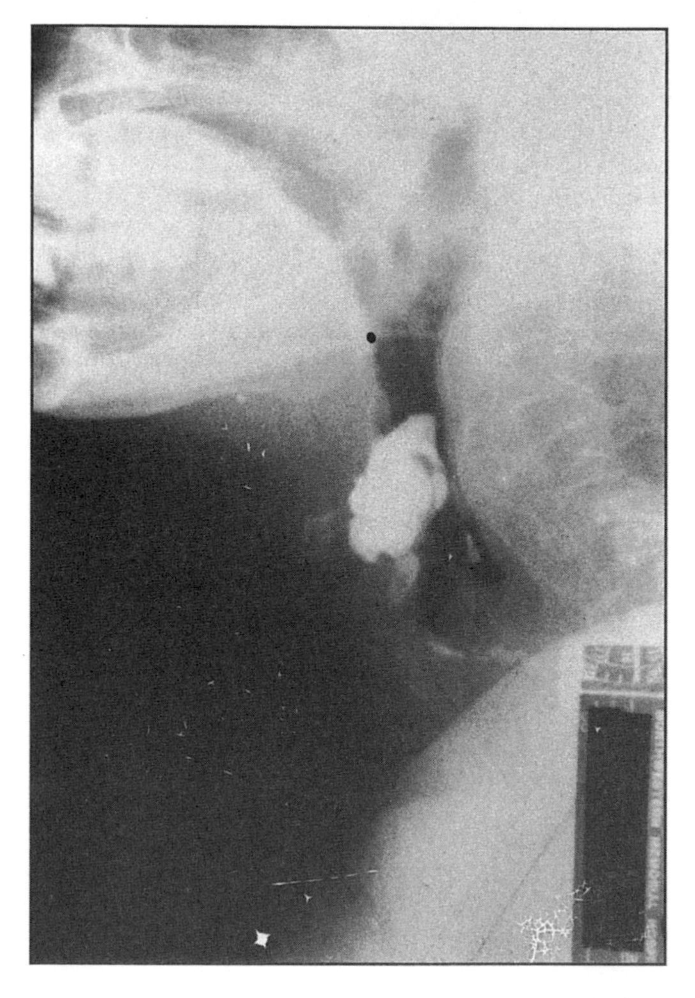

92 **圖 4.11　以放射照影由側面拍攝吞嚥咽部期遲滯造成布丁狀食團卡在會厭谿的情形。黑色圓點標明之處為咽部吞嚥觸發點，也就是當食團前端通過該點時，就應引發咽部吞嚥。**

部期吞嚥時，產生吸入現象的機率就會大增，因為在咽部期吞嚥中，咽部與喉部上抬時，梨狀竇會被明顯地縮短。如在延遲啟動咽部期吞嚥下，梨狀竇在咽部期吞嚥被啟動時充滿了食物與液體，那會因咽部與喉部開始上升，梨狀竇的內容物即有可能傾洩入呼吸道中，正如圖 4.14 所示。在有延遲啟動咽

94

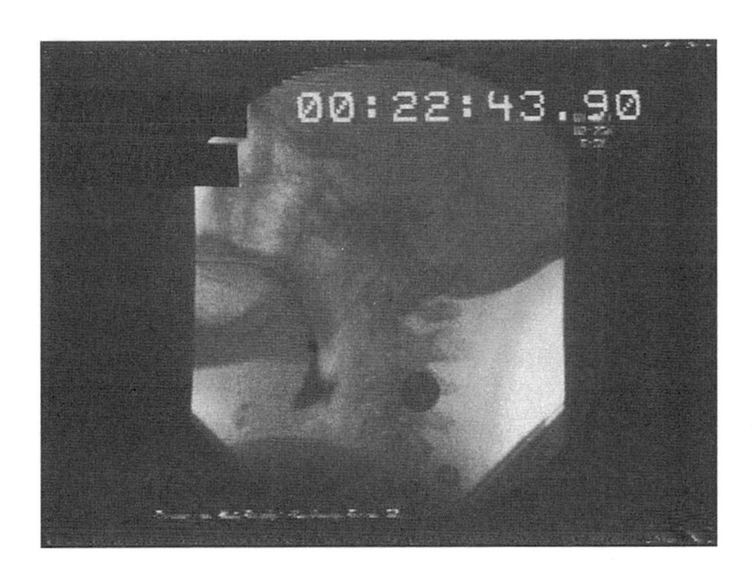

圖 4.12 以放射照影由側面拍攝發生咽部期遲滯時，咽腔中食團由會厭谿開始往梨狀竇掉落的情形。黑色圓點標明之處為咽部吞嚥觸發點，當食團前端通過該點時，就應引發咽部吞嚥。 *93*

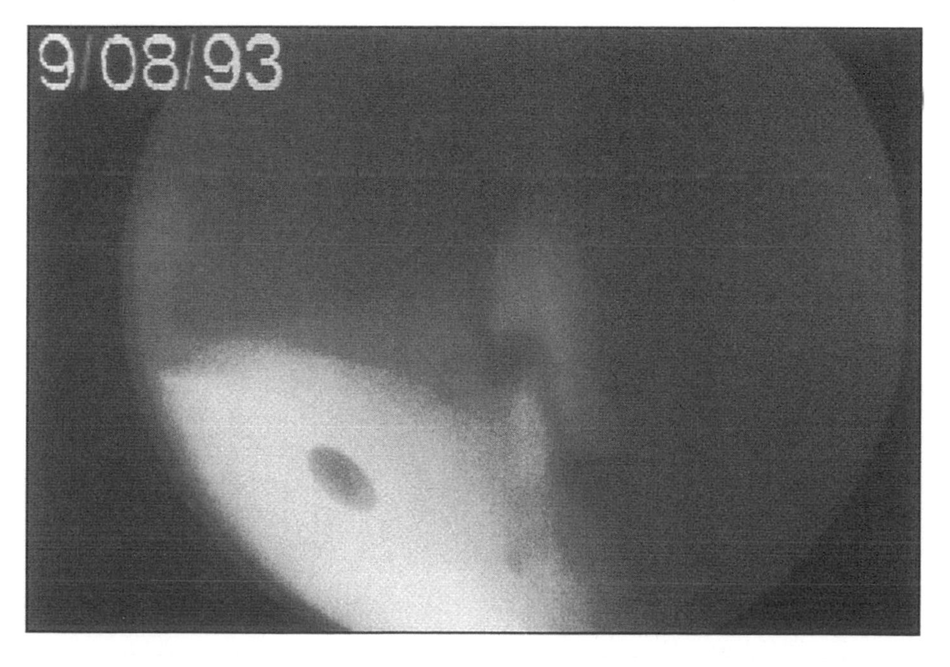

圖 4.13 以放射照影由側面拍攝發生咽部期遲滯時，咽腔中有一大部分的食團落入梨狀竇的情形。 *94*

部期吞嚥的病患身上，食團掉落到梨狀竇中，採取下巴後收的姿勢是沒有太大幫助的（Shanahan, Logemann, Rademaker, Pauloski, & Kahrilas, 1993）。下巴後收的姿勢影響的是咽部的前後切面，也就是讓喉部入口、會厭軟骨與後咽壁，以及舌根與後咽壁的距離變窄。這些改變在梨狀竇的高度之上。假設食團已經到達了梨狀竇，下巴後收的姿勢不會改變吞嚥時咽部縮短的程度，也不能避免梨狀竇的內容物倒入呼吸道中。

有時候，在延遲啟動咽部期吞嚥時，食團掉落到梨狀竇，會被誤診為環咽肌異常或是環咽肌「延遲開放」。這並不是環咽肌異常，環咽肌區域並沒有失去功能。該括約肌沒有張開，是因為**吞嚥中樞**或腦幹中的**中央型態產生器**沒有設定讓它開啟（也就是整個咽部期吞嚥動作沒有被啟動）。

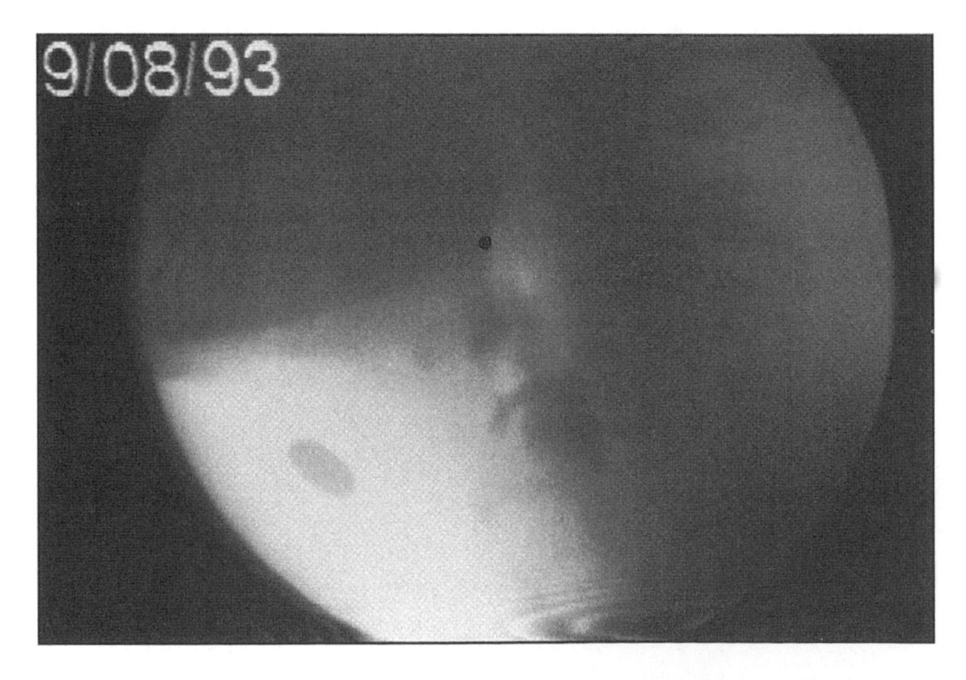

95 圖 4.14 以放射照影由側面拍攝在咽部吞嚥引發後，咽腔中喉嚨開始上抬的情形。如圖所示，喉嚨上抬造成咽腔縮短，使得梨狀竇裡的食物溢流到喉部。此處黑點所表示的還是咽部吞嚥觸發點。

計算咽部期延遲時間

在X光攝影研究的報告中，必須註明咽部期延遲時間（timing the pharyngeal delay）的長短，這是用來評估治療成果的基礎點。咽部期延遲時間由影片中食團前端通過下頷骨下緣與舌根相交處的那一格開始算起（如圖 4.11 和 4.12 所示），一直到開始出現咽部期吞嚥動作的第一格影片（也就是喉部與舌骨開始上升，作為整個咽部期吞嚥動作的一部分）。在咽部吞嚥中，喉部和舌骨的上抬是第一個動作。如果在這個動作之後，緊接著啟動咽部期吞嚥的其他動作，則這個動作標明了咽部吞嚥被啟動。在延遲啟動咽部期吞嚥的這段期間，許多病人會努力想啟動吞嚥，這些奮力嘗試的動作中，會將舌根前前後後地推送，並將喉部上上下下地舉動。這些動作與咽部期吞嚥中所見的動作並不相同。要計算咽部吞嚥延遲時間長短時，這些試圖引發吞嚥動作，由舌頭與舌根所引起的喉部上下移動，是不應該被視為咽部期吞嚥的一部分的。欲辨識啟動咽部期吞嚥是容易的，可藉由在吞嚥動作進行時從旁觀察，以及以慢動作將影帶倒轉，直到喉部開始回到靜止的原點。任何在實際咽部期吞嚥之前的喉部動作，都應該被視為延遲啟動咽部期吞嚥的一部分。

96

在正常年輕成年個案中，咽部期延遲時間最短（0 至 0.2 秒），咽部期吞嚥通常在食團前端到達前咽門弓時就被觸發。超過六十歲的正常個案，延遲啟動咽部期吞嚥的時間會有延長的現象，會將近 0.4 到 0.5 秒，延長幅度於統計上達到顯著差異（Tracy et al., 1989）。在那些較年長的正常個案中，在X光攝影圖中，可看到食團的前端可能會碰觸到舌根中央，或是下頷骨下緣與舌根相交處。對於成人而言，不論年齡大小，只要咽部期延遲時間超過兩秒，或是雖未達兩秒，但在延遲咽部期中有吸入的現象，就是不正常的延遲現象。

嬰兒與幼童啟動咽部期吞嚥與延遲時間，和成人的情形是相當不同的，因為食團可能在咽部期吞嚥被啟動前，就堆積在會厭谿。就嬰兒而言，不正常延遲的定義是最後一次舌頭吸吮（tongue pump）動作，與咽部期吞嚥的開始間隔超過一秒，或是在食團堆積的過程中發生吸入的現象。

咽部期吞嚥異常

吞嚥的咽部期開始於食團通過前咽門弓或舌頭背部或舌根啟動咽部期吞嚥的那一刻起，一直到食團通過環咽肌區域，又稱作上食道括約肌（UES），或咽食道括約肌（PE segment）為止。不論病患的年齡或吞下的食物質地是什麼，正常的咽部期通過時間最長是一秒鐘。少量吞嚥時，咽部期通過時間將近 0.32 秒，而且會隨著吞嚥物體積的增加而增加。咽部期吞嚥異常，包括了任何一種會實際影響咽部期吞嚥動作與咽部運動反應的神經肌肉要素功能失常現象。

吞嚥時產生鼻腔逆流——腭咽閉鎖不全

當腭咽閉鎖不全（reduced velopharyngeal closure）時，食物可能會在吞嚥過程中逆流到鼻腔中，如同圖 4.15 所示。然而，必須要特別注意的是，在吞嚥過程中，當食物通過腭咽門（velopharyngeal port）時，腭咽閉鎖的時間僅有數十分之一秒。如果鼻腔逆流在吞嚥動作後期發生，可能是深及咽部的部分發生功能失常。如果食團無法通過咽部到達食道，那麼食物（尤其是液體的食物）通常會因為咽部努力推動食物的動作而往上回流；在此同時，腭咽門戶通常是敞開的，因為只有在食團通過鼻咽的時候，腭咽門戶才是完全關閉的。當病人抱怨有食物流到鼻腔的情形時，就必須為他吞嚥時咽部的情形做完整的檢查。

97

假會厭（在全喉切除之後）

在全喉切除手術後，某些病人在舌根的地方會出現一道黏膜皺褶。這個組織在 X 光攝影下由側面看來，像是會厭軟骨（見圖 4.16）。這個假會厭（pseudoepiglottis）在靜止時似乎看不到它的構造，因為它會攤在舌根上，後面的咽部看起來是敞空的。然而，當病人嘗試要吞嚥時，任何咽部括約肌的

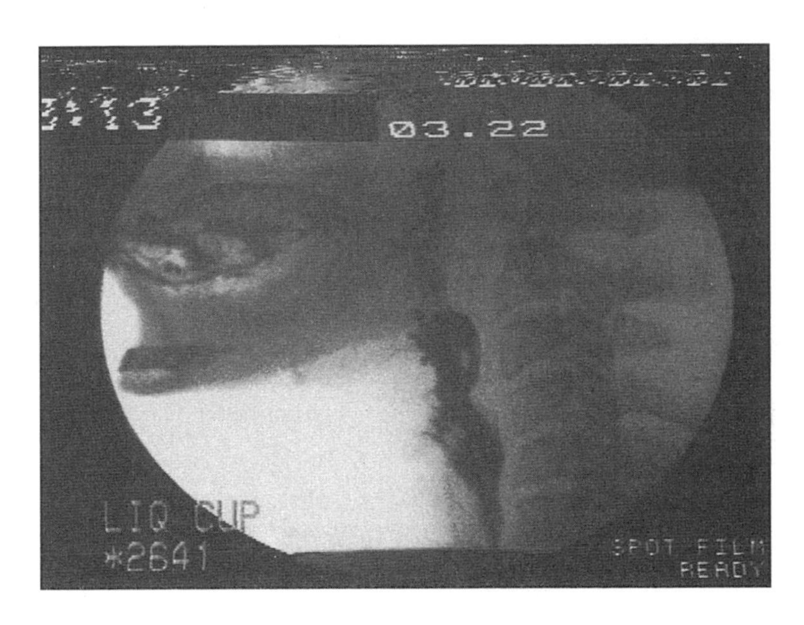

圖 4.15　改良式鋇劑吞嚥檢查的側視圖，圖中顯示一名動過手術的口腔癌患者出現鼻腔逆流的情形。　*97*

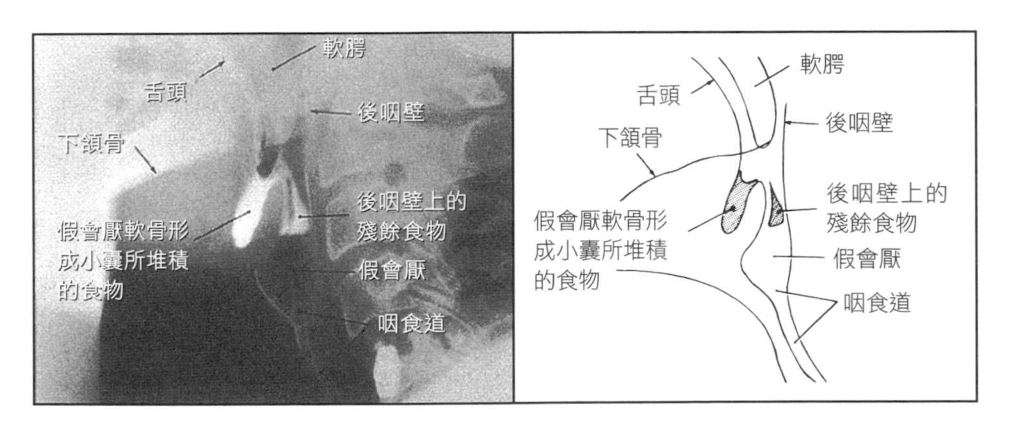

圖 4.16　以放射照影由側面拍攝假會厭，以及因為假會厭而形成的咽囊。咽囊中含有殘存的鋇劑。　*98*

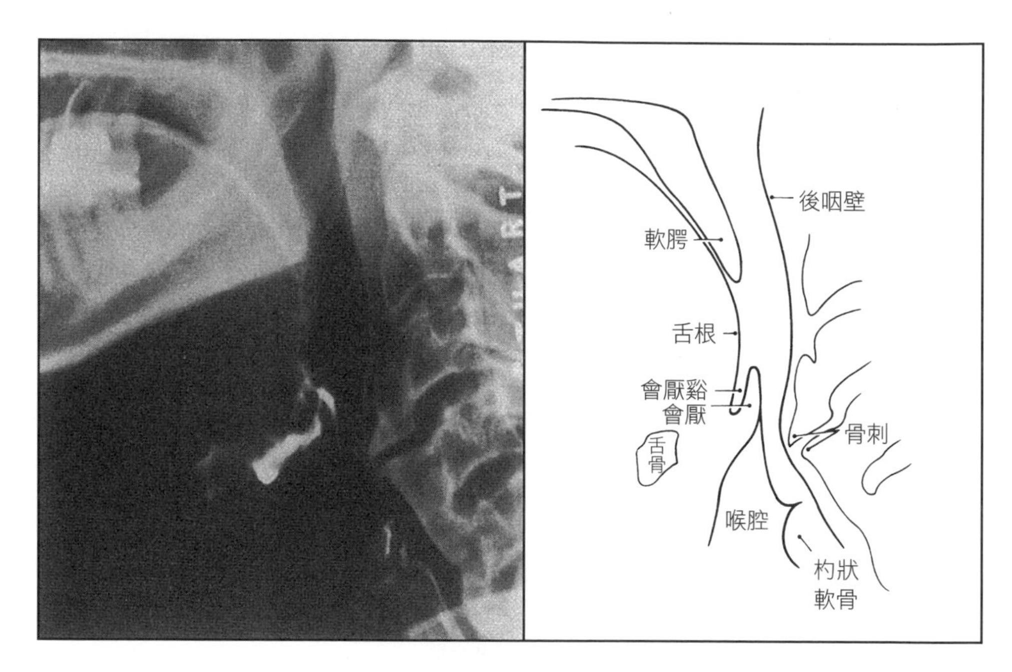

98 **圖 4.17 以放射照影由側面拍攝的大型頸椎骨刺。**

動作都會將這個皺褶往後拉，並使咽部變窄，導致病人幾乎無法將食物推過假會厭。重要的是，必須利用螢光透視檢查，來評估這個組織皺褶對吞嚥生理所造成的影響，而不是只透過解剖檢查。

98

頸椎骨質增生——頸椎骨刺

由頸椎增生的骨質組織稱為頸椎骨刺（cervical osteophytes）（見圖 4.17）（Blumberg, Prapote, & Viscomi, 1977）。有時，它們大到能使咽部變窄，而干擾吞嚥的進行，或者會將食團導入呼吸道入口中（Parker, 1989; Saunders, 1971; Valadka, Kubal, & Smith, 1995）。有時候，它們只會使病人覺得他們有吞嚥異常的「感覺」（也就是他們會覺得在吞嚥時有什麼「東西」卡住）。在 X 光攝影研究中，治療師一定要檢查頸椎是否有任何異常。

食物堆積在咽部一側及梨狀竇中——單側咽壁無力

99

如果單側咽壁無力（unilateral pharyngeal wall weakness），食物易於附著在咽壁，並積聚在無力那一側的梨狀竇中。這個現象可在後前像中清楚看見，我們稍後將在本章進行討論。

吞嚥後附著在咽壁表面——雙側咽壁收縮無力

正常人吞嚥之後，只有極少數的食物會殘留在咽部。在許多正常的個案，甚至沒有殘餘物。正常年長者與年輕成年人比較起來，殘餘的食物會稍微增加。圖 4.18 與 4.19 呈現出正常咽部殘餘的範圍。咽部殘餘數量的多寡，或多或少和服用的鋇劑種類有關。即使是正常個案，有些類型的鋇劑亦會造成比其他種類還大量的殘留。一般說來，如果咽部構造在吞嚥後只是輕微地附著上一層鋇劑，彷彿鋇劑已經混在口水或黏液中，則是正常的殘餘數量。然而，

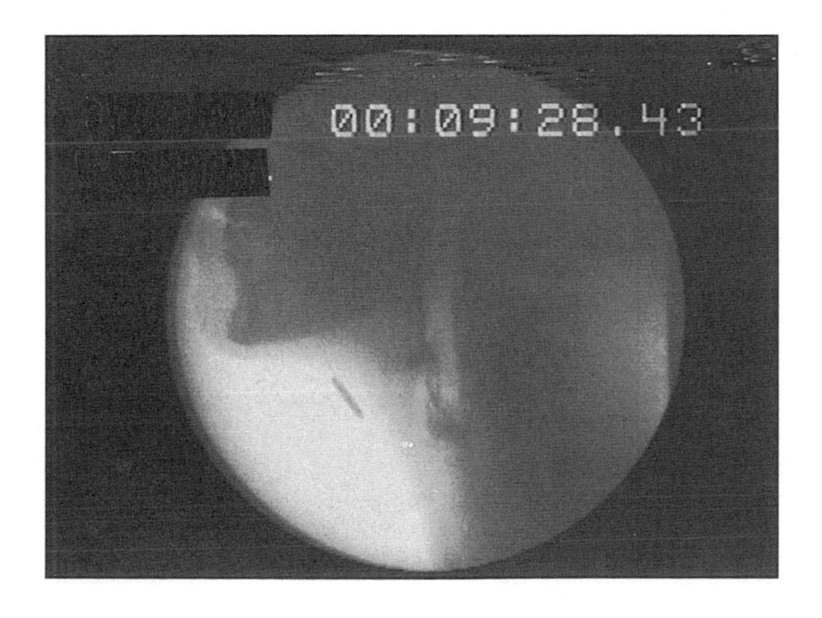

圖 4.18　顯示正常個案吞嚥過後只留下極少的殘留物，有些正常個案完全沒有殘留物。　99

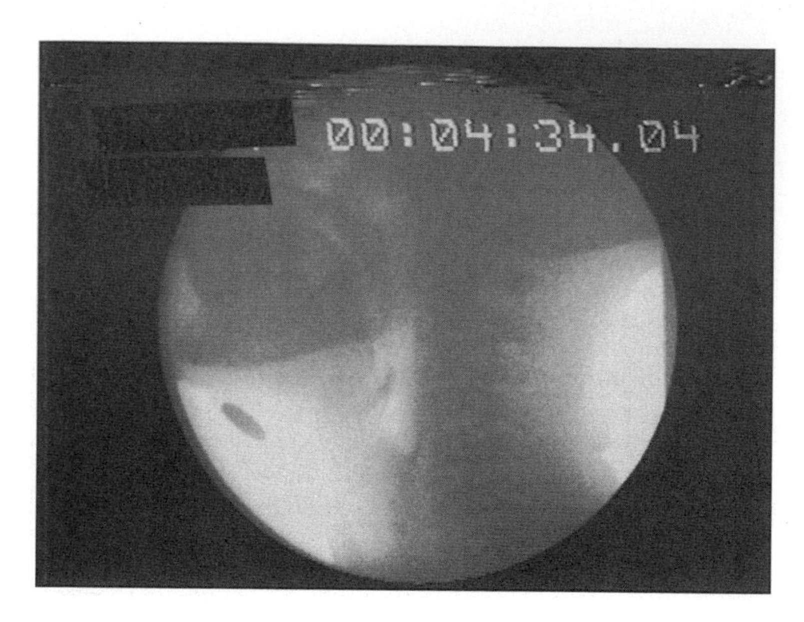

100 **圖 4.19　以放射照影由側面拍攝咽部，顯示出正常吞嚥者極少在吞嚥後有食物殘留。圖 4.18 是三十二歲的正常個案，圖 4.19 是正常的七十四歲吞嚥者。**

如果有顯著大量的食物殘存在咽壁上，例如可觀察到濃稠的食物殘留，就應 *100* 該被視為異常，也就是雙側咽壁收縮（蠕動）力量不足的症狀。正常人在吞嚥食物後會立即乾吞，以清除殘餘食物。觀察病人對於吞嚥後殘留在咽部食物的反應，是相當重要的。他是否會乾吞或試著乾吞，表示他是否能意識到殘餘食物的存在？任何時候，只要有較大量的食物在吞嚥後殘留在咽部，病人若將任何殘留食物吸入氣管內，就會有發生吞嚥後吸入的危險。

吞嚥後會厭谿有殘餘物——舌根向後移動不足

當食團末端在正常吞嚥期間到達舌根及（或）會厭谿高度時，舌根會往後移動，以碰觸到往前移動的咽壁。舌根後送動作大約擠壓了舌根與後咽壁之間距離的三分之二，而後咽壁則向前移動擠壓了此距離剩下的三分之一（Kahrilas, Logemann, Lin, & Ergun, 1992）。清除會厭谿的食物主要是舌根向後移動的結果。當發現會厭谿有殘餘物，就必須詳細觀察舌根動作，以判斷舌根是否足夠與由後方往前突起的後咽壁形成完全的接觸。圖 4.20 呈現了舌根後移動作不足導致會厭谿殘留食物的情形。如果會厭谿裡的殘餘物量很大，病人在吞嚥後有很大的風險，可能在呼吸時吸入部分或全部的殘存食物。如果病人能感覺到殘留的食物，他應會乾吞，試著將這些食物清除掉。

101

咽壁凹槽中的附著——疤痕組織；咽囊

在咽壁的凹陷處產生食物殘餘，顯示在咽壁上可能開始出現疤痕組織（scar tissue）或咽囊（pharyngeal pouch）。如果病人有咽皮瘺管（pharyngocutaneous fistula），瘺管內部的一端在痊癒後，常會形成疤痕組織凹槽，這會在吞嚥中或吞嚥後積聚食物。如同任何其他咽部的殘留食物，若殘留食物的量很大，病人就會有吞嚥後吸入的風險。

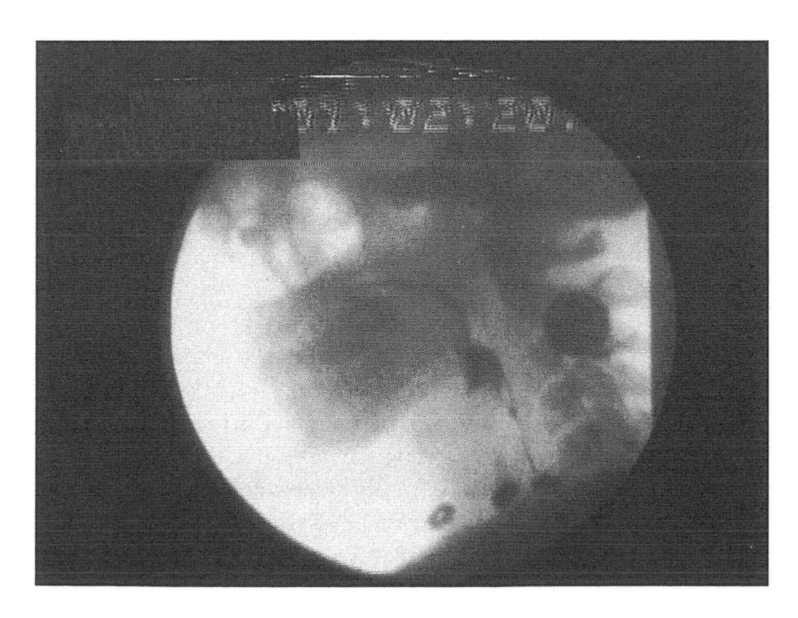

圖 4.20　以放射照影由側面拍攝咽部，顯示出在吞嚥過後明顯有布丁殘留在會厭谿，意味著舌根的動作程度不足。

101

喉部上抬不足——在呼吸道上方有食物殘餘

在正常人身上，當啟動咽部期吞嚥後，喉部會上升並往前移動，剛好藏入舌根底下的位置，形成呼吸道防護措施的一部分。在吞嚥過程中，正常成年男子的喉部會上抬將近二公分（Jacob, Kahrilas, Logemann, Shah, & Ha, 1989）。

102

如果吞嚥中咽部上抬的動作有些微不正常，在吞嚥後有些殘餘食物會停留在喉部的上方。咽部的收縮動作在喉部處於異常低的位置時，並不能完全清除掉呼吸道上方的食物。因此，病人在吞嚥後吸氣時，便有吸入這些位於喉部上方殘餘食物的風險。

當喉部上抬時，杓狀軟骨會比較接近會厭軟骨的根部而且往前傾斜，與會厭軟骨逐漸變厚的根部接觸，因而關閉呼吸道入口（Logemann, 1992）。因此，咽部上抬動作稍稍減弱，可能導致杓狀軟骨無法向前傾斜到足以完整接觸到會厭軟骨根部的程度，讓呼吸道留下一個微張的開口，使食團能進入呼吸道入口。如果喉部沒有繼續上抬到正常的位置，而食物已經嗆入呼吸道入口，這些食物會停留在呼吸道入口，而且通常會在吞嚥後產生吸入現象。有些病人在喉部上抬程度不足時會有代償性動作，他們會把杓狀軟骨比正常人更往前傾，以關閉呼吸道入口。儘管這些病人的喉部上抬不足，但他們並不會有食物進入呼吸道入口的嗆入現象。有時候，這些病人在吞嚥開始前，就開始將杓狀軟骨前傾，藉此在吞嚥前或中途就預先關閉呼吸道入口。這樣的情形在吞嚥大體積的食團時經常出現。

吞嚥後的喉部嗆入及吸入現象：呼吸道入口關閉不足（杓狀軟骨到會厭根部與假聲帶之間）

喉部嗆入現象（penetration）指的是食物或液體進入喉前庭（vestibule），但沒有進入到真聲帶上層表面下方。相較之下，吸入則是食物進入到真聲帶下方的呼吸道中。嗆入與吸入都是許多不同吞嚥問題會產生的症狀。

在 X 光檢查中觀察到嗆入或吸入現象時，治療師應該重新詳細檢查錄影機錄製下來的吞嚥過程，以斷定是何種解剖或生理因素造成嗆入及吸入現象。

喉部嗆入現象的病因

喉部嗆入可能有許多種病因。食團可能嗆入到不同的深度，如圖 4.21、4.22 和 4.23 所示（Rosenbek, Robbins, Roecker, Coyle, & Wood, 1996）。食團可能會進入呼吸道，到達杓狀軟骨中心的深度、假聲帶表面的深度或真聲帶的深度。造成嗆入的原因如下：喉部提高的程度不夠，造成呼吸道入口微張；杓狀軟骨往前傾斜得不夠多，無法關閉呼吸道的入口；或是喉部上升得太慢。如果喉部上升得太慢，但最後還是升到它所能運動的極限，所有嗆入的物質將會從呼吸道中清除掉。圖 4.24 和 4.25 呈現出上聲門喉切除患者（supraglottic laryngectomee）因為無法將杓狀軟骨完全傾斜，接觸不到舌根而形成嗆入現象的情形。 *104*

正常人出現喉部嗆入現象時，呼吸道中的食物會在吞嚥過程中被擠掉，這是因為喉部繼續上升，由下至上都會因而封閉。只有在吞嚥過程中，喉部無法提到足夠高度，讓嗆入的食物在吞嚥後還遺留在喉部，接著病患在下次吞嚥呼吸過程中，又把食物吸入氣管中，嗆入現象才是個問題。如果食團在啟動咽部期吞嚥前掉入呼吸道入口，也會產生嗆入現象；也就是說，嗆入是延遲啟動咽部期吞嚥的結果，如圖 4.23 所示。如果一名延遲啟動咽部期吞嚥的病患在他延遲的這段期間內聲門是關閉的，食物或液體會進入呼吸道入口，但不會更進一步地穿過真聲帶的表面。當啟動咽部期吞嚥時，喉部上升，並且在真聲帶以上的區域全部封閉，這些嗆入的食物通常會有效地被從呼吸道中清除乾淨，如圖 4.26 所示。 *105*

吸入，就像嗆入一樣，有很多不同的病因。在螢光透視檢查中發現吸入現象時，治療師應該仔細地檢查錄製下來的吞嚥過程，一格一格地去辨認出造成吸入現象的病因所在。吸入現象的病因應清楚記載於病人的報告中。

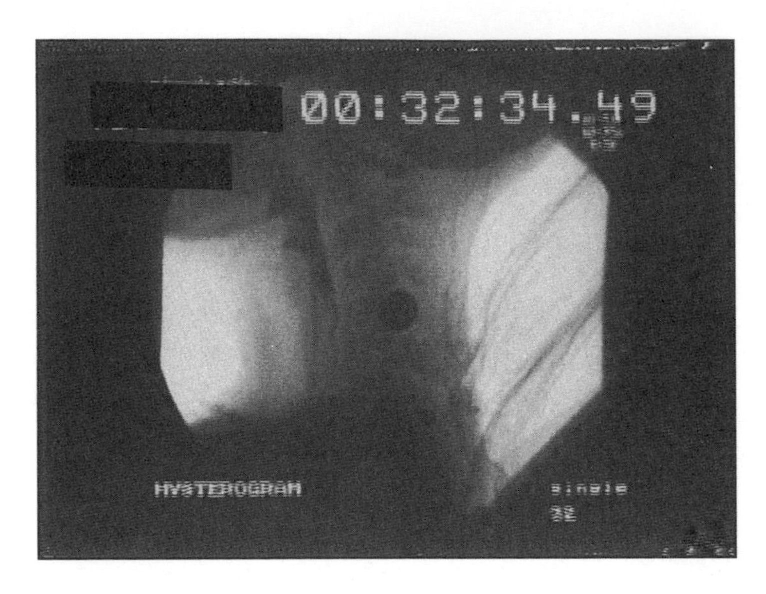

103 圖 4.21 以放射照影由側面拍攝最少量食物嗆入呼吸道入口的情形。在杓狀軟骨處有個小小的勾狀物。

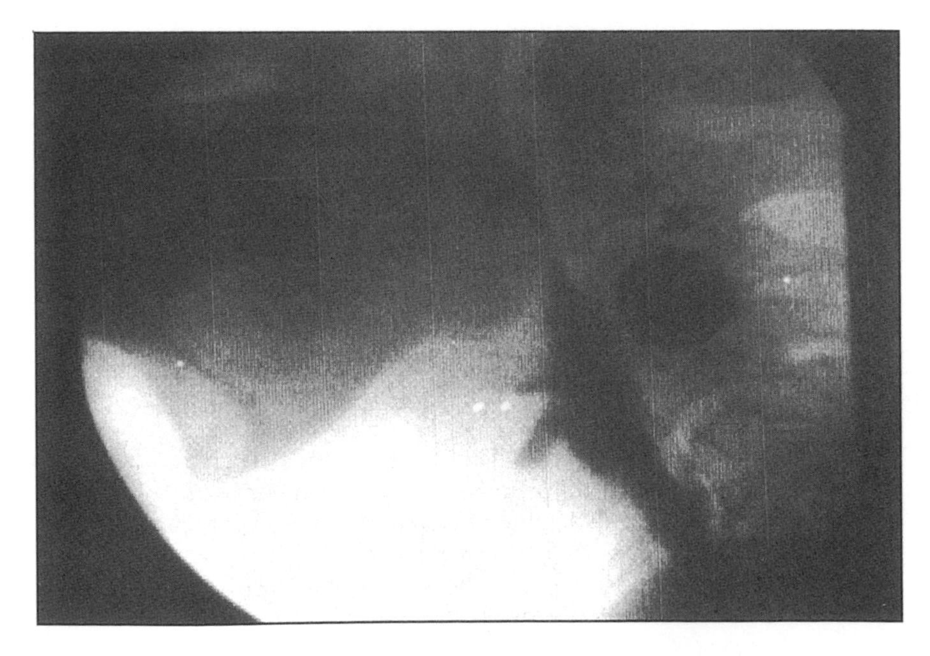

103 圖 4.22 以側面圖表現出液體因為喉部上抬程度稍微不足，而造成食物嗆入呼吸道達假聲帶高度的情形。

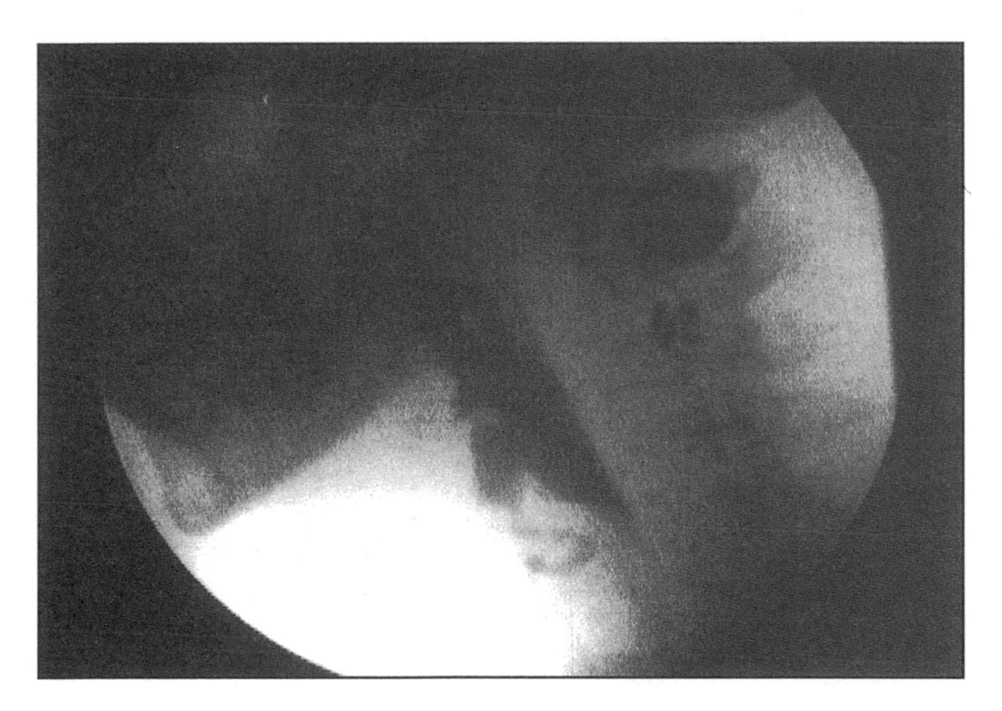

圖 4.23 以側面圖表現出食團在咽部吞嚥遲滯、尚未引發時，嗆入呼吸道達真聲帶高度的情形。這十毫升的食團已經塞滿了整個咽部，同時進入喉前庭（呼吸道入口），到達真聲帶表面的高度。 *104*

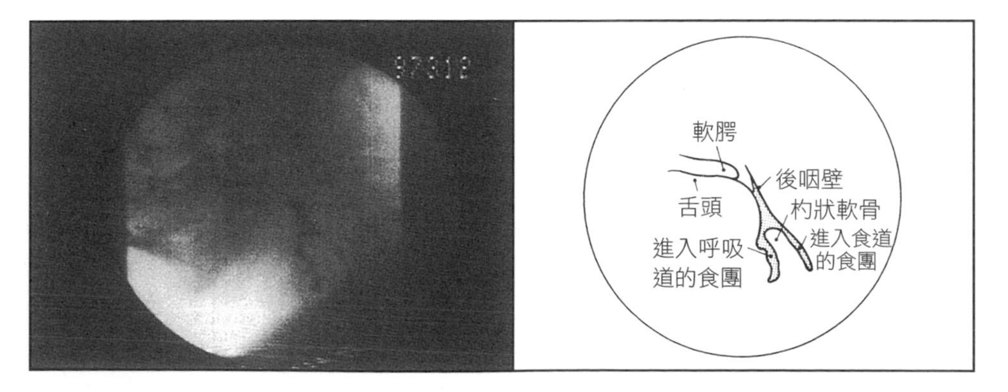

圖 4.24 某位上聲門喉部切除的病人將食團吸入呼吸道，深達真聲帶表面高度的情形。 *105*

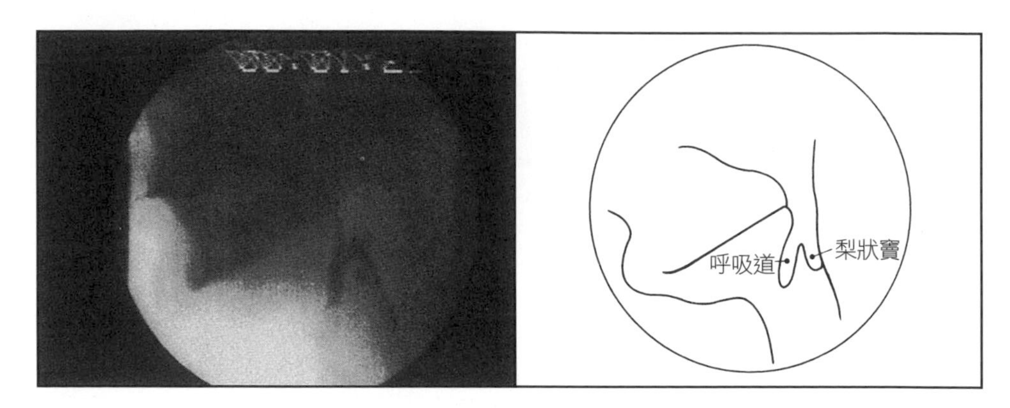

105 圖 4.25 另一位上聲門喉部切除的病人將食團吸入呼吸道，深達真聲帶表面高度的情形。

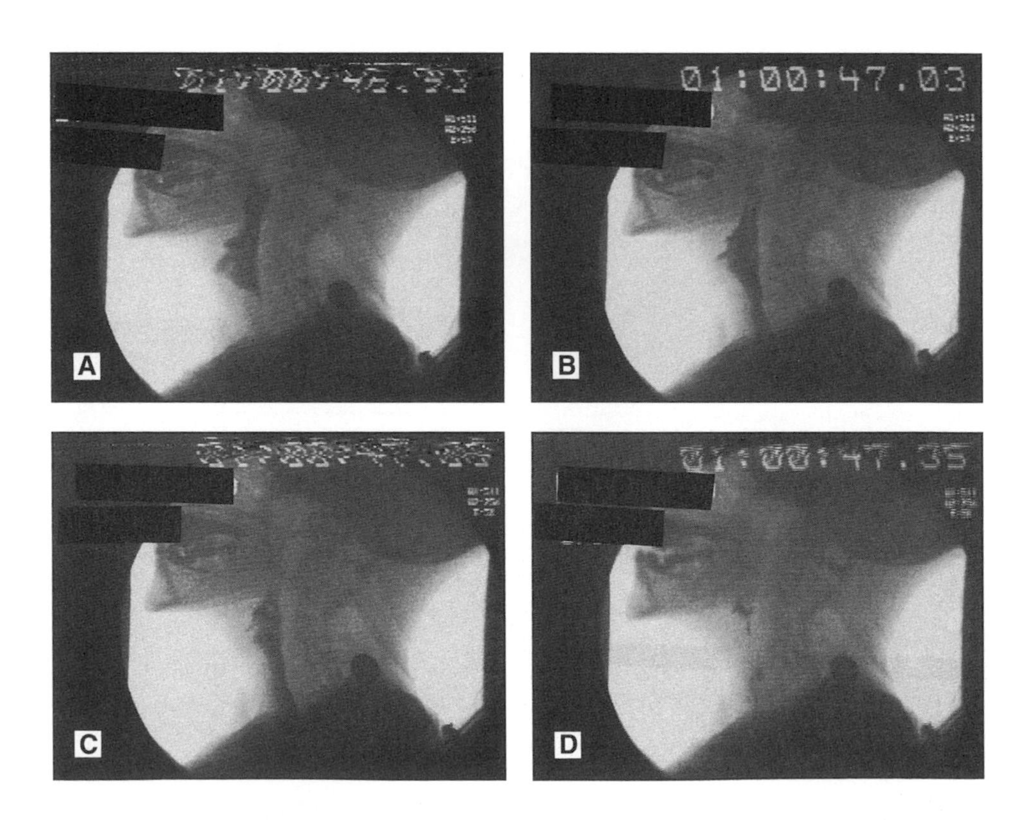

106 圖 4.26 電視螢光檢查的側面圖：（A）吸入呼吸道入口的情形；（B 到 D）在吞嚥過程中，連續清除口中的殘餘物。

吞嚥時吸入——喉部封閉不全

107

在吞嚥的咽部期，喉部有三道閥門來封鎖食物進入：⑴真聲帶；⑵會厭根部與假聲帶間的杓狀軟骨（也就是呼吸道入口）；⑶杓會厭皺褶與會厭軟骨。在喉部提高到上抬全程的 50%時，真聲帶就會閉合。如果喉部在吞嚥過程中，沒有從底部到頂部充分閉合，食物就會在吞嚥時進入呼吸道。整個過程看起來，像是喉部完全沒有對進入呼吸道的食物進行任何阻擋，如圖 4.27 A、B 所示。這是發生吞嚥時吸入現象的唯一原因。

在兩個梨狀竇上都有食物殘留〔阻塞（stasis）〕——喉部向前移動程度不足；環咽肌功能失常；或是食道開口狹窄

在正常情況下，梨狀竇在吞嚥後極少，甚至沒有食物會殘留下來。當兩個梨狀竇中有明顯的殘留物時，就是喉部向前移動程度不足以及（或是）環咽肌功能失常（cricopharyngeal dysfunction）（上食道閥功能失常）或是食道開口狹窄（stricture）所呈現的症狀（Calcaterra, Kadell, & Ward, 1975）。吞嚥的其他面相，包括啟動咽部期吞嚥，則應該是正常的。如果咽部期吞嚥未被啟動，就不能斷定為環咽肌異常。因為舌骨與喉部的前進與上抬動作控制著環咽肌張開，此時環咽肌會放鬆，若是這個上括約肌無法張開，必須更進一步加以探究，確認異常的部位在何處（Kahrilas, Dodds, Dent, Logemann, & Shaker, 1988）。通常，咽部壓力計必須與螢光透視檢查並行，來評估這些事項（Kahrilas & Logemann, 1993）。圖 4.28 是一位三歲腦傷病患的梨狀竇，他因為喉部前進動作程度不足，造成環咽肌異常。

殘餘物布滿整個咽部

如果梨狀竇的殘餘物合併其他部位（會厭谿、咽壁等）的殘餘物，如圖 4.29 所示，這就是吞嚥時咽壁壓力產生的普遍性功能失常，而非單獨的環咽肌問題。普遍性的咽部功能失常，包括舌根後送的程度不足，以及咽壁動作

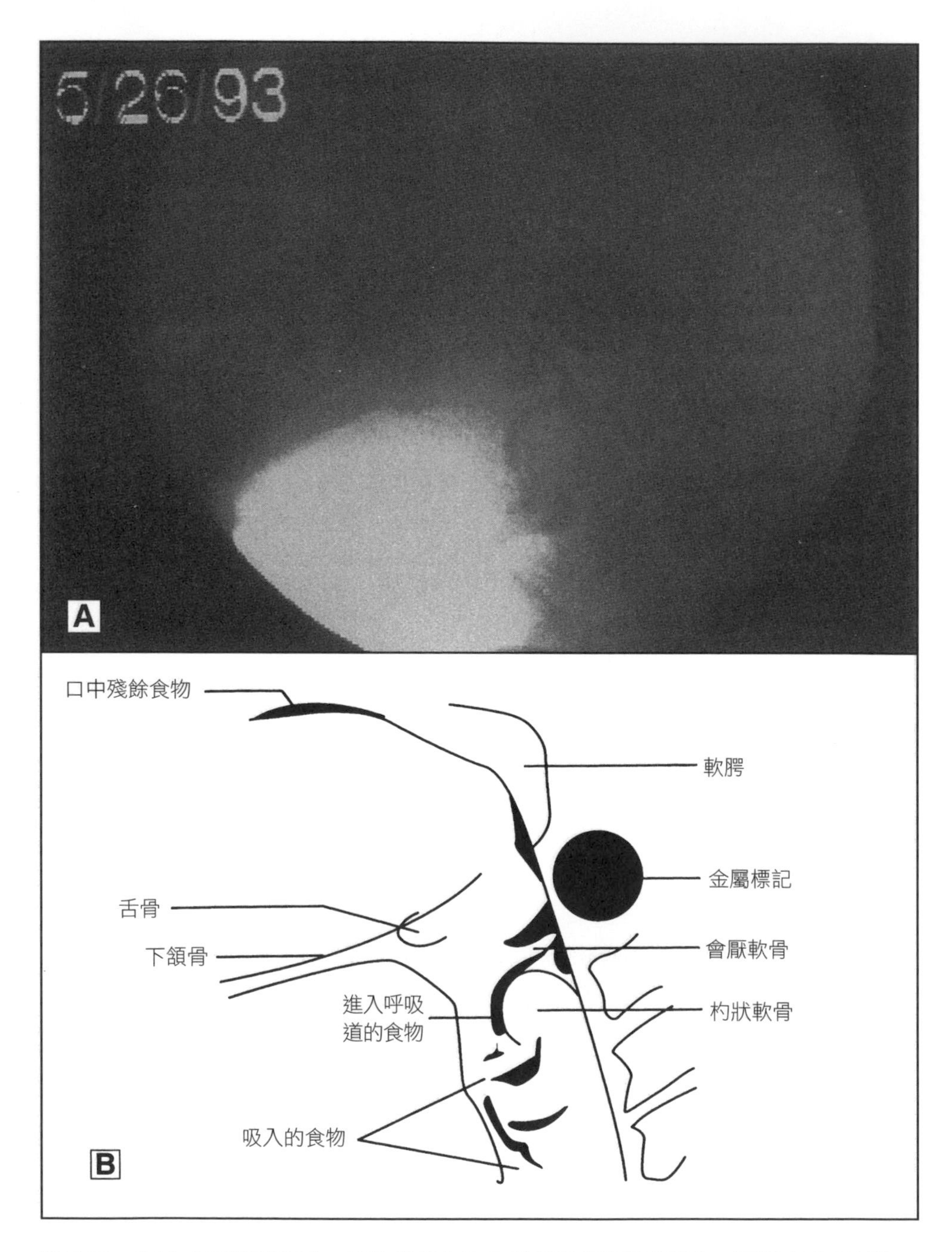

108 圖 4.27 （A）在吞嚥過程中，因為喉部在入口處及聲帶的閉合不全，而形成吸入現象。（B）是各個構造的位置圖。

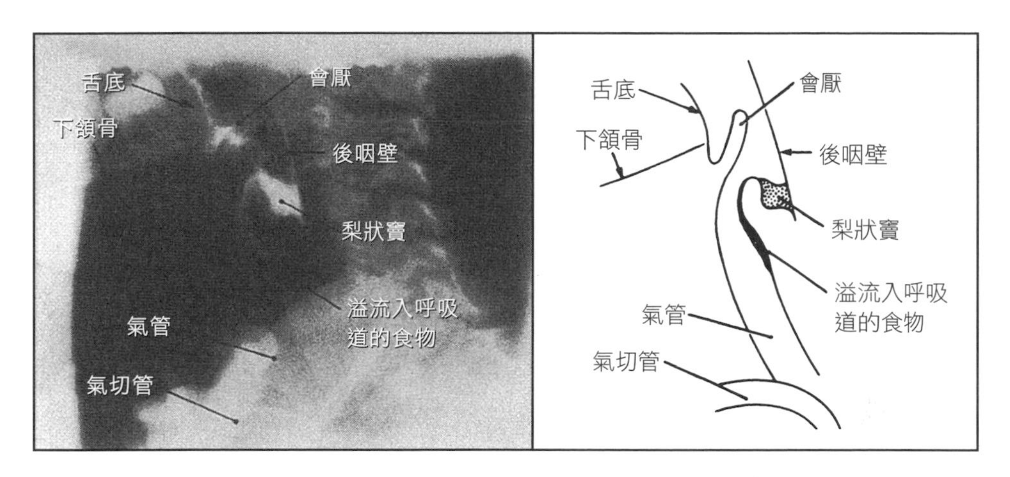

圖 4.28　以放射照影由側面拍攝一名三歲的腦傷病童。該名兒童因為喉部往前移動的狀況不佳，而造成在梨狀竇有食物殘留，以及環咽肌開口不佳，食物溢流入呼吸道的情形。 *109*

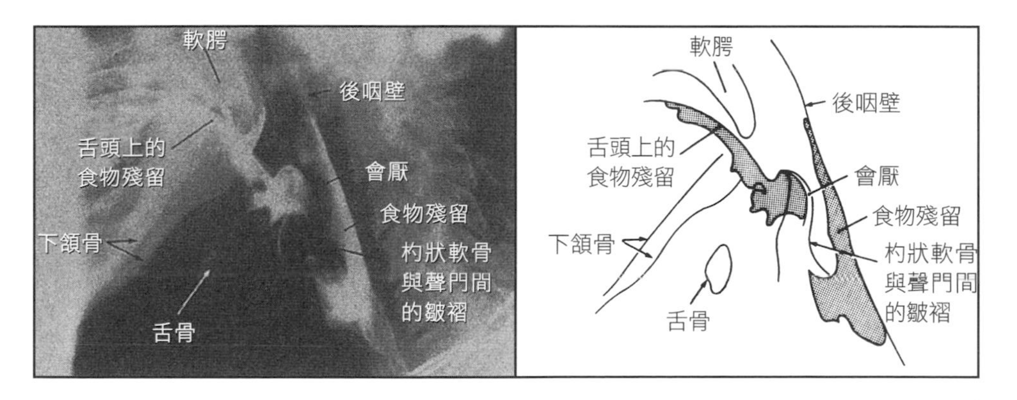

圖 4.29　以放射照影由側面拍攝食物殘留遍布整個咽腔的情形，包含舌根之下、會厭谿中、後咽壁，以及梨狀竇中。 *109*

程度不足等。通常，喉部上升程度也是不足的。

咽部期通過時間（以秒計算）

正常情形下，不論病人年齡或食物材質是什麼，咽部期通過時間都小於一秒。咽部期通過時間變慢的情形，必須與口腔期通過時間一併考慮，才能 *109*

推定口咽吞嚥的全部時間長度。整個口腔與咽部期的吞嚥速度，對於判定病人是否能從口腔進食中獲得足夠的營養與水分，是一個重要的考量因素。

其他

檢核表這個部分的空間，讓治療師能註記任何其他從側面圖中可以看到的咽部吞嚥過程中，不正常的動作型態或構造上的問題。咽囊是這一類問題中的例子之一。

110

使用的姿勢或治療方法

這個空間可以用來註記在X光攝影檢查中所使用或評估的任何治療方法。

頸部食道期吞嚥異常

頸部食道期吞嚥指的是，食道肌肉組織開始之一連串的蠕動。從側面觀察病人進行改良式鋇劑吞嚥的 X 光攝影時，可以觀察到病人頸部食道吞嚥的面相。如果發現病人食道功能上有任何問題，在鋇劑吞嚥檢查完成之後，應該進行食道檢查（傳統式的鋇劑吞嚥），或是將病人轉介給腸胃科醫生進行評估。如此一來，才能確認病人吞嚥不會產生吸入現象，而能安全地進行鋇劑吞嚥。如果病人因為會產生吸入現象而無法安全地吞嚥，可以延遲做食道檢查，直到吸入的風險消除為止。

食道階段的吞嚥無法以吞嚥治療來矯治，雖然姿勢上的改變有時會有些幫助。然而，很重要的一點是，吞嚥治療師必須注意，有時食道異常看起來像是咽部期的吞嚥異常，因為這類異常會造成食物從食道逆流到咽部，進而產生吸入現象。以下界定幾種食道異常現象，尤其是那些會造成吞嚥治療師或放射科醫師，在進行鋇劑吞嚥時，在診斷上會產生困擾的異常現象。

食道至咽部的逆流

食物由食道逆流到咽部的現象（esophageal-to-pharyngeal backflow），有時可在改良式鋇劑吞嚥過程中發現。這是許多種食道異常共有的症狀，包括鬆弛不能（achalasia），或是下食道括約肌無法放鬆、逆流（reflux）、腫瘤、狹窄等。食物由食道逆流進入咽部，上食道括約肌必須要張開，這個現象才會發生。一旦食物由食道進入咽部，就有可能溢入呼吸道中，造成吸入現象，以及其他的咽部期吞嚥障礙症狀。逆流產生的原因之一是胃食道酸逆流（gastroesophageal reflux）。有逆流現象的病人在間接喉鏡檢查（indirect laryngoscopy）中，其喉部杓狀軟骨處會呈現紅腫現象，因為逆流至呼吸道的物質中含有胃酸。這些病人也有可能抱怨，在咽部及（或）食道的地方感到灼熱，或常有作嘔或咳嗽的現象。對肺而言，含有胃酸的吸入物，比吞入口水或食物都還具刺激性。

氣管食道瘺管（tracheoesophageal fistula）

有時候，瘺管（漏洞）會出現在分隔食道與氣管間的柔軟組織上，這個瘺管讓進入食道的食物流回到氣管中。氣管食道瘺管病人有許多症狀與吞嚥後因各種因素發生吸入現象的病人相似，也就是在吞嚥後會咳嗽。因此，他們必須轉介給吞嚥治療師做評估。每當病人有吸入現象可能病史，而被轉介做 X 光攝影檢查時，若病人的改良式鋇劑吞嚥檢查結果正常，應該持續 X 光攝影檢查，仔細評估食道的狀況，以斷定是否有氣管食道瘺管的存在。因為瘺管通常出現在第一至第三節胸椎之間，在 X 光攝影中，肩膀通常會形成陰影，使側面的影像看不清楚。為了使這個部分的食道與氣管更清楚地被看見，病人應該將肩膀側過一邊，而頭部與身軀則保持側面。病人應該繼續保持這個姿勢進行吞嚥，同時將螢光透視檢查管降到頸部食道的底端，以便拍攝到瘺管的孔道。

Zenker's 憩室

憩室（diverticulum）是當咽部與食道肌肉發生脫出時，在側邊形成的小囊（Lund, 1968; Ponzoli, 1968）。Zenker's 憩室產生於環咽肌區域或上食道括約肌之處。Zenker's 憩室產生的理論之一是，環咽肌張力過強，使病人需要增加咽部的力量，將食物推過上食道括約肌，因此長期以來使組織脫出。在 X 光檢驗下，這個憩室看起來像是個圓滾滾的氣球，在病人吞嚥時，裡頭塞滿了 X 光無法穿透的物質。在吞嚥過後，憩室裡的食物通常就被清空了。在清除食物的過程中，食物也許會掉落到呼吸道中，造成吞嚥後的吸入現象。圖 4.30 是 Zenker's 憩室及逆流的動態。

逆流或胃食道逆流疾病（gastroesophageal reflux disease, GERD）

「逆流」（reflux）這個詞指的是某種特殊型態的回流——也就是由於下食道括約肌（LES）無法將食物保存在胃內，造成食物與胃酸從胃回流到食道（Henderson, Woolf, & Marryatt, 1976）。在改良式鋇劑吞嚥檢查中，通常無法診斷出逆流，因為這種檢查不會觀察下食道括約肌。如果從病人的病史中推測病人可能有逆流現象，就有必要轉介給腸胃科醫生。

114

其他

檢核表這個部分的空間，讓治療師能註記任何其他吞嚥過程中，頸部食道面相看到的不正常動作型態或構造上的問題。

使用的姿勢或治療方法

這個空間可以用來註記在X光攝影檢查中所引介或評估的任何治療方法。通常，食道異常的治療是使用手術或是醫療方法。然而，有時候，姿勢的技巧可以幫助這些病人，例如 Zenker's 憩室的病人將頭往一邊旋轉，就有可能關閉通往憩室的入口。

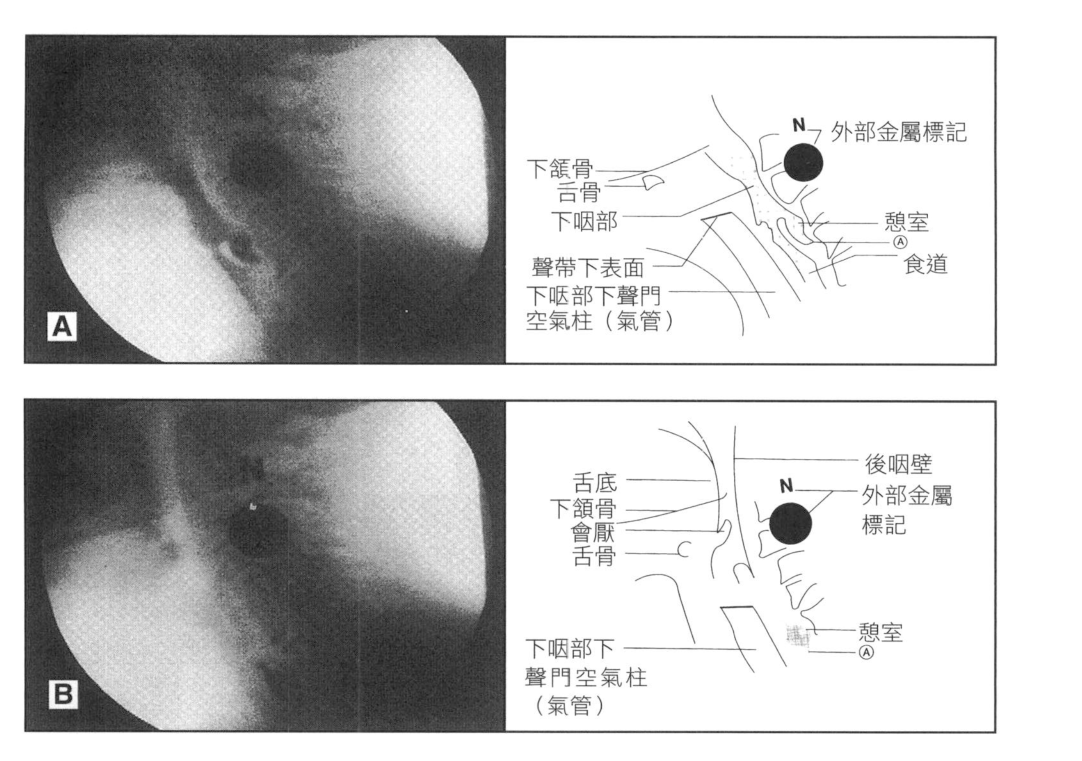

112 **圖 4.30** 食物充滿 **Zenker's** 憩室並逆流入咽腔的動力原理。（**A**）為吞嚥的咽部與早期頸部食道期的翻拍影片及圖解。圖中舌骨與呼吸道都抬得很高，環咽肌區域張開，食團流入憩室以及環咽肌區域。由於憩室是咽壁的一部分，它隨著喉部與咽部在吞嚥過程中被抬高。Ⓐ標示的是憩室的底部。（**B**）中，咽部與頸部食道處於靜止狀態，呼吸道暢通，環咽肌區域閉合，而憩室充滿了剩餘的鋇劑。注意，憩室的底部，也就是Ⓐ所標示之處，下降了兩個脊椎的高度，使其由在吞嚥過程中較高的位置（如圖 **A** 所示），回復到靜止時的高度。

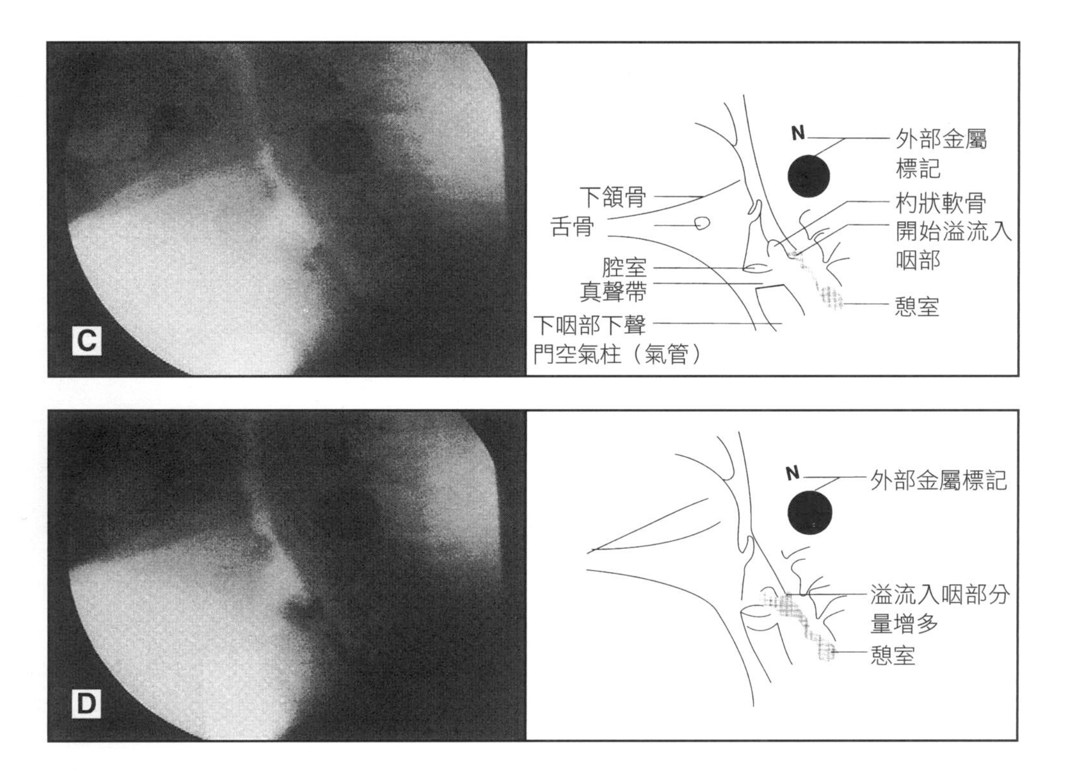

113 圖 4.30（續）　（C）憩室中的剩餘物質開始向上回流到咽部。（D）回流繼續增加，造成大量食物重新進入咽部（梨狀竇）。

後前像

X光攝影中，後前像讓治療師能檢視在吞嚥過程中，口腔與咽部構造與功能的對稱性，以及發聲時喉部的情形。在將近 80%的正常個案中，食團會十分平均地分成兩半，通過咽部兩側，進入食道中；其他 20%的個案才是以單側吞嚥（Logemann, Kahrilas, Kobara, & Vakil, 1989）。後前像也便於評估咀嚼及吞嚥準備過程中的口腔功能。

口腔準備期

在口腔準備期中，治療師可以在後前像中檢查以下項目：⑴舌頭將食物側送的能力；⑵在咀嚼食物的過程中，下顎活動的型態。舌頭在吞嚥開始之前，在口腔中含住食物時的形狀也可以觀察得到。舌頭的兩側應當碰觸到側牙齦，中央線則應該下沈形成一個凹槽，將食團包住。

無法與牙齒對齊——下顎動作不足

有些病人（特別是那些下顎動過手術的人）在將下顎移到正常吞嚥的咬合位置時，會遭遇困難。這是下顎移動範圍不足的現象，通常發生於下顎有部分切除的病人身上。

無法用舌頭將食物側送——舌頭往兩側移動的程度不足

在咀嚼時，舌頭會將食物側送，也就是將食物撥到口腔的側面，放到牙齒上。如果病人無法將食物從中央側送到兩側，這就表示舌頭往側面移動的程度不足。

無法壓碎食物——舌頭上抬幅度不足

如果病人無法將食物放到兩側牙齒上進行咀嚼，他可能會使用代償行為，垂直地壓碎舌頭和硬顎之間的食物。如果病人無法完成壓碎的動作，這就顯示了舌頭往硬顎方向上抬的範圍不足。

食物落入側頰溝——臉頰張力不足

當病人咀嚼的時候，食物掉到側頰溝之中，這就顯示了臉頰的肌肉張力不足。臉頰肌肉張力能關閉側頰溝，並讓食物在咀嚼過程中往舌頭中間靠。

食物掉入口腔底部——舌頭控制能力不足

當病人咀嚼時，食物掉到口腔底部，是舌頭控制能力不足的症狀，尤其是舌頭側邊與兩側牙齦形成封閉狀態的力量不夠。

食團在口腔中四處溢散——舌頭塑形及精細動作控制能力不足

當液體和糊狀食物放入口中時，舌頭通常會改變形狀，將食物包在中間，讓食物聚成一團。同時，在咀嚼過後，舌頭通常將食物聚在一起，形成一塊食團，而且將自己包在食團外，因此，舌頭的邊緣與上側牙齦是形成封閉狀態的。如果病人無法將他的舌頭包住食團（也就是提高舌頭的一側或兩側，或在中間形成溝狀來裝滿食物），這就表示舌頭精細動作的控制能力不足。

使用的姿勢或治療方法

這個空間可以用來註記在 X 光攝影檢查中所引介或評估的任何治療方法及其成效。

咽部期

咽部期吞嚥，以後前像角度來評估時，能提供任何一種單側咽部期吞嚥異常本質。

單側會厭谿有殘留物——單側舌根向後移動功能失常

116

當吞嚥後只有一邊會厭谿出現食物殘留時，顯示出一邊的舌根或是咽括約肌失能。這些殘留物如果量很大，會在吞嚥後產生吸入現象。

梨狀竇一側有食物殘留——單側咽部功能失常

在吞嚥後，只有一側的梨狀竇有食物殘留，表示咽壁功能失常，這也許是神經或構造上產生損傷造成的結果。當吞嚥過後，有大量的殘餘物留在咽部時，若任何殘留物被吸入或掉到呼吸道中，病人就有吞嚥後吸入現象的危險。圖 4.31 和 4.32 分別顯示出成人及兒童患有單側後咽壁障礙的情形。相較之下，圖 4.33 顯示出的是雙側後咽壁障礙患者，在咽部兩側都有殘留物的情形。

聲帶閉合程度不足

117

將病人的頭往後傾斜，讓下頜不要擋住視線，就可以評估聲帶閉合情形。指示病人重複快速發出「啊～啊～啊」的聲音，好讓治療師能盡速找到聲帶的位置。在辨認出聲帶的位置後，病人應該吸氣，延長「啊」聲達數秒，吸氣，再延長發出「啊」聲達數秒之久。這樣能顯現出聲帶張開與閉合的情況，*118* 並讓治療師評估聲帶運動的對稱情形，尤其是閉合的時候。聲帶運動程度不足表示喉部閉合不夠，或者可能是單側聲帶閉合肌輕癱（paresis）或麻痺（paralysis）。因為喉部無法在咽部期吞嚥時保護呼吸道，可能造成吞嚥時發生吸入現象。

聲帶高度不一致

通常，在部分喉切除患者（partially laryngectomized patients）身上，重建的喉部就垂直面而言，會和未進行手術那一側的聲帶高度不一致。因此，當 *119* 病人在吞嚥過程中，嘗試閉合他的喉部以保護呼吸道時，即使喉部兩側運動

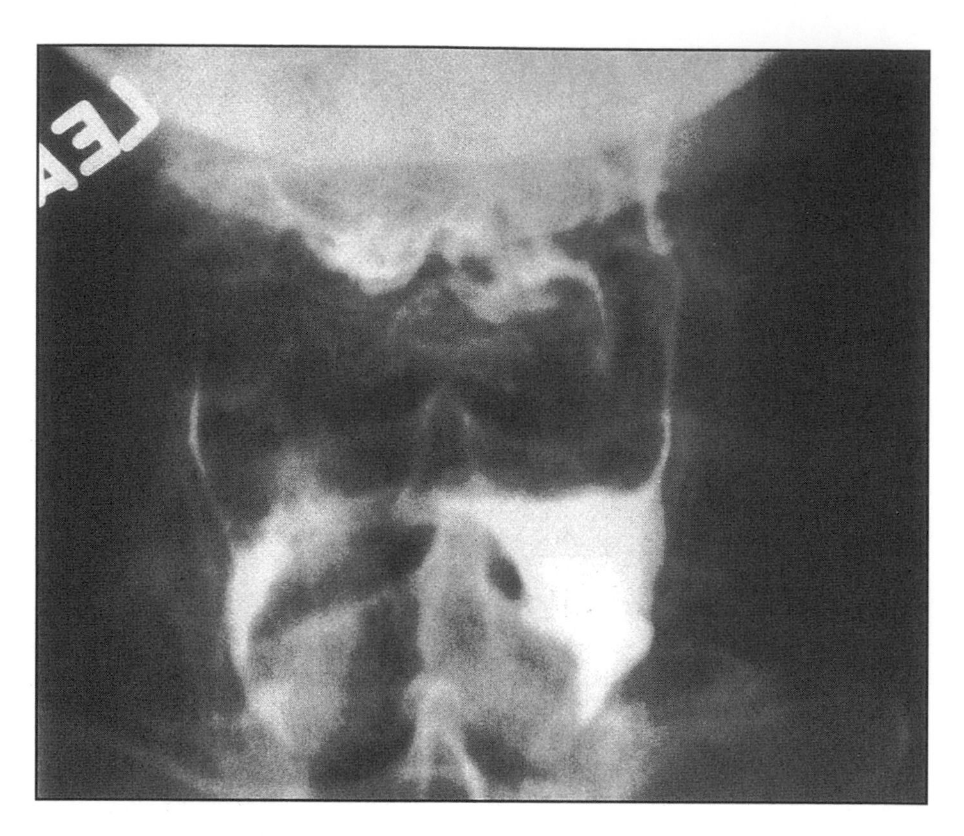

116 圖 4.31 咽部的前視圖，顯示出單側咽部損傷造成單側梨狀竇有食物殘留。受損的咽壁造成受損側的梨狀竇拉長。

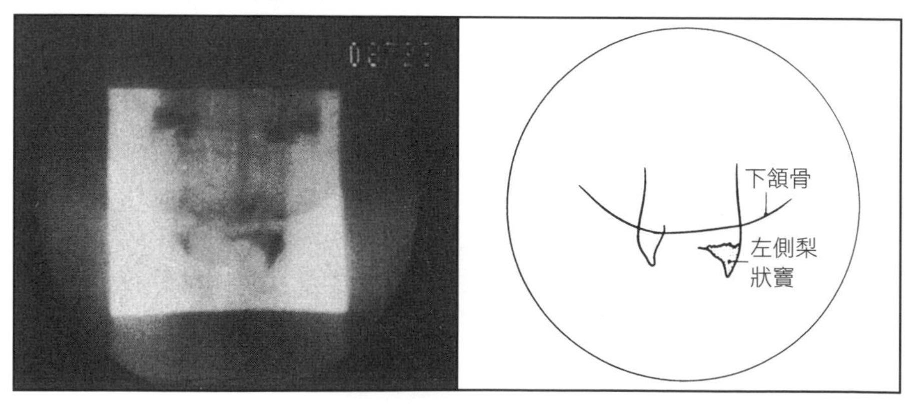

117 圖 4.32 由前方以放射照影拍攝咽部，顯示出兩側的殘留物不平均，據此可知病人有單側咽壁損傷。

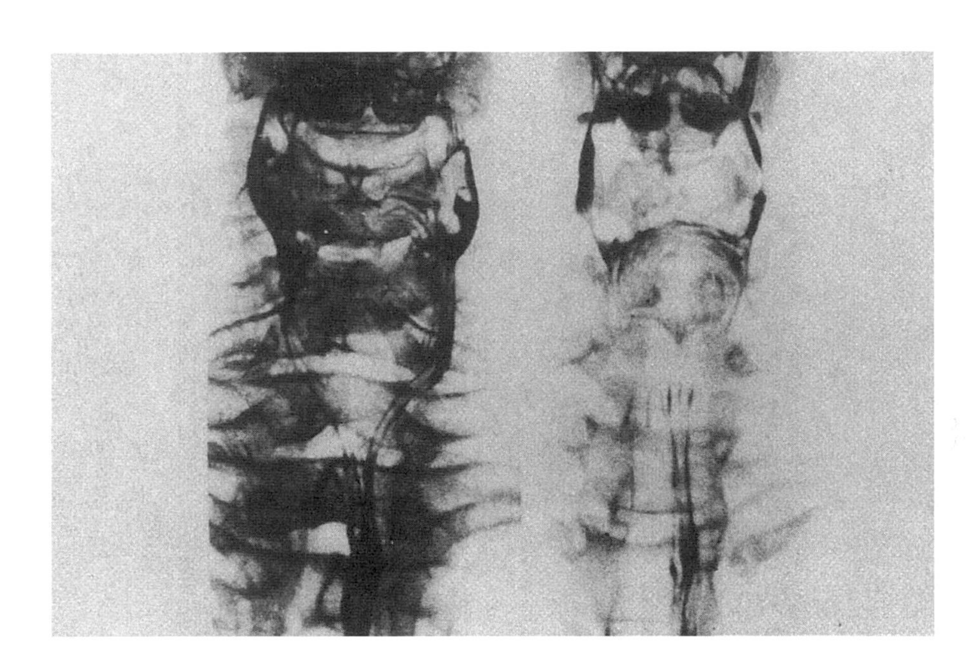

圖 4.33 放射照影的前視圖顯示出，在會厭谿、咽壁以及梨狀竇的殘留物十分對稱，可推知個案雙側咽壁施力均等。

117

的狀況良好，兩側的喉部依舊不能彼此接觸，因此呼吸道無法完全閉合，就像圖 4.34 所示。這是另外一種吞嚥時造成吸入現象的原因，因為咽部沒有充分閉合，而無法保護呼吸道。

其他

檢核表這個部分的空間，讓治療師能註記任何其他改良式鋇劑吞嚥過程中可以看到的不正常現象。

使用的姿勢或治療方法

這個空間可以用來註記在 X 光攝影檢查中所引介或評估的任何治療方法及其成效。

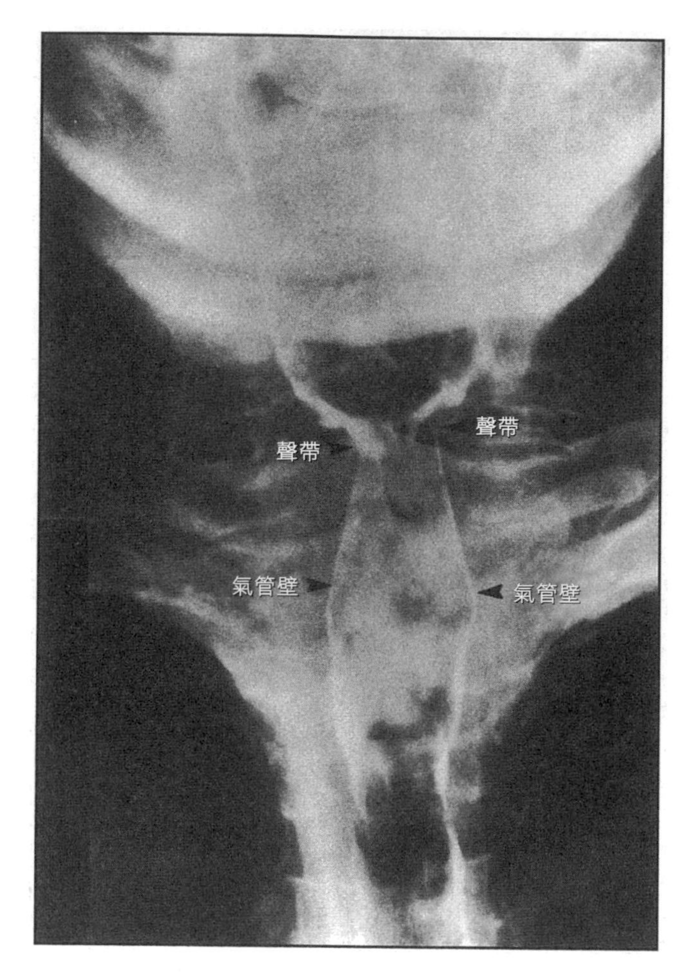

118 圖 4.34 呼吸道的前視圖顯示出聲帶在不同的高度。聲帶與氣管壁都覆滿了鋇劑。

附錄 4A

吞嚥電視螢光攝影檢查檢核表

吞嚥電視螢光攝影檢查檢核表的目的，是要架構改良式鋇劑吞嚥電視螢光攝影檢查過程中，各項解剖和生理觀察的流程。這個檢核表包括了最常見的解剖和生理吞嚥異常，同時也留下一些空間讓檢查者註記，在 X 光攝影檢查過程中發現的其他異常現象。檢核表的重點擺在改良式鋇劑吞嚥檢查中的口腔、咽部以及頸部食道檢查（Logemann, 1983）。這份檢核表已經針對本書第一版（Logemann, 1983）所見的缺失更新，因此更便於使用，同時也加入了可供記載後前像以及側面像資料的空間。

在檢核表的頂端，治療師註記病人的姓名、年齡、X 光攝影檢查的日期、開始以口進食的日期（部分或全部）、病人吞嚥異常的明顯病因（也就是造成吞嚥問題的潛在原因，像是腦血管病變或頭部創傷等）、病人目前攝取營養的方法（指的是由口進食、鼻胃管、胃造口術、空腸造口術等）、有無氣管套管以及管子的形式（例如無栓式、充氣式）與 X 光攝影的目的。X 光攝影的目的在於檢查吞嚥機制的生理機能、或是評估特定治療策略的效果、或是復原的情形，以及確認吸入現象的出現與否與其原因。

檢核表分為兩部分，第一部分適用於吞嚥的食物是不同份量液體時，而第二部分則適用於吞嚥糊狀物、餅乾或其他類型食物時。每個部分又區分為吞嚥症狀、電視螢光攝影側面像、電視螢光攝影後前像等部分。在每個部分中，X 光攝影症狀列在左欄裡，由前至後、由上到下。

在每個症狀旁都有個方框，讓治療師在餵食某種份量的食物質地時，若觀察到該症狀，能很方便地檢核。空格用來記錄吞嚥五種不同份量的液體和其他質地食物的資料，這些食物每種吞三口。雖然最常用的材料是液體鋇劑（盡量與水相同）、含有糊狀鋇劑的布丁（Esophatrast），以及表面塗上鋇劑布丁的餅乾（代表需要咀嚼的食物），但治療師仍可以填上他所使用的任何 121 一種新的食物質地。當病人在使用治療策略的情形下，仍然有明顯的吸入現象時，治療師在評估時，可能會以其他質地的食物來測試或跳過某些食物質地。

會造成吞嚥前、中、後產生吸入現象的症狀，亦需記錄下來。表單上每個症狀欄底下都有空格，以記錄臨床判斷每次吞嚥吸入的量。

在表單每個區塊的最末端都有空格，以記錄吞嚥不同食團種類時，提供的擺位介入或治療策略，以及其成效。

X 光攝影症狀對應的吞嚥生理異常列在最右側的那一欄，這是為了方便治療師對病人的吞嚥異常進行診斷。

為了註解後前像所見的情形，也有空格來填寫所有食團種類的吞嚥情形。事實上，通常只有一或兩次吞嚥會以後前像來呈現，以了解構造上或生理機能的不對稱性，同時將吸入的危險性降到最低。

吞嚥電視螢光攝影檢查
西北大學 Jeri A. Logemann 博士

病人姓名：　　　　　　　　　　　年齡：
檢查日期：　　　　　　　　　　　開始以口進食的日期：
病人吞嚥異常的病因：
營養攝取狀況：　　　　　　　　　氣切管套管：
檢查目的：

側面像

X 光攝影所見症狀	液體					可能的吞嚥障礙
	1 ml	3 ml	5 ml	10 ml	杯子	
吞嚥準備期						
無法將食物含在口腔前端	□□□	□□□	□□□	□□□	□□□	嘴唇閉合不足
無法形成食團	□□□	□□□	□□□	□□□	□□□	舌頭移動範圍或協調能力不足
無法含住食團——食團提早逸散	□□□	□□□	□□□	□□□	□□□	舌頭塑形或協調能力不足；軟腭動作程度不足
吞嚥前的吸入程度（%）	___	___	___	___	___	
食物掉入前唇溝	□□□	□□□	□□□	□□□	□□□	嘴唇張力不足
食物落入側頰溝	□□□	□□□	□□□	□□□	□□□	臉頰張力不足
含住食物的位置不正常	□□□	□□□	□□□	□□□	□□□	舌頭外吐，舌頭控制能力不佳
其他__________	□□□	□□□	□□□	□□□	□□□	描述__________
使用的姿勢或治療方法	□□□	□□□	□□□	□□□	□□□	哪一種？________
口腔期						
延遲啟動口腔期吞嚥	□□□	□□□	□□□	□□□	□□□	吞嚥失用症；口腔感覺不佳
舌頭做出搜尋的動作	□□□	□□□	□□□	□□□	□□□	吞嚥失用症

（接下頁）

（續上頁）

X光攝影所見症狀	液體					可能的吞嚥障礙
	1 ml	3 ml	5 ml	10 ml	杯子	
舌頭往前移動，以引發吞嚥動作	□□□	□□□	□□□	□□□	□□□	舌頭外吐
食物殘留在前唇溝	□□□	□□□	□□□	□□□	□□□	雙唇張力不足；舌頭控制能力不足
食物殘留在側頰溝	□□□	□□□	□□□	□□□	□□□	臉頰張力不足
食物殘留在口腔底部	□□□	□□□	□□□	□□□	□□□	舌頭塑形或協調能力不足
食物殘留在舌頭中線的溝槽內	□□□	□□□	□□□	□□□	□□□	舌頭結痂
食物殘留在舌頭上	□□□	□□□	□□□	□□□	□□□	舌頭移動程度不足；舌頭力量不足
舌頭收縮動作紊亂	□□□	□□□	□□□	□□□	□□□	舌頭前後移動不協調
舌頭與硬顎的接觸不完全	□□□	□□□	□□□	□□□	□□□	舌頭上抬程度不足
硬顎上有食物殘留	□□□	□□□	□□□	□□□	□□□	舌頭上抬程度不足；舌頭力量不足
舌頭前後移動程度不足	□□□	□□□	□□□	□□□	□□□	舌頭前後協調能力不足
重複的舌頭搖滾動作	□□□	□□□	□□□	□□□	□□□	巴金森氏病
食團控制不佳／提早吞嚥	□□□	□□□	□□□	□□□	□□□	舌頭控制能力不足；舌頭軟腭閉鎖不全
吞嚥前的吸入程度（%）	___	___	___	___	___	（任何舌頭控制能力不足都可能造成吞嚥前產生吸入現象）
分次吞嚥	□□□	□□□	□□□	□□□	□□□	
口腔期通過時間（以秒計算）	___	___	___	___	___	
其他___________	□□□	□□□	□□□	□□□	□□□	描述___________
使用的姿勢或治療方法	□□□	□□□	□□□	□□□	□□□	哪一種？________

（接下頁）

123

（接上頁）

124

X 光攝影所見症狀	液體					可能的吞嚥障礙
	1 ml	3 ml	5 ml	10 ml	杯子	
啓動咽部期吞嚥						
延遲的時間（以秒計算）	___	___	___	___	___	延遲啟動咽部期吞嚥
吞嚥之前的吸入程度（%）	___	___	___	___	___	
咽部期						
嗆入鼻腔	□□□	□□□	□□□	□□□	□□□	軟腭咽部閉合不足
假會厭（全喉切除）	□□□	□□□	□□□	□□□	□□□	舌根黏膜產生皺褶
頸椎處骨質增生	□□□	□□□	□□□	□□□	□□□	頸椎骨刺
吞嚥後食物附著在咽壁上	□□□	□□□	□□□	□□□	□□□	咽部收縮能力不足
吞嚥後在會厭谿有殘留物（%）	___	___	___	___	___	舌根向後移動的能力不足
吞嚥之後的吸入程度（%）	___	___	___	___	___	
食物附著在咽部溝槽中	□□□	□□□	□□□	□□□	□□□	疤痕組織；咽壁／咽囊
吞嚥之後的吸入程度（%）	___	___	___	___	___	
食物堆積在呼吸道頂端	□□□	□□□	□□□	□□□	□□□	喉部上抬不足
吞嚥之後的吸入程度（%）	___	___	___	___	___	
食物嗆入呼吸道入口	□□□	□□□	□□□	□□□	□□□	喉部上抬不足／呼吸道入口閉合不全
吞嚥之後的吸入程度（%）	___	___	___	___	___	
咽部閉合不全	□□□	□□□	□□□	□□□	□□□	呼吸道入口閉合不全
吞嚥之後的吸入程度（%）	___	___	___	___	___	
吞嚥時吸入	□□□	□□□	□□□	□□□	□□□	喉部閉合不全

125

（續下頁）

（接上頁）

X光攝影所見症狀	液體					可能的吞嚥障礙
	1 ml	3 ml	5 ml	10 ml	杯子	
吞嚥時吸入的程度（%）	___	___	___	___	___	
在兩側梨狀竇中都有食物殘餘	□□□	□□□	□□□	□□□	□□□	喉部往前移動的程度不足；環咽功能失常，狹窄
吞嚥後的吸入程度（%）	___	___	___	___	___	
整個咽腔都是食物殘餘	□□□	□□□	□□□	□□□	□□□	吞嚥過程中，壓力普遍不足
吞嚥後的吸入程度（%）	___	___	___	___	___	
咽部期通過時間（以秒計算）	___	___	___	___	___	
其他___________	□□□	□□□	□□□	□□□	□□□	描述___________
使用的姿勢或治療方法	□□□	□□□	□□□	□□□	□□□	哪一種？________
頸部食道期						
食道到咽部的逆流	□□□	□□□	□□□	□□□	□□□	食道異常——需要進一步評估
氣管食道瘺管	□□□	□□□	□□□	□□□	□□□	氣管食道瘺管
Zenker's 憩室	□□□	□□□	□□□	□□□	□□□	Zenker's 憩室
其他___________	□□□	□□□	□□□	□□□	□□□	描述___________

後前像

X 光攝影所見症狀	液體					可能的吞嚥障礙
	1 ml	3 ml	5 ml	10 ml	杯子	
吞嚥準備期						
齒列無法對齊	□□□	□□□	□□□	□□□	□□□	下顎動作程度不足
無法將食物側移到兩側	□□□	□□□	□□□	□□□	□□□	舌頭往兩側移動程度不足
無法壓碎食物	□□□	□□□	□□□	□□□	□□□	舌頭上抬幅度不足
食物掉入側頰溝	□□□	□□□	□□□	□□□	□□□	臉頰張力不足
食物掉到口腔底部	□□□	□□□	□□□	□□□	□□□	舌頭控制能力不足
食團在口腔中四散	□□□	□□□	□□□	□□□	□□□	舌頭精細動作控制能力不足
使用的姿勢或治療方法	□□□	□□□	□□□	□□□	□□□	哪一種？________
咽部期						
單側會厭谿有食物殘留	□□□	□□□	□□□	□□□	□□□	舌根單側功能失常
單側梨狀竇有食物殘留	□□□	□□□	□□□	□□□	□□□	咽部單側功能失常
___右 ___左						
吞嚥之後的吸入程度（%）	___	___	___	___	___	
喉部向中間移動程度不足	□□□	□□□	□□□	□□□	□□□	閉合程度不足
___右 ___左						
吞嚥時的吸入程度（%）	___	___	___	___	___	
聲帶高度不一致	□□□	□□□	□□□	□□□	□□□	聲帶高度不一致
吞嚥時的吸入程度（%）	___	___	___	___	___	
其他__________	□□□	□□□	□□□	□□□	□□□	描述__________
使用的姿勢或治療方法	□□□	□□□	□□□	□□□	□□□	哪一種？________

126

側面像

X 光攝影所見症狀	1 ml		其他			可能的吞嚥障礙
	糊狀	餅乾狀	___	___	___	
吞嚥準備期						
無法將食物含在口腔前端	□□□	□□□	□□□	□□□	□□□	嘴唇閉合不足
127 無法形成食團	□□□	□□□	□□□	□□□	□□□	舌頭移動範圍或協調能力不足
無法含住食團——食團提早逸散	□□□	□□□	□□□	□□□	□□□	舌頭塑形或協調能力不足；軟腭動作程度不足
吞嚥前的吸入程度（%）	___	___	___	___	___	
食物掉入前唇溝	□□□	□□□	□□□	□□□	□□□	嘴唇張力不足
食物落入側頰溝	□□□	□□□	□□□	□□□	□□□	臉頰張力不足
含住食物的位置不正常	□□□	□□□	□□□	□□□	□□□	舌頭外吐，舌頭控制能力不佳
其他___________	□□□	□□□	□□□	□□□	□□□	描述___________
使用的姿勢或治療方法	□□□	□□□	□□□	□□□	□□□	哪一種？________
口腔期						
延遲啟動口腔期吞嚥	□□□	□□□	□□□	□□□	□□□	吞嚥失用症；口腔感覺不佳
舌頭做出搜尋的動作	□□□	□□□	□□□	□□□	□□□	吞嚥失用症
舌頭往前移動，以引發吞嚥動作	□□□	□□□	□□□	□□□	□□□	舌頭外吐
食物殘留在前唇溝	□□□	□□□	□□□	□□□	□□□	雙唇張力不足；舌頭控制能力不足
食物殘留在側頰溝	□□□	□□□	□□□	□□□	□□□	臉頰張力不足
食物殘留在口腔底部	□□□	□□□	□□□	□□□	□□□	舌頭塑形或協調能力不足
食物殘留在舌頭中線的溝槽內	□□□	□□□	□□□	□□□	□□□	舌頭結痂

（續下頁）

（接上頁）

X 光攝影所見症狀	1 ml			其他		可能的吞嚥障礙
	糊狀	餅乾狀	___	___	___	
食物殘留在舌頭上	□□□	□□□	□□□	□□□	□□□	舌頭移動程度不足；舌頭力量不足
舌頭收縮動作紊亂	□□□	□□□	□□□	□□□	□□□	舌頭前後移動不協調
舌頭與硬顎的接觸不完全	□□□	□□□	□□□	□□□	□□□	舌頭上抬程度不足
硬顎上有食物殘留	□□□	□□□	□□□	□□□	□□□	舌頭上抬程度不足；舌頭力量不足
舌頭前後移動程度不足	□□□	□□□	□□□	□□□	□□□	舌頭前後協調能力不足
重複的舌頭搖滾動作	□□□	□□□	□□□	□□□	□□□	巴金森氏病
食團控制不佳／提早吞嚥	□□□	□□□	□□□	□□□	□□□	舌頭控制能力不足；舌頭軟腭閉鎖不全
吞嚥前的吸入程度（%）	___	___	___	___	___	（任何舌頭控制能力不足都可能造成吞嚥前產生吸入現象）
分次吞嚥	□□□	□□□	□□□	□□□	□□□	
口腔期通過時間（以秒計算）	___	___	___	___	___	
其他__________	___	___	___	___	___	描述__________
使用的姿勢或治療方法	□□□	□□□	□□□	□□□	□□□	哪一種？________
啓動咽部期吞嚥						
延遲的時間（以秒計算）	___	___	___	___	___	延遲啟動咽部期吞嚥
吞嚥之前的吸入程度（%）	___	___	___	___	___	

128

（續下頁）

（接上頁）

X 光攝影所見症狀	液體					可能的吞嚥障礙
	1 ml	3 ml	5 ml	10 ml	餅乾狀	
咽部期						
嗆入鼻腔	□□□	□□□	□□□	□□□	□□□	軟腭咽部閉合不足
舌根黏膜產生皺褶	□□□	□□□	□□□	□□□	□□□	假會厭（全喉切除）
頸椎處骨質增生	□□□	□□□	□□□	□□□	□□□	頸椎骨刺

129

	1 ml		其他			
	糊狀	餅乾狀	___	___	___	
吞嚥後食物附著在咽壁上	□□□	□□□	□□□	□□□	□□□	咽部收縮能力不足
吞嚥後在會厭谿有殘留物（%）	___	___	___	___	___	舌根向後移動的能力不足
吞嚥之後的吸入程度（%）	___	___	___	___	___	
食物附著在咽部溝槽中	□□□	□□□	□□□	□□□	□□□	疤痕組織；咽壁／咽囊
吞嚥之後的吸入程度（%）	___	___	___	___	___	
食物堆積在呼吸道頂端	□□□	□□□	□□□	□□□	□□□	喉部上抬不足
吞嚥之後的吸入程度（%）	___	___	___	___	___	
食物嗆入呼吸道入口	□□□	□□□	□□□	□□□	□□□	喉部上抬不足／呼吸道入口閉合不全
吞嚥之後的吸入程度（%）	___	___	___	___	___	
呼吸道入口閉合不全	□□□	□□□	□□□	□□□	□□□	呼吸道入口閉合不全
吞嚥之後的吸入程度（%）	___	___	___	___	___	
吞嚥時吸入	□□□	□□□	□□□	□□□	□□□	喉部閉合不全
吞嚥時吸入的程度（%）	___	___	___	___	___	
在兩側梨狀竇中都有食物殘留	□□□	□□□	□□□	□□□	□□□	喉部往前移動的程度不足；環咽功能失常，狹窄

（續下頁）

（接上頁）

X 光攝影所見症狀	1 ml 糊狀	餅乾狀	其他 ___	___	___	可能的吞嚥障礙
吞嚥後的吸入程度（%）	___	___	___	___	___	
整個咽腔都是食物殘留	□□□	□□□	□□□	□□□	□□□	舌底動作和喉部上抬不足
吞嚥後的吸入程度（%）	___	___	___	___	___	
咽部期通過時間（以秒計算）	___	___	___	___	___	
其他___________	□□□	□□□	□□□	□□□	□□□	描述___________
使用的姿勢或治療方法	□□□	□□□	□□□	□□□	□□□	哪一種？________
頸部食道期						
食道到咽部的逆流	□□□	□□□	□□□	□□□	□□□	食道異常——需要進一步評估
氣管食道瘺管	□□□	□□□	□□□	□□□	□□□	氣管食道瘺管
Zenker's 憩室	□□□	□□□	□□□	□□□	□□□	Zenker's 憩室
其他___________	□□□	□□□	□□□	□□□	□□□	描述___________
使用的姿勢或治療方法	□□□	□□□	□□□	□□□	□□□	哪一種？________

後前像

X光攝影所見症狀	1 ml 糊狀	餅乾狀	其他 ___	___	___	可能的吞嚥障礙
吞嚥準備期						
齒列無法對齊	□□□	□□□	□□□	□□□	□□□	下顎動作程度不足
無法將食物撥到兩側	□□□	□□□	□□□	□□□	□□□	舌頭往兩側移動程度不足
無法壓碎食物	□□□	□□□	□□□	□□□	□□□	舌頭上抬幅度不足
食物掉入側頰溝	□□□	□□□	□□□	□□□	□□□	臉頰張力不足
食物掉到口腔底部	□□□	□□□	□□□	□□□	□□□	舌頭控制程度不足
食團在口腔中四散	□□□	□□□	□□□	□□□	□□□	舌頭精細動作控制能力不足
使用的姿勢或治療方法	□□□	□□□	□□□	□□□	□□□	哪一種？________
咽部期						
單側會厭谿有食物殘留	□□□	□□□	□□□	□□□	□□□	舌根單側功能失常
單側梨狀竇有食物殘留	□□□	□□□	□□□	□□□	□□□	咽部單側功能失常
___右 ___左						
吞嚥之後的吸入程度（%）	___	___	___	___	___	
喉部向中間移動的程度不足	□□□	□□□	□□□	□□□	□□□	閉合程度不足
___右 ___左						
吞嚥時的吸入程度（%）	___	___	___	___	___	
聲帶高度不一致	□□□	□□□	□□□	□□□	□□□	聲帶高度不一致
吞嚥時的吸入程度（%）	___	___	___	___	___	
其他__________	□□□	□□□	□□□	□□□	□□□	描述__________
使用的姿勢或治療方法	□□□	□□□	□□□	□□□	□□□	哪一種？________

131

參考文獻

Blonsky, E., Logemann, J., Boshes, B., & Fisher, H. (1975). Comparison of speech and swallowing function in patients with tremor disorders and in normal geriatric patients: A cinefluorographic study. *Journal of Gerontology*, *30*, 299–303.

Blumberg, P., Prapote, C., & Viscomi, G. (1977). Cervical osteophytes producing dysphagia. *Ear, Nose and Throat Journal*, *56*, 15–21.

Calcaterra, T., Kadell, B., & Ward, O. (1975). Dysphagia secondary to cricopharyngeal muscle dysfunction. *Archives of Otolaryngology*, *101*, 726–729.

Dodds, W. J., Taylor, A. J., Steward, E. T., Kern, M. K., Logemann, J. A., & Cook, I. J. (1989). Tipper and dipper types of oral swallows. *American Journal of Roentgenology*, *153*, 1197–1199.

Henderson, R., Woolf, C., & Marryatt, G. (1976). Pharyngoesophageal dysphagia and gastroesophageal reflux. *Laryngoscope*, *86*, 1531–1539.

Jacob, P., Kahrilas, P., Logemann, J., Shah, V., & Ha, T. (1989). Upper esophageal sphincter opening and modulation during swallowing. *Gastroenterology*, *97*, 1469–1478.

Kahrilas, P., Dodds, W., Dent, J., Logemann, J., & Shaker, R. (1988). Upper esophageal sphincter function during deglutition. *Gastroenterology*, *95*, 52–62.

Kahrilas, P. J., Lin, S., Logemann, J. A., Ergun, G. A., & Facchini, F. (1993). Deglutitive tongue action: Volume accommodation and bolus propulsion. *Gastroenterology*, *104*, 152–162.

Kahrilas, P. J., & Logemann, J. A. (1993). Volume accommodations during swallowing. *Dysphagia*, *8*, 259–265.

Kahrilas, P. J., Logemann, J. A., Lin, S., & Ergun, G. A. (1992). Pharyngeal clearance during swallow: A combined manometric and videofluoroscopic study. *Gastroenterology*, *103*, 128–136.

Logemann, J. (1983). *Evaluation and treatment of swallowing disorders*. Austin, TX: PRO-ED.

Logemann, J. A. (1993). *Manual for the videofluoroscopic study of swallowing* (2nd ed.). Austin, TX: PRO-ED.

Logemann, J. A. (1997). Role of the modified barium swallow in management of patients with dysphagia. *Otolaryngology—Head and Neck Surgery*, *116*, 335.

Logemann, J. A., Kahrilas, P. J., Cheng, J., Pauloski, B. R., Gibbons, P. J., Rademaker, A. W., & Lin, S. (1992). Closure mechanisms of the laryngeal vestibule during swallow. *American Journal of Physiology*, *262 (Gastrointestinal Physiology, 25)*, G338–G344.

Logemann, J., Kahrilas, P., Kobara, M., & Vakil, N. (1989). The benefit of head rotation on pharyngoesophageal dysphagia. *Archives of Physical Medicine and Rehabilitation*, *70*, 767–771.

Lund, W. (1968). The cricopharyngeal sphincter: Its relationship to the relief of pharyngeal paralysis and the surgical treatment of the early pharyngeal pouch. *Journal of Laryngology and Otology*, *82*, 353–367.

Mandelstam, P., & Lieber, A. (1970). Cineradiographic evaluation of the esophagus in normal adults. *Gastroenterology*, *58*, 32–38.

Miller, A. (1972). Characteristics of the swallowing reflex induced by peripheral nerve and brain stem stimulation. *Experimental Neurology*, *34*, 210–222.

Parker, M. D. (1989). Dysphagia due to cervical osteophytes: A controversial entity revisited. *Dys-*

phagia, 3, 157–160.

Pommerenke, W. (1928). A study of the sensory areas eliciting the swallowing reflex. *American Journal of Physiology, 84*, 36–41.

133 Ponzoli, V. (1968). Zenker's diverticulum: A review of pathogeneses and presentation of 25 cases. *Southern Medical Journal, 61*, 817–821.

Rademaker, A. W., Pauloski, B. R., Logemann, J. A., & Shanahan, T. K. (1994). Oropharyngeal swallow efficiency as a representative measure of swallowing function. *Journal of Speech and Hearing Research, 37*, 314–325.

Robbins, J., Logemann, J., & Kirshner, H. (1986). Swallowing and speech production in Parkinson's disease. *Annals of Neurology, 19*, 283–287.

Rosenbek, J. C., Robbins, J., Roecker, E. B., Coyle, J. L., & Wood, J. L. (1996). A Penetration–Aspiration Scale. *Dysphagia, 11*, 93–98.

Saunders, W. (1971). Cervical osteophytes and dysphagia. *Journal of Otology, Physiology and Laryngology, 79*, 1091–1097.

Shanahan, T. K., Logemann, J. A., Rademaker, A. W., Pauloski, B. R., & Kahrilas, P. J. (1993). Chin-down posture effect on aspiration in dysphagic patients. *Archives of Physical and Medical Rehabilitation, 74*, 736–739.

Shawker, T. H. Sonies, B. C., Stone, M., & Baum, B. (1983). Real-time ultrasound visualization of tongue movement during swallowing. *Journal of Clinical Ultrasound, 11*, 485–494.

Shedd, D., Scatliff, J., & Kirchner, J. (1960). The buccopharyngeal propulsive mechanism in human deglutition. *Surgery, 48*, 846–853.

Tracy, J., Logemann, J., Kahrilas, P., Jacob, P., Kobara, M., & Krugler, C. (1989). Preliminary observations on the effects of age on oropharyngeal deglutition. *Dysphagia, 4*, 90–94.

Valadka, A. B., Kubal, W. S., & Smith, M. M. (1995). Updated management strategy for patients with cervical osteophytic dysphagia. *Dysphagia, 10*, 167–171.

第 5 章

吞嚥障礙的評估

Evaluation of
Swallowing Disorders

針對吞嚥評估，本章將從篩檢（screening）程序開始討論，然後再介紹完整的床邊／臨床（bedside or clinical）檢查，和X光攝影檢查（radiographic study）。有關床邊／臨床檢查和X光攝影部分將深入進行討論，因為施行它們的機會最高。此外，也將大量介紹病患的進食行為、語言、認知和口腔運動功能（床邊檢查），以及病患的口腔和咽部生理學（X光檢查）。一般而言，床邊或臨床檢查會安排在電視螢光透視檢查（videofluorography）程序（改良式鋇劑吞嚥法）之前，這樣就可以事先確認病患是否適合進行改良式鋇劑吞嚥法（modified barium swallow）。 *135*

篩檢步驟

治療師可藉由篩檢步驟所獲得的間接訊息，得知病患是否有吞嚥障礙，但無法了解造成此障礙的生理特性，例如，可由篩檢步驟得知病患有吸入（aspirating）的症狀，但仍無法知道是什麼原因導致此症狀。篩檢步驟偏向找出吞嚥困難的徵狀和症狀，例如咳嗽、肺炎病史、特定的高危險診斷、食物從氣切管（tracheostomy）溢出而顯示有吸入（aspiration）、嗆入（penetration）、吞嚥後口腔內有殘留物等等。通常篩檢步驟就在病患的床邊、家中或學校施行，這樣治療師便能記錄到更多有關病患是否需要進行全面性生理狀況評估的依據。在某些情況下，篩檢僅透過調閱病患病歷，觀察病患是否以口進食或吞口水的情況來完成。無論採取哪種方式，篩檢應該是快速、低風險和低成本的。它的目的是找出吞嚥障礙的高危險群，並安排進一步的評估。

136

近年來，篩檢步驟愈來愈精細，目的是減少電視螢光透視檢查或其他儀器類的檢查（DePippo, Holas, & Reding, 1992; Hamlet, Nelson, & Patterson, 1990; Hamlet, Patterson, Fleming, & Jones, 1992; Nathadwarawala, McGroary, & Wiles,1994; Nathadwarawala, Nicklin, & Wiles, 1992; Zenner, Losinski, & Mills, 1995）。不過它所能回答的問題，和電視螢光透視檢查之類的診斷性評估截然不同。篩檢步驟所問的問題是：「病患有吞嚥障礙嗎？」它無法回答：「吞嚥時病患的生理狀況如何？」後者只能由診斷性評估獲知解答。有些新發展出的篩檢步驟，包括連續喝下大量液體（三盎斯水測驗和計時吞嚥測驗）（DePippo et al., 1992; Nathadwarawala et al., 1992; Nathadwarawala et al., 1994）。這些篩檢步驟要經過明確的判斷後方能採用，因為這對有明顯吸入風險的病患，將造成立即或延宕的肺炎反應（Batchelor, Neilson, & Sexton, 1996）。

在檢驗篩檢步驟中，界定有無吞嚥障礙症狀的正確性上，通常看兩項特性的統計資料。其一是篩檢步驟要能正確區分出真正有吸入或有殘留物的個案（真陽性），這是「敏感度」（sensitivity），也要篩掉那些沒有任何症狀的案例（真陰性），這是「特定性」（specificity）。其二，執行過程不能造成很多假陽性（沒有吸入卻被界定成有）或假陰性（有吸入卻沒被找出來）。目前眾多研究結果中所提到的篩檢步驟，在界定吞嚥障礙的症狀上，例如，吸入或有殘留物在咽部等，都沒有辦法達到百分之百的正確性（DePippo et al., 1992; Nathadwarawala et al., 1992; Nathadwarawala et al., 1994; Zenner et al.,

1995）。在界定吸入時正確率較高的篩檢，通常也會造成更多的假陽性，亦即將沒有吸入的病患過當地當作有吸入。吞嚥治療師最好是採用非侵入性（noninvasive），低風險而且省時省錢的程序來篩檢。我們認為使用表 5.1，其敏感度和特定性可以和其他程序一樣。這個篩檢表用起來很省事，涵蓋了調閱病患病歷報告、觀察以口進食病人進食過程，或觀察非以口進食者吞口水的情形，而且也符合非侵入性的原則。若病患出現表中某一項或多項描述的情況，就需要更進一步的生理學評估。

138

對嬰幼兒、兒童和發育遲緩的成人而言，進食時出現下列異常行為，是需要做進一步生理評估的重要指標。

- **拒絕飲食**——當兒童（或發育遲緩的成人）拒絕以口進食，就應當要進行生理檢查方面的吞嚥評估。因為營養的攝取牽涉到生存問題，拒絕進食通常是因為進食造成的危險大於安全的進食，也表示有長期肺炎的可能，這類的案例需要進行改良式鋇劑吞嚥法。
- **挑食**——有些兒童會只吃某幾種食物，而排斥其他東西。通常他們偏好某種特定口味，例如鹹或甜的。如第六章所陳述，治療師得測試兒童對不同口味、溫度、不同質感的食物等等的反應。額外測試上述項目後，再考慮是否要安排 X 光攝影檢查。
- **嘔吐**——進食時嘔吐，可能表示某些異常。當食物放到口中時出現嘔吐，通常是因為口腔感受異常或是過度敏感。對正常的嬰幼兒（約六至十二個月大）來說，刺激口腔前端會引發嘔吐反應。把玩具、手指頭或腳趾放到嘴裡玩耍，可以降低口腔前端的嘔吐反應，再將它往後移到正常大人啟動吞嚥的咽部處。神經運動上有障礙的幼童，通常無法將玩具或其他東西放入嘴中，所以對口腔刺激反應會過度敏感。嘔吐也可能是因為觸感失認症（例如，無法把食物當成可食用，而當作異物）。如果食物被當作非食物，嘔吐就是為了將這個「異物」推出口腔和咽部。螢光透視檢查時，可以發現是否每次餵食都會頻頻嘔吐。
- **張嘴姿勢**——當幼童進食的時候出現張嘴姿勢，要檢查上呼吸道是否

137

表 5.1 吞嚥障礙篩檢表項目

要快速（十五分鐘內）、省事省錢地完成篩檢

針對每個項目勾選合適的描述

是	否	
□	□	1.曾反覆發作肺炎
		2.有如下診斷：
□	□	部分喉切除
□	□	頭頸部曾接受全程的放射治療
□	□	缺氧症
□	□	巴金森氏病
□	□	運動神經疾患（例如沃尼克－霍夫曼病）
□	□	重症肌無力
□	□	延髓小兒麻痺
□	□	前頸椎融合術
□	□	腦幹中風
□	□	Guillain-Barré 症候群
□	□	喉部創傷
□	□	3. 長期或創傷性插管，或曾進行緊急氣切
□	□	4. 嚴重的呼吸問題
□	□	5. 渾濁的嗓音或哭泣聲
□	□	6. 在吞嚥前／中／後咳嗽
□	□	7. 對口水的控制差或覺察力差
□	□	8. 吞嚥的頻率低（五分鐘內沒有吞口水）
□	□	9. 肺部經常有大量分泌物
		10. 若病人正在進食，觀察他的進食情況。若沒在進食，就觀察吞口水的情況。判斷是否有以下狀況，特別考慮這些狀況在進食時或進食後不久是否改變：
□	□	呼吸困難
□	□	分泌物增多
□	□	嗓音變化（渾濁嗓音）
□	□	單一食團需多次吞嚥
□	□	喉部上抬不足
□	□	清喉嚨
□	□	咳嗽
□	□	明顯的容易疲倦

附註：1 至 4 項主要需得自閱讀病患病歷，5 至 10 項主要應得自觀察病患。

通暢，以便幼童可以邊吞邊用鼻呼吸。牙齒的排列也要稍做檢查，確認它是否造成唇部閉合問題。通常食物放入口中時，幼童應該可以保持閉唇動作，直到咽部吞嚥結束。

在完成篩檢步驟後，治療師要能判斷病患是否吞嚥正常，或是吞嚥障礙的風險高，而需要進一步的診斷性評估。

床邊／臨床檢查

139

為了進行吞嚥障礙的診斷和處置，治療師透過床邊或臨床吞嚥檢查，來獲取下列訊息：⑴病患目前的醫學診斷和過去病史，病患吞嚥異常的病史，包括他是否知覺到吞嚥異常，是否能指出障礙所在，並陳述異常的本質；⑵病患的健康狀況，包括營養和呼吸方面都要留意，例如是否用鼻胃管（nasogastric tube）、胃造口術（gastrostomy），或是否裝低壓氣切管（cuffed tracheostomy tube）；⑶病患的口腔構造；⑷病患的呼吸功能及與吞嚥的關係；⑸病患的雙唇控制能力，這會影響是否能含住食物；⑹病患的舌頭控制能力，這會影響到攪拌和後送食物的能力；⑺病患的上顎（palatal）功能，這會影響緊閉口腔通往鼻腔的通道，避免吞嚥時食物溢入鼻腔的情況；⑻病患的咽壁收縮能力，這會影響食物通過咽腔以及造成吞嚥後吸入的情況；⑼病患的喉部控制，在吞嚥時它將左右呼吸道的保護和吸入現象；⑽病患遵照醫囑和監控行為的能力；⑾病患對於不同的口腔感覺刺激的反應，不同的刺激包括口味、溫度和口感；以及⑿在做嘗試吞入時的症狀和反應（K. Griffin, 1974; Linden & Siebens, 1980）。床邊或臨床檢查可以分為兩部分：預備檢查（preparatory examination），沒有實際吞嚥動作涉入，以及初步吞嚥檢查，要病患實際吞嚥食物並觀察病患的生理狀況。

預備檢查

檢查前的準備從蒐集病人病歷上的資料開始，其中須包括發聲管道控制能力的完整檢查（K. Griffin, 1974）。

調閱病患病歷

首先，吞嚥治療師應當仔細審視病患的病歷，好獲知他的呼吸狀況，包括診斷、新近的肺炎史，還有呼吸功能及（或）有無氣切套管（有低壓環／無低壓環），或是否曾使用過呼吸器或插管等。同時，也要注意病患吞嚥病史出現的時長，病患一般的健康狀況，像是遵從醫囑的能力、動機以及其他病患的日常行為等等，先知道上述資料將有助於治療師進行床邊檢查。進食方式（是否以口進食）也需要在調閱病患病歷時確認。

140

接下來，要在調閱病患病歷時界定下列狀況：⑴過去和目前的健康問題，並注意會造成吞嚥困難的病症；⑵目前或之前的用藥，特別注意是否有造成口乾（xerostomia）、精神不濟或延遲反應的藥品，這些都可能造成吞嚥問題；⑶吞嚥異常的病史包括歷時多久、如何開始、咳嗽或食物哽塞感的症狀、較易進食或難以進食的食物、病患對於吞嚥異常的自覺程度和看法；⑷呼吸道輔助器具（airway device），如氣切、呼吸器或插管等的有無、類型、裝置長短、裝置方式（急診時或計畫性安置）；以及⑸以口進食或非口進食的有無、類型、裝置之時間長短、適切性及併發症等。

進入病房後的觀察

當治療師進入病房後，可進行下列觀察：病患臥床的姿勢、對於治療師進入的警覺性或反應、是否有氣切套管以及氣切套管的狀況（低壓環是充氣或放氣）、病患整體的清醒度、能否處理自身的分泌物或調整氣切套管。在首次的床邊檢查，治療師可一面詢問病史，同時非正式地觀察病患遵從指令和回答問題的能力，以及整體的機警性；過程中，也可以趁機觀察病患處理自身分泌物和氣切套管的能力。

呼吸狀態

在評估吞嚥困難的病患時，臨床師必須要根據生理的優先順序，察看上呼吸消化道（upper aerodigestive tract）：首重呼吸，無論付出多少代價，都要維持呼吸以便存活，再來是吞嚥，再其次才是言語。目前愈來愈多的資料顯示，嚴重的呼吸問題會影響吞嚥，因為生理機制會自然而然地轉移運作方式，來維持呼吸的功能性（Loughlin & Lefton-Greif, 1994; Martin, Corlew, et al. 1994）。

在床邊評估中，治療師需要觀察病患在休息狀態下的呼吸速率，如果呼吸量不足，就不適合給予吞嚥治療，或進行任何加重呼吸負擔的評估程序。即使正常吞嚥都會抑制呼吸狀態，因它需要呼吸道暫時關閉並停止呼吸，雖然只是一瞬間（根據所吞嚥之食物大小，時間長短為 0.3 到 0.5 秒）（Logemann et al., 1992; Martin, Logemann, Shaker, & Dodds, 1994）。有些治療程序，特別是吞嚥策略（swallow maneuvers），需要長時間的閉氣（例如，停止呼吸）也不適合用在呼吸方面異常的病患。 *141*

除了觀察呼吸速率，治療師還要進行下列觀察：

1. 病患吞口水的時間和呼吸週期面相的關聯性（呼氣或吸氣時吞口水）。有關正常吞嚥的研究指出，多數的吞嚥（占六到八成，根據不同的研究發現）會阻斷呼氣期（Martin, Logemann, et al., 1994），所以，多數成人吞嚥後會回到呼氣狀態。治療師得觀察病患吞嚥時的呼吸面相，以及返回呼吸的呼吸面相。
2. 每次咳嗽的時間點和呼吸——吞嚥協調的關聯性，吞嚥後吸氣，會讓病人吸入的風險增高。
3. 若可行，測量輕鬆閉氣的時間長短，治療師要確認病患是否可以輕鬆地閉氣一秒、三秒或五秒。

4. 病患休息時的呼吸型態是口呼吸或鼻呼吸，如果病患慣於用口呼吸，就要觀察他在咀嚼或吞嚥的口腔階段，是否可以輕鬆地用鼻呼吸。

氣切套管、插管或機械呼吸器

放置氣切套管通常是因為：⑴在真聲帶的高度或其上方的上呼吸道被阻斷；⑵因為口腔、咽部或喉部手術後的水腫，有造成上呼吸道被阻斷的潛在可能時；以及（或）⑶預備進行呼吸照護。氣切套管通常是經由手術在第三和第四氣管環之間置入，這個位置在真聲帶下方，可避免傷到喉部。有時在急診的狀況下，氣管造口會開在第二氣管環，就可能造成喉部結痂。等呼吸道不再被阻斷或排除此一可能，或不再需要呼吸照護時，才會移除氣切套管。某些情況下，氣切套管可能需要終生放置。

氣切套管通常分三部分，如圖 5.1：外套管（outer cannula）、內套管（inner cannula）和填塞器（obturator）。平常使用時會固定外套管，內套管套入其中，要清潔時才取出內套管，填塞器只是在首次置入氣切套管時，為了提 *142* 供平滑的圓頭而插入。外套管會一直放在氣管造口來維持開口狀態，直到可以縮口為止。要移除病患的氣切套管時，要分兩步驟進行：首先將氣切套管（成人通常是 8）換成較小的尺寸，讓口－鼻呼吸可以和氣管造口呼吸同時進行；當病患對較小的氣切套管（通常是 6 或 4）適應良好時，就可以拿東西將它塞住一陣子，看是否仍能維持口－鼻呼吸而不感急促，再決定全部移除氣切套管。

通常在氣切套管和氣管之間有一點空間，見圖 5.2A。當病患吸氣後，把氣切套管的開口用手指遮閉時，氣流就可以從管子周圍穿過，並通過喉嚨而發出聲音（圖 5.2B）。由於通過管子和氣管壁之間的氣流量較正常情況來得少，嗓音音量會較弱，音質也比正常嗓音來得沙啞。

主要可從兩方面來看不同的氣切套管，是否加低壓環以及是否開窗。

低壓氣切套管（cuffed tracheostomy tubes）。低壓氣切套管（見圖 5.3） *144* 有時會因為：⑴需要呼吸照護；或是⑵有吸入的可能而採用。低壓環口環繞

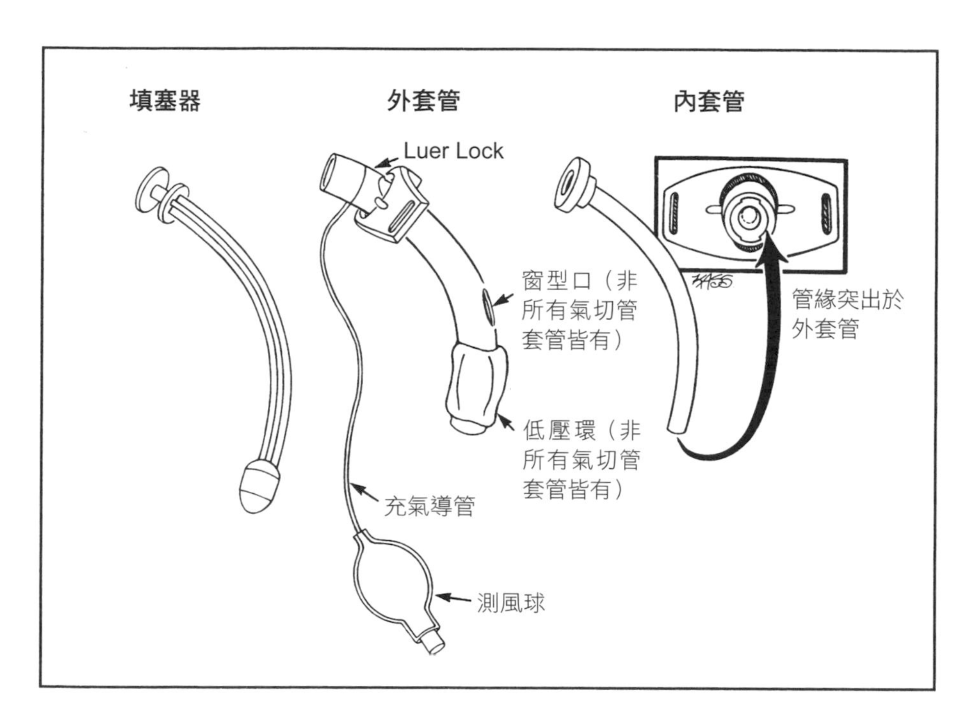

圖 5.1　氣切套管各部分。

142

在氣切套管的下方，看起來像個氣球。當低壓環口沒有充氣（deflated），像圖 5.3，就像沒有加低壓環口的氣切套管一般；也就是說，氣管壁和氣切套管之間可以讓氣流通過，如圖 5.4 的箭頭所標示。當充滿氣（fully inflated）時，像圖 5.5，低壓環口碰到氣管壁，防止氣流通過，同時也阻擋上方的分泌物進入呼吸道下方。像這樣，充飽氣的低壓環口可以阻擋喉部上方的東西進入氣管和支氣管。當病患使用依正壓原理運作的機械呼吸器時，低壓環口就應當維持充飽氣的狀態。低壓環口也可以暫時充氣，來提供病患呼吸治療，像那些會被口水嗆到的病患，有時可讓低壓環口充氣，口水和其他分泌物可被集存在低壓環口上方，避免造成吸入性肺炎。在這種情況下，當要放掉低壓環口的充氣時，必須使用吸痰器將管子旁的東西完全吸出，免得它們掉到呼吸道下方。除非病患已經臨終，長期副作用已經變得不重要，不然，完全充飽 145

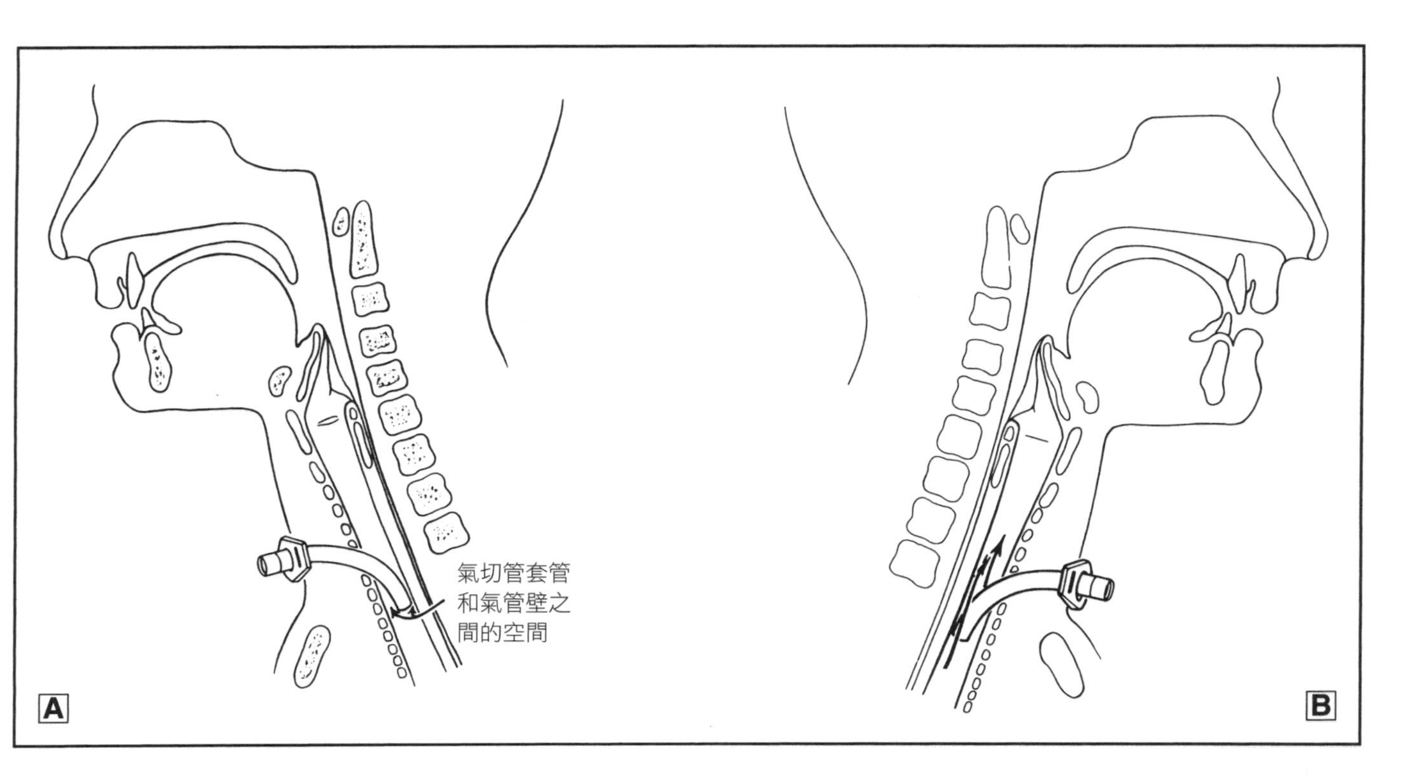

143 圖 5.2　（A）頭頸部的剖面圖，呈現沒有低壓套環的氣切套管；（B）頭頸部的剖面圖，呈現空氣從氣切套管和氣管壁之間通過。

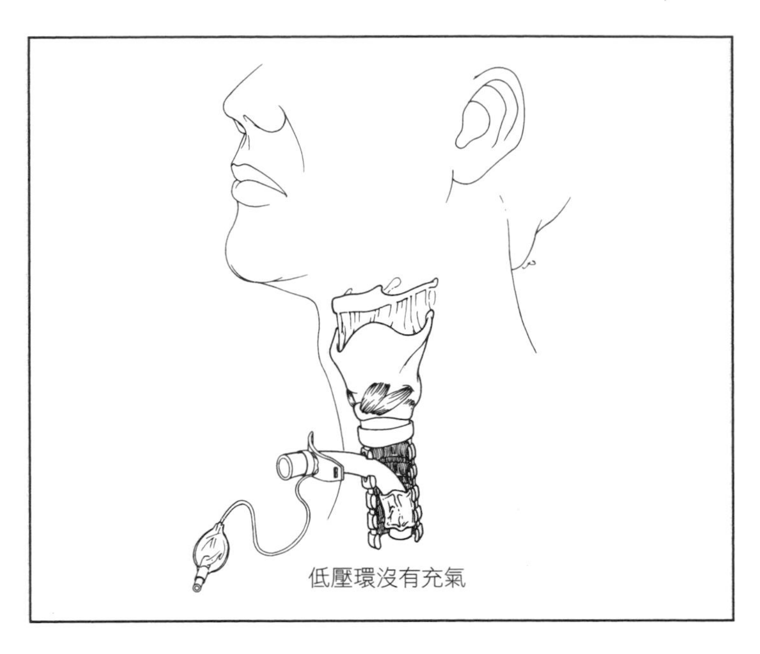

圖 5.3　頭頸部圖片，上為低壓氣切套管，低壓環沒有充氣。　*144*

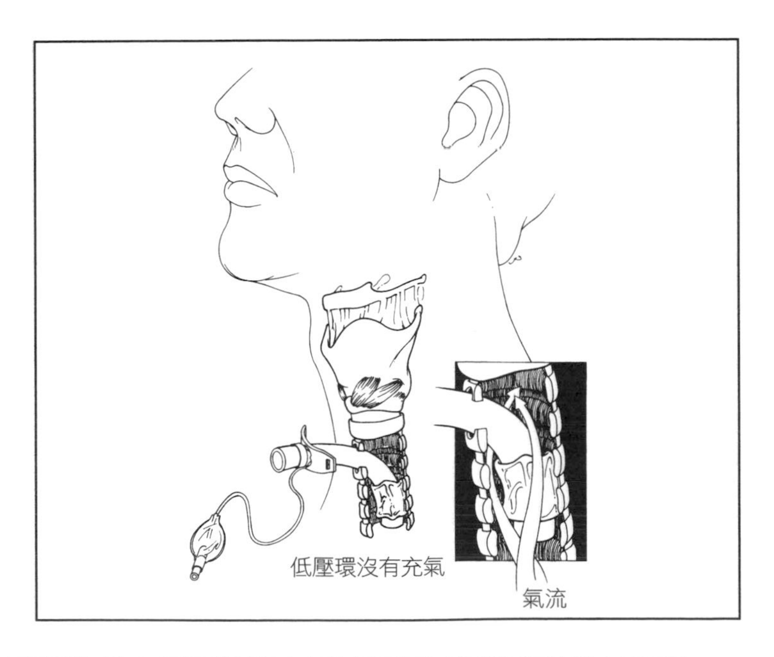

圖 5.4　頭頸部圖片上空氣從沒有充氣的低壓氣切套管和氣管壁之間通過。　*145*

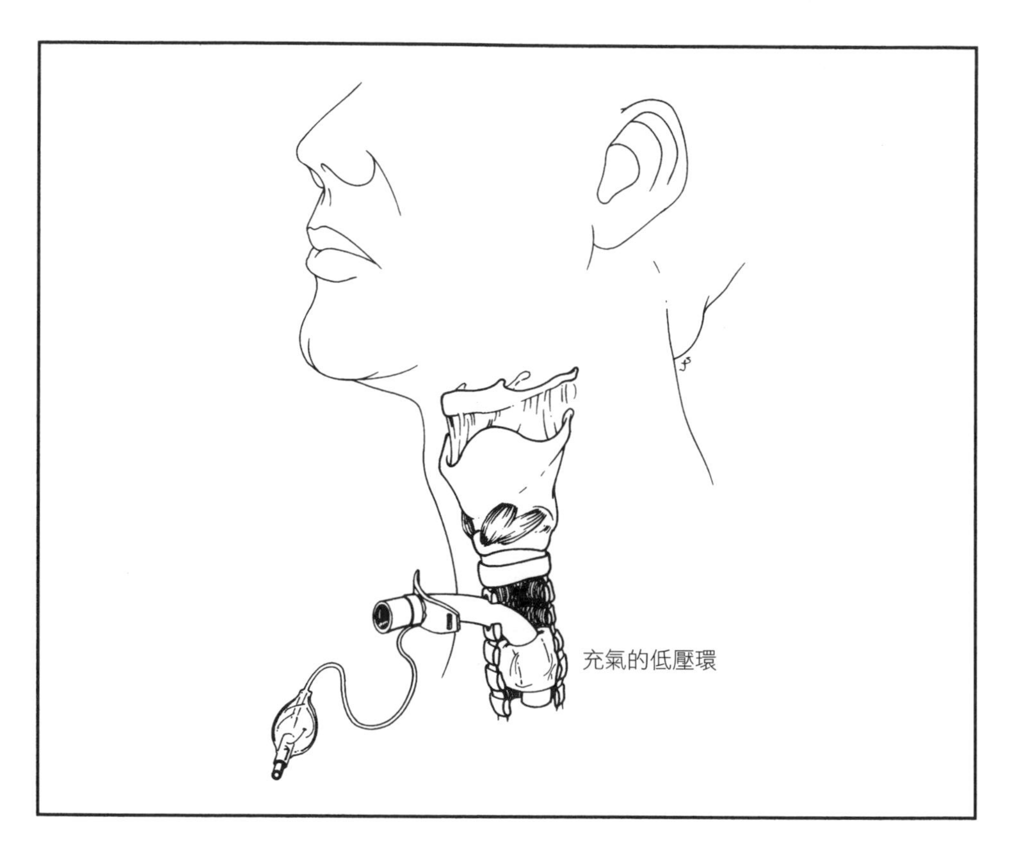

146 圖 5.5　頭頸部圖片上為有充氣的低壓氣切套管，環緣觸到氣管壁。

氣的低壓環口通常不會長時間留置，因為低壓環口對氣管壁會施以壓力，而造成氣管不適。雖然當初設計低壓環口時，只容許對氣管壁施加微量壓力，但仍會造成不適感。如果低壓環口完全充飽氣並接觸氣管壁，會造成氣管壁的缺氧，並引發不易解決的氣管狹窄症（tracheal stenosis）（Miller & Sethl, 1970）。

因此，不少呼吸治療部門會用「漏氣最少技巧」（minimal leak technique），來處置低壓環口式氣切套管。這個技巧包括先將低壓環充飽氣，讓病患無法從氣切套管周圍呼出氣流後，再放出 1 到 2cc 的氣流，讓低壓環口周圍可通過些微氣流。這樣雖可以防止氣管狹窄症，但也會讓部分東西可以流經低壓環口（吸入）。此外，充氣的低壓環口會限制喉部上抬（Bonanno, 1971），而阻礙病患重新習得吞嚥技巧，也會降低喉部的敏感度（Feldman, Deal, & Urquhart, 1966），或經由氣管和食道中間的後側壁對食道造成壓力。如果氣管造口是在急診的狀況下做成，或開口縫在氣管表層組織，上述的情況會更嚴重（Paloschi & Lynn, 1965）。當氣管造口超過六個月，結痂會更多，也會因為對聲帶下方的感覺接受器的刺激減少，進而降低聲帶閉合度（Buckwalter & Sasaki, 1984; Sasaki, Suzaki, Horiuchi, & Kirchner, 1972）。另外也要留意，有時因為氣管壁變形或和管形不合，充氣或有低壓環口的氣切套管無法完全緊貼住氣管，而造成某些吸入物會通過充氣的低壓環口。 *146*

開窗型氣切套管*（fenestrated tracheostomy tubes）*。若是裝置一般氣切套管的病患在發聲上有困難，在管上切開個窗口，可以讓更多的氣流經過，如圖 5.6 和圖 5.7。通常只會對外套管開窗，當病患想開口說話時，就拿走內套管；而當內套管放入氣切套管中，就可封閉窗口。開窗型氣切套管通常用在即將移除氣切套管的病患，或是因為無窗型氣切套管可通過的氣流太少，而造成患者溝通不良。很少在加低壓環的氣切套管上面開窗，因為開窗會抵消低壓環口的阻絕效果；不過，如果病患不再需要將低壓環口充氣，也可以開窗。 *147*

氣切病人在吞嚥評估和治療時的處理

在開始床邊檢查或放射線攝影時，治療師已經檢查過氣切病人的氣切套管是否有加低壓環口，以及低壓環口是否在充氣狀態、氣切套管的尺寸，以及是否開窗。治療師也要調閱病患病歷，獲知氣管造口已經留置多久。如果氣切套管已經放置超過半年，氣管會生出結痂組織，限制喉部上抬的程度。放置超過半年的氣切套管還會造成氣流量降低，也會減少對聲門下感覺受器的刺激，而影響聲帶閉合度。長期放置氣管套管會減少吞嚥及發聲時的聲帶閉合。氣切套管放置時間較短時，若低壓環口沒有充氣，對喉部上抬的影響 *148*

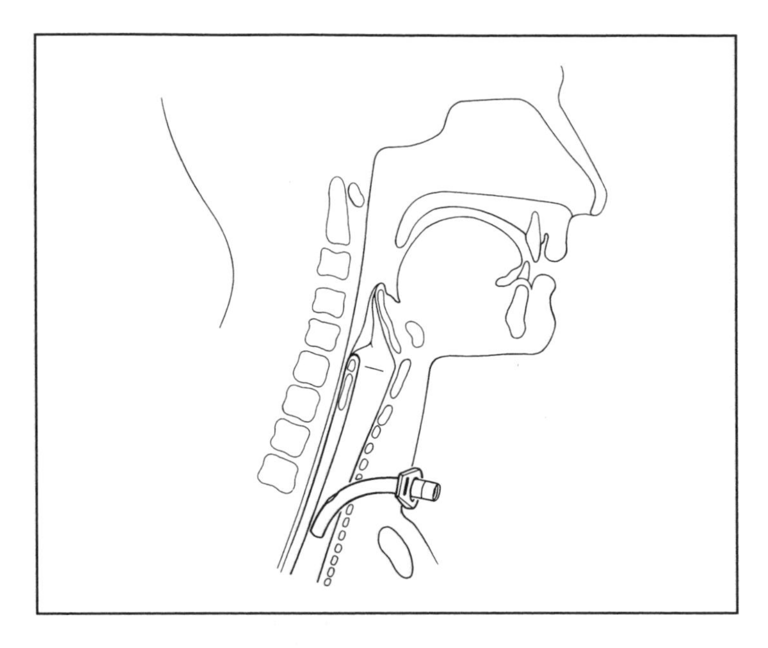

147 圖 5.6　頭頸部的剖面圖，呈現裝有開窗型氣切套管。

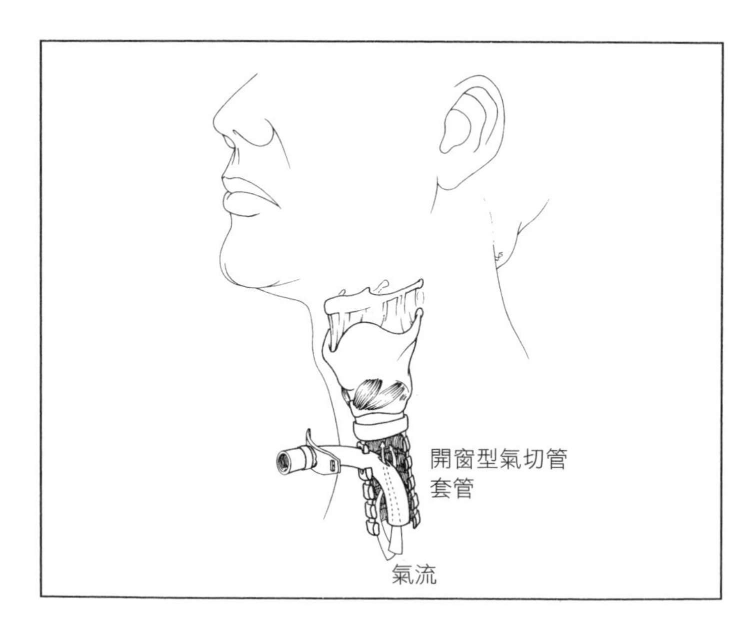

148 圖 5.7　頭頸部的剖面圖，呈現裝有開窗型氣切套管，箭頭指示介於氣切套管和氣管壁之間的氣流路徑，以及經由套管與套管窗口的路徑。

就比較小。如果**醫療上許可**，在做床邊檢查和放射線攝影時，可將低壓環口的氣放掉，因為脹氣的低壓環口會與氣管壁摩擦，而降低喉部上抬的程度。如果床邊檢查和放射線攝影時，氣切套管的低壓環口是充氣狀態，治療師則要在病歷上加以註明。

在放射線攝影檢查中，教病患在吞嚥時或吞嚥後數秒內，用紗布或戴手套的手指輕壓住氣切套管的開口。若這個方法有助於完成吞嚥的話，就要教導病患這麼做。用這種方法，增加的氣流會導入喉部，且此氣流可以在吞嚥前刺激聲門下的感覺接受器，以增進聲帶的閉合。多數的吞嚥都發生在呼吸的呼氣期，吞嚥的時候暫停呼氣數秒（Martin, Logemann, et al., 1994），而在吞下後接續呼氣。如果在病患吞嚥後馬上蓋住氣管造口，這股微量的氣流就可以清除呼吸道頂端的殘留物，降低吞嚥後吸入的可能性。蓋住氣管造口也被認為，有助於在吞嚥時積存正常的聲門下壓，對吞嚥時聲帶的閉合有幫助（Shin, Maeyama, Morikawa, & Umezaki, 1988）。有幾篇研究顯示將套管蓋住可以減少或消除吸入現象（Muz, Hamlet, Mathog, & Farris, 1984; Muz, Mathog, Nelson, & Jones, 1989）。其他研究和作者的經驗都指出，蓋住氣管造口有不一致的正面影響（Leder, Tarro, & Burrell, 1996）。最近作者實驗室的研究發現，用手指蓋住氣管造口對吞嚥沒有任何不妥，事實上，還會幫助喉部上抬（Logemann, Pauloski, & Colangelo, in press）。不過這些效果並不普遍，還需要透過放射線攝影檢驗其效果。 *149*

若病患的呼吸狀況很穩定並且可以習慣氣閥，在氣切套管上使用單向氣閥，可以代替用手指輕蓋管口的動作。這個單向氣閥也能增強說話的功能。單向氣閥在平靜呼吸時會打開，在呼出氣流升高到可說話的程度時會關上。當氣閥關上後，氣流就被向上導引到氣切套管周圍。病患對氣閥的耐受力，需要由呼吸治療師和吞嚥治療師共同確定。如同以手指覆蓋法，氣閥對病患吞嚥的效果，也要透過螢光透視檢查得知。雖然有報告指出，單向氣閥對裝有氣切套管的吞嚥障礙病患普遍有正面效果（Dettelbach, Gross, Mahlmann, & Eibling, 1995）。作者的臨床經驗則發現效果不太一定，因此，治療師需要在

X 光攝影診斷下，確認每位病患的治療成效。

依賴呼吸器的病人

通常裝上呼吸器的病患會抱怨吞嚥能力因為用了呼吸器而變差。吞嚥和呼吸是交互影響的，由於呼吸器會控制呼吸週期，病患無法為了吞嚥而延長呼氣期。如果病患在口腔和咽部期有些微的延遲，但在呼吸器配置的呼氣期內無法完成吞嚥動作，則接續的吸氣期會干擾吞嚥動作。同時，低壓環會降低喉部上抬程度，並降低呼吸道入口的閉合度，而讓食物進入呼吸道入口，並在吞嚥後造成吸入。由於正常吞嚥通常是在呼氣期開始不久後進行，所以在床邊檢查中，趁在呼吸週期的呼氣期起始餵食病患會有助益。

150

臨床上評估裝置氣切套管的病人，可以利用藍染測試（Thompson-Henry & Braddock, 1995; Tippett & Siebens, 1995），篩檢出是否有吸入現象。給予病患固定量的藍染食物，吞嚥後，立即用吸痰器在氣切管套管中吸出，確認是否有藍染食物，若有就表示有吸入現象。這個測試無法顯示造成吸入的構造和生理學原因，但若是檢查結果為肯定（例如，藍染物被咳出或可從氣切套管中吸出），治療師應安排做放射線檢查。如果稍後才從氣切套管中吸出藍色分泌物，就不一定是吸入所致。正常的分泌物會流經口腔和咽部，藍色染劑混合了分泌物而逐漸覆蓋氣管並非異常。除非給予病患嘗試多種食物質地，不然，病患有可能在測試的食物質地上沒有吸入，但其他質地的食物就會造成吸入。

插管

不同於氣切，插管是在口或鼻插入呼吸管，經過咽部和喉部直達氣管下方，如圖 5.8。插管通常是在緊急的情況下安裝，主要是為了有穩定的呼吸道。插管可以持續數小時、數天、數週，視病患病況和嚴重度而定。如果在插管時造成傷害，通常是會傷到喉部。如果插管持續數天到數週，多種喉部組織傷害，如紅腫、水腫、結節或瘜肉，還有單側聲帶閉合神經麻痺等，都

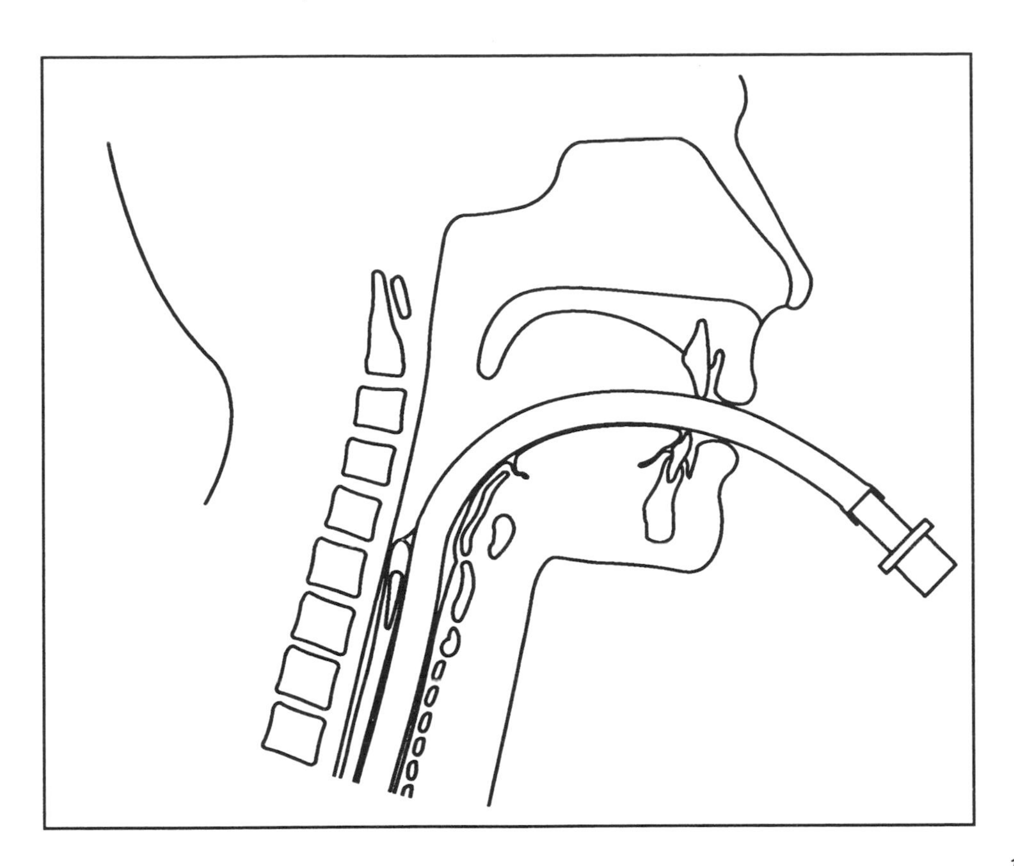

圖 5.8　頭頸部的剖面圖，呈現口內放置氣管插管。

151

會影響吞嚥時的喉部閉合。此外，插管的下方邊緣會摩擦或刺激氣管的軟組織及後壁，造成組織損壞，進而形成氣管食道瘻管（DeVita & Spierer-Rundback, 1990; Gallivan, Dawson, & Robbins, 1989）。

當病患的呼吸狀況穩定下來，有時會做氣切來取代插管。等到插管移除後，才可以開始進行吞嚥治療。插管移除後，可能會出現唇部、舌頭、咽部和喉部動作範圍（range of motion）減少，這些狀況可能會持續一週（DeLarminat, Montravers, Dureuil, & Desmonte, 1995），因此需要溫和的動作範圍運動。

151

健康史

從病人處充分獲知疑似吞嚥異常的症狀資料，甚為重要。如果病人無法充分告知，可以詢問家屬或護理人員（Dobie, 1978; Donald & Dawes, 1977; Edwards, 1970; J. Griffin & Tollison, 1980; K. Griffin, 1974; Kirchner, 1967; McConchie, 1973; O'Connor & Ardran, 1976; Phillips & Hendrix, 1971; Pitcher, 1973）。症狀從何時開始？為逐漸惡化或為突發性的？不同的食材（例如液體類、布丁類、較硬的食物像是肉類或麵包等）是否會改變問題的嚴重性？特別當病患嘗試吞嚥時會發生什麼事？食物會滯留在某處嗎？如果有，是在152何處（像是喉嚨的上方或下方）？病患會咳嗽或哽嗆嗎？如果食物堆積在某處，病患可以指出是積在口腔或喉部的某個位置嗎？

電視螢光透視檢查研究指出，知道自己有口腔咽部吞嚥異常的病患，所描述和指明的吞嚥異常狀況，可信度相當高。不過，當病患否認有任何吞嚥異常時，通常與事實相反。他們通常有吞嚥異常，有時還相當嚴重，但是病患本身已忘記。一般說來，當病患指出舌底或會厭軟骨有積存物，或食物卡在喉嚨的某處，極有可能是東西積存在舌底的會厭谿。要是病患指出下顎部，恰是喉部下方處有食物黏附，一般是食物積留在梨狀竇。若會咳嗽和哽嗆時，通常表示有吸入或有東西進入呼吸道。但咳嗽和哽嗆並非導致吸入的特定徵兆，超過半數的病患有吸入卻不會咳嗽。

對特定的食材，病患吞嚥困難的情況也可作為治療師的參考，因為治療時最好從簡單吞嚥的食材下手，知道哪類的食物對病患而言最易吞嚥，是很重要的。對照食物的材質，不同的吞嚥異常會出現不同的症狀。例如，因舌頭控制力較差，口中傳送食物時會出現困難的病患，最容易嗆入液體類食物。相反的，對於啟動咽部期吞嚥嚴重延遲或無法啟動咽部期吞嚥者，吞黏稠度高的食材表現最好，因為這類食物會黏滯在舌底部和會厭谿，直到吞嚥反射開始；而液體類食物則會在咽部反射開始前流到咽部和呼吸道。治療師在判斷特定食材對某種吞嚥異常會造成什麼的吞嚥型態時，沒有一成不變的原則，這對同時有多重吞嚥異常的病患而言尤其真確，因為他們的吞嚥異常影響所及包括口腔期和咽部期。

當病患描述吞嚥問題時，很多時候，重點是放在要求病患去示範吞嚥時會怎麼做。這類的實地操作可以清楚地呈現問題，例如一口吃太多，或是把食物放入口中的位置不恰當，或使用的餐具或湯匙對他而言不易操作。病患不需要真的吞下食物或液體，只要單純地重複吞嚥前的動作，就可以提供治療師很多訊息。

有了仔細的病史，治療師可以獲知：⑴吞嚥異常是發生在口腔期或咽部期；⑵對病患而言最容易和最難進食的食材；以及⑶吞嚥異常的狀況。

153

檢查口腔構造

檢查口腔構造應當細心觀察唇部構造、硬顎構造（高度和寬度）、軟腭和懸壅垂體積，以及相對於後咽壁的距離、前後咽門弓的完整性、舌部外形，以及下頷前方和側方的頰溝是否正常。口腔中是否有結痂處，或者頸部構造有沒有不對稱，都要仔細檢查。牙齒的狀況和口腔分泌物也要列入檢查項目。口腔太乾或太多口水？若是太乾，檢查前應當在口中放塊濕紗布，讓分泌物潤濕化開後，從口中擦掉。當構造上的檢查完成後，便應該進行功能性評估。

口腔動作控制檢查

口腔動作控制的檢查，包括檢查說話時、反射動作時以及吞嚥時，唇部、舌頭、軟腭以及咽壁的動作範圍、速度及正確度（Dobie, 1978）。檢查時，治療師也要遵行一般守則。

自發性張嘴的能力。對頭部受傷或有嚴重神經損傷的病患，自發性張嘴動作顯得很困難也很費時，需要花上三到五分鐘（Logemann, 1989）。這類病人在臨床檢查時，施以口腔動作刺激會有正面效果，包括控制張嘴的訓練，比立即轉介做電視螢光透視檢查更有效。電視螢光透視檢查可以等病患能輕

鬆張嘴後再安排。

有時，治療師會希望對張嘴較慢的病患做電視螢光透視檢查，來確定咽部期吞嚥可以正常被啟動，且神經動作控制也正常。這時，治療師可以用食物在病人口腔中做更積極的治療，不用擔心病患會有吸入的問題。

這些病患通常需要施以口腔按摩來開啟嘴部。一般而言，合併使用對一側臉頰（咀嚼肌）做迴轉按摩、對下巴向下用力施力，以及持續數分鐘的口頭鼓勵的方法，可以使病患順利張口。當病患張口，治療師就要確認是否有咬合反射。這個試驗可透過 4"× 4"的紗布捲成長條，碰觸牙齒和前牙齦緣來進行。若有反射性咬合，紗布條可以防止病患咬斷牙齒或咬下一片紗布片。對這類病患，須使用不易斷裂的湯匙來把食物送入口中。可能的話，治療師要避免讓湯匙碰到病患的牙齒或前牙齦緣，但是對有些病患是相當困難，因為病患張口幅度過小。不過，通常可以透過按摩，並在病患成功張口時，給予口頭鼓勵等回饋，以及預留病患張口的時間，病患就可以順利張口。

154

確認最佳口腔感覺刺激和食團種類。有些智能異常的病患，只會對某種口味、質地或溫度的食物有口部反應，臨床檢查時，治療師可以利用 4"× 4"的布料，例如紗布、麻布、綢緞等，捲在可彎曲的拋棄式塑膠吸管外層，以提供不同的質地。捲條的一端可以浸入不同溫度的液體（冰的或室溫）和味道（酸、甜、苦、鹹），給予病患不同種類的口腔刺激。可先擠壓掉多餘的液體後，再放到病患口中。治療師透過採用多種口味、溫度和質地的混合刺激，找出最能引發咀嚼和口咽吞嚥的刺激組合。這些刺激（和鋇劑調勻後）可以當作進行 X 光攝影檢查的食團。這樣一來，治療師除了檢查中排定的食材外，還可以在電視螢光透視檢查中，評估病患對最佳刺激的反應。

確認吞嚥失用症及其代償行爲。臨床上吞嚥失用症的病患，在沒有任何有關進食和吞嚥的口語指示時，表現最好（Tuch & Neilsen, 1941）。當不發一語地將盛著食物的盤子送到這種病患面前，病患會拿起叉子或湯匙正常進食，吞嚥也沒問題。相反的，病患在進行 X 光檢查時，會難以啟動口腔吞嚥期，因那時會有口頭指示告知何時吞嚥。病患愈意識到吞嚥動作本身，啟動

吞嚥動作就愈困難。如果病患只有失用症而沒有吞嚥問題的徵兆，特別是在咽部者，就不需要進行電視螢光透視檢查。

確認口腔異常反射及其代償行爲。有些神經疾患的病人會出現異常的口腔反射，例如過度作嘔反射、舌頭外推，或肌強直性的咬合（Logemann, 1989）。這些反射行為通常會阻抗食物送入口中正常吞嚥。在床邊檢查時，要觀察並記錄這類異常的反射。在電視螢光透視檢查之前，可以學習採用某些技巧，避免引發這些反射或進行減敏感訓練。確認口中哪些部位會引發這些反射，還有哪些刺激會引發反射都很重要，這樣在 X 光攝影時才可避免。 *155*

雙唇功能。要檢查雙唇功能，治療師可以讓病患在發出 /ㄧ/ 的聲音時，盡量展唇；在發出 /ㄨ/ 的聲音時，盡量圓唇。快速交替這兩個動作（/ㄧ/ 及 /ㄨ/）約十秒鐘。要病患快速地重複「趴」音，好知道輪替動作的速率，再緊閉嘴巴，藉以觀察吞口水和休息時的雙唇閉合度。治療師也可要求病患重述某個含很多雙唇塞音的句子（例如「爸爸抱寶寶」），來檢查每個構音時雙唇閉合程度。

咀嚼方面，治療師要觀察病患在不同的頭部姿勢中，或下巴因攪拌食物移動時，仍維持唇部閉合的能力。治療師可以要求病患移動下巴，並維持唇部閉合，或要他的雙唇含住吸管、湯匙或叉子。治療師也要持續檢查病患用鼻輕鬆呼吸的能力。

舌頭功能。舌頭功能應分別評量前伸或後縮能力。在舌頭前伸檢查中，要病患：⑴盡量把舌頭伸出來，再盡量縮回去；⑵用舌頭分別輕觸兩邊的嘴角，並快速地左右交替；⑶假裝兩側頰溝積滿食物，用舌頭來清乾淨；⑷張大嘴巴將舌尖抬到前齒齦，並在維持張嘴的情況下，舌尖快速交替上抬和放下的動作；⑸快速重複多次說 /ㄊㄚ/，以得出輪替動作的速率；以及⑹要病患重述某個包含很多舌尖塞音的句子（例如「他躺著吃糖」），評估他重述時，舌尖碰觸前齒齦的程度是否充分，含側邊齒齦的密合度。並要病患假裝清除口腔頂部黏著的食物，用舌頭從最前方的齒齦處一路摩擦到後方的軟腭。

舌頭後縮功能的評估可以要病患：⑴張開嘴巴將舌頭後方抬高說 /ㄎ/，

並要舌頭維持上抬的位置數秒；⑵評估輪替動作時，要病患重述/ㄎㄚ/多次，愈快愈好；以及⑶重述內含很多軟腭塞音的句子（例如「可不可以開門？」）來判定舌頭——軟腭發音時接觸是否充分。

156 **咀嚼功能**。要評估咀嚼功能，最安全的是用紗布而非食物。臨床上，很難決定咀嚼何時結束而開始口腔期吞嚥。因此，不建議在臨床評估時要病患咀嚼食物。評估咀嚼時，用4"× 4"紗布片捲成四吋長的圓條，一端先浸在滋味好的液體中。可先擠壓掉多餘的液體，溼的一端放到病患舌頭的中線上，乾的一端留在嘴巴外面。要病患將紗布條移向牙齒咬一下，再移到對側也咬一下，依序進行。紗布像食物一樣有彈性，但不至於被吞掉。如果它被卡在某處，病患無法移動它，治療師可以幫忙先拿出來（紗布條乾的一端仍在口外），再放回舌頭的中線上。紗布條有食物的彈性而沒有任何風險，可以讓咀嚼評估安全地執行。若病患難以完成上述動作，就可以將之列入治療的運動項目。

軟腭功能和口腔反射。評估軟腭的功能可要求病患持續用力發出大聲的/ㄚ/數秒（Dobie, 1978），也可以要病患快速重複/ㄚ/。治療師要記錄上抬軟腭的提肌（levator muscle）和收縮軟腭的腭咽肌（palatopharyngeus muscle）的動作狀況，並觀察側邊或後邊咽壁和軟腭的動作。不過在做這些動作測試時，腭咽閉合動作可能不會像在吞嚥時那麼強。顎反射和作嘔反射也要檢查。引發顎反射可用冰冷物，像是尺寸00（直徑1/4）的喉鏡，碰觸硬顎軟腭的交界處或軟腭和懸壅垂的下緣（DeJong, 1967），如圖5.9。這樣的碰觸會引起軟腭的向上向後動作，但咽壁不會有反應。顎反射會刺激軟腭的動作，但不會造成作嘔的全咽部反應。以作者的經驗而言，顎反射是口腔反射中最不穩定者，通常需要碰擊兩次才能引發。從神經學上來看，反射的傳入神經是經由舌咽神經（也許還有迷走神經），反射的傳出神經則可能經由迷走神經（也許還有舌咽神經）。而支配部分顎動作的三叉神經亦可能參與此反射。

作嘔反射是由碰觸舌葉面或由喉鏡碰觸舌根或後咽壁所引發的。在碰觸後，應該觀察此碰觸是否能引起整個後咽壁和軟腭強勁而對稱的收縮。若是

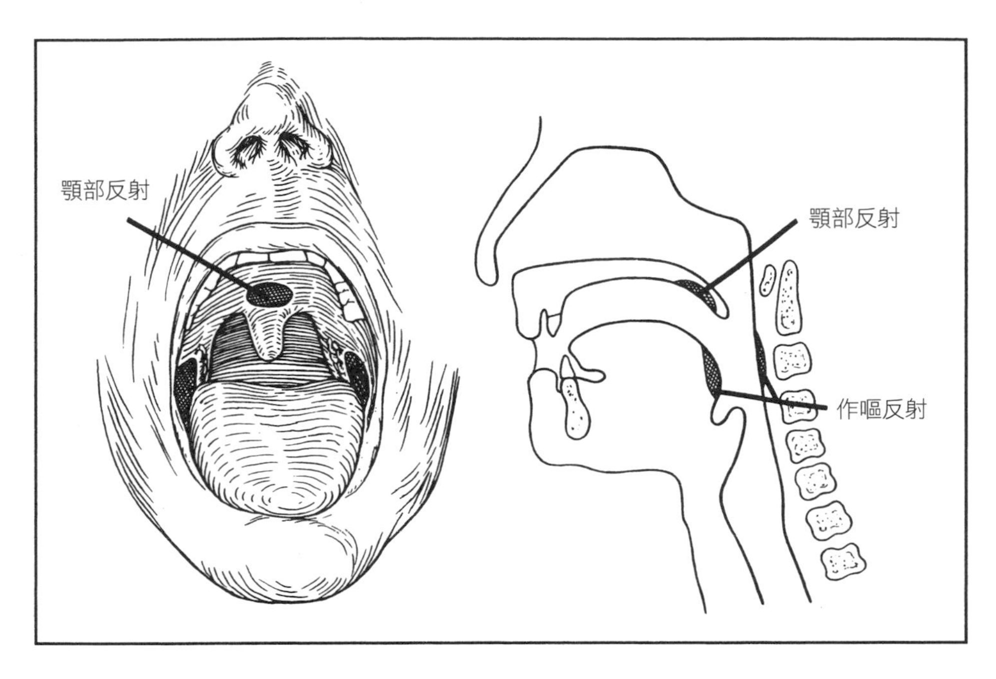

圖 5.9　口腔和咽部的前方和側面像，並標出容易引發顎反射和作嘔反射的敏感地帶。 *157*

後咽壁沒有對稱收縮，治療師可懷疑有會影響吞嚥功能的單側咽部無力現象。雖然有很多吞嚥正常的人會沒有作嘔反射或作嘔反射過弱（Davies, Kidd, Stone, & MacMahon, 1995; DeJong, 1967; Leder, 1996, 1997），有些健康照護專家仍錯誤地認為，神經障礙病患出現或缺少作嘔反射，能反應他的吞嚥能力。這種關聯缺少實證資料的支持，且愈來愈多研究者確認彼此沒有關聯性（Davies et al., 1995; Leder, 1996, 1997）。雖然第九對頭頸部神經可能有參與作嘔反射的神經傳入，此反射的傳入訊號主要還是由第十對頭頸部神經負責（DeJong, 1967）。作嘔反射是經由有害物刺激所啟動的，像嘔吐或食物逆流。引發的動作反應是將東西從咽部向上及向外推擠出去。這是為清除咽部的有害物質，正好和吞嚥動作相反。吞嚥是一連串組織好的動作序列，能將食物安全而有效地從口送到胃中。此外，作嘔反射是由表面的觸感接受器所啟動，吞嚥則是由較深的本體感覺接受器啟動。 *157*

口腔感覺檢測。口腔感覺檢測應包含輕觸的評估，治療師須檢查口腔中哪一個區域敏感度變弱。如何詮釋口腔感覺檢測的資料仍沒有定論，因此，治療師只能比較病患口腔不同區域，找出最敏感和最不敏感的位置。可使用棉花棒來輕觸舌頭上的各處，從前到後，沿著頰壁黏膜到前咽門弓的底部，看病患對輕觸的覺察度。若沒有引發作嘔反應，可以依樣輕觸後咽壁。這些資料的重要性在於，可讓治療師決定要將食物送入口中最敏感的位置。咽部對輕觸的覺知能力缺乏，代表覺知吞嚥後是否有咽部殘留物的能力很弱。

158

處理口腔檢查所蒐集的訊息。雙唇評估的結果，將提醒治療師病患是否有臉部麻痹，或在進食時能否維持雙唇閉合等。從舌頭功能檢查中，應能看出舌頭功能上的限制，影響食物往後推送，或持含緊密食團的能力。由此可得知餵入的食物應放於何處，才能達到最好的舌頭控制（K. Griffin, 1974）。同樣的，確認舌頭功能上的障礙，可以協助治療師為病患選擇最容易處理的特定食材。

喉部功能檢查

檢查**喉部功能**從評估嗓音音質開始（Dobie, 1978）。渾濁的嗓音常伴隨吸入現象，這種嗓音是吸入的重要徵兆，應當轉介做電視螢光透視檢查。病患的嗓音若沙啞，就要懷疑吞嚥時聲帶閉合不佳，這並非意味著嗓音沙啞的病人都有吞嚥問題，而是有吞嚥問題的病患若嗓音沙啞，就需要做詳細的喉部檢查，建議轉介給耳鼻喉科醫師進行間接喉鏡檢查。此外，吞嚥治療師應當檢查喉部輪替動作速度（例如，快速地重複發出 /ㄏㄚ/ ，傾聽母音和無聲子音是否清晰）。某些類型的神經損傷患者在發單音 /ㄏㄚ/ 時，會出現偶發的單次喉部閉合伴隨持續的氣息聲 /ㄏㄚ/ 。請病人愈用力咳愈好，愈用力清喉嚨愈好。做這些測試時，治療師要評估咳嗽時的力道和音質，來決定病患咳出吸入物的能力。自發性的咳嗽或清喉嚨的力道，並不意味著吸入時會出現反射性咳嗽，也不意味著出現的反射性咳嗽是有幫助的。要病患發出幾個向上滑或向下溜的音階，可以讓治療師評估環甲肌和聲帶喉內肌的功能，也可以測試引發環甲肌收縮的上喉神經。由於咽部期吞嚥可由上喉神經啟動，就像咳嗽反射一樣，無法改變音高，可能表示喉部周圍的感覺能力減弱。「發聲時長測試」（phonation time tasks）是要病患吸一口氣後，發出 / z / 的聲音，愈長愈好，再要病患在呼氣時，持續發出 / s / 的聲音。這種方法可以提供喉部控制能力的相關訊息。「發聲時長」也是呼吸的測試，在持續的構音動作下，治療師可以觀察胸壁和橫隔膜在呼氣時的運動。 159

處理喉部檢查時要蒐集的訊息。在喉部控制檢查後，治療師應能推測喉部功能是否牽涉吞嚥異常。如果喉部功能在臨界狀態，治療師可決定教授病患上聲門或超上聲門吞嚥法，增強對呼吸道的保護，這個技巧會在第六章加以討論。

肺功能測試

肺功能測試可讓治療師決定病患是否能忍受某些吸入量。這些測試項目是由醫師指示，並由醫師解釋。在考慮以口進食卻又會造成少量的吸入時，就要配合肺功能測試的資料。每位病患能忍受多少吸入物而不會導致吸入性肺炎，並沒有定論。因此，醫師需要有自己的判斷標準，決定是否要允許以口進食並伴隨吸入現象。不少醫師會覺得，肺功能資料對進行上述決策頗有幫助。在電視螢光透視檢查時有吸入現象的病人，在半年內發展成肺炎的風險，相較於沒有出現吸入現象的病患而言，來得高（Holas, DePippo, & Reding, 1994; Taniguchi & Moyer, 1994）。有些病患吸入時不會馬上咳嗽，但會在半個小時後咳出吸入物。這種情形說明了有吸入現象的病人，並非每個都會染上肺炎的原因。

從預備檢查中蒐集的資料

在完成預備性的床邊檢查後，吞嚥治療師應當具備下列訊息：⑴採用何種姿勢吞嚥最好；⑵食物放置口中的最佳位置；⑶最容易吞嚥的食材；以及⑷病患吞嚥異常的可能原因。

160 是否要進行床邊試驗性吞嚥？

決定是否要進行床邊試驗性吞嚥時，吞嚥治療師須考慮風險——獲利的比例。如果病患仍處於急性病程中，有明顯的肺部併發症，自發性咳嗽很無力，八十歲以上，且（或）無法遵從指令，疑似有咽部吞嚥異常，則風險高而獲利低，因為他需要電視螢光透視檢查，以評估其咽部吞嚥的異常功能，床邊嘗試吞嚥沒什麼幫助。反之，如果病人可以遵從醫囑，在指示下可咳嗽，肺部功能不錯，風險就很低，可以評估他嘗試吞嚥的狀況。

在嘗試吞嚥時，吞嚥治療師必須注意病患各方面的功能，並定出最佳的配套行動。目前這方面尚沒有明確的原則。病患若是以口進食，治療師要觀察他進食狀況，並注意以下幾點：⑴病人對食物的反應；⑵攪拌和咀嚼食物時的口腔動作；⑶是否出現咳嗽、清喉嚨，或呼吸困難時及呼吸變化，這些情形出現的頻率，以及發生的用餐時段（起始、中途或末尾）；⑷用餐過程中分泌物的改變量；⑸用餐費時多久和進食量；以及⑹呼吸和吞嚥的協調性。

決定最佳進食姿勢

在處置吞嚥異常時，姿勢能輔助良多。評估中若得知舌頭控制不佳，病患難以調控口腔中的食團，或者在引發自主吞嚥之前，食團已經漫流到舌底部且進入咽部；在這種狀況下，最好在把食物送入口中時，先令病患下傾頭部，當病患準備好引發吞嚥時，再將頭向後甩，將食物從口部倒入咽部，見圖 5.10。

當病患能正常控制咽部和喉部時，頭向後傾是很安全的技巧。此時，呼吸道被保護周到。若從過去的醫療史得知病患曾做過半喉切除手術，或其他造成延遲啟動咽部期吞嚥的狀況，則要病患將頭前傾會有幫助。它會讓會厭谿空間增大，呼吸道入口縮減，且會厭軟骨向後靠，見圖 5.11（Shanahan, Logemann, Rademaker, Pauloski, & Kahrilas, 1993; Welch, Logemann, Rademaker,

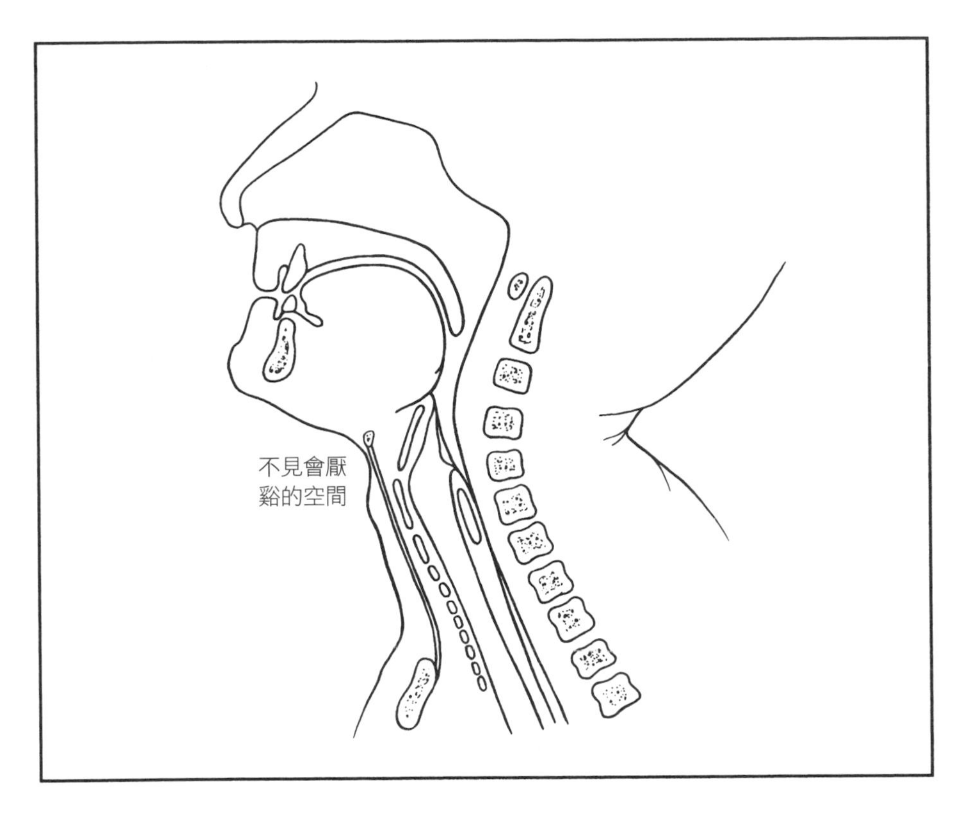

圖 5.10 頭頸部的剖面圖中，在頭部後仰的姿勢下，會厭谿的空間全然消失。 *161*

& Kahrilas, 1993）。在這個姿勢下，食物更容易停在會厭谿部，直到咽部吞嚥被啟動，且會厭谿和會厭軟骨都會將食物引離呼吸道。同樣，若病患有些許喉部閉合不足，頭前傾可讓會厭軟骨更加突出，讓呼吸道獲得更多保護。若根據病患的病史和醫療史，得知他有延髓中風導致的單側咽部麻痹，可將病患的頭轉向患側，以關閉該側的梨狀竇，引導食物從較有功能的一側走（Kirchner, 1967）。另外，若病患有舌頭半邊局部麻痹或單側口腔功能減弱，且同側咽部也受影響時，在口腔或咽部吞嚥期將頭傾向健側，可以引導食物從該側流下；否則，若頭部維持正常姿勢，食物會容易流向患側。決定採取 *161*

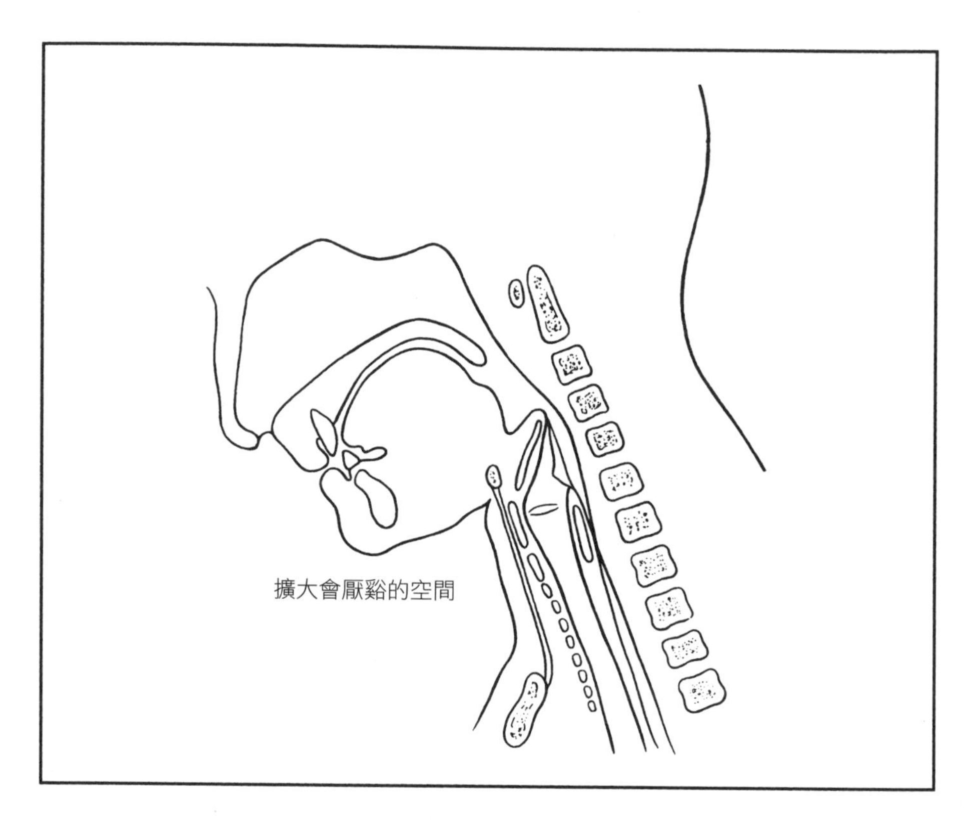

162 **圖 5.11 頭頸部的剖面圖中，在頭向下低的姿勢下，會厭谿的空間增大，且會厭軟骨向後靠，接近咽壁。**

何種姿勢，需要在做床邊嘗試吞嚥前，根據仔細地探問病史和閱讀病歷事先決定。

162 選擇食物放置口中的最佳位置

食物放置口中的位置，須根據口腔敏感度和口腔功能而定，通常食物應放在較敏感和功能較佳的一側。如果液體需送到口腔後側，可使用吸管或滴管。在放置黏稠類食物到舌頭的特定位置時，壓舌板會很有幫助。

選擇最佳食物質地

在實地的吞嚥評估中，選擇食物的質地須根據：⑴所蒐集的病史；⑵口腔控制能力的相關資料；以及⑶咽部和喉部控制能力的資料。通常口腔控制不佳的病患可先嘗試黏稠的液體，再慢慢改成稀釋的液體。延遲咽部期吞嚥的病患則對黏稠的食材反應較好，像是蘋果泥或馬鈴薯泥。舌底部或咽壁收縮不良的病患會對液體類反應最好；喉部上抬不足的病患或上食道環縮肌開啟不良者，最適合進食液體類食物；喉部閉合不良者適合較黏稠的食材。混合多種異常者則會令食物的選擇更加困難，例如，有口腔功能和延遲咽部期吞嚥問題的病患，適合進食的材質介於液體和糊狀物之間。這樣一來，在口腔吞嚥期，重力會輔助口腔中的食團成形，且食物會容易附著在會厭谿部和會厭軟骨上等待咽部吞嚥啟動，而不會散逸到咽部和喉部。在首次床邊嘗試吞嚥前，吞嚥治療師應當細心考慮應採用何種食物質地。

163

選擇最佳吞嚥指導語

當第一次要求病患吞嚥時，應當先設計好能引出最接近正常吞嚥的指導語，這一連串的吞嚥指導語須根據預備檢查時得來的資料。使用的姿勢或不同姿勢的改變順序，也要詳細說明，以便吞嚥時能自主地保護呼吸道。例如，有輕微舌頭和喉部控制不良的病患在把食物送入口中前，需要下傾頭部，等要吞嚥時再將頭向後仰，而且在吞嚥時要閉氣，保護呼吸道。這一連串的吞嚥指示共有五到七個步驟。這些步驟的細節會根據病人的情況不同而不同，也依照臨床預備檢查的結果而定。顯而易見的是，上述要求不適用在智能明顯失常或失智症患者。

初步吞嚥評估時使用的器械

治療師在進入病房前，要備妥不同的器械，包括：⑴ 0 或 00 尺寸的喉鏡；⑵用來抹取食物放入舌後方的壓舌板；⑶用來給病患少量食物的杯子；

⑷給予液體和糊狀物的湯匙；⑸將液體送到口腔後方的吸管；以及⑹用來吸取微量液體（一毫升）送到口腔後方的滴管。

164

吞嚥檢查

在進行任何實地吞嚥之前，最重要的是讓病患準備就緒。若病患有大量分泌物，先用吸痰器清潔口腔；若裝有氣切套管，也要先清潔氣切造口。

處理氣切套管

在處理吞嚥問題時，最好先**放掉氣切低壓環的氣體**，再**嘗試進行吞嚥**。吞嚥時喉部會上抬，充氣的氣切低壓環會因此刺激氣管。充氣的氣切低壓環也會限制喉部上抬的程度。不過，在吞嚥前或氣切低壓環放氣之前，治療師須先**與主治醫師確認**，得知他對氣切低壓環放氣的看法，還有病患對吸入物可能的耐受度，即使只有微量吸入也要加以評估。

重要的是在進行治療前，記得**先將病患的口腔和氣切口的分泌物吸乾淨**尤其需**在氣切低壓環放氣後立刻抽吸**，把留在低壓環上面的分泌物吸走。若不吸走，這些分泌物會流到氣切套管四周再掉進氣管。這類的抽吸作業最好由護理人員進行，他們比治療師還要訓練有素。不過，在緊急情況下找不到護理人員時，治療師須知道如何從口腔和氣切套管吸痰。若護理人員也在場參與，他們可以觀察病患的吞嚥訓練，並能整日鼓勵病患進行練習。

在每次吞嚥時，病患都要用戴手套的手指或紗布**輕輕地蓋上氣切套管**，好在吞嚥時儘可能建立接近正常的氣管壓力。這個步驟可以先納入吞嚥指導語中，直到電視螢光透視檢查確認它是否有幫助時，再考慮省略。

在病患仍戴著氣切套管時，就開始進行吞嚥治療，有幾點好處。第一是，吞嚥治療師可以透過檢查套管的咳出物來直接觀察是否有吸入（但不是完全可以看出來）。同時，以咳嗽或吸痰器來清除吸入物也較容易。有些學者報告，戴著氣切套管時進行吞嚥治療，會出現一些特定但很少見的問題，而像是：⑴有瘢痕或結痂組織的氣管固定在條狀肌和頸部皮膚上，會限制喉部上抬保護呼吸道的動作，增加吸入的機會（Bonanno, 1971; Pinkus, 1973）；⑵氣切套管會向後推頂氣管和食道之間的薄壁，並壓迫食道（特別是對戴低壓氣切套管者）（Betts, 1965; Pinkus, 1973）；⑶因放置氣切套管而改變氣管內的壓力。作者處理吞嚥問題的前十年間，西北大學超過兩千名吞嚥異常的患者中，只有一位病患的吞嚥問題可歸因於氣切套管。對大多數進行吞嚥治療的患者，佩帶氣切套管的好處多於壞處；不過，偶爾也會出現因為佩帶氣切套管而直接造成吞嚥問題。因此，應當關切氣切病患的吞嚥障礙，尤其是裝置氣切套管長達或超過六個月以上者，更需要關切可能造成的吞嚥障礙。 165

在病患真正吞嚥之前，治療師須陪同病患複習，並將特定的指導語寫下來，給病患一些機會，根據指導語來練習數次乾吞。通常在進行實地吞嚥食物或液體前，給予病患充分時間吸收指導語的意思，並和治療師一同複習，病患的表現會最佳。由治療師全程指導病患進行吞嚥會很有幫助。當病患表現出遵從書面指導語的能力後，就可以進行數次實地吞嚥，建議讓病患從最少量的吞嚥開始，並鼓勵病患在覺得需要的時候就咳嗽，但盡量做完吞嚥的所有步驟。讓病患知道，只吞少量食材，在吞嚥時或吞嚥後不會造成呼吸困難。同時，再次鼓勵病患咳嗽，以清乾淨呼吸道。有的病患會認為，咳嗽代表不好或自己表現不好，而會故意抑制咳嗽顯示自己表現好。

在檢查病患的吞嚥時，治療師要給予大約三分之一茶匙的液體、糊狀物或布丁類的食物。這些少量的食物不足以阻塞病患的呼吸道，若吸入的話，也不至於是大問題。

嘗試吞嚥時的觀察

病患吞嚥時，治療師可將手放在病患下巴的下方，手指張開，分別輕觸不同位置如圖 5.12，會有助於觀察。

食指要輕放在下頷骨正下方的前端，中指放在舌骨，無名指放在甲狀軟骨的頂端，小指放在甲狀軟骨的下端。如此一來，下頷骨的動作、舌骨的動

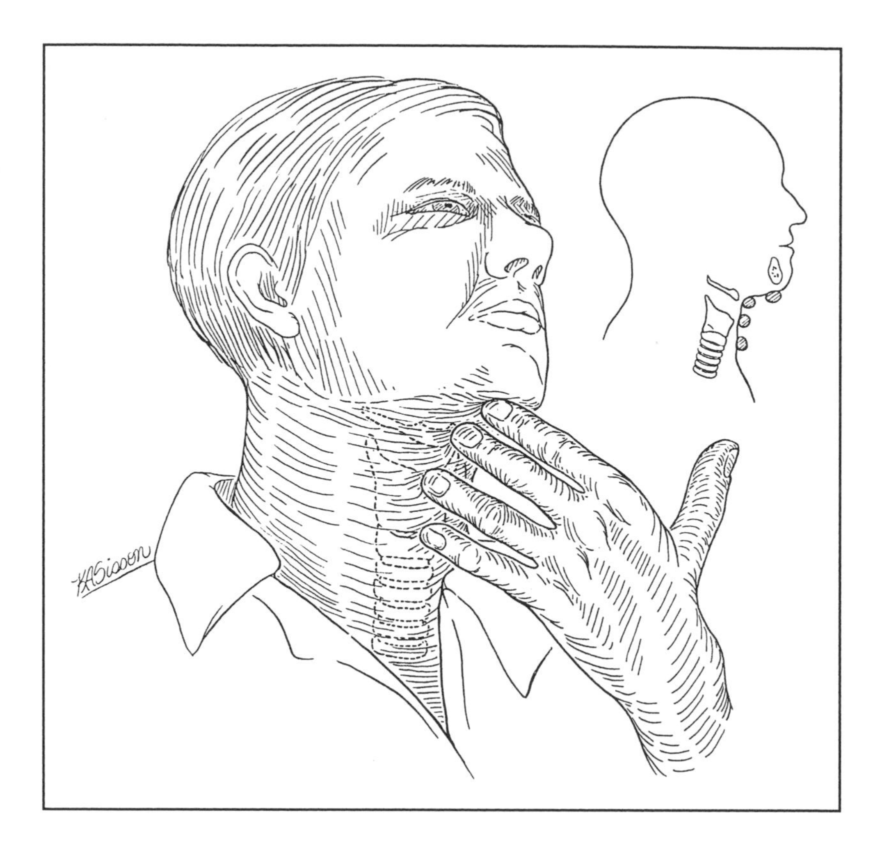

166 **圖 5.12 臨床或床邊吞嚥檢查時正確的手指放置方式。**

作和喉部的動作，都可以在吞嚥時被偵測到。輕觸時，要注意別對身體組織施以任何壓力，就可以確認及評估動作的強度（K. Griffin, 1974）。接下來，

166 要病患按照指導步驟吞嚥餵入口中的食物。當病患吞嚥時，治療師放在頸部的手指，就是在下頜骨前端正下方的食指，可感覺到舌頭動作的起始，中指可以偵測到舌骨的動作，無名指和小指可在咽部期吞嚥啟動時偵測喉部的動作。比較出舌頭開始動作和舌骨與喉部動作的時間差，可提供治療師口腔期通過時間和咽部啟動延遲時間總和的粗略值，或可說是舌頭引發吞嚥到咽部期吞嚥啟動的時間。這個技巧的主要限制是，當咽部吞嚥未在正常時間（小

於一秒）內啟動，臨床上，治療師無法評估在延遲的時間中生理上發生何事，確切的口腔期通過時間和延遲時間無法分別界定。不過治療師可在初步吞嚥後，先進行溫度觸覺刺激再吞嚥，再比較兩者的時間差，就可得知溫度觸覺刺激的效果。這個技巧在第六章中會加以介紹。若溫度觸覺刺激後的吞嚥時間總長減少數秒，治療師可以假設減少的時間是屬於延遲咽部期吞嚥部分。食團進入咽部或進入呼吸道的動作並無法評量，因此，只有很粗略的口腔期通過時間和咽部延遲時間可以界定出來，且無法取得實際咽部吞嚥期的訊息。 *167*

在吞嚥後要求病患做幾件事，常有利於評估吸入情形。首先，在吞嚥後馬上要病患發 / ㄚ /，維持數秒。吞嚥治療師可以評估音質是否出現任何濁音之類的徵兆，若是有，代表聲帶上有食物殘留。就在發聲後，立刻要病患喘氣數秒。這樣若在咽部（會厭谿或梨狀竇）有任何殘留物，會被搖鬆而容易進入呼吸道。在喘氣後，病患要再度發聲，讓治療師再次評估其音質。

治療師可要求病患分別把頭轉向兩側，或治療師分別站在病患兩側，鼓勵病患頭轉向該側而發聲。頭部的旋轉會對該側的梨狀竇施以壓力，將其中的殘留物擠到咽部，而讓聲音變濁。如果經過上述步驟後嗓音仍很乾淨，可要求病患下巴上抬並維持數秒後，再要求病患發聲。這個下巴上抬的姿勢會讓舌根推擠會厭谿，將會厭谿的殘留物清乾淨，而可能導致嗓音變濁。

如果病患在上述過程中咳嗽或咳出食物，或聲音變濁，就要懷疑有吸入現象。但是很多病患是靜默性吸入，也就是說，他們將食物吸入通過真聲帶而掉到呼吸道，卻沒有出現任何不尋常的反應，例如咳嗽。這樣一來，治療師就無法在床邊檢查時發現吸入現象。重要的是，治療師須記住，有 50%到 60%的病患會吸入但不會伴隨咳嗽。若病患在吸入時，沒有出現咳嗽或任何可以看見的吸入徵兆，治療師就無法知道食物已進入呼吸道。針對吞嚥床邊檢查的正確性，我們的研究結果顯示，病患有吸入現象但治療師卻沒有確認出來的比例大約是 40%。其他研究結果也顯示類似的錯誤率（Linden & Siebens, 1983; Splaingard, Hutchins, Sulton, & Chauhuri, 1988）。這項有力的證據，支持使用 X 光攝影法檢查吞嚥功能，以及使用此法評估吞嚥時的咽部生理功能， *168*

以確認病患是否有吸入現象、其吸入的原因以及吸入的量。

電視螢光透視檢查程序——改良式鋇劑吞嚥方法

由於吞嚥是富含動態且快速完成的過程，螢光透視檢查特別適合研究這部分的生理功能（Dobie, 1978; Dodds, Logemann, & Stewart, 1990; Dodds, Stewart, & Logemann, 1990; Kirchner, 1967; Linden & Siebens, 1980; Logemann, 1983, 1993; O'Connor & Ardran, 1976; Palmer, Kuhlemeier, Tippett, & Lynch, 1993; Palmer, Rudin, Lara, & Crompton, 1992; Pitcher, 1973; Sloan, 1977）。螢光透視檢查的影像常會錄成影帶供長期保存。雖然電影螢光透視檢查（cinefluoroscopy）或將影像錄成影片，有助於逐格分析進食液體或食團時，不同構造的動作型態（Kelley, 1970; Phillips & Hendrix, 1971; Scatliff, 1963; Schultz, Niemtzow, Jacobs, & Naso, 1979; Sloan, 1977），但該檢查暴露在放射線的時間，要比替代的錄影檢查（例如電視螢光透視檢查）來得長，且多數醫院已經不予採用。反之，若將螢光透視檢查結果錄成影帶（電視螢光透視檢查），除了影像外還可以同步保留嗓音，此外，放射線暴露也只有微量（O'Connor & Ardran, 1976）。不過，電視螢光透視檢查比電影螢光透視檢查難計算格數，除非加裝計時器。加裝計時器會在影像角落出現數字，每跳一個數字等於影帶經過一格。由於錄影帶可分割成每秒鐘有六十塊視野的三十格，所以數字呈現的速率可以每秒鐘跳三十或六十。有些錄影機無論是二分之一或四分之三吋都能做慢速、逐格或停格動作。如此一來，用它們來播放標有數字的影帶，就可以逐格分析構造及食團的運動，類似於動作影片能提供的分析效果。用電視螢光透視檢查分析吞嚥還有一項好處，就是很容易把錄放影機接上螢光透視儀，只要從螢光透視儀的螢幕後方拉出一條接線，連上錄放影機就可以了。這種連接方法不是永久性的。事實上，可以（三十到六十分鐘）從醫院的教育單位借得錄影設備，根據需要的時長，完成二到三人次的電視螢光透視錄影檢查。這類的儀器通常在每個醫院中都可取得，且螢光透視儀也屬常見的放射檢查儀器，所以，即使較小的醫院也有能力進行詳細的吞嚥電視螢光透視檢查。近來可移動式的螢光透視儀也已經問世，供復健中心使用，以協助吞嚥異常病患進行電視螢光透視檢查。 *169*

電視螢光透視檢查程序，是為檢查改良式鋇劑吞嚥過程中口腔、咽部和食道頸的生理狀況而設計，有時稱作「餅乾吞嚥」檢查，因檢查時給病患吃的食材包括餅乾之故。電視螢光透視檢查程序在方法上，與傳統的上消化道螢光透視或鋇劑吞嚥檢查不同。不同之處有幾點：檢查的目的、食材的種類和多寡、進行的程序，其中包含復健策略（Mandelstam & Lieber, 1970）。

研究目的

改良式鋇劑吞嚥法有兩項目的：⑴確認造成病患症狀的構造和生理異常；⑵確認並評估能立即讓病患安全且（或）有效進食的治療計畫。口腔和咽部通過的時間會在吞嚥時加以評估。如同檢查食道頸蠕動，吞嚥系統（腭咽、喉部、環咽或咽食道區）中閥門的功能都要加以檢查。有別於改良式鋇劑吞嚥法，鋇劑吞嚥主要是提供食道構造能力的訊息，特別是食道下三分之二部分，對於口腔和咽部的吞嚥生理細節並不注意。改良式吞嚥檢查並不只為評估是否有吸入現象設計，而是包括評估為何吸入，這樣才能進行適切及有效的處置。造成吸入的原因很多，如同第四章所介紹，包括舌頭功能減低、延遲或沒有咽部期吞嚥，喉部入口處或聲帶處閉合不足，以及環咽部失能等等。這些不同的病因需要不同的處置方法。

食物放置病患口中的位置

通常食物用可拋式塑膠湯匙餵放在病患口內。然而，若病患有咬合反射，就應當使用更堅固的塑膠湯匙。其他時候，若對象是嬰兒，則可使用奶瓶和奶嘴。Weathers、Becker 和 Genieser（1974）曾說明餵嬰兒液體鋇劑的特殊方法：用塑膠管一端連著普通的奶嘴瓶，將 50cc 的注射器或將可容納 450cc 容量的塑膠袋連在另一端開口。這樣吞嚥治療師或放射師在檢查時，不用將手伸入放射線暴露範圍，嬰兒就可以吸吮到液體。或者，改成給予嬰兒混有鋇劑的牛奶，將它裝入奶瓶，並由戴著鉛手套的手握住奶瓶下端。

170

食物的種類和用量

在改良式鋇劑吞嚥法中，研究病患主訴的各種吞嚥狀況，最少需用三種不同的食物質地：稀釋液體鋇劑（儘可能像水一般稀）、鋇劑糊狀物（巧克力布丁混合 Esophatrast），和需要咀嚼的食物（餅乾塗上布丁混合 Esophatrast）。如果病患抱怨對特定食物有吞嚥困難，或經常提供病患進食特定的食物質地，或在床邊檢查時，發現病患對特定的口味、冷熱度、混合的質地反應不錯，上述食材也要在電視螢光透視檢查時使用。每種食材的每種份量至少各吞兩次。所提供的份量分別如下：一毫升 、三毫升、五毫升、十毫升、用杯子喝稀釋液體、三分之一湯匙的布丁、四分之一塗上鋇劑的 Lorna Doone 餅乾（Logemann, 1993）。如果病患進食上述不同份量的液體、布丁和 Lorna Doone 餅乾都沒有明顯困難，就可以進一步給予更多類混著鋇劑的食物。要病患儘可能自行進食，這樣就可以在電視螢光透視檢查中，觀察平常吃東西的狀況。如果病患的主訴，或病患的醫護人員可看到的行為，沒有出現在電視螢光透視檢查中，治療師要負責調整螢光透視檢查，並試著模擬等同於病患進食的狀況。

液體的進食量可逐步增加，直到造成病患吸入時停止。一旦造成吸入的原因確認後，就可以教病患介入策略來減少吸入。所選用的介入策略是對病人的吞嚥異常最有效的方法。如果病患可以吞嚥其他食材而不會造成吸入，例如蜂蜜或花蜜類的濃稠液體，就可以以提供這些食材一毫升 、三毫升、五毫升、十毫升的份量，以及一杯的份量。只有液體要提供不同的份量。因為食物的黏稠性增加，在正常情況下，吞嚥的份量也會降低。所以，吞嚥布丁或餅乾時，不需要增加食物份量。要求病患自行餵食相當有用，治療師可以看到病患自己餵多少份量入口。有時病患會放入過多的食物。一般而言，治療時會先嘗試代償性策略，包括改變姿勢、增進感覺輸入，以及更改進食方式，之後再嘗試吞嚥策略。這些程序都會在第六章描述。會先採用代償性策略是因為這個方法只需要遵從少量的指示，而且也不會花太大的力氣。我和同事根據上述方案餵病患，病患若進食一兩口就發生吸入現象，即使提供的所有治療均無效，仍然不會造成任何肺部問題（Logemann, Rademaker, Pauloski, & Kahrilas, 1994; Rasley et al., 1993）。 *171*

一開始餵食時，只能給病患極少量的食物，這個原則非常重要。很多時候，轉介來做電視螢光透視檢查的病患都病得不輕，呼吸狀況不佳，且有吸入現象。任何大量的鋇劑食物（多於一茶匙）進入呼吸道，會造成併發症，包括呼吸停止。一開始只需要很少量的食物，就可以做出正確診斷（Rossato & Wrightson, 1977; Schultz et al., 1979）。這個技術和用來診斷食道構造缺損和構造異常的傳統鋇劑吞嚥法非常不同。吞嚥鋇劑時，要將食道灌滿東西，才能顯示出構造和蠕動收縮（Bachman, 1963; Haubrich, 1977），若將這個技巧應用在口腔咽部吞嚥異常的病患，將會造成大量吸入。

進行改良式鋇劑吞嚥法時先給予液體，可確保吸入時食物不會卡在呼吸道。另外，有一些證據指出，因吸入液體而造成肺炎的可能性，比起吸入黏稠食物者來得低（Holas et al., 1994）。肺部的支氣管也較能夠經由咳嗽或纖毛運動清除液體。

病患的姿勢

通常在螢光透視程序時，最困難也最花時間的部分是為病患擺位。最佳狀況是病患能自行坐立，並從側面像開始檢查。坊間可買到一些座椅，是特別為了讓病患在螢光透視中能擺位所設計（Logemann, 1993）。可行動且能坐正而不用靠背的病患，可以坐在連著螢光透視平台的水平面，如圖 5.13，再看情況上下調整。多數螢光透視儀會附有把手，讓病患可以握住並固定位置。剛開始病患以側邊靠著螢光透視儀平台的方式而坐，這樣可見到發聲管道的側面（Kirchner, 1967; Rossato et al., 1977）。

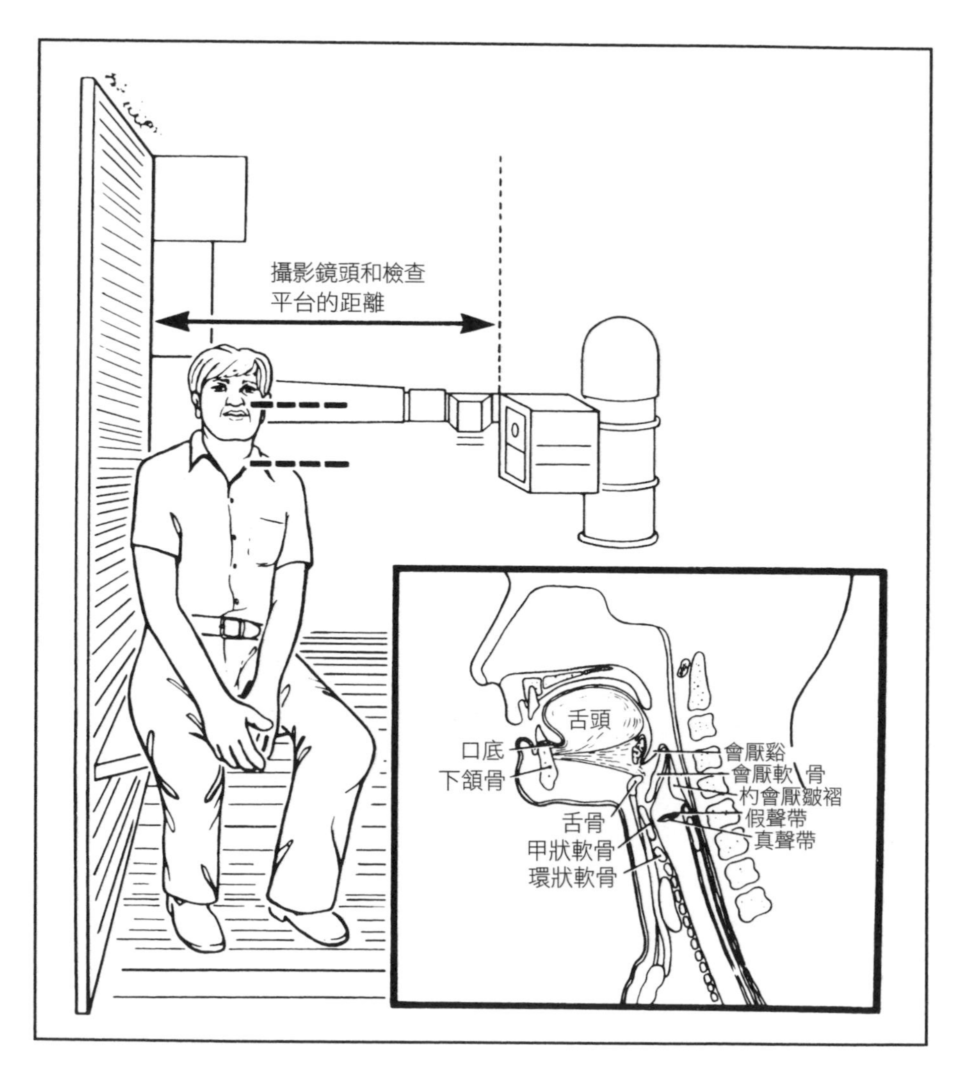

172 圖 5.13 病患坐在連著螢光透視儀的平台上，呼吸消化道上方可以從側面觀之，如同右下角方塊內所示。

有些螢光透視儀無法適用在不能獨自坐著的病患，他們需要坐在輪椅或躺在床上。許多螢光透視設備因為設計因素，其平台和透視鏡口之間的距離無法容下輪椅或推床。但是有窄靠背的推床，如圖 5.14，就可以適用任何螢光透視儀（T. Slominski, personal communication, June 10, 1993）。 *172*

很多螢光透視儀垂直透視鏡口的移動範圍有限，只能向下移動一些，通常不夠用來觀測坐在輪椅上病患的喉咽部位。如果螢光透視儀可以適用於病床，如圖 5.15，即使病患無法行走或獨坐，只要讓他們躺在病床上，再將病床頂部升起至少九十度，都可以進行螢光透視檢查。 *174*

螢光透視檢查的焦點

螢光透視鏡頭應當攝入前方雙唇、上方硬顎、後方咽部壁、下方呼吸道分岔處和食道。不少螢光透視儀可以將影像放大，若懷疑病患會吸入，有時放大呼吸道分岔處和食道，有助於清楚獲知前一兩口吞嚥導致的吸入量。若尚未找出吸入的原因，可在隨後的幾口吞嚥中將影像縮小，涵蓋整個發聲管道。病患的手臂要放在身體側邊而不要放在座椅的手把上，才不會抬高肩膀。重點是讓病患的肩膀放愈低愈好，才不會蓋到或遮到咽部區域。

要做的測量和觀察

側面像

側面像能提供很多重要的測量和觀察資料，以確認病患的構造和生理上的吞嚥異常。首先，可以測量食物通過口腔和咽部時間。**口腔期通過時間**的定義是，從舌頭將食團後送的那一刻開始，到食團前端通過下頜骨和舌底交會點的時間（見圖 5.16）。吞嚥的咽部階段從咽部吞嚥啟動開始，直到食團尾部通過環咽接合處。**食團通過咽部時間**的定義是，食團在上述兩點之間移

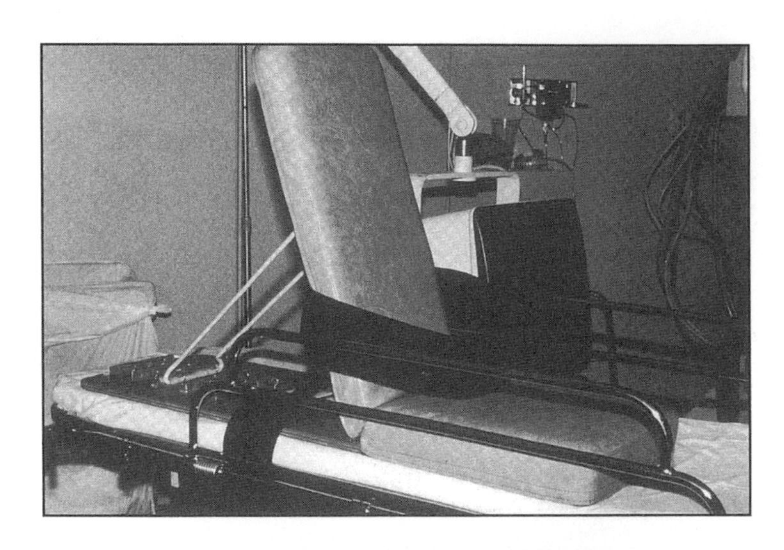

173 圖 **5.14** 病床或診療床（**gurney**）上連著窄背支撐，可適用於螢光透視儀。

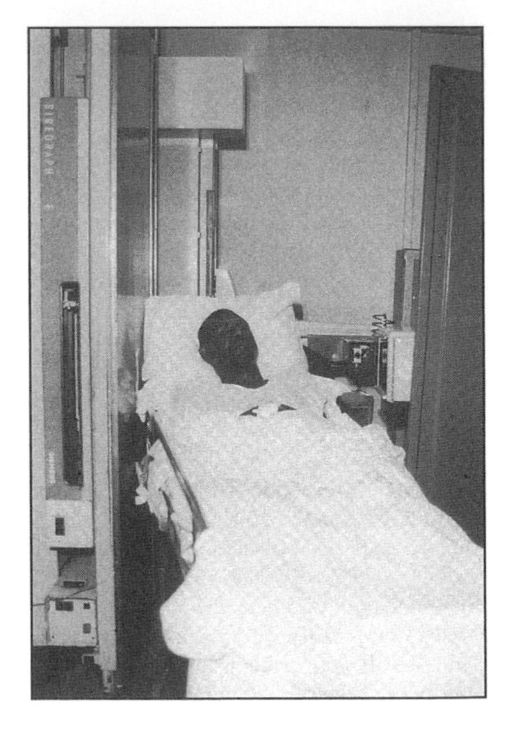

173 圖 **5.15** 躺在病床上的病患將頭抬高，讓呼吸消化道上方可以從側面觀之。

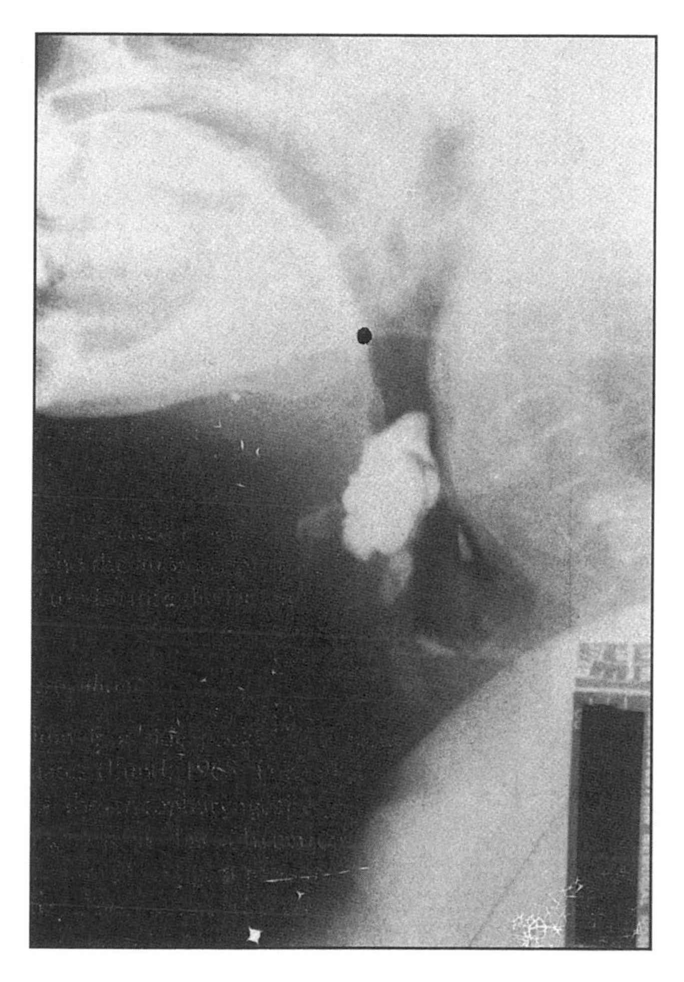

圖 5.16 螢光透視的側視圖黑點處（為下頷骨和舌根的交會點）是計算口腔期通過時間的結束點和咽部延遲時間的開始點。如果咽部期吞嚥準時被啟動，下頷骨影像和舌根的交會點也是食團通過咽部期時間的開始點。

175

動所花費的時間。咽部延遲時間是指口腔期通過時間結束點和咽部吞嚥啟動之間的時間。咽部吞嚥啟動可以從舌骨喉部上抬後，和其他咽部吞嚥期的肌肉動作來得知。

食道通過時間也可以測量，但通常不會納入檢查中，因為針對吞嚥異常的運動方案通常對食道異常的治療沒什麼效果，食道異常多半以藥物和手術治療。在同一次吞嚥中，既檢查咽部和口腔狀況，又嘗試評估食道的部分並不好。螢光透視檢查時，從頭到尾螢光透視鏡頭應保持聚焦在口腔和咽部。在單次吞嚥中評估口腔和咽部功能時，螢光透視鏡頭不用跟著食團下移至食

175 道（Dodds, Logemann, & Stewart, 1990; Dodds, Stewart, & Logemann, 1990）。

除了確認食團通過口腔和咽部的時間，側面像也可以在食團沿著上消化道從前上方到後下方移動時，確認食團所在。側面像可以分析舌頭的動作型態，大略估計吞嚥後會厭谿內的殘留量，估計每個食團被吸入的份量，以及造成吸入的構造或生理原因。吸入現象發生的時間與啟動咽部期吞嚥的關係

176 （如啟動前、啟動時、啟動後），最能在側面像檢查中得知。

後前像

在側面像時完成不同食物的吞嚥後，病患可轉過身來，改成後前像，如圖 5.17（Ardran & Kemp, 1951）。由後前像來看時，食團、食物或液體通過咽部時，會注滿會厭谿，會厭谿因為中央的舌會厭韌帶隔開會厭谿而成了貝殼樣。食團會平均分到兩側，直到食道開口處再會合（Ardran & Kemp, 1951）。不過，大約兩成的正常吞嚥者吞嚥食物時，只會通過單側的會厭谿

177 （Logemann, Kahrilas, Kobara, & Vakil, 1989）。後前像有助於判別咽壁和聲帶功能上是否有不對稱，以及觀察會厭谿和單側或雙側的梨狀竇殘留物。在後前像，最好只使用會顯示吞嚥異常最嚴重的食材。要緊的是檢查吞嚥後的咽部殘留物，並比較兩側的量。將病患頭部向後仰，並要他發出拉長的 / ㄚ / 和快速重複的 / ㄚ /，有助於清楚獲知聲帶運動的狀況。雖然聲帶運動的細節無法在這樣的檢查中獲知，仍可大略評估聲帶閉合或張開時，兩側聲帶的相對動作（Bachman, 1963; Maguire, 1966），這對治療師評估病患在吞嚥時聲帶閉合的能力常有幫助。

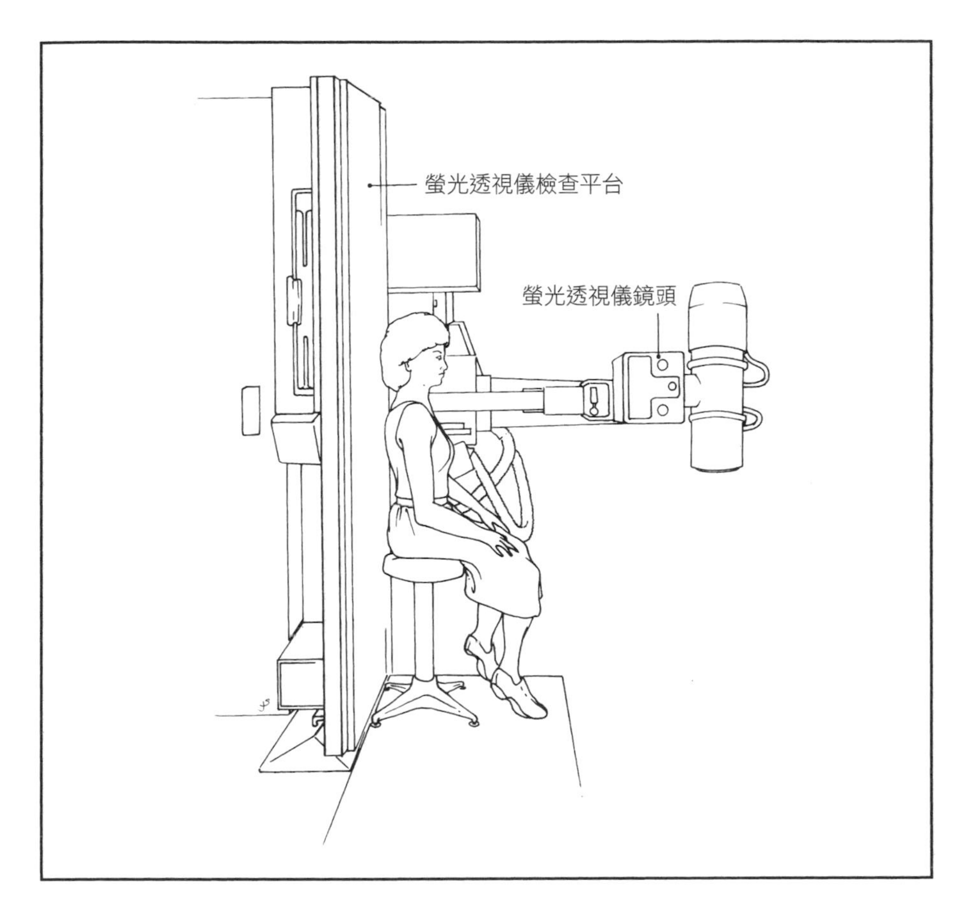

圖 5.17 病患坐在連著螢光透視儀的平台上，讓呼吸消化道上方可以從後前像觀之。 *176*

對病人的指示

當病患坐好，治療師要向病患說明會要他吞嚥幾種不同的食物，每種食物剛開始只會給予少量。將食物餵入口之前，要先給所有的病患看看湯匙上少量（一毫升）的食物，並告知病患如果有任何困難，必要時可以咳出或吐掉食物；但也要向他們強調，應該盡量完成所有的檢查項目。

不同吞嚥食材的進行步驟

通常會先使用測量好的液體鋇劑進行檢查。首先用針筒吸取一毫升的液體鋇劑放到茶匙中。要求病患將東西先含在口裡，直到檢查人員準備好，要他吞下時才吞下。即使已知病患會吸入，仍要先給予液體類食材，因為這樣才容易在前面幾口吞嚥中，找出造成吸入的原因和吸入的量。液體類食材有可能但並不總是最容易造成吸入且還不至於阻塞呼吸道，它可降低病患對吞嚥的恐懼。在完成兩次一毫升的吞嚥後，用茶匙再給兩次三毫升的液體吞嚥，再來是兩次五毫升的吞嚥，也是用針筒輕送入口中或滴入空杯裡，交給病患倒進口中。如果喝五毫升時沒有發生吸入現象，就可以給十毫升。改變劑量可以觀察吞嚥機制調整不同進食量的能力（Cook, Dodds, Dantas, et al., 1989; Jacob, Kahrilas, Logemann, Shah, & Ha, 1989; Kahrilas, Lin, Logemann, Ergun, & Facchini, 1993; Kahrilas, Logemann, Krugler, & Flanagan, 1991; Kahrilas, Logemann, Lin, & Ergun, 1992; Lazarus, Logemann, Rademaker, et al., 1993）。最後給病患杯子，要他照平常方式吞嚥。如果在特定液體量時出現吸入現象，檢查人員要嘗試使用治療策略來減少相同進食量的吸入程度，如同後面章節所介紹者。如果治療介入後的幾次吞嚥中，相同進食量的吸入減少，就可以再增加進食量，直到可以忍受的程度，目的是讓病患能以口進食稀釋液體，量愈多愈好（Logemann et al., 1994; Rasley et al., 1993）。

178

給完液體食材後，應該再給予較黏稠的食物吞嚥。同樣，若發生吸入現象，就要提供治療策略來中止吸入。混有鋇劑的巧克力布丁可以提供布丁類食材，同時也保留好口味。如果病患無法從湯匙進食糊狀或液體食物，可用壓舌板抹取較黏稠食材送到舌頭後方。

第三種食物是四分之一的 Lorna Doone 餅乾，上面薄抹鋇劑布丁當作對比中介物（contrast medium）。最後的這兩次吞嚥，要病患好好咀嚼，等準備好再開始吞嚥。指導語和前幾次不太一樣。前幾次的指導語是，等檢查人員下令吞嚥再開始吞。對這種咀嚼類食物，讓病患咀嚼好了之後就自行吞下。如果病患無法遵從指令，治療師可以把餅乾餵入他口中，並觀察病患自發性的咀嚼和吞嚥。

不論是否提供治療介入，如果病患能將不同種類的食物吞得很好，就應當在螢光透視時觀察病患自行進食的情形，確定他在自行進食的情境中，也能依照相同的程序成功地進食。

失智症或智能嚴重受損的病患也可以用改良式鋇劑吞嚥法，成功地加以評估。治療師可以先把食物餵入他們口中，再快速把手移離放射線照射範圍，然後啟動螢光透視觀察咽部吞嚥。某些情況下，病患在不了解治療師的指示時，會省略口腔期而很快地吞下。雖然如此，仍然可以觀察到攝影檢查中最關鍵的咽部期吞嚥。

嘗試治療

當病患吞嚥後有吸入，或在咽部有明顯殘留物，治療師須決定有關病患特定吞嚥異常的治療內容，並在螢光透視檢查時進行嘗試治療（Logemann, 1993; O'Connor & Ardran, 1976）。如果無法進行介入策略，也要記錄做不到的原因。治療師可以將病患頭部或身體按特定方式擺位（當病患無法遵從指示時，治療師可為其擺位），給予增進感覺（冰冷、酸、大量等）的食團，或在吞嚥前增強口腔感官知覺，或要病患在吞嚥時依照特定指示（吞嚥策略）吞下，並在螢光透視下觀察結果，將其生理表現和前幾次吞嚥的生理表現相比較。通常改變姿勢或使用其他代償性策略，會在生理上產生戲劇性改變，如同隨後的章節和第六章所介紹的那樣，而讓病患可以開始以口進食（Logemann et al., 1994; Rasley et al., 1993）。因此，在電視螢光透視檢查中記錄這些改變，會相當有幫助，這也是這個檢查的成本與效益（cost-effective）部分，因為有些病患經由治療後能快速恢復以口進食。即使吞嚥時加上這些介入方法，放射線暴露的時間一般仍少於五分鐘，比起標準的放射檢查程序，

179

像是鋇劑吞嚥或下側腸胃檢查等，其放射線暴露程度仍較低。

 電視螢光透視檢查轉介原則

通常任何疑似有吸入的病患，其吞嚥異常是源於咽部期吞嚥，或者吞嚥異常包含咽部期者，都要轉介去做電視螢光透視檢查。因為在床邊檢查時，無法確認其咽部的生理，因此，提供的治療計畫和咽部吞嚥異常的治療方法，要等做完電視螢光透視檢查後才能完成。許多病患的吸入現象無法在床邊檢查中發現，因為他們的吸入現象沒有出現任何徵兆；更重要的是，無法確認造成吸入現象的構造和生理原因。有些研究比較同一個病患床邊吞嚥檢查的結果和電視螢光吞嚥透視檢查結果（Splaingard et al., 1988）。結果發現，在電視螢光透視檢查中，大約 40%經常性出現吸入現象的病患，無法在床邊檢查中查出有吸入現象，因為他們沒有咳嗽或出現外在可見的吸入徵兆。特別是神經性疾患的病人的咽部和（或）喉部的敏感度會降低（Aviv et al., 1996）。

 哪些人應該做電視螢光透視檢查？

原則上，最好是吞嚥治療師和放射師共同合作，進行電視螢光透視檢查，雙方對吞嚥異常的分析都有獨到之處。放射師的訓練是界定構造異常，但多半對於吞嚥時口腔和咽部動作型態所知不多；吞嚥治療師熟悉這類的動作型態，且知道處理特定異常的治療法。合併兩種專業的技能可以達成最佳診斷和處置決策。

180

 吞嚥異常診斷程序可當作治療成效的試驗

對大部分個案而言，影像的評估目的不僅僅是為了確定病患是否如當初

所懷疑的有吸入現象，而是要找出造成吸入的吞嚥生理原因。同樣重要的是病患的吞嚥效率或能力，是否能乾淨俐落地將食物經由口腔向咽部、食道移動。評估吞嚥用的顯影程序，通常算在吞嚥復健計畫中的一部分，最終目標是重建病患完全以口進食的能力。因此，治療師在電視螢光透視檢查時，至少應把握機會，確認某些治療方法是否有效，目的是立即促成一些安全有效的口腔進食。

介入的順序

一般而言，在診斷性檢查中，介入的治療方法會從擺位開始，可以的話再介紹增進口腔感覺的技術，然後介紹吞嚥策略；若有需要的話，最後才是改變餐飲（食物質地）（Logemann,1993）。這樣的介入順序，其原理在於考慮病患所需的肌肉力道、實行上的簡易度，和學習一連串步驟的能力。通常對大多數病患而言，最容易習得改變姿勢的技巧，甚至認知能力較弱的病患和兒童，以及生理活動能力有某種程度受限的病患，都可以做到。設計來增強口腔敏感度的程序，也可以用在多數的病患，因為這些步驟可由治療師主控，且不需要病患主動配合，不像需要在病患同意下，治療師才能將食物餵入口中。然而，吞嚥策略需要病患主動遵從指令，且自主地操控進行中的口腔咽部吞嚥。吞嚥策略多數情況也牽涉到更多事情，花更多力氣，因此也更可能讓病患疲累。不過，某些病患非得採用吞嚥策略才能成功吞嚥（Lazarus, Logemann, & Gibbons, 1993; Logemann & Kahrilas, 1990）。接下來，將簡短地描述每個技巧和相關的研究文獻，也會說明測量或觀察不同介入技巧成功與否的方法。

擺位技巧

擺位技巧對大多數病患而言，都能有效減少液體和其他食物的吸入（Horner, Massey, Riski, Lathrop, & Chase, 1988; Logemann et al., 1989; Rasley et al., 1993; Shanahan et al., 1993 Welch et al., 1993）。所採用的姿勢須合乎病患

181 **表 5.2　不同的吞嚥異常擺位技巧應用原理**

在螢光透視檢查中觀察到的異常	採用的姿勢	原理
食團通過口腔效率低（舌頭後推食團能力下降）	頭向後仰	使用重力以排空口腔
延遲啟動咽部期吞嚥（食團通過下頷但咽部吞嚥仍未啟動）	低頭	擴大會厭谿並預防食團進入呼吸道，縮窄呼吸道入口
舌底部後推動作不足（會厭谿有殘留物）	低頭	將舌根往後推向咽壁
單側喉部功能異常（吞嚥時吸入）	低頭	將會厭軟骨推向後方的保護位置，縮窄呼吸道入口
	頭轉向患側	藉由外部推力增強聲帶閉合，縮窄呼吸道入口
喉部閉合不足（吞嚥時吸入）	低頭	將會厭軟骨推向後方的保護位置，縮窄呼吸道入口
咽部收縮不良（殘留物分布整個咽部）	側躺	改變咽部殘留物的重力方向
單側咽部麻痺（單側咽部有殘留物）	頭轉向患側	扭轉咽部，減少食物通過咽部患側
環咽功能異常（梨狀竇有殘留物）	轉頭	將環狀軟骨推離後咽壁，降低環咽縮肌靜止的壓力

吞嚥異常的構造或生理。擺位技術可以引導食物流向和改變咽部體積。表 5.2 182 列出經常被採用的姿勢，和對特定吞嚥異常以及咽部體積改變的效果。通常擺位技巧對神經疾患病人、頭頸部腫瘤切除後病患，或其他不同年齡構造損傷的病患而言，效果良好（Logemann et al., 1994; Rasley et al., 1993）。

測量擺位效果的最佳方式是，判斷採用該姿勢與不採用該姿勢所產生的吸入量（Horner et al., 1988; Logemann et al., 1994; Rasley et al., 1993），姿勢也會改善食團通過口腔和咽部的時長。一般而言，擺位的效果最好用電視螢光透視檢查來觀察和測量（Shanahan et al., 1993; Welch et al., 1993）。有時，擺位對殘留物和吸入的效果，可以在吞嚥前後經由內視鏡觀察而得，但無法在吞嚥時同步觀察。閃爍攝影術（scintigraphy）可用來測量姿勢改變對有殘留物和吸入的效果。

改善口腔感覺敏銳度的技巧

改善口腔感覺敏銳度的技巧，通常用在吞嚥失用症、延遲口腔期起始時間或延遲咽部期吞嚥的病患身上。這些技巧都是為了在病患引發口腔吞嚥期之前，提供前期的感覺刺激。感官技巧包含：⑴把食物送入口中時，增加湯匙下壓舌部的力道；⑵給予酸性的食團（一半檸檬汁，一半鋇劑）；⑶給予冰冷的食團；⑷給予需要咀嚼的食團；⑸給予大量的食團（三毫升或以上）；以及⑹溫度觸覺刺激（Lazzara, Lazarus, & Logemann, 1986; Ylvisaker & Logemann, 1986）。對某些吞嚥失用症的病患而言，以前期刺激增加口腔感覺，例如，在把食物送入口中時，增加湯匙下壓舌部的力道，或增加食團的容量或味道，或者改變食團的溫度，都可以誘發口腔期啟動，以及增進口腔期通過時間。溫度觸感刺激是在給予食團之前，以尺寸 00 的喉鏡垂直按摩前咽門弓數秒，其中喉鏡需要先在冰塊中浸泡數秒。這個技巧的設計目的是為了強化口腔知覺，並提供大腦皮質層和腦幹警覺的感覺刺激。因此，當病患開始做口腔期吞嚥時，可以更快啟動咽部期的吞嚥。這個技巧已被證實有利於加快咽部吞嚥，並可減少幾口吞嚥的延遲時間（Lazzara et al., 1986）。

對於這些增強口腔感覺輸入的程序，其成效測量應包括：⑴從下達吞嚥的指令開始到口腔期起始的時間；⑵口腔期通過時間；以及⑶咽部延遲時間。這些都可以在電視螢光透視檢查中測量。口腔吞嚥起始時間和口腔期通過時間，可以由超音波攝影中測得。對某些病患而言，可以用電視內視鏡量出咽部期吞嚥的延遲時間。由於從電視內視鏡中無法看到吞嚥的口腔期，若是病患因為口腔異常，而使食團尚未成形就流漏出來時，電視內視鏡就不像電視螢光透視檢查般，可以準確地界定出咽部期的延遲時間。

183

吞嚥策略

吞嚥策略是為了自主控制咽部吞嚥的特定生理特性而設計的。目前已經發展出四項吞嚥策略：(1)上聲門吞嚥法（supraglottic swallow），在吞嚥前或吞嚥時關閉真聲帶處的呼吸道；(2)超上聲門吞嚥法（super-supraglottic swallow），在吞嚥前或吞嚥時關閉呼吸道入口；(3)用力吞嚥法（effortful swallow），在咽部吞嚥時增加舌根後送力道，把會厭谿處的食團清乾淨；以及(4)孟德森吞嚥手法（Mendelsohn maneuver），為增強喉部上抬的幅度和時長，並藉此增加環咽肌張開的程度和時長。最後的這個策略也會改善吞嚥的整體協調度。在電視螢光透視檢查時，若擺位和口腔感覺增強技巧都不足以改善吞嚥生理狀況，可讓病患採用自主的吞嚥策略開始由口進食。不過，這些策略需要有仔細遵從指令能力，有認知和語言明顯障礙的病患並不適用；這些策略需要很多肌力，對容易疲累的病患也不適合。但是，有些病患非得採用這些自主性策略才能安全有效地吞嚥（Lazarus, Logemann, & Gibbons, 1993; Logemann & Kahrilas, 1990）；某些病患則必須綜合吞嚥策略和擺位技術（Logemann, 1993）。

更換食物質地（進食種類）

一般而言，要從餐食中剔除某種特定食物質地的策略，應保留到最後再考慮。限制不能進食特定的食物質地，會讓病患很難受。只有在其他治療計畫都不適用時，像是有動作異常的病患會不斷改變姿勢，無法遵照指令來採用吞嚥策略的病患，或不適合刺激口腔感覺的病患，才予以採用。表 5.3 列出不同吞嚥異常病患最易進食或須避免的食物質地。

對某些個案而言，在診斷性程序中介入治療，就可以馬上讓病患開始進食。對其他個案來說，評估治療成效可以確保治療的適當性，以建立以口進食所需要的神經肌肉控制能力。

184 並非所有的治療步驟都會在診斷過程中採用，因為它們不見得立刻見效。例如，唇部、舌頭和（或）下頷的動作範圍運動，都不會有立即的效果，但原則上會在二到三週後見效（見第六章）。不過，治療師仍然能經由每次的治療中，測量病患的構造動作，來量化動作範圍運動的效果。完成第二次評

184

表 5.3　各種吞嚥異常病患最易進食或須避免的食物質地[a]

吞嚥異常	最易進食的食物質地	要避免的食物質地
舌頭運動範圍不足	濃稠液體	糊狀物
舌頭協調不足	濃稠液體	糊狀物
舌頭力量不足	液體	大量糊狀物
延遲咽部期吞嚥	濃稠液體和食物	稀釋液體
呼吸道閉合不足	布丁和糊狀物	稀釋液體
因喉部動作不足而環咽肌功能異常	液體	較濃稠、很黏的食物
咽壁收縮不足	液體	較濃稠、很黏的食物
舌根後送動作不足	液體	很黏的食物

[a] 這些材質分類必定相當粗略，因我們無法加以界定描繪不同食物質地的黏稠度範圍。

估後，可以藉由比較第一次和第二次的評估結果，確定某個構造的動作範圍改變程度。要在診斷性吞嚥評估中引入治療技術時，治療師須馬上閱讀電視螢光透視檢查的結果，或其他影像程序的結果，並依據確認的生理異常，選用合適的治療步驟。電視螢光透視檢查因為需要病患暴露在 X 光下，並非所有的治療技術都可以在 X 光下進行，並看出其價值，最好是治療師先選擇好確信適合病患的構造及吞嚥生理的治療技術再進行。

185

在找到有效的治療技術後，診斷程序的錄影帶就可以當作病患、家人、護士、醫師和其他人的教材，有條理地教育和建議他們應該使用的特定程序，包括介紹特定的擺位、飲食等等，這種影像實證通常能加強病患和家屬對治療建議的配合度。

電視螢光透視檢查研究報告

檢查報告由所有參與電視螢光透視檢查的專業人員共同執筆並簽名。原則上，報告從描述病患的症狀和主訴開始，再來是記下每種食材通過口腔的時間，描述口腔和咽部吞嚥時所觀察到的神經肌肉或構造問題，同時也要註明檢查時餵給病患吞嚥的各種食物質地。如果病患因為口腔吞嚥階段異常而出現吸入現象，也要加以陳述。咽部期吞嚥的延遲情況也要記下，記錄包括所吞嚥的食團大小和不同黏稠度、延遲時食團所在位置等。如果在吞嚥延遲時發生吸入，也要描述並註明所吸入食團的大概份量。

食團通過咽部時間也要分別標明，需注意隨著食團質地改變所產生的時間變化；咽部期吞嚥中所看到的構造或神經肌肉問題，都要加以描述；特定食物質地大概的吸入量以及吸入的原因，也要標明；會厭谿和梨狀竇殘留物的量也要粗略估計。如果觀察到有吸入現象和明顯的殘留物，要嘗試介入策略，並記錄其效果。如果因故無法適用任何治療策略，也要加以說明。

最後，要列出相關建議，包括：⑴進食處置（如不以口進食、以口進食或兩者混合）以及進餐時須採用的吞嚥處置策略；⑵檢查時採用的介入和治療結果；⑶吞嚥治療的程序；以及⑷再評估。這應該包括諮詢其他專業後的建議。如果報告沒有明列造成吸入或發生殘留的構造或生理原因，也沒有明列為了減少或降低上述狀況所做的嘗試治療和其成效，或者沒有明列沒做嘗試介入的緣故等，報告就不算完整。

參考文獻

Ardran, G., & Kemp, F. (1951). The mechanism of swallowing. *Proceedings of the Royal Society of Medicine, 44*, 1038–1040.

Aviv, J. E., Martin, J. H., Sacco, R. L., Zagar, D., Diamond, B., Keen, M. S., & Blitzer, A. (1996). Supraglottic and pharyngeal sensory abnormalities in stroke patients with dysphagia. *Annals of Otology, Rhinology, and Laryngology, 105*, 92–97.

186

Bachman, A. (1963). Methodology in the radiographic examination of the larynx and hypopharynx. *New York State Journal of Medicine, 63*, 1155–1163.

Batchelor, B., Neilson, S., & Sexton, K. (1996). Issues in maintaining hydration in nursing home patients with aspirated thin liquids. *Journal of Medical Speech-Language Pathology, 4*, 217–221.

Betts, R. (1965). Post-tracheostomy aspiration. *New England Journal of Medicine, 273*, 155.

Bonanno, P. (1971). Swallowing dysfunction after tracheostomy. *Annals of Surgery, 174*, 29–33.

Buckwalter, J. A., & Sasaki, C. T. (1984). Effect of tracheostomy on laryngeal function. *Otolaryngology Clinics of North America, 17*, 41–48.

Cook, I. J., Dodds, W. J., Dantas, R. O., et al. (1989). Opening mechanism of the human upper esophageal sphincter. *American Journal of Physiology, 257*, G748–G759.

Davies, A. E., Kidd, D., Stone, S. P., & MacMahon, J. (1995). Pharyngeal sensation and gag reflex in healthy subjects. *Lancet, 345*(8948), 487–488.

DeJong, R. (1967). *The neurologic examination*. New York: Hoeber Medical Division—Harper & Row.

DeLarminat, V., Montravers, P., Dureuil, B., & Desmonte, J. M. (1995). Alteration in swallowing reflex after extubation in intensive care unit patients. *Critical Care Medicine, 23*, 486–488.

DePippo, K. L., Holas, M. A., & Reding, M. J. (1992). Validation of the 3-ounce water swallow test for aspiration following stroke. *Archives of Neurology, 49*, 1259–1261.

Dettelbach, M. A., Gross, R. D., Mahlmann, J., & Eibling, D. E. (1995). Effect of the Passy-Muir valve on aspiration in patients with tracheostomy. *Head & Neck, 17*, 297–302.

DeVita, M. A., & Spierer-Rundback, L. (1990). Swallowing disorders in patients with prolonged orotracheal intubation or tracheostomy tubes. *Critical Care Medicine, 18*, 1328–1330.

Dobie, R. (1978). Rehabilitation of swallowing disorders. *American Family Physician, 27*, 84–95.

Dodds, W. J., Logemann, J. A., & Stewart, E. T. (1990). Radiological assessment of abnormal oral and pharyngeal phases of swallowing. *American Journal of Roentology, 154*, 965–974.

Dodds, W. J., Stewart, E. T., & Logemann, J. (1990). Physiology and radiology of the normal oral and pharyngeal phases of swallowing. *American Journal of Roentology, 154*, 953–963.

Donald, A., & Dawes, J. (1977). A case of dysphagia. *British Medical Journal, 30*, 1139–1141.

Edwards, D. (1970). Flow charts, diagnostic keys, and algorithms in the diagnosis of dysphagia. *Scottish Medical Journal, 15*, 378–385.

Feldman, S., Deal, C., & Urquhart, W. (1966). Disturbance of swallowing after tracheostomy. *Lancet, 1*, 954–955.

Gallivan, G., Dawson, J., & Robbins, L. D. (1989). Videolaryngoscopy after endotracheal intubation: Implications for voice. *Journal of Voice*, *3*(1), 76–80.

Griffin, J., & Tollison, J. (1980). Dysphagia. *American Family Physician*, *22*, 154–160.

Griffin, K. (1974). Swallowing training for dysphagic patients. *Archives of Physical Medicine and Rehabilitation*, *55*, 467–470.

Hamlet, S. L., Nelson, R. J., & Patterson, R. L. (1990). Interpreting the sounds of swallowing: Fluid flow through the cricopharyngeus. *Annals of Otology, Rhinology, and Laryngology*, 99, 749–752.

Hamlet, S. L., Patterson, R. L., Fleming, S. M., & Jones, L. A. (1992). Sounds of swallowing following total laryngectomy. *Dysphagia*, *7*, 160–165.

187 Haubrich, W. (1977). In defense of the radiographic diagnosis of dysphagia. *Gastrointestinal Endoscopy*, *23*, 214.

Holas, M. A., DePippo, K., & Reding, M. J. (1994). Aspiration and relative risk of medical complications following stroke. *Archives of Neurology*, *51*, 1051–1053.

Horner, J., Massey, E. W., Riski, J. E., Lathrop, D., & Chase, K. N. (1988). Aspiration following stroke: Clinical correlates and outcomes. *Neurology*, *38*, 1359–1362.

Jacob, P., Kahrilas, P., Logemann, J., Shah, V., & Ha, T. (1989). Upper esophageal sphincter opening and modulation during swallowing. *Gastroenterology*, *97*, 1469–1478.

Kahrilas, P. J., Lin, S., Logemann, J. A., Ergun, G. A., & Facchini, F. (1993). Deglutitive tongue action: Volume accommodation and bolus propulsion. *Gastroenterology*, *104*, 152–162.

Kahrilas, P. J., Logemann, J. A., Krugler, C., & Flanagan, E. (1991). Volitional augmentation of upper esophageal sphincter opening during swallowing. *American Journal of Physiology*, *260 (Gastrointestinal Physiology, 23)*, G450–G456.

Kahrilas, P. J., Logemann, J. A., Lin, S., & Ergun, G. A. (1992). Pharyngeal clearance during swallow: A combined manometric and videofluoroscopic study. *Gastroenterology*, *103*, 128–136.

Kelley, M. (1970). Evaluation of the patient with dysphagia. *Modern Treatment*, *7*, 1087–1097.

Kirchner, J. (1967). Pharyngeal and esophageal dysfunction: The diagnosis. *Minnesota Medicine*, *50*, 921–924.

Lazarus, C., Logemann, J. A., & Gibbons, P. (1993). Effects of maneuvers on swallowing function in a dysphagic oral cancer patient. *Head & Neck*, *15*, 419–424.

Lazarus, C. L., Logemann, J. A., Rademaker, A. W., Kahrilas, P. J., Pajak, T., Lazar, R., & Halper, A. (1993). Effects of bolus volume, viscosity and repeated swallows in non-stroke subjects and stroke patients. *Archives of Physical and Medical Rehabilitation*, *74*, 1066–1070.

Lazzara, G., Lazarus, C., & Logemann, J. A. (1986). Impact of thermal stimulation on the triggering of the swallowing reflex. *Dysphagia*, *1*, 73–77.

Leder, S. B. (1996). Gag reflex and dysphagia. *Head & Neck*, *18*, 138–141.

Leder, S. B. (1997). Videofluoroscopic evaluation of aspiration with visual examination of the gag reflex and velar movement. *Dysphagia*, *12*, 21–23.

Leder, S. B., Tarro, J. M., & Burrell, M. I. (1996). Effect of occlusion of a tracheotomy tube on aspiration. *Dysphagia*, *11*, 254–258.

Linden, P., & Siebens, A. (1980, November). *Videofluoroscopy: Use in evaluation and treatment of dysphagia.* A miniseminar presented at the American Speech-Language-Hearing Association annual meeting, Detroit.

Linden, P., & Siebens, A. (1983). Dysphagia: Predicting laryngeal penetration. *Archives of Physical and Medical Rehabilitation*, *64*, 281–283.

Logemann, J. A. (Ed.). (1989). Swallowing disorders and rehabilitation. *Journal of Head Trauma Rehabilitation*, *4*(4).

Logemann, J. A. (1983). *Evaluation and treatment of swallowing disorders*. Austin, TX: PRO-ED.

Logemann, J. A. (1993). *Manual for the videofluoroscopic study of swallowing*. Austin, TX: PRO-ED.

Logemann, J. A., & Kahrilas, P. J. (1990). Relearning to swallow post CVA: Application of maneuvers and indirect biofeedback—A case study. *Neurology*, *40*, 1136–1138.

Logemann, J. A., Kahrilas, P. J., Cheng, J., Pauloski, B. R., Gibbons, P. J., Rademaker, A. W., & Lin, S. (1992). Closure mechanisms of the laryngeal vestibule during swallowing. *American Journal of Physiology*, *262*, G338–G344.

Logemann, J., Kahrilas, P., Kobara, M., & Vakil, N. (1989). The benefit of head rotation on pharyngoesophageal dysphagia. *Archives of Physical Medicine and Rehabilitation*, *70*, 767–771. *188*

Logemann, J. A., Rademaker, A. W., Pauloski, B. R., & Kahrilas, P. J. (1994). Effects of postural change on aspiration in head and neck surgical patients. *Otolaryngology—Head and Neck Surgery*, *110*, 222–227.

Loughlin, A. M., & Lefton-Greif, M. A. (1994). Dysfunctional swallowing and respiratory disease in children. *Advances in Pediatrics*, *41*, 135–161.

Maguire, G. (1966). The larynx: Simplified radiological examination using heavy filtration and high voltage. *Radiology*, *87*, 102–110.

Mandelstam, P., & Lieber, A. (1970). Cineradiographic evaluation of the esophagus in normal adults. *Gastroenterology*, *58*, 32–38.

Martin, B. W., Corlew, M. M., Wood, H., Olson, D., Gallipol, L. A., Wingbowl, M., & Kirmani, N. (1994). The association of swallowing dysfunction and aspiration pneumonia. *Dysphagia*, *9*, 1–6.

Martin, B. J. W., Logemann, J. A., Shaker, R., & Dodds, W. J. (1994). Coordination between respiration and swallowing: Respiratory phase relationships and temporal integration. *Journal of Applied Physiology*, *76*(2), 714–723.

McConchie, L. (1973). Dysphagia: General principles of management. *Australian New Zealand Journal of Surgery*, *42*, 358–359.

Miller, D., & Sethl, G. (1970). Tracheal stenosis following prolonged cuffed intubation: Cause and prevention. *Annals of Surgery*, *171*, 283–293.

Muz, J., Hamlet, S., Mathog, R., & Farris, R. (1994). Scintigraphic assessment of aspiration in head and neck cancer patients with tracheostomy. *Head & Neck*, *16*, 17–20.

Muz, J., Mathog, R., Nelson, R., & Jones, L. A., Jr. (1989). Aspiration in patients with head and neck cancer and tracheostomy. *American Journal of Otolaryngology*, *10*, 282–286.

Nathadwarawala, K. M., McGroary, A., & Wiles, C. M. (1994). Swallowing in neurological outpatients: Use of a timed test. *Dysphagia*, *9*, 120–129.

Nathadwarawala, K. M., Nicklin, J., & Wiles, C. M. (1992). A timed test of swallowing capacity for neurological patients. *Journal of Neurology, Neurosurgery and Psychiatry*, *55*, 822–825.

O'Connor, A., & Ardran, G. (1976). Cinefluorography in the diagnosis of pharyngeal palsies. *Journal of Laryngology and Otology*, *90*, 1015–1019.

Palmer, J. B., Kuhlemeier, K. V., Tippett, D. C., & Lynch, C. (1993). A protocol for the videofluorographic swallowing study. *Dysphagia, 8*, 209–214.

Palmer, J. B., Rudin, N. J., Lara, G., & Crompton, A. W. (1992). Coordination of mastication and swallowing. *Dysphagia, 7*, 187–200.

Paloschi, G., & Lynn, R. (1965). Observations upon elective and emergency tracheostomy. *Surgery, Gynecology and Obstetrics, 120*, 356–358.

Phillips, M., & Hendrix, T. (1971). Dysphagia. *Postgraduate Medicine, 50*, 81–86.

Pinkus, N. (1973). The dangers of oral feeding in the presence of cuffed tracheostomy tubes. *Medical Journal of Australia, 1*, 1238–1240.

Pitcher, J. (1973). Dysphagia in the elderly: Causes and diagnosis. *Geriatrics, 28*, 64–69.

Rasley, A., Logemann, J. A., Kahrilas, P. J., Rademaker, A. W., Pauloski, B. R., & Dodds, W. J. (1993). Prevention of barium aspiration during videofluoroscopic swallowing studies: Value of change in posture. *American Journal of Roentgenology, 160*, 1005–1009.

189 Rossato, R., & Wrightson, P. (1977). Dionosil swallow: A test of laryngeal protection. *Surgical Neurology, 17*, 24.

Sasaki, C. T., Suzaki, M., Horiuchi, M., & Kirchner, J. A. (1977). The effect of tracheostomy on the laryngeal closure reflex. *Laryngoscope, 87*, 1428–1432.

Scatliff, J. (1963). Cinefluorographic evaluation of the soft tissues of the neck. *New York Journal of Medicine, 63*, 1174–1180.

Schultz, A., Niemtzow, P., Jacobs, S., & Naso, F. (1979). Dysphagia associated with cricopharyngeal dysfunction. *Archives of Physical Medicine and Rehabilitation, 60*, 381–386.

Shanahan, T. K., Logemann, J. A., Rademaker, A. W., Pauloski, B. R., & Kahrilas, P. J. (1993). Chin down posture effects on aspiration in dysphagic patients. *Archives of Physical Medicine and Rehabilitation, 74*, 736–739.

Shin, T., Maeyama, T., Morikawa, I., & Umezaki, T. (1988). Laryngeal reflex mechanism during deglutition—Observing of subglottal pressure and afferent discharge. *Otolaryngology—Head and Neck Surgery, 99*, 465–471.

Sloan, R. (1977). Cinefluorographic study of cerebral palsy deglutition. *Journal of the Osaka Dental University, 11*, 58–73.

Splaingard, M. L., Hutchins, B., Sulton, L. D., & Chauhuri, G. (1988). Aspiration in rehabilitation patients: Videofluoroscopy vs. bedside clinical assessment. *Archives of Physical Medical Rehabilitation, 69*, 637–640.

Taniguchi, M. H., & Moyer, R. S. (1994). Assessment of risk factors for pneumonia in dysphagic children: Significance of videofluoroscopic swallowing evaluation. *Developmental Medicine and Child Neurology, 36*, 495–502.

Thompson-Henry, S., & Braddock, B. (1995). The modified Evan's blue dye procedure fails to detect aspiration in the tracheostomized patients: Five case reports. *Dysphagia, 10*(3), 172–174.

Tippett, D. C., & Siebens, A. A. (1995). Reconsidering the value of the modified Evan's blue dye test: A comment on Thompson-Henry and Braddock (1995) [Letter to editor]. *Dysphagia, 11*, 78–79.

Tuch, B. E., & Neilsen, J. M. (1941). Apraxia of swallowing. *Bulletin of Los Angeles Neurologic Society, 6*, 52–54.

Weathers, R., Becker, M., & Genieser, N. (1974). Improved technique for study of swallowing function in infants. *Radiologic Technology*, *46*, 98–100.

Welch, M. V., Logemann, J. A., Rademaker, A. W., & Kahrilas, P. J. (1993). Changes in pharyngeal dimensions effected by chin tuck. *Archives of Physical Medicine and Rehabilitation*, *74*, 178–181.

Ylvisaker, M., & Logemann, J. A. (1986). Therapy for feeding and swallowing following head injury. In M. Ylvisaker (Ed.), *Management of head injured patients*. San Diego: College-Hill.

Zenner, P. M., Losinski, D. S., & Mills, R. H. (1995). Using cervical auscultation in the clinical dysphagia examination in long-term care. *Dysphagia*, *10*(1), 27–31.

第 6 章

口咽部吞嚥障礙患者的處置

Management of the Patient with Oropharyngeal Swallowing Disorders

在評估口咽部吞嚥障礙病患之後，必須回答以下三個問題：第一，應採用何種類型的營養處置？第二，治療需立即開始嗎？應採用何種類型的治療方法？代償性（compensatory）或運動（exercises）？直接或間接？第三，應採用何種特定的治療策略？任何一種治療方案的持續目標，都是在提供充足的水分和營養供給，並能安全吞嚥的前提下，重建口腔進食的能力（Aguilar, Olson, & Shedd, 1979; American Dietetic Association, 1980）。在治療進行過程中，另一個需要回答的問題是：患者是否需要施以維持方案（maintenance program）來維持治療的效益或減緩退化？本章將提供治療師回答這些問題的各種資訊，包括詳述各種可資採用的處理之道，並分別針對每種解剖或生理異常所適用的治療策略加以討論（Kasprisin, Clumeck, & Nino-Murcia, 1989; Larsen, 1972; Logemann, 1983; Newman, Dodaro, & Welch, 1980）。 *191*

治療計畫

治療計畫應納入專為改善口咽吞嚥生理而設計的漸進性運動方案（progressive exercise program）或感覺刺激活動（sensory stimulation activity）。在每次療程中及療程後，皆需對病患的表現進行各式量化的評估，例如，吞嚥構造移動的程度或協調度、吞嚥構造移動的方式、在進行某套運動時其咳嗽的強度與頻率等等。在決定為吞嚥異常病患提供治療時，需考量病患是否有進步的潛力、其吞嚥功能恢復的能力，或能否因運動而維持由口進食。如果病患可因某個療程而恢復部分或全部由口進食的能力，或有潛力維持由口進食，則適合提供介入方案。

192

在決定吞嚥異常病患何時可以接受吞嚥治療，及需提供何種類型的治療時，治療師需確定病患的諸多因素，包含下列各項：

- **診斷**——了解病患吞嚥異常復原的速度與潛力是決定是否開始治療的要素。如果病患的吞嚥功能可能會快速復原（例如，一兩週內，常見於首次中風且未因其他醫療問題而使病情複雜化者），且身體健康又無醫學上的併發症，在他的吞嚥功能復原過程中，只需代償性策略即可讓他由口進食。此時，主動性運動方案對他不一定適合。如果病患有運動神經元疾病，諸如活動度運動或用力吞嚥策略策略都不適合，這些都容易造成疲勞。又例如失智症病患，他們不適合進行需要遵從指令的治療。
- **預後**——在決定病患是否開始某個治療方案時，需先確定病患的預後。像是中風、頭部外傷及脊椎損傷等突發性神經性損傷病患，或因頭頸部癌症而接受手術或放射線治療、槍傷或其他外傷造成構造損傷的病患，都可能全部或部分恢復由口進食，因此，對這些患者進行吞嚥治療是十分適當的。對於巴金森氏病、運動神經元疾病、重症肌無力症（myasthenia gravis）、多發性硬化症（multiple sclerosis）、各種類型的肌肉失養症（muscular dystrophy）及阿茲海默症（Alzheimer's dis-

ease）等退化性病程的患者，根據適當的治療目標進行一段吞嚥治療也是合適的。然而由於這些疾病的病程，到了某個階段會因為病患喪失足夠的神經動作控制，吞嚥治療已無法奏效而不能改變任何狀況；或因為病患認知能力受損，而嚴重影響他遵從指令的能力，導致連代償性策略也無法適用。

- **對代償性策略的反應**——如果代償性策略已經可以成功地減輕病患吞嚥異常的症狀〔例如，吸入現象和（或）殘餘食物〕，使他能安全地完全由口進食，並維持充足的水分及營養攝入，且可能自發性恢復正常吞嚥時，就不需要進行吞嚥治療。此時只要在三至四個星期後，再次評估病患使用代償性策略後的吞嚥功能，會比一開始就進行某個主動性運動方案來得合適。

- **病患吞嚥障礙的嚴重度**——若病患有嚴重的吞嚥障礙且在放射線研究中無法以代償性策略加以改善，此時必須採用不給予任何食物或液體的間接性運動治療，以改善口腔與口咽部運動的範圍與協調度。當然，病患的口水便可用來進行一些吞嚥嘗試。
- **遵從指令的能力**——有些吞嚥治療策略需要病患能遵從簡單或複雜的指令。採用吞嚥手法（swallow maneuver）需要病患能遵從特定的複雜指令；反之，代償性策略對遵從指令的要求就很低，頂多只需些許能力，因為代償性策略大部分是由照顧者所控制的。
- **呼吸功能**——正常吞嚥時需要呼吸道暫時關閉（例如，液體需要 0.3 至 0.6 秒，連續用杯子喝水需三至五秒，甚至更長的時間）。如果病患的呼吸功能不佳，則可能連正常吞嚥時呼吸道關閉的時間，他都無法忍受。有些吞嚥治療的步驟需要去調整呼吸道關閉的時長（上聲門吞嚥法或超上聲門吞嚥法），或者治療步驟的副作用即是影響呼吸道關閉的時長（用力吞嚥法或孟德森吞嚥手法）。如果呼吸功能嚴重受損，某些類型的吞嚥治療可能需待呼吸功能改善後才可進行。
- **可否得到照顧者的支持**——對某些病患而言，要靠可信賴的照顧者支持，才可以確保規律地練習治療策略。對於輕度記憶損傷的病患，這類的支持將是達成治療目標的關鍵，通常所需要的僅是規律地提醒病患進行練習。

- **病患的動機與興趣**——為了使治療成功，病患需要鼓勵努力以重獲吞嚥功能。大部分的吞嚥異常病患有極強的動機要回復由口進食。然而，有時病患會發現，非口腔餵食會比不斷努力，去重建必要的神經肌肉控制，以達到足夠且安全的口腔進食，還來得更容易。

口腔與非口腔餵食

患者是否可持續口腔進食，或需放置鼻胃管或給予某些類型的胃造口術（gastrostomy）或空腸造口術（jejunostomy），是個極為重要的決議，目前仍缺少絕對的準則可供治療師做此決議。不過，某些研究的結果可能會有幫助。一九八〇年，Logemann 、Sisson 及 Wheeler 針對吞嚥的速度與食物類型間的關係進行研究。研究對象為已接受手術治療的口腔癌病患，他們皆給予口腔贋復以協助進食與說話。研究期間持續六個月以上，且詳細記錄食物類型、進食的量及進食的速度。在研究進行第一、第二、第三及第六個月時，比較病患飲食中實際包含的食物質地，以及食物在口腔期與咽部期通過時間上的差異。這些資料呈現於圖 6.1。研究結果顯示，口腔期與咽部期通過時間總計未超過或接近十秒，病患才會在飲食中納入某種特定的食物質地。上述資料與早期病患的報告相呼應。當病患需花費長時間來進食某一特定的食物質地時（例如超過十秒），大部分的病患不會再吃這種質地的食物，或是不再進食足夠的食物量而使體重減輕。

因此一般認為，吞一口特定質地的食物所需的**時間**是營養處置時的重要參數。如果放射線研究顯示病患在嘗試每一種質地的食物時，口腔期與咽部期通過時間都超過十秒，但是未有吸入現象，則這個病患可由口腔進食，不過，需合併非口腔餵食以補充不足的營養與水分。如果吞嚥治療師認為患者的治療進展緩慢，吞嚥功能要進步到不需輔助性餵食需三至四週以上的時間，那麼，主治醫師可能會建議病患接受胃造口術或空腸造口術，這會比留存鼻胃管更佳。有些醫師的確不喜歡鼻胃管放置的時間超過三至四週以上。那麼，可以教導病患於每餐進食前再插入鼻胃管，進食完畢即取出。一般而言，吞嚥治療師除了不鼓勵病患使用直徑較寬的半彈性之餵食管外，並不負責決定病患應使用何種類型的非口腔餵食。要決定選擇哪種非口腔餵食類型時，須考慮許多要素，包括：⑴病患腸胃方面的病史；⑵餵食器的費用及保險能給付的額度；⑶病患的行為；⑷病患的喜好；⑸病患的醫療診斷。吞嚥治療師

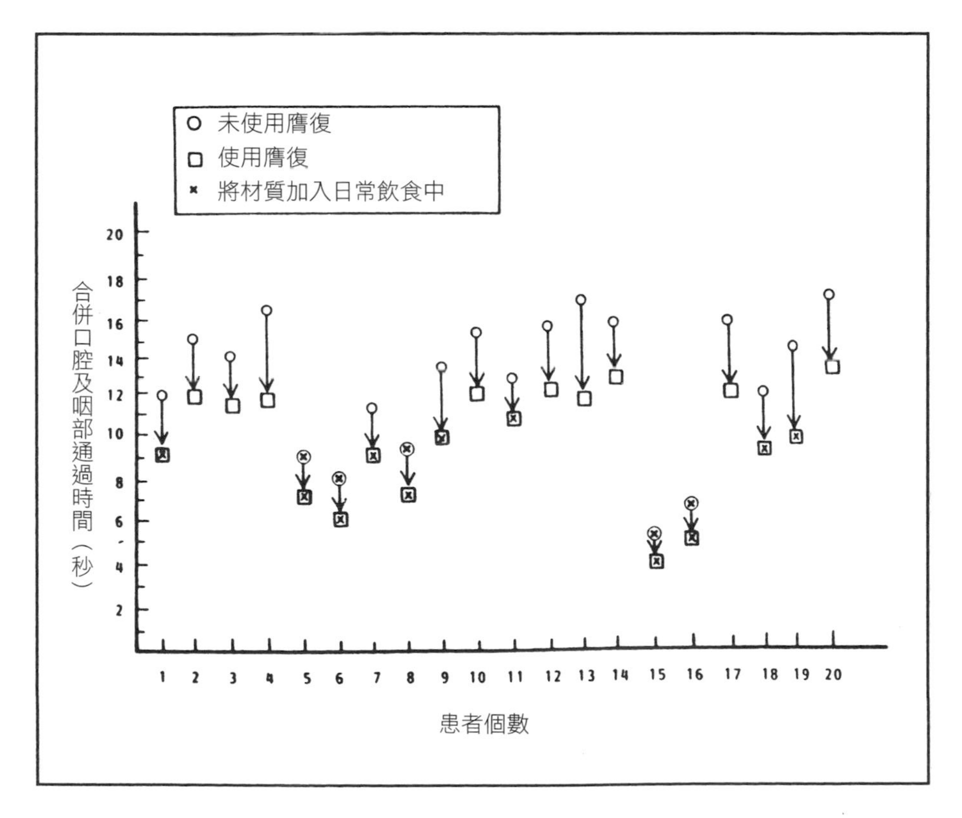

圖 6.1　口腔癌術後，病患吃糊狀物之口腔期與咽部期通過的總合時間。此圖標示了病患的日常飲食中是否加入糊狀物。

194

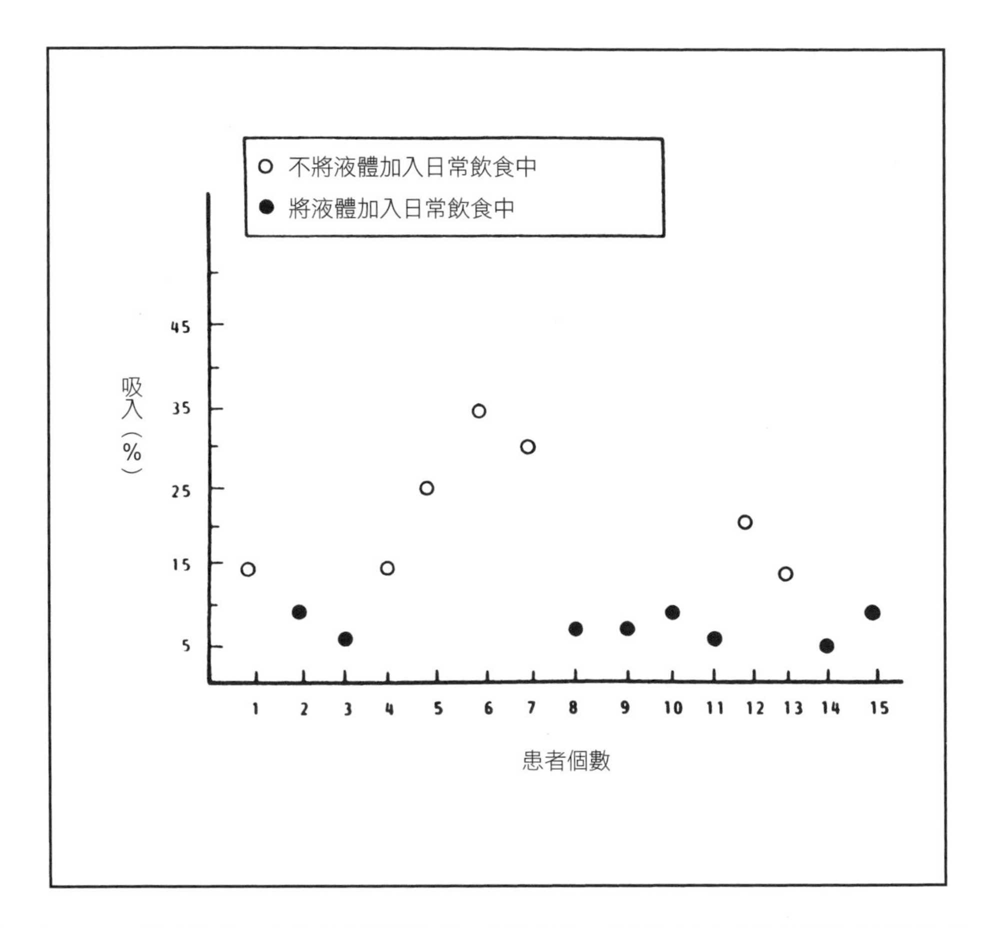

196 **圖 6.2 口腔癌術後，病患吞嚥液體的吸入量百分比。此圖標示病患的日常飲食是否加入液體。**

並不會比醫師更了解病患所有的相關要素。針對某些吞嚥功能在及格邊緣（例如，口腔期與咽部期通過時間接近十秒）的病患，營養師會提供病患飲食補充品，以增加由口餵食之食物的卡洛里含量。

Logemann 等人（1980）的研究指出，與選擇食物類型有關的第二個吞嚥功能參數是**吸入現象**。吸入食物的粗估量，與病患對食物類型的選擇呈現相關性。這些病患的認知能力皆正常，能察覺自己有吸入現象，並會出現咳嗽的反應。這些資料呈現於圖 6.2。如果病患每口食團吸入的量超過進食量的

10%，且可以察覺到吸入的狀況，那麼，他們將在飲食中排除這種質地的食物。這些資料說明了如果病患在吞任何一種質地的食物時，其吸入量大於進食量的 10%，病患會因經常嗆咳而不舒服，進而停止進食。不過，無法察覺有吞嚥異常的病患或吸入時不會咳嗽者，特別是神經性疾病的病患，縱使已吸入過多的量，他們仍會持續由口腔餵食。

在放射線檢查完畢後，吞嚥治療師必須告訴病患的主治醫師，在嘗試過 *196* 所有治療方法後（例如姿勢的改變、感覺增強、自主性保護呼吸道），病患吸入呼吸道的部分占每口食團總量的約略百分比，由主治醫師做有關口腔餵食的決定。一般而言，無論哪種食物的質地，只要每口食團吸入量超過進食量的 10%，就不能由口餵食。

代償性治療方法

在診斷過程中，通常會先採用代償性治療方法。代償性治療方法可以在不需改變病患吞嚥生理之下控制食物的流向及去除病患的症狀，例如吸入現象。這些方法大部分是由照顧者或治療師所控制，因此，可運用於所有年齡 *197* 層與認知程度的病患身上。代償性方法一般較不需要病患的肌肉費力或施力，因此不似某些吞嚥運動易使病患疲勞。代償性策略包含：⑴改變姿勢，不需病患用力或增加勞力就能有效改變咽部的大小與食物的流向；⑵增加感覺輸入；⑶調整食物的量與速度；⑷改變食物的質地或黏稠性；⑸採用口內贋復。

改變姿勢的技巧

許多研究者建議，對於許多不同類型吞嚥障礙病患，可以使用改變姿勢作為一種治療技巧。雖然有些學者建議使用一種將頭向前傾斜四十五度角的姿勢，可以達最佳的吞嚥功能（Buckley, Addicks, & Maniglia, 1976; Gaffney &

Campbell, 1974; Larsen, 1973），但是，沒有任何單一的姿勢可改善所有病患的吞嚥功能，而應該使用不同種類的姿勢來改善特定類型的吞嚥異常。吞嚥治療師必須先正確診斷病患吞嚥生理或構造上的異常，才能定出誘發最正常的吞嚥機轉姿勢。

改變病患頭部或身體的姿勢，可有效幫助 75%至 80%的吞嚥障礙病患去除因喝液體而導致的吸入現象，包括嬰兒、兒童和一些認知或語言障礙的病患（Drake, O'Donoghue, Bartram, Lindsay, & Greenwood, 1997; Horner, Massey, Riski, Lathrop, & Chase, 1988; Larnert & Ekberg, 1995; Logemann, 1989, 1993a; Logemann, Kahrilas, Kobara, & Vakil, 1989; Logemann, Rademaker, Pauloski, & Kahrilas, 1994; Rasley et al., 1993; Shanahan, Logemann, Rademaker, Pauloski, & Kahrilas, 1993; Welch, Logemann, Rademaker, & Kahrilas, 1993）。然而，有些病患可能因頭部使用固定裝置或認知能力，或其他身體上的拘束而無法使用姿勢策略。

改變姿勢的技巧可以有系統地改變食物的流向及咽部的大小。表 6.1 中列出目前治療上使用的姿勢對特定吞嚥異常與咽部大小的影響。一般而言，改變姿勢的技巧對於神經性障礙、頭頸部癌症切除後、其他構造損傷，以及所有年齡層的病患，皆十分有效（Logemann, 1993a; Rasley et al., 1993）。

在診斷性的 X 光攝影步驟中，治療師不應採用所有的姿勢以評估其個別效益。反而，治療師必須針對先前 X 光檢查的發現，選擇某個適合改善病患吞嚥異常生理或構造的姿勢（Logemann, 1993b）。然後，要求病患採用他吞

199

嚥時，最容易將食物吸入呼吸道或產生明顯食物殘留的姿勢。比較這兩種姿勢的效果，即可確認前面的姿勢在減少吸入或殘留物上的效用（Logemann, 1993b）。

通常改變姿勢的技巧只是暫時使用，待病患的吞嚥恢復後，或直接性的治療方法有效改善口咽部運動功能為止。不過，有時嚴重的神經性或構造性損傷者就必須長期使用改變姿勢的技巧，以去除吸入現象並改善吞嚥效率。

198

表 6.1 下列姿勢技巧可以成功地去除不同吞嚥異常所導致的吸入現象或殘留物，以及該姿勢技巧有效的原理

螢光透視檢查觀察到的異常	適用的姿勢	原理
食團通過口腔的效率不佳（舌頭後推食團的能力降低）	頭向後仰	利用重力清除口腔
延遲啟動咽部期吞嚥〔食物通過下頜支（ramus of mandible），但咽部吞嚥仍未啟動〕	低頭	擴大會厭谿以防止食團進入呼吸道；縮小呼吸道入口；將會厭後推
舌根部後推動作不足（會厭谿有殘留物）	低頭	將舌根部向後推往咽壁
單側喉部功能異常（吞嚥時有吸入現象）	頭轉向患側；低頭	於甲狀軟骨上施加外力，增加閉合
喉部閉合不足（吞嚥時有吸入現象）	低頭；頭轉向患側	將會厭軟骨推往後方，使呼吸道能受到更多保護；縮小喉部入口；藉由外力增強聲帶閉合
咽部收縮不足（殘留物分布整個咽部）	側躺	消除重力對於咽部殘留物的影響
單側咽部麻痺（單側咽部有殘留物）	頭轉向患側	防止食團由患側通過
在同側有單側口腔與咽部無力（同側的口腔與咽部有殘留物）	頭傾向健側	改變食團的方向，使其落入健側
環咽功能異常（殘留物在梨狀竇）	轉頭	將環狀軟骨推離後咽壁，降低環咽括約肌靜止時的壓力

低頭的姿勢

低頭的姿勢是指下巴與頸部相觸，可將前咽壁往後推（Welch et al., 1993）。因為低頭，所以舌根部及會厭軟骨會被推近後咽壁，呼吸道入口（即會厭軟骨底部與杓狀軟骨間的空間）會縮小。許多病患會厭谿的空間亦會因此而變寬。所以，低頭的姿勢對延遲啟動咽部期吞嚥、舌根部後縮不足，及（或）呼吸道入口閉合不足的病患很有幫助。

頭向後仰的姿勢

頭向後仰是利用重力將食物送離口腔，對於舌頭控制能力不足的病患有助益。如果治療師擔心，在病患將頭向後仰時，呼吸道會有保護上的問題，可教導病患上聲門吞嚥法。這是稍後會描述的吞嚥手法之一，可使聲帶在吞嚥前及吞嚥時主動閉合。

轉頭

將頭轉向患側，可以扭轉咽部及關閉患側的咽部，所以食物可由較正常的一側流入（Logemann, Kahrilas, Kobara, & Vakil, 1989）。這個姿勢適用於單側咽壁受損或單側聲帶無力者。對於後者，轉頭可將患側推向中線以增加閉合。

低頭與轉頭

對於某些病患，合併低頭與轉頭的姿勢可以達到最佳的呼吸道保護機制。

將頭傾斜

200

將頭傾斜，使用於同側有單側口腔與咽部損傷的病患。這些病患皆是將頭傾向較佳或較強壯的一側，以利用重力讓食物落入控制能力較好的健側。

躺下

如果病患有雙側咽壁收縮不足或喉部上抬不足，導致咽部有殘留物，這個殘留物在吞嚥後會吸入呼吸道。躺下可以消除吸入現象（Drake et al., 1997; Rasley et al., 1993）。躺下時，會改變重力對於殘留物的影響。當坐著時，重力會使殘留的食物落入呼吸道中；而躺下時，重力會使食團保持在咽壁的位置。在讓病患躺下吃東西前，必須先在 X 光檢查中觀察病患用吸管喝東西，確認他是利用嘴巴做出吸吮的動作，而非利用吸氣的方式從吸管裡吸出東西。

在躺下時，使用吸管喝液體是最有效率的方法。如果病患咽部的殘留物因連續吞嚥而增加，則不適用此姿勢。另外，胃食道酸逆流疾病的病患需抬高上身約十五至三十度，以防止胃酸逆流並減少吸入現象的發生。在建議病患開始躺下進食前，需先在 X 光檢查中觀察這些影響進食的因素。以躺下的姿勢進食完畢後，病患需先咳嗽以清除剩下的殘留物，之後才可坐起。

當改變姿勢的技巧有效果，病患可以利用這些姿勢進食時，就不一定要給予額外的吞嚥治療。可以安排病患在三到四週後回診，並使用這些姿勢進食以當作主要的運動。由於吞嚥比說話需使用更多的肌肉收縮以及更大的力道，在吞得安全且有效率之下，吞嚥本身通常就是最佳的吞嚥運動（McCulloch, Perlman, Palmer, & Van Daele, 1996; Perlman, Luschei, & DuMond, 1989）。因此，即使病患不需再做其他的運動，單單使用這些機制去吞嚥食物，事實上已可獲得最佳的肌肉功能。當病患數週後回診進行再次評估時，治療師需先在正常的直立進食姿勢下，評估這段時間病人恢復的狀況；如果病患仍有明顯的吞嚥異常，就需要再用選定的姿勢為患者再次進行評估。一般在使用一個姿勢後一至兩個月內，病患即可回復到不使用姿勢策略也能由口腔進食。然而，有些患者卻無法恢復，而需要永遠使用姿勢策略。

治療師應先警告病患與家屬，於再次評估之前，他們可能會覺得姿勢策略變得十分容易執行，且因而相信病患的吞嚥功能已有所改善，而想停止採用姿勢策略。要先告知他們在發生此狀況時，可請治療師早點為病人進行再次評估，而不要自行停止姿勢策略。因為這些病人可能仍然需要姿勢策略的協助。

201

增加口腔感知的技巧

吞嚥失用症（swallowing apraxia）、食物觸覺失認症、延遲口腔期吞嚥起始時間、口腔感覺降低或延遲啟動咽部期吞嚥的病患，通常適合在吞嚥前先利用技巧去增加口腔感知（Logemann, 1993b）。從某方面來看，增加吞嚥前感覺輸入的方法是代償性方法，也是治療技巧。由於必須在照顧者的控制下進行，而且不會改變吞嚥的運動控制，所以是代償性方法；又因為可以同時減少口腔期起始時間與咽部期延遲時間，所以又是治療技巧。這些方法是在病患引發吞嚥前，給予感覺刺激，藉著讓中樞神經系統清醒（alert），可使吞嚥中樞的閾值降低（Fujiu, Toleikis, Logemann, & Larson, 1994）。感覺增強技巧包括：⑴將食物送入口中時，增加湯匙下壓舌頭的力道；⑵給予酸性的食團（50%的檸檬汁，50%的鋇劑）；⑶給予冰冷的食團；⑷給予需要咀嚼的食團；⑸給予大量的食團（三毫升或更多）；及⑹溫度觸覺刺激（thermal-tactile stimulation）（Helfrich-Miller, Rector, & Straka, 1986; Lazarus, Logemann, Rademaker, et al., 1993; Lazzara, Lazarus, & Logemann, 1986; Logemann, Pauloski, et al., 1995; Tippett, Palmer, & Linden, 1987; Ylvisaker & Logemann, 1986）。有一些吞嚥失用症的病患，可因事先給予刺激，如湯匙下壓的壓力、給予大量、有味道或溫度特性的食團，或溫度觸覺刺激而增進吞嚥的口腔期啟始與口腔期通過時間。有些增加感覺輸入的技巧，如食團的味道、溫度、大小或質地等，可使一些病患減少咽部期延遲時間（Lazzara et al., 1986）。治療師可於床邊評估時，如同先前提過的，利用紗布及各種不同滋味的液體，測試患者對於食團味道、溫度與質地的口腔反應。

溫度觸覺刺激與吸吮吞嚥法（suck-swallow）是最常用來改善咽部期吞嚥啟動的技巧。**溫度觸覺刺激**的作法是，在給予病患食團讓他嘗試吞嚥前，先用 00 尺寸喉鏡（放在碎冰中幾秒鐘）確實地垂直磨擦前咽門弓約四至五次。這個技巧的目的是提高口腔感知及提供大腦皮質與腦幹警示的感覺刺激，當 *202* 患者引發口腔期吞嚥時，可以較快啟動咽部期吞嚥。目前已經證明了，在操作這項技巧後，可以較快地啟動咽部期吞嚥，並減少接下來幾口吞嚥的延遲時間（Lazzara et al., 1986）。

誇張的**吸吮吞嚥法**是指在唇部閉合時，增加舌頭與下巴間垂直的吸吮動作，以誘發啟動咽部期的吞嚥。此技巧亦可幫助口水控制不佳的病患將口水吸回口中。

對於增加口腔感覺輸入的感覺增強方法，測量其效果有下列的方法：⑴測量從下令吞嚥到病人引發口腔期吞嚥的時長；⑵測量口腔期通過時間；以及⑶測量咽部期延遲時間（Logemann, 1993b）。這些方法可於床邊，利用手指輕觸下頷下方區域及頸部前方，約略地觀察；或利用電視螢光透視檢查進行測量。有些患者可以利用電視內視鏡檢查測量咽部期延遲時間。不過，如果病患因口腔異常而使食物過早從口腔溢流到咽部，電視內視鏡檢查將無法如電視螢光透視檢查般，正確分辨過早溢出與延遲啟動咽部期吞嚥的時間，因為電視內視鏡檢查無法看到吞嚥的口腔期。

調整進食的量與速度

對某些病患而言，每次吞嚥時，某一特定的食物量可引發最快速的咽部期吞嚥。對一些延遲啟動咽部期吞嚥的患者，一個較大的食團可以誘發咽部期吞嚥的啟動。咽部吞嚥較無力的患者每口食團需要吞二至三次，若太快給予過多的食物，會導致食團嚴重聚集在咽部且造成吸入現象。對於這些病患，慢慢地給予較小量的食團可以降低食物吸入呼吸道的危險。

改變食物質地

一般而言，在飲食中排除某種質地的食物應是最後才考慮的代償性策略（Logemann, 1993b）。由病患的飲食中排除某種質地的食物，如稀的液體，是很困難的。除非其他代償性或治療性策略皆不可行，才可使用此方法，如因動作障礙造成姿勢不斷改變的病患，無法遵從指令使用吞嚥手法的病患，或不適合使用口腔感覺方法的病患。在第五章的表 5.3 中列出每種吞嚥異常最容易吞嚥及需避免的食物質地。不過，這裡並沒有國家統一標準的質地分類或不同質地的食物清單。吞嚥治療師最好與營養師一同去界定特定的食物應屬於何種類別（見表 6.2）。

203

203 **表 6.2 食團質地與其適用的吞嚥問題**

食物的質地	適用之吞嚥問題
稀的液體	口腔部的舌頭功能異常[a]
	舌根部後縮不足
	咽壁收縮不足
	喉部上抬不足
	環咽開啟不足
濃稠的液體	口腔部的舌頭功能異常[a]
	咽部期吞嚥延遲[b]
濃湯與濃稠物，	咽部期吞嚥延遲
包含濃稠的液體	喉部入口處閉合不足
	整個喉部閉合不足

[a] 剛開始時，濃稠的液體對口腔部舌頭功能異常的病患而言，較易控制，而稀的液體會很快地由口腔流入咽部與開啟的呼吸道。當治療師了解患者咽部吞嚥的狀況，而且確定病患啟動咽部吞嚥的能力佳，且有主動保護呼吸道的能力，那麼對他而言，液體會較容易吞下。病人可利用傾卸吞嚥法（dump and swallow）去喝大量的液體。

[b] 病患對質地的需求，個別差異極大。有些延遲咽部期吞嚥的病患需要使用濃湯狀的黏度，以防止吸入。然而，其他病患可能需要花蜜狀或蜂蜜狀質地的液體。在進行改良式鋇劑吞嚥方法時，需使用兩種黏稠度的食物以確定哪一種對患者有效。

口內贗復

因口腔癌造成口腔舌頭組織明顯缺損（25%或以上）或舌頭動作明顯缺損的病患，雙側舌下神經麻痺的神經性病患，以及上述病患有腭咽損傷者，口內贗復是改善其吞嚥功能的重要代償性方法。

軟腭提升贗復（palatal lift prosthesis）可使軟腭麻痺患者抬高軟腭至上提的（關閉）位置。**顎閉塞器**（palatal obturator）可使用於軟腭大量切除的口腔癌病人。**隆顎**（palatal augmentation）或**顎再成形贗復**（palatal reshaping prosthesis）對於舌頭大量切除或雙側舌頭麻痺病患格外有效（J.W. Davis, Lazarus, Logemann, & Hurst, 1987; Logemann, Kahrilas, Hurst, et al., 1989）。**顎再成形**

贗復會重塑硬顎，使其能與剩餘的舌頭互動。它會置於患者術後舌頭無法碰觸到的硬顎部位，以協助患者有效控制與推送食團（圖 6.3）。在切除部分舌頭後再裝上贗復時，病患常會表示他們感覺舌頭「大小恰好」。若沒贗復，病患的口腔很大而舌頭很小，會使他無法控制口中的食物以進行咀嚼或吞嚥。

這些贗復通常由與吞嚥治療師合作的頜面贗復專科醫師製作。必須於術後四至六週內開始使用，以免病患先養成不佳的吞嚥習慣，還得等裝上贗復後改回來。

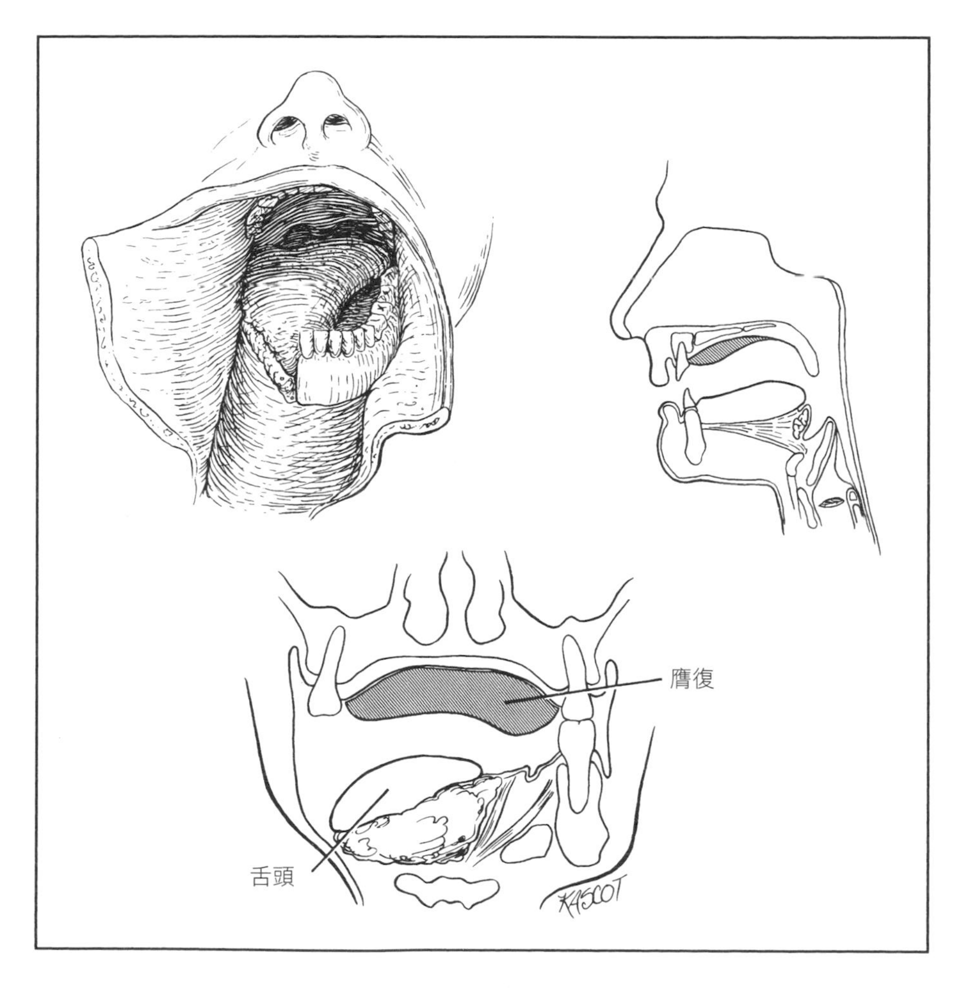

圖 6.3　口腔癌術後，病患的硬顎下降／隆顎贗復圖。

205 治療方法的分類

吞嚥治療方法用來改變吞嚥生理，而代償性策略則用來減緩吞嚥困難的症狀。治療方法設計的目的是為了改善口腔或咽部構造的活動度範圍、改善吞嚥前的神經感覺輸入、自主控制某些口咽部動作在吞嚥時的時間點和協調性（Logemann, 1983）。大多治療方法需要病患遵循指令，並能自行練習才可發揮最佳的效果。本單元會將各種治療方法加以分類並描述，本章的後段將針對特定的吞嚥異常討論治療方法。

直接與間接治療

在本章第一節已介紹過在處置吞嚥障礙病患時，其中一個重要的決議是，是否直接處理吞嚥問題——這是指將食物放入口中，於嘗試吞嚥時加強適當的行為與動作控制；還是間接處理吞嚥問題——這是利用運動去改善神經運動控制，以達到正常吞嚥的需求，或只利用口水練習吞嚥。一般而言，要依據 X 光檢查中所得知有關吸入現象的資訊，才能做決定。以下描述的每一種治療方法皆可以使用直接或間接的方式進行。

間接治療包括運動方案，或只吞口水，而不給予食物或液體。對於會吸入所有食物黏稠度與容量的病人，口腔進食對他們而言是不安全的，可以使用間接治療（Logemann, 1983; Neumann, 1993）。即使是使用吞嚥手法，亦只可用口水做練習。原則上，需提供給主治醫師病患吸入呼吸道的量，由主治醫師決定病患是否可忍受這個吸入量。一般而言，如果病患每口食團的吸入量大於吞嚥物的 10%，且採用的治療技巧無法減少吸入現象，那麼，將治療鎖定在改善吞嚥時所需的肌肉控制，而非直接使用食物或液體處理吞嚥問題，會有較大的功效（Griffin, 1974）。在做吞嚥治療時，若病人持續有吸入現象，且食物會進入呼吸道，這對他而言並沒有任何助益。

只有 X 光檢查可以提供必要的數據去做這些決定。吸入現象可以清楚地在 X 光檢查中觀察到。有時可以利用電視內視鏡檢查進行評估。吞嚥治療師若沒有 X 光檢查數據的幫助，可能會做出與吞嚥生理有關的諸多錯誤處置。 206

直接性治療是指給病患食物或液體，並要他遵從特定的指導語吞下東西。對某些個案而言，這些運動指的不過是讓頭或身體採取特定方式的擺位，以減少吸入現象。在其他個案身上，指導語可能多達七個步驟，且只能稍稍改善病患的吞嚥能力。不論在什麼情況下，都需要給予病患書面的指導語以供遵循。要先和病患討論這些方法的原理，且在吞水或食物前，提供足夠的時間讓病患以乾吞的方式，按照指導語中的順序加以練習（Buckley et al., 1976; Griffin, 1974）。

即使提供食物或液體做練習，也只能是少量（Buckley et al., 1976）。要吞的量需先給病患看過，並保證這些食物或液體不會進入呼吸道。每當病患要清理呼吸道時，就鼓勵他咳出來，不要覺得咳嗽是表示吞嚥不良或沒有吞好，而限制咳嗽的次數。相反的，若病患在想咳嗽時便咳出來，應給予正向增強（Dobie, 1978）。

治療技巧的種類

本章首段中提過，處置吞嚥異常病患所需做的另一個決定，是選擇治療技巧的種類和特定的運動。本節描述近來廣受推薦的治療種類，包括口腔動作控制、活動度運動（range-of-motion exercises）、提高感覺輸入的方法，以及吞嚥手法。其次，將針對不同的吞嚥異常建議特定的治療方法。在這裡討論的運動練習，並不能當作處方或唯一的選擇，不過，這些方法已經證實可以改善許多吞嚥異常病患的吞嚥能力。

口腔控制與口腔與咽部活動度運動練習

活動度運動練習可以用來改善唇、下頷、口腔部的舌頭、舌根部、喉部及聲帶（閉合動作）的動作程度（Logemann, 1983; Logemann, Pauloski, Rademaker, & Colangelo, 1997）。食團控制和咀嚼運動則可用來改善舌頭精細動作的控制。

口腔動作控制運動。在吞嚥過程中，常見病患難以控制下列的舌頭動作：如咀嚼時舌頭的側送、舌頭抬起至硬顎、利用舌頭外緣與側齒齦邊緣接觸密封、將舌頭圍起形成杯狀以維持食團聚集其中；還有，在引發主動吞嚥或口腔期吞嚥時，舌頭中線部分能由前向後移動等。下列介紹的運動可以達成這些目標。治療師應寫下運動療法的說明，並交給所有的病患、家屬或其他照顧者，好讓這些運動在沒有治療師的情況下，亦可完整地執行。

207

舌頭活動度運動練習（*range-of-motion tongue exercises*）。增進舌頭活動範圍的練習，包括抬高舌頭與側送運動。這類運動應可改善口腔期的通過時間。作法是，要求病患將嘴巴盡量打開，將舌頭前段抬得愈高愈好，並維持在這個位置約一秒鐘，然後再放鬆。接下來，請病患抬高其舌頭後段至愈高愈好，維持一秒鐘後再放鬆。接下來，要求病患盡可能將舌頭於口內伸向左右兩側，愈遠愈好，好像清潔側邊的溝槽（lateral sulcus）般。盡可能將舌頭伸出口外，愈遠愈好；再將舌頭往後縮，愈遠愈好。在每一個方向皆維持一秒鐘不動。最後提到的後縮練習，即是舌根部的活動度運動練習。整個系列的活動度運動練習在一次課程中需重複五到十次，約費時四到五分鐘，一天約需重複五到十次。活動度運動練習證實可以改善口腔癌病患口語清晰度與口咽吞嚥的效率（Logemann et al., 1997）。

阻抗運動（*resistance exercises*）。要求病人用舌頭頂住壓舌板、冰棒棒子、棒棒糖或治療師的手指，可以同時改善活動度範圍與力道（Jordan, 1979）。治療師可以要求病患將自己的舌頭向上推，頂住壓舌板；往旁邊推，頂住垂直放置的壓舌板；或將壓住舌尖的壓舌板往外推出。上述情況中，每個病患需用此壓力去推抵壓舌板達一秒鐘。

食團控制運動（*bolus control exercises*）。有許多運動可以改善舌頭控制食團的能力。這些運動不需要病患吞嚥。

改善操弄物體的粗動作運動。給予病患一個可由治療師控制的大型物體放在口中，例如，4"× 4"捲成筒狀的紗布墊，或一個有彈性的甘草棒。病患用舌頭操弄一端的紗布或甘草棒，而另一端由治療師握住，以防止病患控制不佳而嗆咳。首先，要求病患僅僅把紗布或甘草棒含在舌頭與硬顎之間，將它由一側移到對側，並將它由前往後滑動。在每次嘗試後，要求病患評估這次嘗試的成效，並告知治療師物體在口內的哪個地方。當病患可大範圍地移動紗布或甘草棒時，要求他將東西由嘴巴中間部位移至某側的牙齒處，再回 *208* 到嘴巴中線，而後再回到對側的牙齒處，做環狀的移動，如同於咀嚼時舌頭操弄食物般。當病患已可較快速地做這些動作時（約一秒鐘三次），由治療師握住綁著線的糖果，要求患者重複同樣的動作。而後可給予沾少量柳橙汁或小紅莓汁的薄布捲（當吸入呼吸道的量很少時才可進行）。這樣的運動等於是給病患一些非常少量但有味道的液體去吞嚥，並給病患少量的物體（仍由治療師控制）在嘴巴內操弄。當控制能力改善時，可以給患者口香糖咀嚼。咀嚼口香糖是一種無法受治療師控制的動作（Ford, Grotz, Pomerantz, Bruno, & Flannery, 1974）。

含住緊密食團的運動。病患除了能將物體在口內由一側操弄至另一側而不會失控，還需將液體類和糊狀類的食團黏在一起含住。當病患能在口中大範圍地操弄物體，才可以進行含住緊密食團的運動。通常一開始用三分之一茶匙的糊狀物食團會較容易。將食團放在病患的舌頭，並要求他將食團在口內四處移動，不能掉落或在口內散開。這需要病患將舌頭形成杯狀以圍繞住食團。結束時，讓病患將食團吐出，這會比吞入為佳，而後治療師需檢查病患口內是否有殘留物。當病患成功地完成這個課程時，可加大食團的量，再重複相同的步驟。

而後可練習液體。用三分之一茶匙的液體置於病患的口中，要求病患將液體黏在一起，並在口內四處移動，不可掉落或吞入。當結束時，病患可將食團吐出。

推進食團的運動 *(bolus propulsion exercises)*。病患也需要練習把食團向後推進。建議使用 4"長，較窄的紗布捲，沾些小紅莓汁或柳橙汁，將它置

於口內，要求患者將舌頭向上且往後推，頂住紗布，把液體由紗布中擠出，且同時將液體推向後方。由於治療師握住紗布的前方，紗布不會被吞下，而且可提供患者練習使用舌頭將物體向上及往後推的動作。這少量的液體可以刺激吞嚥。紗布內所含液體量的多寡，需視患者在咽部期吞嚥控制液體的能 *209* 力而定。若病患舌頭垂直的動作範圍嚴重不足，紗布捲的直徑可加大至使用二到三塊 4"×4"的紗布墊做捲筒。將紗布的末端浸少量的液體，紗布會塞滿病患的舌頭與硬顎間，讓患者練習吞嚥時舌頭向上及向後頂住硬顎的動作。紗布有效地扮演硬顎的角色，供病患練習推抵的動作。當舌頭動作範圍增加時，紗布捲的厚度便可減小。

咽部構造的活動度運動練習 *(range-of-motion exercises for pharyngeal structures)*

呼吸道入口。如果吞嚥時喉部閉合不全的現象無法利用姿勢的協助迅速處理，或教導病患主動關閉呼吸道的聲帶部位（上聲門吞嚥法），或關閉呼吸道的入口至呼吸道的部位（超上聲門吞嚥法），那麼，就要做一連串呼吸道入口閉合的活動度運動練習。要求病患一天進行五到十次，每次五分鐘做這樣的系列運動。一開始，病患需坐著，並教他暫停呼吸，且用力閉氣一秒，而後放鬆。病患做上述活動的同時，也可將雙手向下推或撐住椅子數秒。這個運動不適用於血壓控制不佳的患者，因為閉氣會使血壓上升。對這類病患，用母音快速重複發硬起聲也可以達到同樣的效果。就如下面所述。

聲帶閉合運動。若病患的聲帶閉合極差，需進行下列的運動。要求病患用單手下壓椅子（比雙手佳），且同時發出乾淨的嗓音。在重複五次後，要求病患用硬起聲重複發母音 /Y/ 五次。這兩個運動依序重複做三次，一天五到十次。必須仔細地向病患說明，他可以傾聽乾淨的音質，來自我監控喉部功能進步的狀況。此外，並告訴病患，運動練習中的上舉、推提及發聲練習，可直接應用於吞嚥中。因為這些練習可以增加喉部的肌肉活動，且在吞嚥時提供良好的喉部閉合。病患應持續執行上述系列的運動約一週。運動一週後，假如再評估時顯示吞嚥無明顯的改善，就需修改運動方法；但呼吸道仍然要保護好。修改運動方法是為了避免患者感到無聊，而非加深運動的難度。

第二套運動是在上舉或推提的同時發聲，例如，坐著時用雙手將椅子座位向上拉，並持續發聲。請個案以硬起聲發 /Y/ 的聲音，並以乾淨平順的音質持續發聲五到十秒。重複做這種硬起聲運動練習很困難。最後，要求病患練習「假」上聲門吞嚥法或超上聲門吞嚥法——即深呼吸、閉氣，並盡可能地用力咳嗽。用這個方法讓病患練習超上聲門吞嚥法中的閉合與咳出步驟。這些運動可以融合在上聲門或超上聲門吞嚥法中，但是不要給病患任何食物。整個步驟包括吸氣、吞嚥時閉氣，以及吐氣咳嗽以清除殘留物。這些將在稍後的章節中介紹。 210

大部分的個案做這些運動可在二到三週內見效。偶爾也有病患需要六到八個月才能做到適當的呼吸道保護。這類病患通常是經歷擴大型喉聲門上切除術，或是其他嚴重的喉部損傷者。

舌根部運動。有好幾項運動可以協助改善舌根部的活動度。第一個運動是要求病患將舌頭在口中向後縮得愈遠愈好，且維持一秒鐘。第二個運動是將舌根部向後縮假裝漱口。要求病患舌頭盡量向後縮且假裝漱口，愈用力愈好，而後再放鬆。第三個運動是假裝打哈欠，因為它可使舌頭向後縮。在改良式鋇劑吞嚥檢查中，要求病患做這三個運動，治療師可以判斷哪一個運動能讓舌頭獲得最佳的後送能力。在我的經驗中，漱口運動可使舌頭達到最佳的後送程度。稍後提到的用力吞嚥法，也可以增進舌根後縮的程度。針對喉聲門上切除術的病患，上聲門吞嚥法就如同超上聲門吞嚥法前段的部分一樣，需要維持用力閉氣數秒鐘再吐氣。這種方法也能將舌根部向後縮。

喉部上抬運動——假聲練習。在進行假聲練習時，會要求病患慢慢提高音調，音調升到愈高愈好，直到既高且尖銳的聲音。當病患達到最高音時，必須努力維持這個最高音幾秒鐘。發假聲時，喉部必須盡可能地提高，如同吞嚥時一樣。在執行這個方法時，病患可以用一手輕輕地將喉部向上推，以協助喉部上抬。但是在嘗試吞嚥時，勿使用手協助，以免擋住吞嚥動作時喉頭上抬的路徑。

感覺動作統合方法（sensory-motor integration procedures）：於嘗試吞嚥前提高感知

另一種吞嚥策略是病患在嘗試吞嚥前提高口腔感覺刺激。這個技巧可以211是代償性或是治療性的方法。對某些個案，它們是代償性的方法。照顧者或病患只能把它們當作維持方案，尤其針對運動神經元疾病、阿茲海默症及其他退化性疾病的病患而言更是如此。對於中風、頭部外傷、頭頸部癌症治療或採用其他方法而可以復原者，此方法是治療性的方法。可以定期地改善口腔期起始時間及咽部期吞嚥啟動狀況，並維持已有的進展。

一般而言，這組策略適用於對口內食物辨識不佳，或因失用因素，而使口腔期通過時間變慢或延遲啟動咽部期吞嚥的病患。增加感覺刺激有許多形式，如同本章先前所描述，其中包括：⑴把食物送入口中時，增加湯匙下壓舌部的力道；⑵給予感覺特性較強烈的食團，例如冰冷的食團、有觸感的食團（例如：米布丁），或有強烈滋味的食團；⑶提供需要咀嚼的食團，藉由咀嚼動作提供初步的口腔刺激；⑷在吞嚥前，先在前咽門弓給予溫度觸覺刺激；⑸提供大量的食團。有些病患對一個或多個技巧有反應，而做出一個接近正常的吞嚥動作，特別是在感覺運動統合（例如，口腔期起始時間與速度）及啟動咽部期吞嚥方面。

有些病患在自我餵食動作時做手臂與手的動作，就已經開始了吞嚥感覺運動的活動。若他人把病患想要的食物放在湯匙裡，並允許病患自己將食物放入口中時，病患可做得很好。若食物是由他人放入病患口中時，病患可能不會出現口腔舌頭的動作或其他的反應；但當病患自己將食物放入口中時，就會出現正常的口腔期吞嚥舌頭啟始動作，及正常的口腔期吞嚥速度。對於無法用手臂或手做自我餵食的病患，照顧者將食物送入口中時，可抬起病患的手，並把手拉近嘴巴，就如同要放食物在口中一樣。這麼做可提供病患額外的基本感覺輸入，以警示皮質與腦幹，有一些東西正接近嘴巴中。增加感覺輸入的技巧不會使病患疲勞，因為大部分技巧是由照顧者控制的，因此較容易應用在許多患者身上。

溫度觸覺刺激（thermal-tactile stimulation）設計的目的，是讓吞嚥評估確認有延遲啟動咽部期吞嚥的病患，能改善啟動咽部期吞嚥的速度（Lazzara et al., 1986; Rosenbek, Roecker, Wood, & Robbins, 1996）。在X光檢查中，有**兩次**以上連續吞嚥時出現延遲啟動咽部期吞嚥，才做溫度觸覺刺激。有些神經性損傷患者（如腦血管疾病者）在吃東西前需先「暖身」，所以在首次吞嚥時，咽部期吞嚥大部分都會延遲啟動，但在第二次吞嚥時就會改善。因此，第二次吞嚥會較第一次吞嚥更能代表病患一般的功能。 *212*

進行溫度觸覺刺激時，治療師需要求病患打開他的嘴巴。治療師放一個冰冷的，00尺寸的喉鏡在前咽門弓的底部（圖6.4）。喉鏡後側需完全接觸咽門弓，上下來回擦五次。如果兩側的敏感度相等，則重複施行此刺激於口腔雙側。對於口腔單側損傷的病患，如口腔手術後的患者或腫瘤病患，這種接觸通常只執行於口腔中較正常的一側。如果病患有咬合反射，並可能咬住喉鏡，可將喉鏡的鏡面及把手用鐵氟龍（Teflon）包覆，避免病患受到傷害。喉鏡用來進行刺激的後側則不包覆（K. R. Helfrich-Miller, personal communication, 1984）。在完成刺激後，可立即給予病患小量冰的液狀鋇劑，並要他吞下。Lazzara等人（1986）的研究結果顯示，在X光檢查中確認有延遲啟動咽部期吞嚥的病患，有95%在溫度觸覺刺激後，增加啟動咽部期吞嚥的速度。這個一九八六年所做的研究並未強調溫度觸覺刺激在功能性吞嚥恢復上的角色，但記載了此法的立即性效果。 *213*

如果在X光檢查中採用此法，治療師可以播放溫度觸覺刺激效果的錄影帶，教育病患家屬、其他照顧者、醫師及其他健康照護的專業人員，有關這個方法的原理。值得注意的是，在刺激的當時，溫度觸覺刺激法並不能啟動咽部期吞嚥。相反的，刺激的目的在於**提高**中樞神經系統的**敏感度**及警示中樞神經系統。因此，當患者嘗試自主吞嚥時，他可以較快地啟動咽部期吞嚥（Fujiu et al., 1994; Logemann, 1993）。

當病患的醫師下了非口腔餵食的醫囑時，治療師不能給病人吞任何液體，但可要求病患在刺激後吞口水。即使患者無法遵從指令，刺激也會激起患者想吞的欲望。而後，治療師需將手指張開，輕放於患者的頸部，小心地觀察吞嚥的機制。將食指置於下巴下方的柔軟組織上，中指放於舌骨上，無名指及小指放在甲狀軟骨和環狀軟骨上，如第五章所討論的。當食指置於下巴下方的柔軟組織上，中指置於舌骨上時，可以輕易察覺到舌頭開始將食團向後推送的第一個動作（一般認為這是口腔期通過時間的起始點）。當啟動咽部吞嚥時，喉部會上提，而舌骨會往上及往後移動。因此，口腔期通過時間加上咽部期延遲時間的測量方法，是計算引發舌頭動作與喉部上抬動作之間的時間差距。喉部上抬表示啟動咽部期吞嚥。如果口腔期通過的時間加上咽部

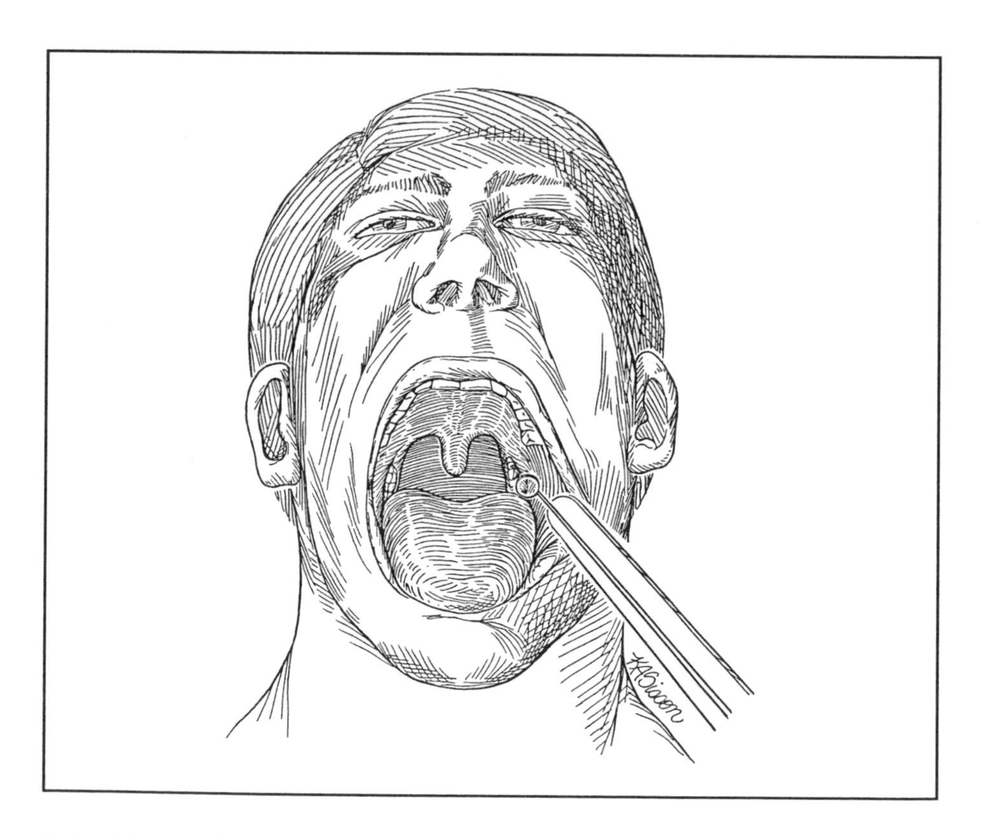

212 圖 6.4　放置 00 尺寸喉鏡於前咽門弓的口腔前視圖。治療師必須能區別前咽門弓與緊連於最後一顆臼齒後方的三角區域。

期延遲時間大於二秒，將視為異常。

如果病患可以容忍小量的食物，治療師可給予小量的液體，並要求患者吞入。當用喉鏡上下垂直擦咽門弓後，可使用吸管當滴管，吸入約四分之一英吋的冰水，而後將滴管末端置於前咽門弓，也就是做溫度觸覺刺激時喉鏡接觸的地方。當治療師放入液體且給予「現在吞」的指令時，患者就嘗試去 *214* 吞嚥。為了增加刺激，冰的生薑麥酒或碳酸飲料會較冰水為佳。為了判斷患者於吞嚥後是否將吞入的液體吐出或由氣切管中流出，可於液體中加入食用染劑。

對於病況嚴重的病患，在剛開始做溫度觸覺刺激時，極可能無法在嘗試吞嚥時啟動咽部期吞嚥（不論有或沒有給予液體）。這類病患需要一天重複三到四次，一次五到十分鐘的刺激，並需進行數星期至一個月。

當咽部期吞嚥開始啟動時，治療內容就可以增加。像是：⑴慢慢增加單次吞嚥時給患者的食物量（仍是利用滴管置於咽門弓底部）；以及⑵改變放在咽門弓的食物質地（增加濃稠度）。這些患者的治療進度通常是緩慢的，要重新建立口腔進食常需要好幾個月。在這段期間，病患需要非口腔餵食以維持營養。有證據指出某幾類病況嚴重的個案，如腦性麻痺、發展遲緩，以及有嚴重頭部創傷者，需要把溫度觸覺刺激當作餵食維持方案的一部分（Helfrich-Miller et al., 1986）。

吞嚥手法（swallow maneuvers）

吞嚥手法設計的目的是自主控制某方面的咽部吞嚥機轉。目前已發展出四種吞嚥手法：⑴上聲門吞嚥法（supraglottic swallow），在吞嚥前或吞嚥時，用來關閉真聲帶處的呼吸道（Logemann, 1983, 1993b; Martin, Logemann, Shaker, & Dodds, 1993）；⑵超上聲門吞嚥法（super-supraglottic swallow），在吞嚥前或吞嚥時，用來關閉呼吸道入口（Logemann, 1993a, 1993b; Martin et al., 1993; Ohmae, Logemann, Kaiser, Hanson, & Kahrilas, 1996）；⑶用力吞嚥法（effortful swallow），在咽部吞嚥時用來增加舌根部後送的力道，可以把會

厭谿處的食團清乾淨（Kahrilas, Lin, Logemann, Ergun, & Facchini, 1993; Logemann, 1993b; Pouderoux & Kahrilas, 1995）；(4)孟德森吞嚥手法（Mendelsohn maneuver），用來增強喉部上抬的幅度與時長，藉此增加環咽肌張開的程度與時長（Bartolome & Neumann, 1993; Bryant, 1991; Kahrilas, Logemann, Krugler, & Flanagan, 1991; Lazarus, Logemann, & Gibbons, 1993; Logemann & Kahrilas, 1990; Neumann, 1993）。最後的這個手法亦可以改善整體吞嚥的協調度（Lazarus, Logemann, & Gibbons, 1993）。這些手法已統整於表 6.3。

215 要採用這些手法需具備細心遵從指令的能力，這些手法不適用於有認知或嚴重的語言障礙者。由於這些手法亦需增加肌肉的用力程度，故不適用於容易疲累的病患。不過，有些病患只能用自主的手法，才能安全且有效率地吞嚥（Kahrilas, Logemann, & Gibbons, 1992; Lazarus, Logemann, Gibbons, 1993; Logemann & Kahrilas, 1990; Robbins & Levine, 1993）。通常，自主的手法在病患復原過程中暫時使用。當病患的吞嚥生理重回正常時，即可放棄不用。

215 **表 6.3 吞嚥手法、適用的吞嚥異常類別及其原理**

吞嚥手法	適用的吞嚥異常類別	原理
上聲門吞嚥法	聲帶閉合不足或延遲	主動的閉氣通常可使聲帶在吞嚥前或吞嚥時閉合（Martin et al., 1993）
	咽部期吞嚥延遲	於延遲前或延遲時關閉聲帶
超上聲門吞嚥法	呼吸道入口閉合不足	用力閉氣可使杓狀軟骨向前傾，而於吞嚥前或吞嚥時關閉呼吸道入口（Martin et al., 1993）
用力吞嚥法	舌根部後送不足	奮力增加舌根部向後的移動（Pouderoux & Kahrilas, 1995）
孟德森吞嚥手法	喉部移動不足	喉部移動會開啟上食道括約肌；拉長喉部上抬時長會拉長上食道括約肌開啟的時長（Cook et al., 1989; Jacob et al., 1989）
	吞嚥不協調	使咽部期吞嚥的時間控制正常化（Lazarus, Logemann, Gibbons, 1993）

每種吞嚥手法皆以改變某種特定的咽部吞嚥機轉作為目標（Logemann, 1993a）。這些口咽部吞嚥的改變是可以觀察或測量到的。一般而言，使用電視螢光攝影檢查最容易觀察與測量吞嚥手法的效用。也可用電視內視鏡檢查來觀察這些手法是否讓吞嚥變得安全（吸入狀況）且有效率（有否殘留物）。但是，電視內視鏡檢查無法呈現這些手法在吞嚥時的影像，這是其主要的限制。 *216*

給予病患緩慢且逐步的指導，並要求他吞口水，來練習所有的手法。教導病患者這些手法時，並不需要食物。

上聲門吞嚥法。上聲門吞嚥法的目的是在吞嚥前及吞嚥時關閉聲帶，以保護氣管免於發生吸入現象（Logemann, 1993），如圖 6.5 所示。上聲門吞嚥法（或稱為自主的呼吸道閉合技巧）可於第一次電視螢光檢查時進行，或在床邊檢查時進行。病患需是清醒的且相當放鬆。此外，還必須能遵從簡單指

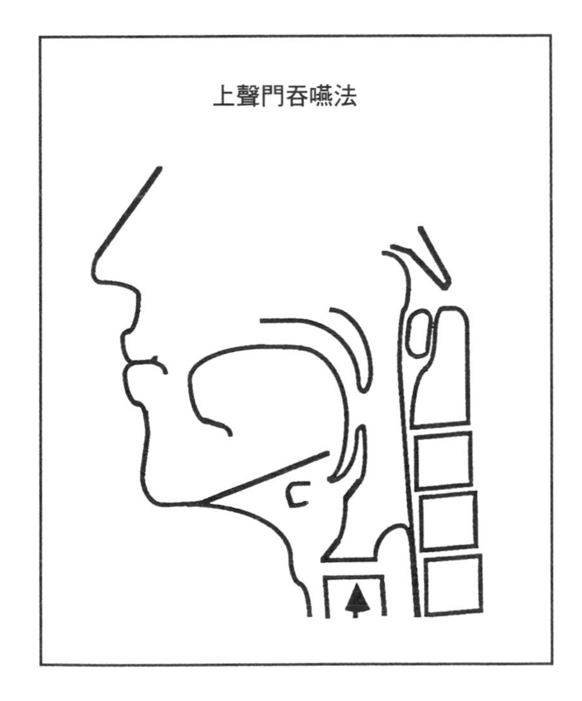

圖 6.5　頭頸部側面圖，顯示上聲門吞嚥法的真聲帶閉合。 ***216***

令，而不會因為這個要求感到挫折或困惑。在 X 光檢查中，病患由治療師一步一步地帶領整個過程。作法是給病患食物，並教病患將食物含在口中，並聽從指示。指導語應該如下列所示：

217

1. 深深吸口氣後閉住氣。
2. 保持閉氣狀態，並輕輕蓋住你的氣切套管（如有氣切管時）。
3. 吞嚥時要持續維持閉氣狀態。
4. 吞嚥後立即咳嗽。

這些步驟需先讓病患吞口水做練習，再給真正的食物。不過，病患不能在 X 光檢查中花太多的時間做練習。如果病患可以在沒有食物的情形下，正確遵從指導語數次，即有希望順利地在電視螢光攝影檢查時執行此步驟。吞嚥治療師每一次皆需提供每個步驟的口語指令。

如果病患變得混淆不清或不易遵從指導語，此技巧則不適合在電視螢光攝影檢查開始時進行。應由治療師於電視螢光攝影檢查後陪患者練習，直到他習得該技巧為止。當病患熟練上聲門吞嚥法的步驟時，可以重新安排另一次電視螢光攝影檢查，並評估此技巧增加呼吸道閉合的成功性。如果病患聲門閉合時的空隙很大，例如，擴大型部分喉切除或雙側閉合型聲帶麻痺的患者，僅採用上聲門吞嚥法無法完整地保護呼吸道，此患者還需進行聲帶閉合運動（adduction exercise），預計需練習一週或一週以上才能增加聲帶閉合（Logemann, 1983）。

對某些病患而言，「深吸口氣且閉住氣」的指導語並無法讓他們閉合聲帶（Martin et al., 1993）。有些病人改以停止胸廓的移動來閉氣。這些病患可以正確做出上聲門吞嚥法的步驟，但在電視螢光攝影檢查時卻顯現呼吸道敞開。對於這些患者需改變指導語。治療師可以指導病患「吸氣然後輕輕吐氣，閉氣。在閉氣的同時立即吞嚥」。因為在吐氣時，兩側的聲帶會稍向中靠，在吐氣的時候開始閉氣，可使聲帶閉合。或者，治療師可要求患者「吸氣後說『啊』，停止發聲，同時閉氣」。通常上述兩者之一將可在閉氣時促使聲帶閉合。

有些舌頭靈活度嚴重不足或因口腔癌手術而舌頭尺寸嚴重縮小的患者，基本上只有短暫的口腔通過期，或根本沒有口腔通過期。他們需利用抬高下巴（頭部後仰）的方式，將足量的液狀食團利用重力由口腔送至咽部。在 X 光檢查中，治療師需教導這些病患使用延長上聲門吞嚥法或傾卸吞嚥法（dump and swallow）的技巧。首先，用湯匙給這些病患非常少量的液體（一或三毫升），當病患將頭向後甩及傾倒液體進入咽部時，需觀察他在吞嚥這些少量液體時是否：⑴咽部期吞嚥立即啟動；以及⑵呼吸道閉合的程度足以保護呼吸道。如果咽部期吞嚥及呼吸道閉合皆正常，可用杯子給予病患五到十毫升的液體，且教導下列的步驟： 218

1. 用力閉氣。
2. 將五到十毫升的液體全部倒入口中。
3. 持續閉氣且將頭向後甩，然後將這些液體全部傾倒入咽部。
4. **在持續閉氣時**，吞兩至三次，或依需求而吞更多次，以清除大部分的液體。
5. 咳嗽以清除咽部所有的殘留物。

這些步驟很像正常吞嚥時，用杯子喝液體做連續吞嚥動作。一個正常吞嚥者在做連續吞嚥時通常會全程閉氣。 219

當病患對使用這個方法的信心與效率增加時，可一次增加至二十毫升。在維持呼吸道關閉下，重複吞五到六次。圖 6.6 呈現此技巧。在吞嚥步驟的尾聲，病患需咳嗽以清除咽部所有的殘留物。這個技巧可使舌頭嚴重損傷的病患在短時間內攝取大量的卡洛里。

超上聲門吞嚥法。超上聲門吞嚥法設計的目的，是讓患者在吞嚥前或吞嚥時，將杓狀軟骨向前傾至會厭軟骨底部，並讓假聲帶緊密的閉合，以使呼吸道入口主動關閉，如圖 6.7 所示。這是關閉呼吸道入口的正常機制。在正常吞嚥中，是利用喉部上抬來協助此動作的完成。喉部上抬可使杓狀軟骨接近會厭軟骨的後側表面，因此，杓狀軟骨向前移動的幅度可以少一些。超上聲門吞嚥法的效用包括吞嚥前及吞嚥時增加杓狀軟骨前傾幅度，以利假聲帶關

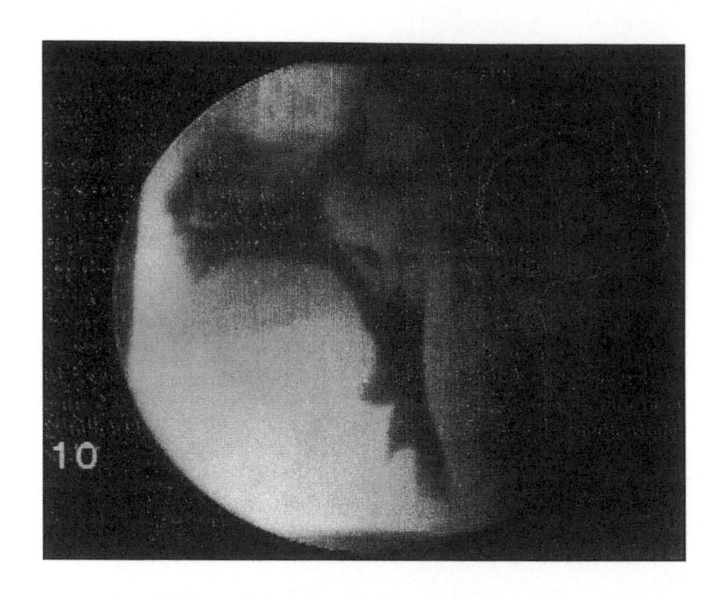

218 圖 6.6 電視螢光攝影檢查側面影像印刷圖顯示，一位 70%舌切除的病患使用擴大型上聲門吞嚥法。三分之一杯的液狀鋇劑已經傾倒入口腔與咽部，且會用重複吞嚥的方式加以清除。

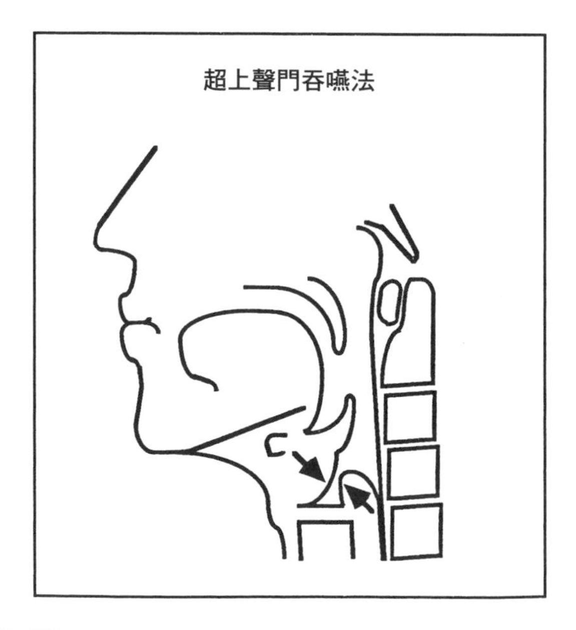

219 圖 6.7 頭頸部側面圖顯示，超上聲門吞嚥手法會使呼吸道入口處的杓狀軟骨與會厭軟骨底部閉合，除此之外亦會關閉假聲帶。

閉及呼吸道入口的關閉。

給予病患下列的**指示**：「吸氣並且緊緊地閉氣，用力向下壓。當你吞嚥時持續保持閉氣，並且向下壓。當你結束時立即咳嗽。」 *220*

用力向下壓的動作可以協助杓狀軟骨向前傾，關閉假聲帶及關閉呼吸道入口。此手法用於呼吸道入口閉合不足的病患，特別是做過喉聲門上切除術的病患（Logemann, Gibbons, et al., 1994）。喉聲門上切除術必須移除病患的會厭軟骨，所以，喉部入口是由舌根部與杓狀軟骨所組成。手術後的呼吸道入口或前庭在構造上與手術前的不同處，請見圖 6.8。喉聲門上切除術後的患者，其杓狀軟骨會向前傾，並碰觸舌根，而非會厭軟骨底部。喉聲門上切除術後的病患，可藉由超上聲門吞嚥法改善舌根後縮的能力、杓狀軟骨前傾，以及假聲帶閉合的程度。

超上聲門吞嚥法可在吞嚥開始時，增加喉部上抬的速度，對於頸部做過

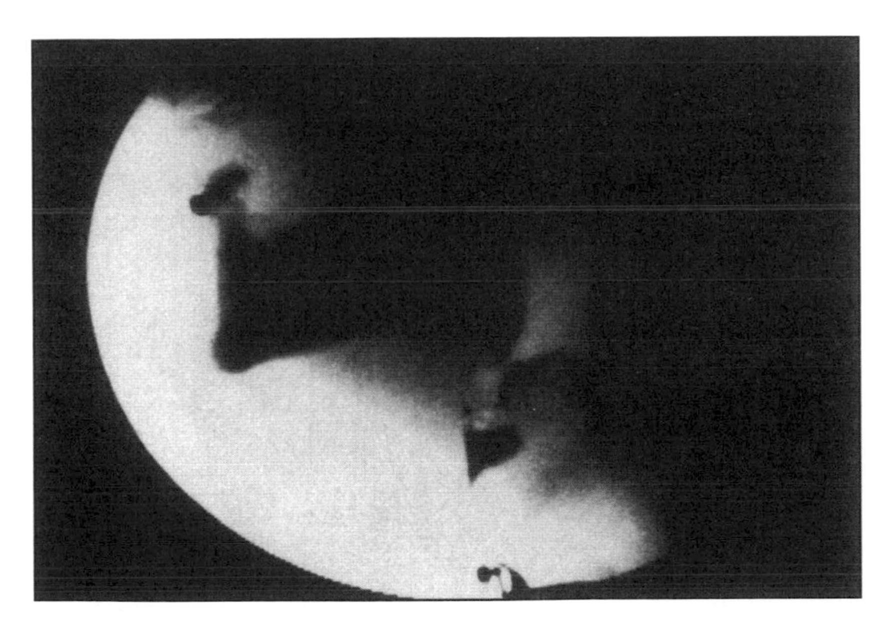

圖 6.8 喉聲門上切除術後之病患的喉部入口的側面 X 光圖顯示，會厭谿、會厭軟骨、舌骨與假聲帶已經不在，舌根部和杓狀軟骨皆包覆著鋇劑，其餘的鋇劑位於聲帶表面上方。 *220*

全程放射線治療的病患特別有幫助（Logemann, Pauloski, Rademaker, & Colangelo, in press）。超上聲門吞嚥法也可當作一種運動，對於有正常解剖構造的患者，可以改善舌根後縮的能力。

221

用力吞嚥法。用力吞嚥法是為了在咽部期吞嚥時，增加舌根向後的動作而設計的（如圖 6.9），並藉此改善會厭谿清除食團的能力（Kahrilas et al., 1993; Kahrilas, Logemann, Lin, & Ergun, 1992; Logemann, 1993a）。針對用力吞嚥法，治療師可提供下述的**指導語**：「當你吞嚥時，用你所有的肌肉用力擠壓。」這樣可以讓舌頭在口中沿著硬顎向後的每一點以及舌根部都產生壓力（Pouderoux & Kahrilas, 1995）。此外，還會增加舌根部的動作。

孟德森吞嚥手法。孟德森吞嚥手法是為了增加喉部上抬的幅度與時長而設計的，並藉此增加環咽肌開啟的時長與寬度（Bartolome & Neumann, 1993; Bryant, 1991; Kahrilas et al., 1991; Lazarus, Logemann, & Gibbons, 1993; Logem-

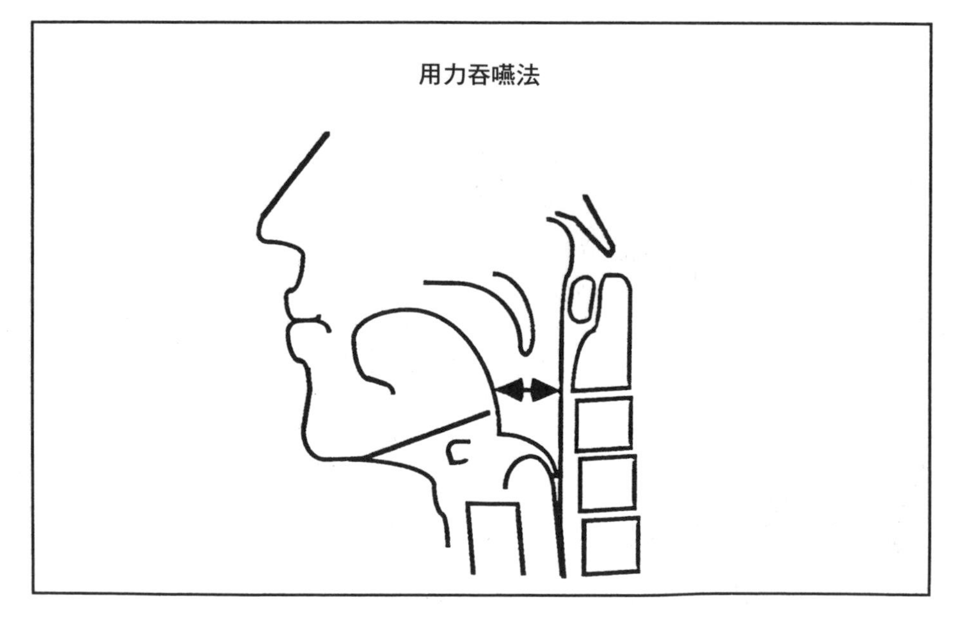

221 **圖 6.9** 用力吞嚥法的效果側面圖。設計的目的在讓舌根部拉向更後方，且增進吞嚥時的咽部壓力。

ann & Kahrilas et al., 1990; Neumann, 1993; Robbins & Levine, 1993）（見圖 6.10）。此手法也可以改善整體吞嚥的協調度（Lazarus, Logemann, & Gibbons, 1993）。針對孟德森吞嚥手法，治療師需提供的**指導語**如下：「吞口水數次，並且注意吞嚥時頸部的變化。如果吞嚥時可感覺到有東西（喉結）上提及下降，請你告訴我。現在，當你吞嚥時，如感覺有東西向上提，不要讓你的喉結掉下來。利用你的肌肉將它保持在上方數秒鐘。」 *222*

替代性的指導語如下：「當你吞嚥時，可否感覺到吞嚥的東西都擠壓在一起？當你有這樣的感覺時，開始吞嚥且維持這種擠壓的感覺。」「維持擠壓的感覺」可解釋為將喉部上抬至最高位置的時長拉長。這時，舌根部會向後縮至最遠以接觸咽部，而呼吸道是關閉的。

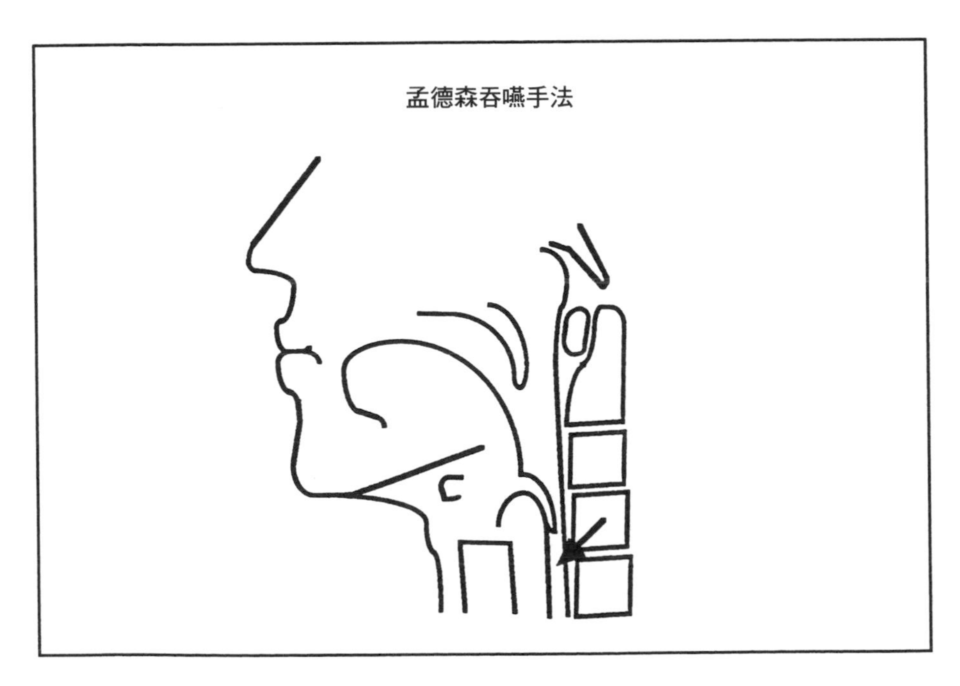

圖 6.10　孟德森吞嚥手法的側面圖。它可以在吞嚥時增進喉部上抬以延長及擴大環咽肌的開啟動作。 *222*

特定吞嚥異常的治療與處置

影響口腔準備期的吞嚥異常

在吞嚥的口腔準備期中，病患必須在唇部維持完全閉合時，於口中操控食團，且過程中不會有任何東西溢入咽部。治療師需確知，在唇部維持閉合的狀態下，從食物放置於口中至咽部期吞嚥完畢的過程中，病患是否能舒適地由鼻子呼吸。

223

唇部閉合不足

為改善唇部閉合，需先展開唇部的活動度運動練習。這些運動包括：⑴唇向兩旁延展，做出發 /ㄧ/ 的口形，愈遠愈好，並維持一秒鐘；⑵圓唇，愈緊愈好，並維持一秒鐘；以及⑶將唇用力閉緊且維持一秒鐘。如於第三個運動中，唇部無法閉合，可要求病患閉唇，用力含住一疊壓舌板、一根湯匙或其他東西。當動作的力道與幅度增加時，可縮小物體的大小至僅有一根壓舌板的厚度。此時，應已可做到唇部閉合的動作了。當病患可達到唇部閉合，但尚未習慣前，需漸漸增加維持唇部閉合的時間。要求患者維持唇部閉合一分鐘，且一天重複十次；隔天，患者必須能夠一次閉合兩分鐘，一天重複十次。此計畫需每隔一到二天即增加一分鐘，或依需要而增加更多間隔天數，直到患者能達到一次閉合十分鐘，一天可做到十次為止。在規律地執行兩週後，病患即可習慣正常的唇部閉合。Mitchell（1976）的報告中提到一種頰肌的機器（buccinator apparatus），可以提醒病患保持嘴巴關閉，直到可以自動做到閉合為止。此裝置為平板狀，有十六個向內與向外的線圈，剪成能將患者唇部圍繞一圈的長度。末端重疊的部分用膠帶包覆，置於下牙底部的下唇外邊。Mitchell寫到：「利用電線將頰肌圍繞，並在鼻子的底部和下牙的底部施加壓力，可以將唇拉近，並將牙齒保持在咬合的位置」（p. 1135）。

讓病患閉唇抵抗側方與前方的阻力可幫助他改善唇部的閉合情形。治療師可以利用一根壓舌板，要求病患在治療師或患者本身要抽出壓舌板時，閉唇且緊緊地含住壓舌板。這個運動可增加唇部的力道。

其他的運動還包括當病患或治療師試著用手將唇分離時，要持續保持唇部閉合。

舌頭於咀嚼時側送的範圍不足

咀嚼對正常飲食極為重要。針對有咀嚼困難的病患在訓練咀嚼的過程間，暫時性的處理方式是限制其飲食，讓他們只能進食液體或軟食。

增加舌頭側送範圍的運動已於前述的間接性吞嚥治療方法中描述過。若病患的舌頭上提能力正常，暫時性的處理方式為教導他利用舌頭把食物推抵到口腔頂部以壓碎。或者，病患可將食物置於舌頭最靈活的一側（Buckley et al., 1976），且將頭微傾向此側，把食物保持在這一側，以做最好的控制。 *224*

頰部肌肉張力不足或頰部有疤痕

為了增加頰部肌肉張力，病患必須進行臉部運動，包括用力圓唇呈 /ㄡ/ 的口型，及將唇拉長至/ㄧ/ 的口型，再快速重複這兩個動作，這樣可以增加頰部肌肉的張力。要求患者嘴巴笑得開些，且將唇用力咧開越過牙齒，也可增加頰部肌肉張力。或者將唇拉至一側，愈遠愈好，且維持此角度一秒鐘；而後至另外一側，亦維持拉長的角度一秒鐘。

在過渡時期，教病患在受損的臉頰外部施予壓力，以關閉臉頰與下齒槽間的溝槽。將單手輕觸受損的臉頰，應可提供足夠的壓力。

將食物放置在未受損的一側，還有將頭傾向未受損的一側，也會有幫助，因為它可使食物保持在健側（Buckley et al., 1976）。

下頜側送範圍不足

病患也許被要求做下頜活動度運動練習以增加側移的幅度。這些運動包括將下巴張得愈開愈好，且維持在最大的幅度達一秒鐘；將下巴打開且移動至每一側，愈遠愈好。在最遠的位置停留一秒鐘；還有移動下巴做繞圈圈的動作，每個方向皆需盡可能達到最遠的位置。有時，治療師會將手輕放在下巴，施加外力去協助病患試著將下巴移動至想要去的方向。教導病患盡可能將下巴朝每個方向移動得愈遠愈好，要感覺到強大的拉力，但不至於到會痛的程度。要是覺得疼痛時，就停止運動，直至病患可與吞嚥治療師或醫師說話為止。這類型的運動對口腔癌手術病患及進行口腔放射線治療的病患特別重要，因為他們的咀嚼肌可能有一些疤痕或纖維化。在放射線治療中需持續這些運動，而且至少進行至放射線治療後六到八週左右。因為放射線治療可能會增加咀嚼肌的纖維化，使口腔打開的程度縮減，並限制下頷的動作。

225 若是病患的下巴完全無法側移，而不能正常咬合，需教導他用舌頭與硬顎相抵去磨碎食物以增加飲食的選擇性。

對某些個案而言，引導式的平版贋復會有幫助。這種贋復包含了一個垂直桿，它會裝在下齒列或部分的假牙床上。當病患關閉他的嘴巴時，垂直桿會引導下頷至適當的直線，以做適當的咬合。

舌頭垂直移動的範圍不足

前面有關間接吞嚥治療的段落中已經提過增加舌頭垂直移動範圍的運動。然而，如果病患在經過數個月規律地每日重複這些運動後，仍無法讓舌頭與硬顎相碰觸，這時會建議使用顎再成形贋復（Logemann, Sisson, & Wheeler, 1980; Trible, 1967; Wheeler, Logemann, & Rosen, 1980）。若在贋復做好後，病患舌頭上提的程度有持續的進步，可減小硬顎贋復的大小，以配合舌頭動作改善的程度。

語言病理師與頜面贋復專科醫師一同合作製作此贋復。它設計的目的是讓硬顎的圓頂降低，以補足舌頭上抬功能的不足。圖 6.11 A 至 D 是各種不同的贋復。如果病患舌頭前抬與後抬的能力都不好，此硬顎贋復就要統一拉低。若是病患有半邊輕癱，或是在切除性的手術（ablative surgery）中喪失了某半側的舌頭，那麼靠患側處的贋復要做得更大，以補足喪失的部分。

設計贋復的主要目的在於符合說話的需要與吞嚥型態，所以，最後的結構需折衷兩種功能的需要而定出最佳的形狀。這個贋復可能不包括牙齒，而是設鉤子以勾住患者本身的牙齒；或可能含有數顆牙齒以取代缺損的牙齒；或是重建所有上排的牙齒。

其他類型的贋復，例如，用來增加病患口腔操弄食物的能力和增進口腔

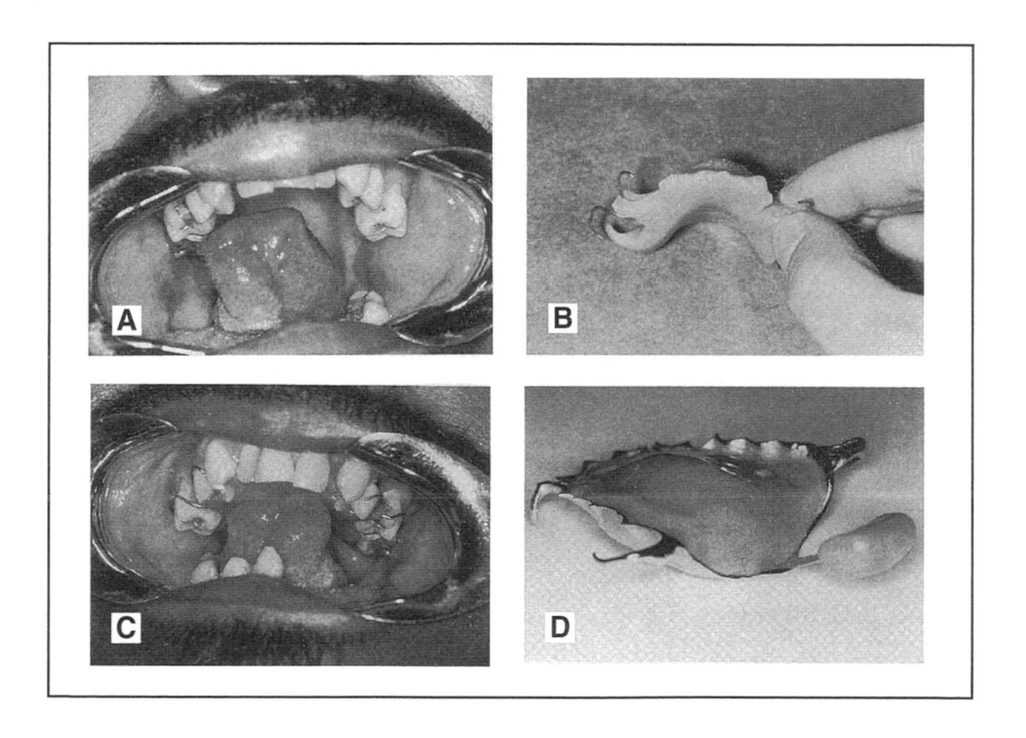

圖 6.11（A）舌頭側邊切除後，經重建舌頭皮瓣的術後解剖構造圖。病患無法使舌頭與硬顎相碰觸。（B）同一位病患的贋復。用鉤子勾住牙齒，且放置在舌頭無法碰觸到的硬顎部位。（C）同一位病患已裝上贋復。贋復勾住病患的牙齒，並使病患的舌頭可以碰觸到贋復的硬顎。（D）一個口內舌頭再成形／隆顎贋復。這個贋復不只包括了重新塑形的顎以及繞著牙齒固定的鉤子，還包括了軟腭提升延伸器，以提高病患的軟腭至上提位置。這個贋復是為了神經性舌頭與顎損傷之患者設計的。 *226*

期通過速度的「下頷舌頭贗復」（mandibular tongue prostheses），可以列入考慮（Leonard & Gillis, 1982）。

舌頭動作不足以形成食團

在間接吞嚥技巧中，已經討論過一些運動可以增進舌頭形成食團的動作能力。不過，在過渡時期，治療師可以建議病人將頭稍稍向前傾，將食團留在口中前方，直到引發吞嚥動作。如此，可以避免食團掉入側面的溝槽。在開始吞嚥時，病患再將頭部姿勢調回正常位置。

227

舌頭含住食團的活動範圍與協調度不足

有關舌頭控制食團的動作範圍與協調度的運動，已於吞嚥間接治療技巧的段落中討論過。在過渡時期，當食團在口中時，治療師會建議病患不要試圖去操弄食團，要牢牢地將食團含於口腔前方的頂部並立即引發吞嚥。

除此之外，病患可將他的頭稍稍下傾，將食團保持在較前方的位置；之後，再將頭抬高或向後傾以引發吞嚥。

將食團維持在正常位置的能力不足

給病患一個濃稠的糊狀物食團（約三分之一茶匙），要求他有意識地含住食團，並用舌頭頂在硬顎前方與中間。這個運動需要舌頭尖端及側面邊緣與牙齒後方的齒槽接觸。然後，將食團變得愈來愈稀，以增加訓練的困難度。

口腔敏感度不足

口腔敏感度不足的病患，需將食物置於口腔中較敏感的一側。另外，使用冰冷的東西可協助個案將口中的食物放在適當的位置；使用輕辣或有敏感味道的食物也可加強放置食物的能力。

影響吞嚥口腔期的吞嚥異常

有許多技巧可以用來改善口腔期的吞嚥功能。有些技巧本質上是代償的作用——亦即它們不是設計來改善功能，而是允許患者代償他的問題；其他技巧則具復健的性質——亦即為了幫助患者重新獲得正常的動作型態而設計。

舌頭外吐

舌頭外吐（tongue thrust）是指病患將舌頭向前推至中央門牙處以引發吞嚥。本文並不著墨在發展性舌頭外吐的問題，它太複雜了，因為需要關切的內容遠超過這裡所提供的。這裡強調的是，神經性損傷病患因神經受損而導致舌頭外吐的問題。對這些病患，加強他們對外吐狀況的感知，並要求他們有意識地將舌頭放在齒槽邊緣，且採用往上一往後推的方式開始吞嚥，通常可減少舌頭外吐的情形。將舌頭的中段往下壓也可減少外吐。這個方法應在餵食時使用。 *228*

如果是使用代償性策略，可以教導病患將食物放在舌頭後方，藉以避免外吐的習慣。在某些情況下，舌頭外吐會嚴重到將食物推出嘴巴外。將頭微向後傾，也可協助將食物留於口中。如果是坐輪椅的個案，將病患的身體後傾六十度也許會有幫助。

舌頭上提不足

增加舌頭上提的運動已在先前有關改善吞嚥的間接治療的段落中提過。在過渡時期，治療師可教導病患將食物放在舌頭後方，或將五到十毫升的液體滴入口咽部，以跳過舌頭上抬的需求（Buckley et al., 1976; Trible, 1967）。這必須在治療師確知患者能適時引發吞嚥反射，及有好的呼吸道保護能力下才能進行。如果病患有能力吸吮，可將吸管置於口腔後方接近咽門弓的位置，也許可以促進液體的吞嚥。

也可以教導病患將頭傾向後方，利用重力協助將食物由口腔推至咽部（Trible, 1967）。如果病患啟動咽部期吞嚥正常且喉部控制正常，此技巧並不會增加病患將食物吸入呼吸道的機會。若治療師關心病患可能因快速將食物倒入咽部，而導致患者吸入食物，那麼，治療師可教導病患使用上聲門吞嚥法，主動保護他的呼吸道。在這個技巧中，病患必須學習深呼吸，並且在吞嚥時閉氣（Larsen, 1973）。舌頭上提不足的個案必須遵循下列的吞嚥步驟：首先，吸氣並閉氣；第二，將食物送入口中；第三，頭傾向後方並吞嚥；及第四，吞完後馬上咳嗽以清除所有咽部的殘留物。按照上述步驟，在啟動咽部期吞嚥之前即可主動關閉呼吸道，預防任何可能的吸入現象。

舌頭前後移動不足

在吞嚥的間接技巧的段落中已經討論過改善舌頭前後移動的運動。在前面增加舌頭上提的段落中，所描述的代償性姿勢及食物放在口中的位置，亦可用於舌頭前後移動不足的病患身上。舌頭活動範圍不足的病患常常合併有上提與前後移動的問題。

229

舌頭前後移動的型態混亂

有些類型的病患有特定的舌頭動作型態，這些動作型態嚴重混亂導致口腔期通過時間延遲過長。巴金森氏病的病患即是其中的一群。他們會有舌頭重複快速滾動的動作（tongue pumping action），這會使食物在口腔中停留一段很長的時間。有個減少此動作的方法是，提醒他注意滾動的動作，且要求他有意識地含住食團，並用舌頭抵在硬顎，再做一個舌頭用力向後移動的動作以引發吞嚥。只要病患可以繼續覺察他的吞嚥型態，通常可以去除或減少舌頭混亂的動作型態。

舌頭力道不足

使用阻抗運動可以改善舌頭力道不足。關於此訊息已在前面篇章中討論過。這些運動可用壓舌板或其他平的東西垂直下壓舌頭。如果可能的話，要求病患用舌頭去抵抗壓舌板。然後，壓舌板可轉成垂直的，用側邊去推舌頭的一側，並請病患推抵它；而後再轉向另外一側，要求病患做相同的反應。這個壓舌板還可以垂直地放在嘴巴前方，將舌尖向後推，並請病患將它回推。可以將愛荷華口部壓力測量儀（Iowa Oral Pressure Instrument, IOPI, Breakthrough, 131 Technology Innovation Center, Oakdale, IA）放置在舌頭與硬顎間，測量病患在垂直頂住愛荷華口部壓力測量儀時用力的程度。

吞嚥失用症

吞嚥失用症通常會出現搜尋的動作，或是對放入口中的食物沒有任何反應。一般而言，增加感覺輸入對失用症病患極有幫助。這些方法包括了改變食團的特性以提高病患的覺識度以及溫度觸覺刺激法。這些方法都已在前面間接處置的段落中描述過。

舌頭有疤痕

舌頭有疤痕並無法用運動加以改善，要教病患將食物置於疤痕的後方，並將頭向後傾，利用重力協助食物通過口腔來代償這個問題。目前處理疤痕 *230* 的方式包括利用手術放鬆這個疤痕，以及將病患轉介給頭頸部外科醫師進行矯正。許多時候，需要將患者的電視螢光攝影檢查錄影帶給頭頸部外科醫師看過，以幫助醫師了解這個問題影響吞嚥的嚴重性。只有在動態的移動影像上才能看到疤痕的影響。如果頭頸部外科醫師僅是在靜態的狀況下檢查患者的口腔，這個疤痕看起來會很小而且不明顯。然而，在吞嚥中舌頭移動時，舌頭前方及後方的部位都上提，只有疤痕組織所在的位置沒有動。這個位置會產生了一個很大的低窪處，讓大部分甚至全部的食團堆積於此，因此病患無法將食物送至後方。

延遲或沒有啟動咽部期吞嚥

延遲或沒有啟動咽部期吞嚥的治療方法包括溫度觸覺刺激、吸吮吞嚥法，或使用特定感覺特性的食團，如酸的、冰冷的或特定大小的食團。這些方法都在前面的間接技巧中描述過。溫度觸覺刺激通常一天需重複三到四次，一次需五到十分鐘。當患者出院時，治療師需要教導患者、家屬成員或其他照顧者如何執行這種刺激。

有一個針對延遲啟動咽部期吞嚥的代償性技巧，是要求病患在吞嚥時將頭傾向前方。頭傾向前較能保護呼吸道。對有些人來說，尚可加大會厭谿的寬度。在延遲啟動吞嚥時，增加食團暫留於會厭谿的機會，這會比讓食團落入開放的呼吸道要好。對於延遲或沒有啟動咽部期吞嚥的病患，需要限制他們每口食團的大小，如此食團可保留於咽部凹陷處，不會因為太大而溢出凹陷處，進入開放的呼吸道。

病患吞嚥的速度也是重要的因素。當在 X 光檢查中確定咽部期吞嚥啟動延遲的時間時，病患與他的照顧者需注意病患在兩次吞嚥間需要這麼長的時間，以確定在另一次新的吞嚥開始前，每個食團已由咽部中清除。否則，食團將溢出患者咽部的凹陷處，造成顯著的吸入現象。

Heimlich 及 O'Connor（1979a, 1979b）描述了一種不常用的技巧，用在三位「忘記」如何吞嚥的病患身上。這個方法包括了四個步驟。首先，這個病患需將戴了手套的食指放在指導者口中，另外一隻手則碰觸指導者的上喉部及下巴。如此，病患可在一邊感覺到指導者在吸吮這根指頭，一邊感覺治療師頸部的吞嚥動作。第二，病患將一根指頭放入自己的口中，試著去模擬吸吮的動作感覺，同時用另一隻手放在自己的上頸部，嘗試模仿吞嚥的過程。第三，將一個特製的塑膠管置於頸部食道處，其開啟的末端正好位在環咽肌上，讓口水可以自由地進入上食道，而病患同時重複這個吸吮與吞嚥的過程。第四，當用這個管子吞液體的能力已精熟時，移除此管，並持續指導病患直到可重新開始正常飲食為止。需小心不要讓管子穿破食道，而且不許將此膺

231

復上下移動。這項技巧已經沒有太多人使用。

 影響吞嚥咽部期的吞嚥障礙

改善影響咽部期吞嚥障礙的技巧可以是代償性的，也可以是復健性的。

雙側咽部收縮不足

沒有直接治療技巧可以改善咽部收縮。舌頭把持（tongue holding）策略或稱Masako手法設計目的是為了運動上收縮肌（該處即為舌咽肌）。上收縮肌的下方纖維來自咽壁中間的縫隙，呈環狀收束於兩側的舌根部。一般相信，上收縮肌負責舌根部後縮，並使位於舌根部的後咽壁向前凸出。這個手法是將舌頭含在牙齒中間，並將舌尖伸出牙齒間約四分之三吋，使舌根連在前面的肌肉保持穩定，並有效地引導連在後方的肌肉收縮。當舌頭含在牙齒中間時，這個手法可以在吞嚥時將咽壁向前拉（Fujiu & Logemann, 1996; Fujiu, Logemann, & Pauloski, 1995）。如果病患有延遲啟動咽部期吞嚥，就很難執行這個手法，因為舌頭含在牙齒中間會改變舌頭的動作，也會略為增加咽部期吞嚥延遲的時間。對正常者也如是。執行此手法時，病患應該會感覺喉嚨後方有強大的拉力。

代償性的技巧包括：⑴輪流吞液體、半固體或固體，如此液體可將濃稠的食物沖入咽部；⑵將飲食限制在液體或稀的糊狀物，如此僅需較小的力道即可清除咽部的食物；以及⑶在每次吞完食物或液體後，重複乾吞數次以清除咽部所有的殘留物。這些技巧的效果需用 X 光檢查來評量。

對某些病患而言，教導他們上聲門吞嚥法或自主保護呼吸道的方法可能會有幫助。病患的清痰動作可以清除咽部的殘餘物。 *232*

單側咽部麻痺

沒有任何運動可以改善咽部麻痺。不過，卻有很多代償性的技巧可資採

用。

可以教導病患將他的頭**轉向**患側以關閉**患側**的梨狀竇，使食物直接進入較正常的一側（Kirchner, 1967; Logemann, Kahrilas, Kobara, & Vakil, 1989）。

若是病患的舌頭功能和咽部都有單側麻痺的現象，可將病患的頭**傾向較有力**的一側，使其有較好的功能。這個動作可以將食物保留在口腔較有力的一側，且通過較有力的該側咽部。

除此之外，可教導病患上聲門吞嚥法，以咳出咽部的任何殘餘物。或者病患可以輪流吞液體和固體，以在吞嚥後沖去留存於咽部的濃稠食物。

咽壁疤痕

用來改善或代償單側咽部麻痺的技巧亦可使用在咽壁有疤痕的患者身上。疤痕的凹陷處常會聚集食物，造成吞嚥後食物仍殘留在疤痕處。上聲門吞嚥法的步驟有助於減少這些殘餘物。

頸部骨刺

頸部骨刺，就是任一個頸椎長出多餘的骨頭，可經由手術切除，或者患者可以改吞稀釋的食物質地去適應它。濃稠的食物會較難吞。改變頭的姿勢，將其轉向一側或另一側也可能有幫助（見第十一章之骨刺的醫療處置）。

全喉切除術後位於舌底部的假會厭

許多全喉切除病患的手術傷口若是以垂直閉合的方式縫合，會自該側咽部長出一個褶層組織。在 X 光檢查時，由側面看會像是一個會厭軟骨（Bremner et al., 1993; R. Davis, Vincent, Shapshay, & Strong, 1982）。當病患試圖吞嚥時，因咽部收縮肌的拉扯，會使這個褶層組織加寬，而形成咽部的邊袋。這個褶層組織可以藉由手術切除；或是讓病患只吞液體及稀的糊狀物去適應這個褶層組織的存在。有時，轉頭的姿勢亦可將食團通過的路徑繞過褶層組織。

233

環咽肌功能異常

環咽肌功能異常可能是因：⑴在環咽括約肌的環咽肌部位或上食道括約肌的環咽肌部位無法適當地放鬆，使喉部無法維持在上提與前移的位置；⑵喉部向上與向前的動作不足；及（或）⑶食團向下的力量不足，以致食團無法通過括約肌並加寬括約肌開口處。在針對此種異常現象擬定治療前，治療師需確定每個患者的損傷原因。如果問題是環咽肌痙攣，且強度足以阻止喉部向上、向前移動。先給患者適當的時間（五至六個月），等待其自發性復原；若不奏效，可建議進行環咽肌切開術（cricopharyngeal myotomy）。如果問題是喉部向上與向前的動作不足，孟德森吞嚥手法可能會有幫助。如果只要病患可以遵從指令，許多患者皆可使用孟德森吞嚥手法。這些病患包括因頸椎脊柱損傷並在手術後有頸椎融合者、腦幹中風者，以及因咽部放射線治療或咽部手術而影響喉部上抬者。在前面吞嚥手法的段落中，已詳細解說過孟德森吞嚥手法。這個手法可當作治療方法以改善喉部動作，或當作幫助患者進食的策略（Logemann & Kahrilas, 1990; Lazarus, Logemann, & Gibbons, 1993）。如果在吞嚥時咽部壓力不足，適合用運動練習去增加舌根部的動作。一般來說，擴張法（dilatation）是不會有幫助的。只有因為頸部放射線治療或因為手術而有疤痕組織，限制了喉部向上及向前的動作情況下，才有幫助。在我的經驗中，喉部動作不足伴有單側咽部無力者常會導致此問題。合併孟德森吞嚥手法，並將頭轉向無力的一側會最有幫助。

喉部上抬不足

孟德森吞嚥手法是特地設計來改善喉部上抬的吞嚥手法。這個技巧已於前面吞嚥手法的小節中解釋過。這是個教患者使用上聲門吞嚥法來代償喉部上抬的技巧。這個技巧是很有用的，因為患者在吞嚥後可以咳出喉部上方的殘餘物，因此，很少會出現吞嚥後食物吸入呼吸道的現象。有時候，病患不需學習整個上聲門吞嚥法的步驟，改為僅教病患吞嚥後立即清喉嚨，咳出所

234

有的殘餘物。超上聲門吞嚥法也很有用，因為它可讓喉部上抬動作的起始時間加快。而假聲練習則也可當作喉部上抬的活動度運動練習。

在喉部上抬時向上輕壓甲狀軟骨的方法，對幫助喉部上抬的效果仍有疑問。但是用在協助假聲練習上會有幫助。

呼吸道入口之喉部閉合不足

改善呼吸道入口閉合不足的治療方法有超上聲門吞嚥法，這個方法並不需要執行完整個吞嚥手法的步驟，病患可僅需做吸氣、閉氣，以及用力壓下的動作。這是杓狀軟骨前傾與假聲帶閉合的活動度運動練習。做超上聲門吞嚥法可以讓病患吃一些食物或液體。不過，這個方法耗費的力氣過大，可能無法讓患者吃完一頓飯。

聲帶處的喉部閉合不足

在處理吞嚥的間接方法小節中，已列出改善吞嚥時喉部閉合的運動練習。使用上聲門吞嚥法或自主呼吸道閉合方法足以增加許多病患喉部閉合的程度。在這個技巧中，治療師教導病患在吞嚥的同時閉氣，而在吞嚥後立即吐氣咳嗽。這是很有用的技巧，因為病患可由治療師引導去完成整個步驟。治療師的角色實質上是個啦啦隊隊長。在病患做閉氣，以及吞嚥時繼續閉氣的動作時，治療師可以逐步給予指導。提醒病患在吞嚥後立即咳出殘餘物是重要的。對病患而言，在吞嚥時記得持續閉氣，並在吞嚥後吐氣咳嗽會有困難，他們會較容易在吞嚥後先吸口氣。但是很明顯的，如果他們先吸氣，將會吸入這個食團，而不是將它由呼吸道中清除。上聲門吞嚥法可用乾吞的方式做練習，而不用給予患者任何實際的食物或液體。當治療師已滿意病患對此方法的熟練度時，再給予食物或液體。喉部閉合不佳的病患最好用較濃稠的食物。而喉部閉合不足合併咽部收縮不足時，較稀的食物會較容易吞，因為濃稠的食物會在吞嚥後存留在咽部，並造成吞嚥後吸入的現象。

有些患者在吞嚥時會因頭向前、向下的姿勢而受益，因為它可加大會厭谿的空間，使呼吸道入口變窄。此外，還會將會厭置於較後方的位置，並將舌根推向後方。因喉半切除術而有輕度呼吸道閉合不足的吞嚥異常病患，可將頭前傾來達到正常的吞嚥，而不發生吸入現象。不過，病患必須仍保有會厭軟骨，才可令此法成功。因此，它並不適用於上聲門喉部切除術後的病患，因為其會厭軟骨會被切除。

將病患的頭轉向失去功能的一側，或施加壓力在失去功能側的甲狀軟骨可以增加喉部閉合（Buckley et al., 1976）。不過，將頭向下壓，或用手將喉部向兩側或上下搬弄，對改善喉部閉合的成效很小。事實上，它會限制吞嚥時喉部上提及閉合。合併轉頭與低頭的姿勢可以有最佳的呼吸道閉合。

影響吞嚥食道期的吞嚥異常

影響吞嚥食道期的吞嚥異常，一般是用藥物或手術處理。這些吞嚥異常可能由吞嚥治療師與放射線師在 X 光檢查中診斷出來，但通常不是由吞嚥治療師處理。

吞嚥治療的其他考量

合併姿勢與吞嚥手法

有時候，病患需要同時使用吞嚥手法和調整姿勢的技巧來獲得安全且有效的吞嚥。例如，有嚴重呼吸道閉合問題的患者，在使用超上聲門吞嚥法的同時，會將頭轉向患側且低頭，使呼吸道得到最佳的保護。有舌根部動作不足的病患，需要合併低頭及用力吞嚥法。其中，低頭可以將舌根部推向後方。病患若同時有喉部上抬不足與單側咽部無力，並因而造成環咽肌開啟不足，合併轉頭至患側與使用孟德森吞嚥手法是最合適的選擇。調整姿勢與吞嚥手法的效果，需先在改良式鋇劑吞嚥檢查中分開檢測，然後再檢測二者合併使用的效果。

以生物回饋來輔助吞嚥治療

在第三章中描述過的一些儀器檢查法，可以用來當作病患進行吞嚥治療時的生物回饋。

236

皮表肌電圖（surface electromyography）

皮表肌電圖是將皮表電極置於唇上，在患者嘗試閉唇時，提供使用多少力道的生物回饋。將皮表電極置放在下巴下方的下頷肌上——即位於喉部上方之頸部的喉部上抬肌——患者可以在使用用力吞嚥法或孟德森吞嚥手法時，得知肌肉用力的程度。使用孟德森吞嚥手法時，將電極置於喉部上方可以得知吞嚥時喉部上抬肌的電位活動訊息。病患可以同時看著訊號的振幅與時長，在做此手法時，增加肌肉用力的程度（振幅）與肌肉用力的時長。

超音波（ultrasound）

超音波可以提供吞嚥時舌頭動作型態的生物回饋。教導患者如何判讀超音波影像後，患者可以一邊練習舌頭在口腔中向上與向後推送食團，一邊觀察舌頭在這段時間的動作。

電視內視鏡檢查

電視內視鏡檢查可以提供嘗試吞嚥前，真聲帶閉合狀況或呼吸道入口閉合狀況的生物回饋。如果病患很難閉合聲帶或呼吸道入口，可以在使用不同的閉氣手法時，觀察這些構造的動作（Martin et al., 1993; Ohmae et al., 1996）。

電視螢光攝影檢查

若是允許病患在 X 光檢查中觀察自己咽部期吞嚥的動作，電視螢光攝影檢查也可以當成一種生物回饋的工具（Logemann & Kahrilas, 1990）。有時在進行 X 光檢查時，病患會要求看一下，以便了解治療的目標。治療師要指出吞嚥的要素，並確認需要增加活動度練習的受損部位。而後，當病患試圖去增加活動度範圍時，可以從電視螢光攝影檢查中觀察自己的影像。

何時開始吞嚥治療

只要住院病患健康狀況穩定，且被認定有吞嚥障礙，即需由吞嚥治療師 *237* 及放射線師進行吞嚥功能的電視螢光攝影檢查，評估後即展開合適的治療計畫。在醫院內先每天為患者做治療，而後是每週。在處理頭頸部癌症術後的病患時，吞嚥功能異常的評估與治療需在傷口癒合且恢復到可允許他們嘗試吞嚥動作時，再開始治療（無傷口併發症發生時，通常在術後七至十四天）。若是患者持續進行放射線治療，且開始抱怨有吞嚥問題，此時需開始進行評估與治療（Lazarus, 1993）。對於中風病患，通常在急性期後二到三天，當他們清醒且警覺度佳時，即可進行評估。

門診的吞嚥異常病患如同住院病人般，需接受仔細的電視螢光攝影檢查與治療。即使患者的吞嚥異常已有一段時日，他們仍需接受相同形式的評估與密集的治療（Perlman, 1993; Sonies, 1993）。病患在吞嚥問題發生後幾個月或幾年才接受治療者，仍有可能達到由口腔進食（Lazarus, Logemann, & Gibbons, 1993; Lazarus, Logemann, Rademaker, et al., 1993; Logemann & Kahrilas, 1990）。住院患者通常是每日治療，門診病患則是一週一次。

一般而言，在吞嚥評估與治療時，氣切套管與非口腔餵食的管子會留置在原位，因為無研究證明這些管子會明顯妨礙吞嚥復健。不過，如果醫療狀況允許的話，在評估與治療時，氣切套管的低壓環（cuff）需放掉空氣。如先前所討論的，一個充氣的低壓環套管會妨礙喉部上抬及環咽肌的開啟，也會在每次吞嚥時因喉部上抬而摩擦氣管壁，造成氣管不適。因此，如果病患使用充氣的低壓環氣切套管，即不適合餵食。若是患者有吸入現象，也不可以由口腔餵食。在特殊的狀況下，例如仰賴呼吸器的患者，可能需要保留充氣的低壓氣切套管，這是因為有許多呼吸器需要低壓氣切套管處於充氣狀態。如果已是末期的病患，希望嘗試由口腔進食，此時使用充氣的低壓氣切套管則無可厚非。

維持方案

本章前言中曾提及，治療師進行治療時需回答的另一個關鍵問題是，吞嚥異常患者是否需要維持方案。維持方案是持續讓病患使用治療策略，以協助他們維持一段時間的功能。一般而言，維持方案最常包含姿勢改變或食物改變這類代償性策略，以及重複使用特定的吞嚥治療技巧以維持吞嚥機制的協調，例如溫度觸覺刺激。通常，需要實施維持方案的對象包括：無法監控自我表現的病患（如認知障礙或失智症），或被診斷有退化性疾病而需要靠維持方案來盡量維持代償性功能者（如脊髓側索硬化症、巴金森氏病或阿茲海默症）。後面這些病症的病患，有些可以監控自我的表現，因此可以在維持方案中安排進食的運動或策略。但是，語言病理師或吞嚥治療師不需要積極介入太長的時間。他們一般需要在六個月至一年間重新評估，以確定他們是否需要更動維持方案，但是治療師不需在進食時在場。

238

然而，有認知障礙與語言障礙的患者在進行維持方案時需要受到監控。原則上，吞嚥治療師要設計一個使患者安全進食的維持方案，且教導照顧者在餵食時使用適當的策略後，便將監控的執行行為轉移給照顧者。因此，有些保險給付單位認為吞嚥治療師設計完畢維持方案並教會照顧者後，執行維持方案就成了照顧者的責任。當治療師設計好一個計畫，且訓練照顧者確實執行後，原則上治療師將不再被給付。某些文獻的證據顯示，嚴重神經性損傷的病患，如頭部創傷或腦性麻痺者，需要長久性的維持方案以維持吞嚥復健的成效（Helfrich-Miller et al., 1986）。這些病患通常需要長期使用溫度觸覺刺激以維持他們在治療中所達到的效果——這裡指的是，當吞嚥治療師正確教導照顧者如何執行後，由照顧者提供的溫度觸覺刺激技巧。

將吞嚥治療併入用餐時間

進行吞嚥治療的時間一般需與用餐的時間分開。吞嚥治療師對吞嚥異常患者的首要目標即是找出最安全的方法讓病患吞得又快又有效率。原則上，只要找出某種代償性策略，減少所有食物或至少一種食物的吸入現象，便可以在一開始採用這種代償性策略。如果找不到合適的合併代償性策略或單一代償性策略，那麼，患者應維持非口腔餵食，且需要接受吞嚥治療。若是病患可以採用代償性策略去進食，但治療師認為還可以透過治療改善吞嚥功能，那麼患者就不需要永久使用代償性策略。接下來，便可以開始進行吞嚥治療。但是吞嚥治療必須與用餐的時間分開。若是病患無法使用代償性的策略，而治療師認為適合進行吞嚥治療，那麼就開始吞嚥治療。同樣的，吞嚥治療的時間需與任何口腔或非口腔用餐的時間分開。大多數人認為進食是件愉快的事。如果患者進食時需要做過多的運動及功課，他會覺得進食並不愉快，且會開始退縮。 *239*

吞嚥治療不是餵食。無論在何種情況下，只要患者有能力安全進食，監控進食的工作就如前面所述，當作是一個維持方案，轉予照顧者。有時候，病患只有在使用吞嚥治療方法下，特別是吞嚥手法，如孟德森吞嚥手法或上聲門吞嚥法，才能吞嚥。在這種情況下，病患需在用餐的時間進行短暫的治療，以學習這些方法，並在進食時整合這些步驟。不過，只有極少數的個案才需要這種方式。

團體治療

若是機構內有數個病患在同一個時間進行相同的治療，就適合進行團體治療。有時候，可以把病患聚集在一起，相互增強學習彼此使用的特定方法與運動課程。病患亦可以從觀察中彼此學習並獲得支持。若是進行團體治療，治療費用需除以同時治療的人數。團體治療不是去監控病患使用餵食策略進食的狀況。維持方案可以在團體中與照顧者（如護理助理）一同執行。相同時間可以監控多人。同樣的，這個維持方案需很快地轉移給照顧者。吞嚥治療師可花一些課程時數去教照顧者如何監控患者進食。但是如前面所述，在完成這些課程後，維持方案即是照顧者的責任。

吞嚥障礙處置時的文化差異

吞嚥治療師需與父母、家人以及重要親友討論病患對食物的偏好，以及用餐時的情境。在許多文化中，用餐是社交情境，在用餐過程中會進行許多的溝通。患者在家庭結構中的角色為何？什麼是患者常於用餐時使用的溝通型式？什麼是病患最喜歡與最不喜歡的食物？有任何文化上的食物偏好嗎？辣的或是其他口味？生病時，在文化上有哪些偏好的食物與避免的食物（例如，有人生病時會避免冷的食物，雞湯則是最佳的補充品等）？無論合理與否，這些議題皆需在治療中得到確認，並加以尊重。

用餐時間的處置

240

用餐時間一般會因呼吸、吞嚥與說話等活動的快速轉換，而使呼吸消化道處在有壓力的狀況下。用餐時間應該盡可能保持愉快，應該給予患者較容易吞嚥且嘗起來味道不錯的食物。需盡可能尊重文化上的喜好。除非絕對需要，否則吞嚥治療絕不在用餐時間進行。通常，一旦確定某個策略或某組策略可以讓病患安全地由口腔進食，患者無論在有無照顧者監督的情境下都可以使用。

吞嚥治療師的角色是確認安全的吞嚥策略。其中包括最合適的食物；教導照顧者這些策略；監控照顧者的表現；並於用餐時段之外提供治療，以改善或代償患者異常的吞嚥神經肌肉控制。治療師也需：⑴警示家屬或重要親友，莫在病患吃入食物後或吞嚥後立即對他們說話或鼓勵他們說話，這樣會增加食物吸入呼吸道的危險；以及⑵鼓勵家屬讓吞嚥異常患者參與用餐，並提供病患較易吞嚥的食物，即使只有單一種食物或質地也可以。不能低估用餐時社交的重要性。

改善吞嚥異常的藥物

有少數研究是針對藥物對口咽部吞嚥異常的治療效果。已經證實 atropine 可以減少流口水（Dworkin & Nadal, 1991）。不過，沒有人指出其他的藥物可以改善特定的口咽部吞嚥異常。

有進行性神經性疾病的病患（如巴金森氏病、多發性硬化症以及重症肌無力），在病程中接受藥物治療時，有時可以感覺到口咽部吞嚥有改善。遺憾的是，關於特定藥物對於這些患者口咽部功能療效的詳細研究依舊付之闕如。

手術介入

除非吞嚥治療已經進行六個月，否則不應輕易嘗試以手術介入來改善口咽部吞嚥。口咽部吞嚥機制極為敏感，任何手術介入皆可能因疤痕而產生更多的損害，對改善吞嚥問題卻少有助益。任何手術介入皆必須仔細地根據病患的口咽部構造與吞嚥生理為基礎來加以計畫，盡可能做到非侵入性。手術處理策略將於第十一章詳述。

在不同場所中處理吞嚥異常的要點

在不同的場所中處理吞嚥異常，會給吞嚥治療師帶來不同的挑戰。每一種環境都有不同的要點需要銘記在心。

急性照護醫院

在急性照護醫院面對各種不同病因的吞嚥異常病患，隨著住院期縮減，語言病理師或吞嚥治療師的壓力會倍增。他們需要快速地確認吞嚥障礙病患、確認吞嚥生理，以及列出治療計畫。在病患出院前，吞嚥治療師需完成必要的評估，並對患者的吞嚥症狀和解剖或生理異常有清楚的概念。這時候，吞嚥治療師可以開始吞嚥處置，以恢復患者口腔進食的能力或維持口腔進食。也可能僅有足夠的時間去設計完整的評估與治療計畫，以轉給復健單位或護理之家的吞嚥治療師。不過重要的是，當患者離開急性照護醫院時，吞嚥治療師已經完成吞嚥異常的生理與解剖評估，並且確定哪些治療策略會成功。病患的吞嚥障礙處置及治療最好在急性照護醫院就開始進行。急性照護機構的吞嚥治療師要與照護患者的後續機構吞嚥治療師溝通，對吞嚥障礙治療成功極為重要的。

學校

學校的語言病理師或吞嚥治療師像護理之家及居家照護的治療師一樣，有同樣的限制。他們無法定期在現場做診斷程序來確認兒童吞嚥異常的本質。所以，吞嚥治療師必須完成完整的篩檢與臨床評估。吞嚥治療師在完成生理或診斷檢查後，才可以開始間接治療（即治療時不給予任何食物）。如果孩子有任何明顯的咽部吞嚥異常症狀，或是因口咽部吞嚥異常而導致吸入現象時，就需要進行 X 光檢查才能做完整的評估與處置。在這種情況下，誰來負責是個重點；治療師通常會為兒童及他們自己尋求最高的安全標準。如果懷疑孩子在學校餵食時發生吸入現象，治療師要建議學校的照顧者中止他的口腔餵食，直到完成診斷檢查為止。如果父母堅持孩子可以接受餵食，則治療師要建議學校給父母到校的機會，讓他們自己幫孩子餵食。任何因為進食而導致醫學併發症的責任就由父母來承擔。 242

護理之家

在護理之家的吞嚥異常患者會帶給吞嚥治療師極大的挑戰。除了服務的對象本身的因素外，可利用的評估方法亦相當受限。護理之家的吞嚥治療師常會覺得評估時要取得必要的 X 光檢查是極大的挑戰。隨著移動式的電視螢光透視機器問世，在護理之家進行 X 光檢查的機會已明顯增多。為疑似有咽部異常的患者進行吞嚥治療時，若缺乏 X 光檢查或是其他生理診斷方法來評估介入的方法，治療師會無法知道適當的治療方向，這會造成金錢與時間的浪費。

可惜的是，電視內視鏡檢查並無法提供如電視螢光透視檢查的生理資訊。通常只能作為篩檢程序，來確認患者是否有吸入現象。篩檢的資料（例如症狀）無法讓治療師針對患者的吞嚥異常功能，設計一份可用且有效的治療計畫。此外，病患若是對鼻子的麻醉劑或是內視鏡管子刺激咽部感到不舒服，沒有醫師在場便進行內視鏡檢查，對病患及治療師而言，風險可能很大（Kidder, Langmore, & Martin, 1994）。

在護理之家，除了要盡量對病患的口咽吞嚥功能做適當的生理評估之外，在選擇需要治療的病患時，牢記復健和治療哲學也很重要：「無論提供的是何種形式的治療，病患都應該有合理的機會來改善功能。」對於吞嚥異常的

病患，治療師會發現，提供病患的處置會實際改善口腔進食的功能，同時也
243 讓患者維持穩定的健康。在不了解病患的吞嚥生理時就進行餵食，可能會導致食物吸入呼吸道，且無法促進病患健康，反而會增加生命的危險。因此，吞嚥治療師必須盡可能先完成最正確的生理性吞嚥評估，再對吞嚥異常者進行治療性餵食，或建議吞嚥異常者以口腔進食，以獲取營養與水分。

如果情況合適且危險性低，在患者的床邊評估中納入餵食的評估極為重要。可以觀察患者一兩次用餐時口腔進食的情形，並找出干擾用餐的特定行為。進食行為包括行為控制與吞嚥生理。若行為控制、認知或吞嚥生理有明顯的損傷，會使得完全以口腔進食變得困難。對於失智症的病患，治療師必須觀察患者對周遭的反應，包括與他有良好關係的某個住院病人、會模仿某個住院病人的行為、最喜歡的食物、對於視覺與聽覺干擾的反應，以及操控食具及自我餵食的能力。如果患者由照顧者餵食較自我餵食的機會多，治療師需觀察食物放在病患面前的方法、食物放在病患口中的位置、病患對呈現食物的反應、送一次食物到患者的口中需多少時間、食物送入口中到食物吞入需多少時間（這可參考頸部的喉部動作做判定）。病患一般神經肌肉疲勞度、注意力時長、對餵食環境的注意力、食物送入口中的感知，以及一般口腔操弄食物的能力，皆需檢查。

吞嚥治療師與餵食人員在護理之家的互動也很重要。餵食人員需遵從吞嚥治療師的指令，其中包括餵食患者的食物類型、餵食的時間與時長、將食物送入口中的方法，以及送下一口食物到病患口中前，需先觀察病患。餵食人員應專心在病患身上，而非在電視或其他視聽干擾上。餵食照顧者也需關心病患的行為和對放在口中食物的反應。在吃飯的過程中，需注意病患的呼吸速率、嗓音音質或一般的警覺度。餵食人員需立即將患者在吃飯過程中的任何變化向吞嚥治療師回報，且停止餵食，直到吞嚥治療師評估過此情況為止。餵食人員亦需對患者平常的姿勢有所覺察。在口腔餵食開始前，需確定病患是在最佳的餵食姿勢。餵食人員也要檢查餐盤，確定不適合的食物未包
244 括在內。此外，食物放在餐盤中的位置都在患者的視野內。如果需要的話，

餵食人員必須在餵食前或餵食時，提供額外的觸覺或嗅覺刺激。吞嚥治療師需指導餵食人員，並給予各種提示，在餵食不同患者時，可以改變他們的行為。

如果語言病理師在護理之家對吞嚥異常病患進行完整的生理評估有困難，病理師需要求護理之家的經營者，對於所有非口腔餵食的患者或有吞嚥異常病史者，在進入護理之家前，要先進行 X 光檢查和其他吞嚥生理檢查。此方法可使健康照護系統更省錢。它會減少患者在進入護理之家後，又需轉至急性照護醫院接受 X 光檢查的運輸需求。雖然活動式的電視螢光透視檢查儀器解決了護理之家居民做 X 光檢查的問題，但是，並非每個護理之家的居民都適合做電視螢光攝影檢查。有些失智症患者或有其他醫學診斷者因病情嚴重而無法經由吞嚥治療獲益。治療師在轉介患者進行 X 光檢查前，須先確定患者是否可以經由代償性技巧去改善吞嚥能力，或者是否有操弄姿勢的能力。假如患者沒有使用任何策略的潛力，而且家屬亦表示，即使患者有吸入的狀況，他們也不贊成使用任何非口腔餵食的方式。在這種情況下，我建議吞嚥治療師不要開始介入治療，因為不會有任何進步。

資深的護理機構中，工作人員的吞嚥與餵食在職教育課程是極為重要。工作人員需要了解吞嚥是一個複雜的神經肌肉活動。看著一個人進食並非是完整的吞嚥評估。他們也需要了解，餵食有吞嚥困難的住院病人，不一定對他有幫助或具支持性，因為餵食可能會使病患陷於危險。病患需要營養補給的觀念有時會誤導其他健康照護專業人員。讓他們認為無論安全與否，任何餵食皆對患者有助益。吞嚥治療師應持續提供工作人員有關吞嚥處置的繼續教育課程。

當吞嚥治療師確認病患吞嚥問題的構造或生理本質，以及病患最佳的進食方法時，就必須教導餵食人員，讓他們去執行。在照顧者已完成訓練能適當地餵食每一病患，執行餵食方案就只是維持功能，而不是可以接受給付的專業服務。除非患者學習在用餐時使用某種吞嚥手法，否則，吞嚥治療不應併入用餐時間，而應在另外的時段進行。

245 家中

如同在護理機構，居家照護的患者也會帶給吞嚥治療師諸多挑戰，因為要在家中進行準確的吞嚥生理檢查（例如 X 光檢查）會更加困難。如果患者使用非口腔餵食，居家照護機構需在患者離開急性照護醫院、急性復健機構或護理機構前，要求他接受必要的吞嚥生理檢查。如此一來，檢查的成本效益才會較高。就像在其他照護機構一樣，吞嚥治療師必須了解患者的吞嚥構造與生理，才能提供適合、有效且符合成本效益的處置。

在居家照護中，家屬經由吞嚥治療師訓練後，須承諾會提供病患適當的餵食方式。事實上，他們需要在吞嚥治療師每次到府訪視的間隔期間，仍持續為患者練習。在一項有關中風後吞嚥異常追蹤病患的隨機研究中，DePippo、Holas、Reding、Mandel 及 Lesser（1994）發現，病患不論是由照顧者照顧或是專業人員照顧，對家屬的增強效果都是一樣的。研究中所有病患皆先接受 X 光檢查，再由專業吞嚥治療師介入，並於其間確定每個患者最適合的進食姿勢與食材，然後將患者隨機分配到三個追蹤策略中：(1)由吞嚥治療師在用餐時監督，或提醒病患遵守設計過的食材與姿勢；(2)由家屬成員負責此種方式的監控與提醒；或(3)由患者本身做自我監控。六個月後，以肺炎比率、死亡比率與數種其他生理評量作為效果的評量。結果顯示，三組的效果評量結果並未達到顯著差異。這種結果並不令人意外，因為所有的患者都接受相同的專業介入。也就是說，每一個病人皆曾用 X 光檢查，確定最適合的姿勢與食材。追蹤只是一個非專業的工作，不過是提醒患者去遵從指令而已。

這個研究證明，照顧者有能力追蹤且觀察患者的行為，並確實遵從專業人員的建議。居家照護的要點在於吞嚥治療師需提供病患和家屬所需的工具，好正確執行練習。例如，若病患需要接受溫度觸覺刺激，吞嚥治療師需提供照顧者 00 尺寸的喉鏡以進行治療。在其他場所，如果病患需要重複電視螢光透視檢查，以確定他已進步到可完全回復口腔進食，此時可以以門診病人的身分在大多數急性照護醫院安排時間檢查，或使用可移式電視螢光透視檢查儀器來達成。

總結

246

研究顯示，吞嚥復健，包括代償性方法以及直接與間接治療方法，可以成功地讓 80%以上的口咽部吞嚥異常病患回復口腔進食（Rademaker et al., 1993）。吞嚥復健可以去除吸入現象、降低感染肺炎和其他肺部併發症的風險，也可改善營養狀況（Rademaker et al., 1993; Silverman & Elfant, 1979; Strandberg, 1982）。一般而言，吞嚥治療師就是語言病理師，某些情況下，也可能由其他專業人員擔任此任務。吞嚥治療師會積極地參與 X 光的評估與其他診斷的過程。此外，也會與病患的主治醫師、其他健康照護專業人員、病患及他的家屬或其他照顧者合作，設計與執行吞嚥復健計畫。

參考文獻

Aguilar, N., Olson, M., & Shedd, D. (1979). Rehabilitation of deglutition problems in patients with head and neck cancer. *American Journal of Surgery, 138*, 501–507.

American Dietetic Association. (1980). *Study guide: Dysphagia—The dietitian's role in patient care* [Audiocassette series]. Chicago: Author.

Bartolome, G., & Neumann, S. (1993). Swallowing therapy in patients with neurological disorders causing cricopharyngeal dysfunction. *Dysphagia, 8*, 146–149.

Bremner, R. M., Hoeft, S. F., Costantini, M., Crookes, P. F., Bremner, C. G., & DeMeester, T. R. (1993). Pharyngeal swallowing: The major factor in clearance of esophageal reflux episodes. *Annals of Surgery, 218*, 364–370.

Bryant, M. (1991). Biofeedback in the treatment of a selected dysphagic patient. *Dysphagia, 6*, 140–144.

Buckley, J., Addicks, C., & Maniglia, J. (1976). Feeding patients with dysphagia. *Nursing Forum, 15*, 69–85.

Cook, I. J., Dodds, W. J., Dantas, R. O., Massey, B., Kern, M. K., Lang, I. M., Brasseur, J. G., & Hogan, W. J. (1989). Opening mechanisms of the human upper esophageal sphincter. *American Journal of Physiology, 257*, G748–G759.

Davis, J. W., Lazarus, C., Logemann, J. A., & Hurst, P. (1987). Effect of a maxillary glossectomy prosthesis on articulation and swallowing. *Journal of Prosthetic Dentistry, 57*(6), 715–719.

Davis, R., Vincent, M., Shapshay, S., & Strong, M. (1982). The anatomy and complications of "T" versus vertical closure of the hypopharynx after laryngectomy. *Laryngoscope, 92*, 16–22.

DePippo, K. L., Holas, M. A., Reding, M. J., Mandel, F. S., & Lesser, M. L. (1994). Dysphagia therapy following stroke: A controlled trial. *Neurology, 64*, 1665–1669.

Dobie, R. (1978). Rehabilitation of swallowing disorders. *American Family Physician, 17*, 84–95.

Drake, W., O'Donoghue, S., Bartram, C., Lindsay, J., & Greenwood, R. (1997). Eating in side-lying facilitates rehabilitation in neurogenic dysphagia. *Brain Injury, 11*, 137–142.

247 Dworkin, J. P., & Nadal, J. C. (1991). Nonsurgical treatment of drooling in a patient with closed head injury and severe dysarthria. *Dysphagia, 6*, 40–49.

Ford, M., Grotz, R., Pomerantz, P., Bruno, R., & Flannery, E. (1974). Dysphagia therapy. *Archives of Physical Medicine and Rehabilitation, 55*, 571.

Fujiu, M., & Logemann, J. A. (1996). Effect of a tongue holding maneuver on posterior pharyngeal wall movement during deglutition. *American Journal of Speech-Language Pathology, 5*, 23–30.

Fujiu, M., Logemann, J. A., & Pauloski, B. R. (1995). Increased postoperative posterior pharyngeal wall movement in patients with anterior oral cancer: Preliminary findings and possible implications for treatment. *American Journal of Speech-Language Pathology, 4*, 24–30.

Fujiu, M., Toleikis, J. R., Logemann, J. A., & Larson, C. R. (1994). Glossopharyngeal evoked potentials in normal subjects following mechanical stimulation of the anterior faucial pillar. *Electroencephalography and Clinical Neurophysiology, 92*, 183–195.

Gaffney, T., & Campbell, R. (1974). Feeding techniques for dysphagic patients. *American Journal of Nursing, 74*, 2194–2195.

Griffin, K. (1974). Swallowing training for dysphagic patients. *Archives of Physical Medicine and Rehabilitation, 55*, 467–470.

Heimlich, H., & O'Connor, T. (1979a). Patients relearn swallowing process. *Journal of the American Medical Association, 241*, 2355–2360.

Heimlich, H., & O'Connor, T. (1979b). Relearning the swallowing process. *Annals of Otology, Rhinology and Laryngology, 88*, 794–797.

Helfrich-Miller, K. R., Rector, K. L., & Straka, J. A. (1986). Dysphagia: Its treatment in the profoundly retarded patient with cerebral palsy. *Archives of Physical Medicine and Rehabilitation, 67*, 520–525.

Horner, J., Massey, E. W., Riski, J. E., Lathrop, D., & Chase, K. N. (1988). Aspiration following stroke: Clinical correlates and outcomes. *Neurology, 38*, 1359–1362.

Jacob, P., Kahrilas, P. J., Logemann, J. A., Shah, V., & Ha, T. (1989). Upper esophageal sphincter opening and modulation during swallowing. *Gastroenterology, 97*, 1469–1478.

Jordan, K. (1979). Rehabilitation of the patients with dysphagia. *Ear, Nose and Throat Journal, 58*, 86–87.

Kahrilas, P. J., Lin, S., Logemann, J. A., Ergun, G. A., & Facchini, F. (1993). Deglutitive tongue action: Volume accommodation and bolus propulsion. *Gastroenterology, 104*, 152–162.

Kahrilas, P. J., Logemann, J. A., Krugler, C., & Flanagan, E. (1991). Volitional augmentation of upper esophageal sphincter opening during swallowing. *American Journal of Physiology, 260*, G450–G456.

Kahrilas, P. J., Logemann, J. A., Lin, S., & Ergun, G. A. (1992). Pharyngeal clearance during swallow: A combined manometric and videofluoroscopic study. *Gastroenterology, 103*, 128–136.

Kasprisin, A. T., Clumeck, A., & Nino-Murcia, M. (1989). The efficacy of rehabilitative management of dysphagia. *Dysphagia, 4*, 48–52.

Kidder, T. M., Langmore, S. E., & Martin, B. J. W. (1994). Indications and techniques of endoscopy in evaluation of cervical dysphagia: Comparison with radiographic techniques. *Dysphagia, 9*, 256–261.

Kirchner, J. (1967). Pharyngeal and esophageal dysfunction: The diagnosis. *Minnesota Medicine, 50*, 921–924.

Larnert, G., & Ekberg, O. (1995). Positioning improves the oral and pharyngeal swallowing function in children with cerebral palsy. *Acta Pædiatrica, 84*, 689–692.

Larsen, G. (1972). Rehabilitation for dysphagia paralytica. *Journal of Speech and Hearing Disorders, 37*, 187–193.

248

Larsen, G. (1973). Conservative management for incomplete dysphagia paralytica. *Archives of Physical Medicine and Rehabilitation, 54*, 180–185.

Lazarus, C. L. (1993). Effects of radiation therapy and voluntary maneuvers on swallow functioning in head and neck cancer patients. *Clinics in Communication Disorders, 3*, 11–20.

Lazarus, C., Logemann, J. A., & Gibbons, P. (1993). Effects of maneuvers on swallowing function in a dysphagic oral cancer patient. *Head & Neck, 15*, 419–424.

Lazarus, C. L., Logemann, J. A., Rademaker, A. W., Kahrilas, P. J., Pajak, T., Lazar, R., & Halper, A. (1993). Effects of bolus volume, viscosity and repeated swallows in nonstroke subjects and stroke patients. *Archives of Physical Medicine and Rehabilitation, 74*, 1066–1070.

Lazzara, G., Lazarus, C., & Logemann, J. A. (1986). Impact of thermal stimulation on the triggering of the swallowing reflex. *Dysphagia, 1*, 73–77.

Leonard, R., & Gillis, R. (1982). Effects of a prosthetic tongue on vowel intelligibility and food management in a patient with total glossectomy. *Journal of Speech and Hearing Disorders, 47*, 25–30.

Logemann, J. A. (1983). *Evaluation and treatment of swallowing disorders*. Austin, TX: PRO-ED.

Logemann, J. A. (Ed.). (1989). Swallowing disorders and rehabilitation. *Journal Head Trauma Rehabilitation, 4*.

Logemann, J. A. (1993a). The dysphagia diagnostic procedure as a treatment efficacy trial. *Clinics in Communication Disorders, 3*(4), 1–10.

Logemann, J. A. (1993b). *Manual for the videofluoroscopic study of swallowing* (2nd ed.). Austin, TX: PRO-ED.

Logemann, J. A., Gibbons, P., Rademaker, A. W., Pauloski, B. R., Kahrilas, P. J., Bacon, M., Bowman, J., & McCracken, E. (1994). Mechanisms of recovery of swallow after supraglottic laryngectomy. *Journal of Speech and Hearing Research, 37*, 965–974.

Logemann, J. A., & Kahrilas, P. J. (1990). Relearning to swallow post CVA: Application of maneuvers and indirect biofeedback: A case study. *Neurology, 40*, 1136–1138.

Logemann, J. A., Kahrilas, P. J., Cheng, J., Pauloski, B. R., Gibbons, P. J., Rademaker, A. W., & Lin, S. (1992). Closure mechanisms of the laryngeal vestibule during swallowing. *American Journal of Physiology, 262*, G338–G344.

Logemann, J. A., Kahrilas, P., Hurst, P., Davis, J., & Krugler, C. (1989). Effects of intraoral prosthetics on swallowing in oral cancer patients. *Dysphagia, 4*, 118–120.

Logemann, J., Kahrilas, P., Kobara, M., & Vakil, N. (1989). The benefit of head rotation on pharyngoesophageal dysphagia. *Archives of Physical and Medical Rehabilitation, 70*, 767–771.

Logemann, J. A., Pauloski, B. R., Colangelo, L., Lazarus, C., Fujiu, M., & Kahrilas, P. J. (1995). The effects of a sour bolus on oropharyngeal swallowing measures in patients with neurogenic dysphagia. *Journal of Speech and Hearing Research, 38*, 556–563.

Logemann, J. A., Pauloski, B. R., Rademaker, A. W., & Colangelo, L. (1997). Speech and swallowing rehabilitation in head and neck cancer patients. *Oncology, 11*(5), 651–659.

Logemann, J. A., Pauloski, B. R., Rademaker, A. W., & Colangelo, L. (in press). Super-supraglottic swallow in irradiated head and neck cancer patients. *Head & Neck*.

Logemann, J. A., Rademaker, A. W., Pauloski, B. R., & Kahrilas, P. J. (1994). Effects of postural change on aspiration in head and neck surgical patients. *Otolaryngology—Head and Neck Surgery, 110*, 222–227.

249 Logemann, J., Sisson, G., & Wheeler, R. (1980). The team approach to rehabilitation of surgically treated oral cancer patients. *Proceedings of the National Forum on Comprehensive Cancer Rehabilitation and its Vocational Implications* (pp. 222–227).

Martin, B. J. W., Logemann, J. A., Shaker, R., & Dodds, W. J. (1993). Normal laryngeal valving patterns during three breath-hold maneuvers: A pilot investigation. *Dysphagia, 8*, 11–20.

McCulloch, T. M., Perlman, A. L., Palmer, P. M., & Van Daele, D. J. (1996). Laryngeal activity during swallow, phonation, and the Valsalva maneuver: An electromyographic analysis. *Laryngoscope, 106*, 1351–1358.

Mitchell, P. (1967). Buccinator apparatus to improve swallowing. *Physical Therapy, 47*, 1135.

Neumann, S. (1993). Swallowing therapy with neurologic patients: Results of direct and indirect therapy methods in 66 patients suffering from neurological disorders. *Dysphagia*, *8*, 150–153.

Newman, L., Dodaro, R., & Welch, M. (1980, May). *A comprehensive program for dysphagia rehabilitation*. Workshop conducted at Mercy Hospital and Medical Center, Chicago.

Ohmae, Y., Logemann, J. A., Kaiser, P., Hanson, D. G., & Kahrilas, P. J. (1996). Effects of two breath-holding maneuvers on oropharyngeal swallow. *Annals of Otology, Rhinology and Laryngology*, *105*, 123–131.

Perlman, A. L. (1993). Successful treatment of challenging cases. *Clinics in Communication Disorders*, *3*(4), 37–44.

Perlman, A. L., Luschei, E. S., & DuMond, C. E. (1989). Electrical activity from the superior pharnygeal constrictor during reflexive and nonreflexive tasks. *Journal of Speech and Hearing Research*, *32*, 749–754.

Pouderoux, P., & Kahrilas, P. J. (1995). Deglutitive tongue force modulation by volition, volume, and viscosity in humans. *Gastroenterology*, *108*, 1418–1426.

Pouderoux, P., Logemann, J. A., & Kahrilas, P. J. (1996). Pharyngeal swallowing elicited by fluid infusion: Role of volition and vallecular containment. *American Journal of Physiology*, *270*, G347–G354.

Rademaker, A. W., Logemann, J. A., Pauloski, B. R., Bowman, J., Lazarus, C., Sisson, G., Milianti, F., Graner, D., Cook, B., Collins, S., Stein, D., Beery, Q., Johnson, J., & Baker, T. (1993). Recovery of postoperative swallowing in patients undergoing partial laryngectomy. *Head & Neck*, *15*, 325–334.

Rasley, A., Logemann, J. A., Kahrilas, P. J., Rademaker, A. W., Pauloski, B. R., & Dodds, W. J. (1993). Prevention of barium aspiration during videofluoroscopic swallowing studies: Value of change in posture. *American Journal of Roentgenology*, *160*, 1005–1009.

Robbins, J. A., & Levine, R. (1993). Swallowing after lateral medullary syndrome plus. *Clinics in Communication Disorders*, *3*(4), 37–44.

Rosenbek, J. C., Roecker, E. B., Wood, M. L., & Robbins, J. A. (1996). Thermal application reduces the duration of stage transition in dysphagia after stroke. *Dysphagia*, *11*, 225–233.

Shanahan, T. K., Logemann, J. A., Rademaker, A. W., Pauloski, B. R., & Kahrilas, P. J. (1993). Chin down posture effects on aspiration in dysphagic patients. *Archives of Physical Medicine and Rehabilitation*, *74*, 736–739.

Silverman, E., & Elfant, L. (1979). Dysphagia: An evaluation and treatment program for the adult. *The American Journal of Occupational Therapy*, *33*, 382–392.

Sonies, B. C. (1993). Remediation challenges in treating dysphagia post head/neck cancer—A problem oriented approach. *Clinics in Communication Disorders*, *3*(4), 21–26.

Strandberg, T., (1982, January). *Establishment of a swallowing rehabilitation program*. Lecture presented at workshop on swallowing rehabilitation, Sarah Bush Lincoln Health Center, Mattoon, IL.

250

Tippett, D. C., Palmer, J., & Linden, P. (1987). Management of dysphagia in a patient with closed head injury: A case report. *Dysphagia*, *1*, 221–226.

Trible, W. (1967). The rehabilitation of deglutition following head and neck surgery. *Laryngoscope*, *77*, 518–523.

Welch, M. V., Logemann, J. A., Rademaker, A. W., & Kahrilas, P. J. (1993). Changes in pharyngeal dimensions effected by chin tuck. *Archives of Physical Medicine and Rehabilitation*, *74*, 178–181.

Wheeler, R., Logemann, J., & Rosen, M. (1980). Maxillary reshaping prostheses: Effectiveness in improving speech and swallowing of post-surgical oral cancer patients. *Journal of Prosthetic Dentistry*, *43*, 313–319.

Ylvisaker, M., & Logemann, J. A. (1986). Therapy for feeding and swallowing following head injury. In M. Ylvisaker (Ed.), *Management of head injured patients*. San Diego: College-Hill.

第 7 章

口腔和口咽癌病患手術後的吞嚥異常

Swallowing Disorders after Treatment for Oral and Oropharyngeal Cancer

口腔的惡性腫瘤主要有兩種治療方式：一種是手術切除，另一種是放射線治療合併（也可能不合併）化學治療（chemotherapy）。除了單獨採取前述兩項治療法中的一項，也可能合併兩種治療方式，並以化學治療輔助（U.S. Department of Health, Education, and Welfare, 1979）。每一種治療方式都可能會影響吞嚥。通常需要依據實際的腫瘤部位和範圍，選擇或合併治療方式。較小的腫瘤通常會接受單獨的放射線治療或單獨的手術治療。口腔的放射線治療可以將放射物質植入整體的腫瘤內，或用外部光束照射的方式進行，或者合併兩者來進行。在許多不同的療程中也許會給予化學治療。進行化學治療的時間可能與放射線治療同時，或在放射線治療之後。 *251*

位在口腔偏後方的較大腫瘤，也許會合併不同的治療方式，也就是合併手術切除和放射線治療，或是採用放射線治療合併（或不合併）化學治療以保持器官完整。這類療程的設計是希望藉著保存病患口咽構造或功能，以減少病症（即治療腫瘤對其功能的影響）。

目前，為頭頸癌病患進行化學治療是具有試驗性質的輔助性治療，目的是控制局部性和轉移性的疾病，並不是將腫瘤根除的基本治療。雖然有許多患者在做化學治療時或做完化學治療後，腫瘤縮小，但那只是短期的。個案
252
有較大腫瘤並同時進行手術和放射線治療時，放射線治療是作為輔助性的治療，用來控制腫瘤附近區域的病症，而手術治療是為了根除腫瘤本身。經由手術切除口腔腫瘤時，通常會在惡性腫瘤邊緣外多切除 1.5 至 2 公分的正常組織。因此，常見很小的腫瘤卻需要做大範圍的切除手術。通常手術會切除單個以上的組織構造，或切除多個組織構造的部分區域，例如下頷骨、口底及舌頭。當只有單一組織構造被切除時，這樣的手術被稱為簡單切除術（simple resection）；若切除一個以上的組織結構，或切除多個組織結構的部分區域時，則稱為混合切除術（composite resection）。口腔的混合切除術通常包括部分的口底，或許也包括下頷骨。腫瘤手術有項重要的原則，就是不可為了維持病患的功能，而在手術切除過程中加以妥協。如果腫瘤的切除沒有包括正常組織時，是不可以考慮復健和重建的。

一旦腫瘤及必要的正常邊緣組織都被切除時，醫師就可以開始考慮重建的問題，盡可能達成其最大的功能。有些個案保留足夠的餘留組織，或者可以從別的地方借用組織，醫師便可利用這些條件重建缺損部位。如何重建的決策，常常決定了病患手術後說話和吞嚥的功能。這點，將會在後面的章節加以討論。另一方面，當所切除的部位太大，用來重建缺損部位的餘留組織不多時，醫師對病患口腔缺損重建方式的選擇就會變少。

目前，在手術之餘加上放射線治療作為輔助性治療時，通常會在手術後施行。因為術前先進行放射線治療的話，可能會破壞血管組織，而使術後傷口較難癒合。整個療程會持續五到六星期，總劑量是六千到七千釐葛雷（cGy）。照射區域通常包括該區域所有的淋巴結。在手術後再進行放射線治療，病患已動過手術，且傷口也癒合了。假如沒有癒合方面的問題，開始做放射線治療的最佳時機，是在手術後大約四到六星期，這是因為對於手術過程中可能釋放出的惡性腫瘤細胞而言，此時正是它們最脆弱的時候。

治療前的牙齒評估

當放射線治療的區域包含口腔時，在開始做放射線治療前，應該要仔細地做牙齒評估。放射線治療會使唾液分泌減少，並增加齟齒（蛀牙）的機率。假若病患在做放射線治療時，口腔衛生不良並帶有蔓延性的牙病，放射治療後因為唾液分泌減少，就會導致蛀牙的情形快速惡化。此外，在放射治療前 253 所有被感染的牙齒都必須先拔除，因為若在完成全部的放射線治療後再拔除牙齒，會使病患的下頜骨有放射線骨壞死（osteoradionecrosis）的風險，此時部分的下頜骨會受到感染，然後漸漸與下頜骨的主體剝離，並從軟組織突出，而導致所有壞死的部分都必須切除。這種情形一旦發生，便非常難以處理，因此在放射線治療前，不惜任何代價，都要先做牙齒評估，並加以預防。

腫瘤的分期

口腔腫瘤的分期（tumor staging）是依照腫瘤的大小和位置進行（American Joint Committee on Canccr, 1992）。腫瘤分期通常由主治醫生來判斷，讓有相同腫瘤分期的病人在接受不同治療時得到的結果能相互比較。腫瘤對治療的反應在制定分期程序後，有了比較的標準。口腔部位的分期分作八種，每一分期分別按照腫瘤的大小（tumor size, T）、淋巴結的狀態（nodal status, N），以及有無出現遠端轉移（metastasis, M）所決定，因此也被稱為 TNM 系統。腫瘤的大小用數字 1 到 4 表示，T1 是最小的，T4 是最大的。用 N 來記錄轉移到頭部和頸部淋巴結的腫瘤數目，N 後面的數字代表與腫瘤有關的淋巴結數目。頭頸部淋巴結的位置如圖 7.1。在 TNM 分期中，M 是指有無腫瘤遠端轉移，或傳播到原有區域外的情形。M 後面也會有數字，表示遠端轉移 254 的數目。M1 表示在頭頸部以外的任何一個地方有轉移，通常是在肺部或腦部。總之，在治療前，所有腫瘤會用 TNM 系統標示，依照每個字母後的數字

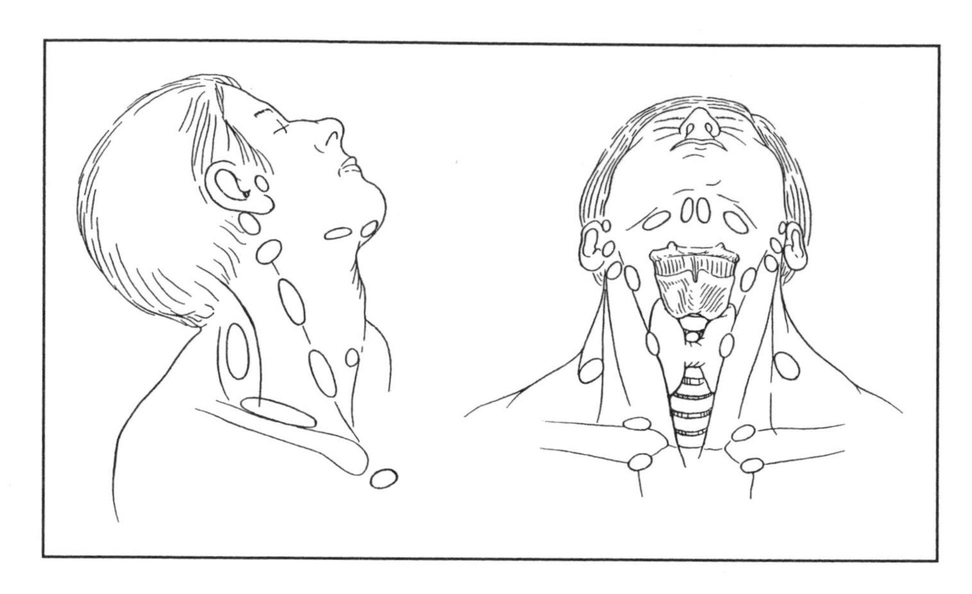

253 圖 7.1 頭部和頸部的正面觀和側面觀，顯示在頭部和頸部淋巴結的位置。

來分期，如表 7.1。一般而言，腫瘤愈大就愈需要侵犯性的治療，而 T3 和 T4 通常都需要合併性的治療（Givens, John, & Cantrell, 1981）。目前合併性的治療通常包含手術、手術後的放射線治療，有時也包括從術前一直持續到術後一段時間的化學治療。放射線治療及化學治療的性質和療程，會根據特殊的方案（或研究）來進行 。

口腔腫瘤的典型部位與切除手術

口腔的腫瘤最常發生在六個位置，如圖 7.2 所顯示。前口底面或在前口底的下齒齦槽、舌頭（不是前面就是側面）、側口底或側齒齦槽、扁桃腺（介於咽門柱間）、舌根部位、硬顎以及軟腭。在口底舌頭下方的一個小腫瘤，如圖 7.3 所示，或在前口底齒齦槽者，通常可以做小部位的切除治療。切除時，只切除口底的組織或下頷骨的邊緣，如圖 7.4 所示（Som & Nussbaum,

表 7.1 頭部和頸部所有部位的分期組別（唾液腺和甲狀腺除外），依據對抗癌症國際聯盟和美國癌症聯合委員會

254

期	TNM 系統
I	T1 N0 M0
II	T2 N0 M0
III	T3 N0 M0
	T1 或 T2 或 T3 N1 M0
IV	T4 N0 或 N1 M0
	任何 T N2 或 N3 M0
	任何 T 任何 N M1

附註：T=腫瘤大小；N=腫瘤涵蓋的淋巴結數目，M=遠端轉移的數目。資料來源為 "Evaluation and Staging of the Patient with Head and Neck" by G. Snow, 1989, in E. N. Meyer and J. Y. Suen（Eds.）, *Cancer of the Head and Neck*（2nd ed., p.33）. New York: Churchill Livingston.

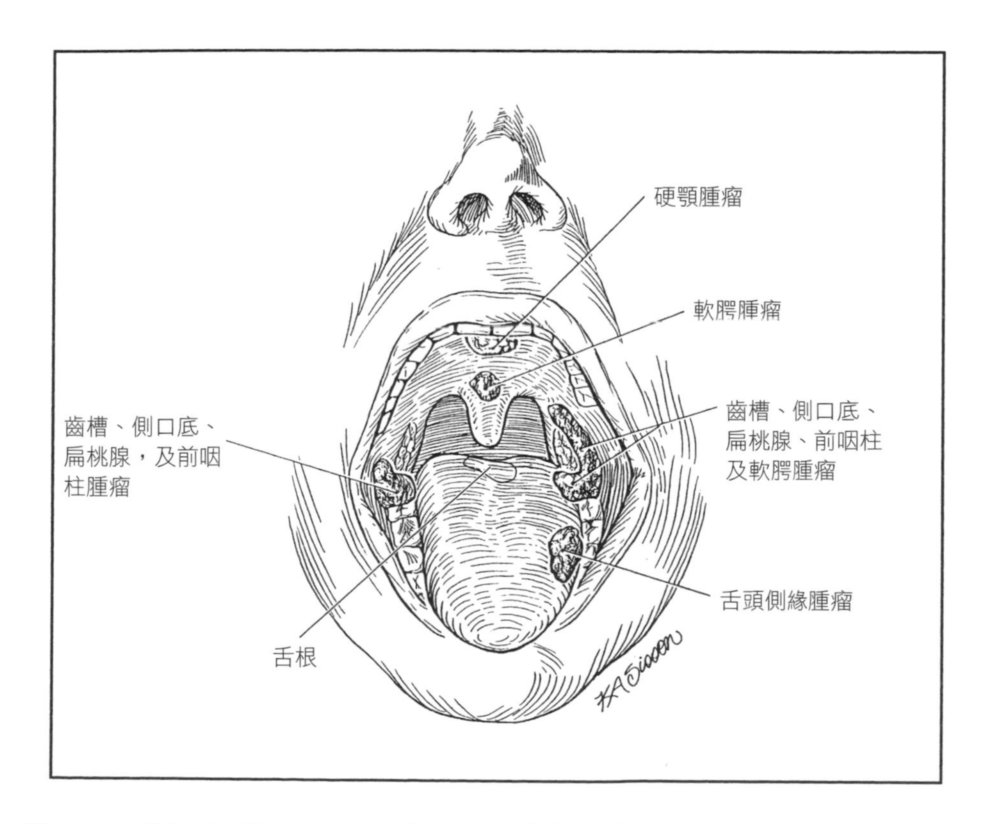

圖 7.2 口腔的正面觀。顯示六處口腔和口咽腔腫瘤的典型位置。

255

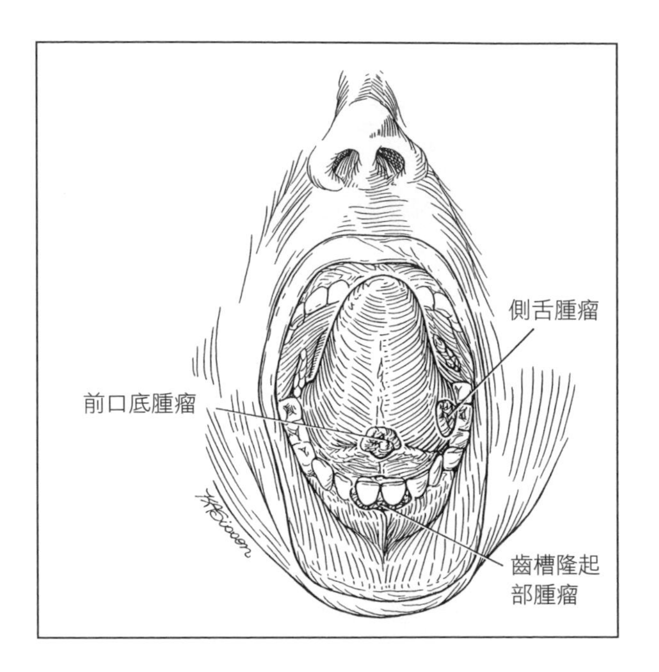

256 圖 7.3　舌頭上抬的口腔正面觀。可清楚見到在前口底的腫瘤，位在前齒槽隆起部的腫瘤和側舌的腫瘤。

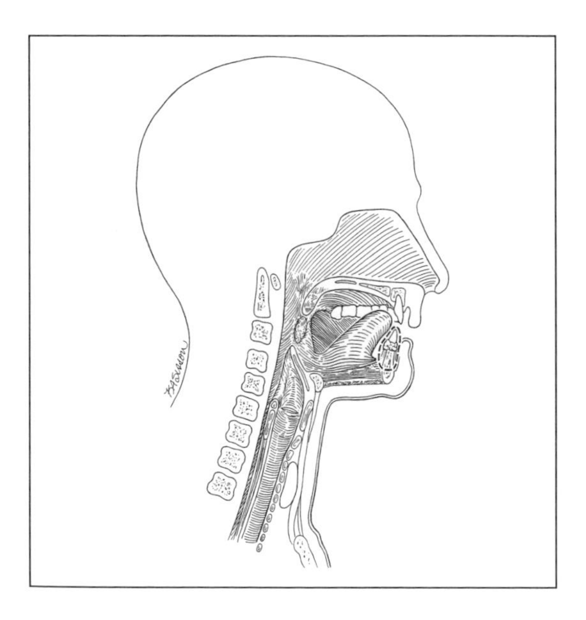

257 圖 7.4　口腔的側面觀。腫瘤侵犯前齒槽隆起部。虛線表示要切除的範圍。

1971）。較大的腫瘤若長在這個部位，通常就需要混合性的切除；將不只一個構造的部位移除，包括口底、部分的下頷骨，通常還有部分的舌頭；以及與腫瘤同側的頸部廓清術（radical neck dissection）（Kremen, 1951），如圖 7.5 所示。由於這些組織被整個移除，可能含有腫瘤細胞的組織也連帶被整個切除，腫瘤就不會經由手術程序本身而擴散。前口底和下頷骨前側被全部切除，通常會造成「安迪傻瓜」（Andy Gump）的樣貌（即有較小的下頷骨，並後縮至上頷骨）。

位於舌頭部分的小腫瘤，如圖 7.6 所示，通常只要切除舌頭組織便可以移除。較大的舌頭腫瘤或許也可以用簡單切除術切除部分或全部舌頭〔全舌切除術（total glossectomy）〕的方式來治療。假如腫瘤接近或侵犯到鄰近的組織，例如，下頷骨的齒齦槽或口底，那麼就必須採用混合切除術。切除的部位不只是舌頭，還有齒齦槽或較大部分的下頷骨和口底。通常切除手術還包括與腫瘤同側的頸部廓清術。頸部廓清術必須移除下頷骨下方的淋巴結、頸部的淋巴結，及胸鎖乳突肌和肩胛舌骨肌（omohyoid muscles）；脊髓副神經（C11）也常需要被犧牲掉。改良式的頸部廓清術則通常可以保存脊髓的副神經（Suen, 1989）。 *256* *257*

腫瘤發生在側口底時，小顆的話也許只需大範圍的局部切除，這種方式只會切除到口底的組織。但若是較大的腫瘤時，需要移除的就不只是部分的口底，也包括接近腫瘤的側下頷骨，以及部分的舌頭；同時，也要進行與腫瘤同側的頸部廓清術，如圖 7.7 所示。假如下頷骨沒有被腫瘤侵入，在切除時也許可以保留，只要單純地縱切並推開，以便於移除其他部位，之後再縫合回來即可。

在扁桃腺或舌根部位的腫瘤通常被歸類為口咽區域（即介於口腔和咽腔的區域）。這類的腫瘤通常需要做混合切除術，包括移除扁桃腺區域、部分的舌根、部分的側下頷骨，以及頸部廓清術（Givens et al., 1981）。假如腫瘤擴散到咽門弓，部分軟腭和咽壁也許需要被切除。 *259*

位在65顎的小腫瘤也許只需要切除部分的上頷骨；然而如果腫瘤很大，

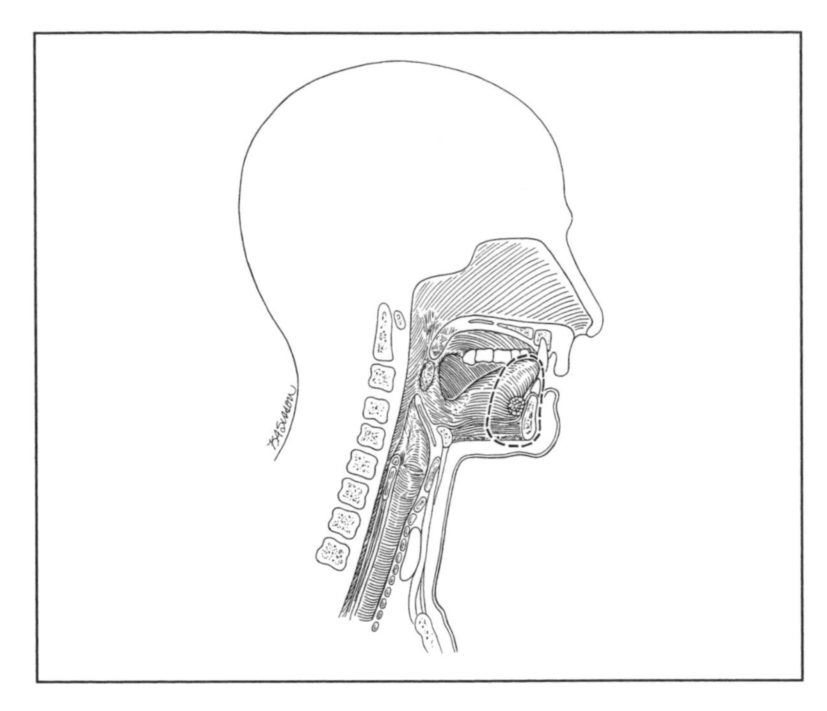

258 圖 7.5　口腔的側面觀。腫瘤侵犯舌頭前面、口底和齒槽隆起部。虛線表示要切除的範圍。

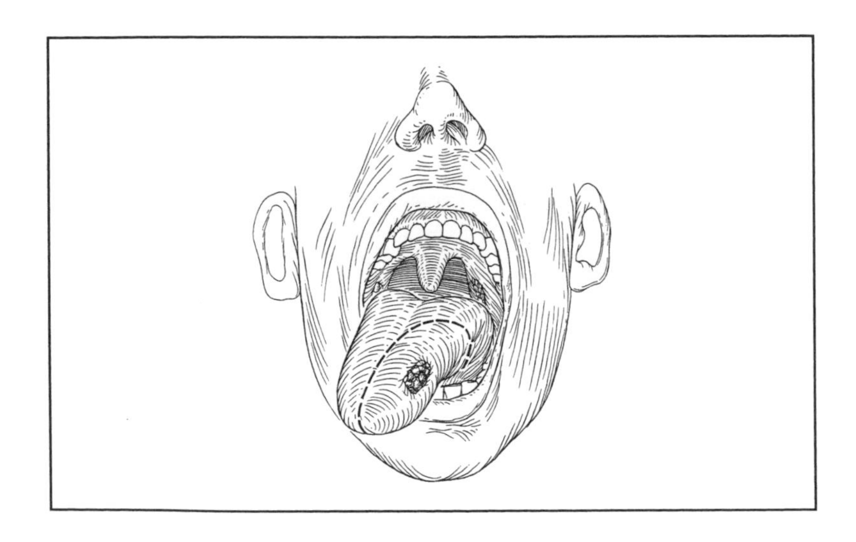

258 圖 7.6　口腔和舌頭的正面觀。腫瘤在舌頭，虛線表示要切除的範圍。

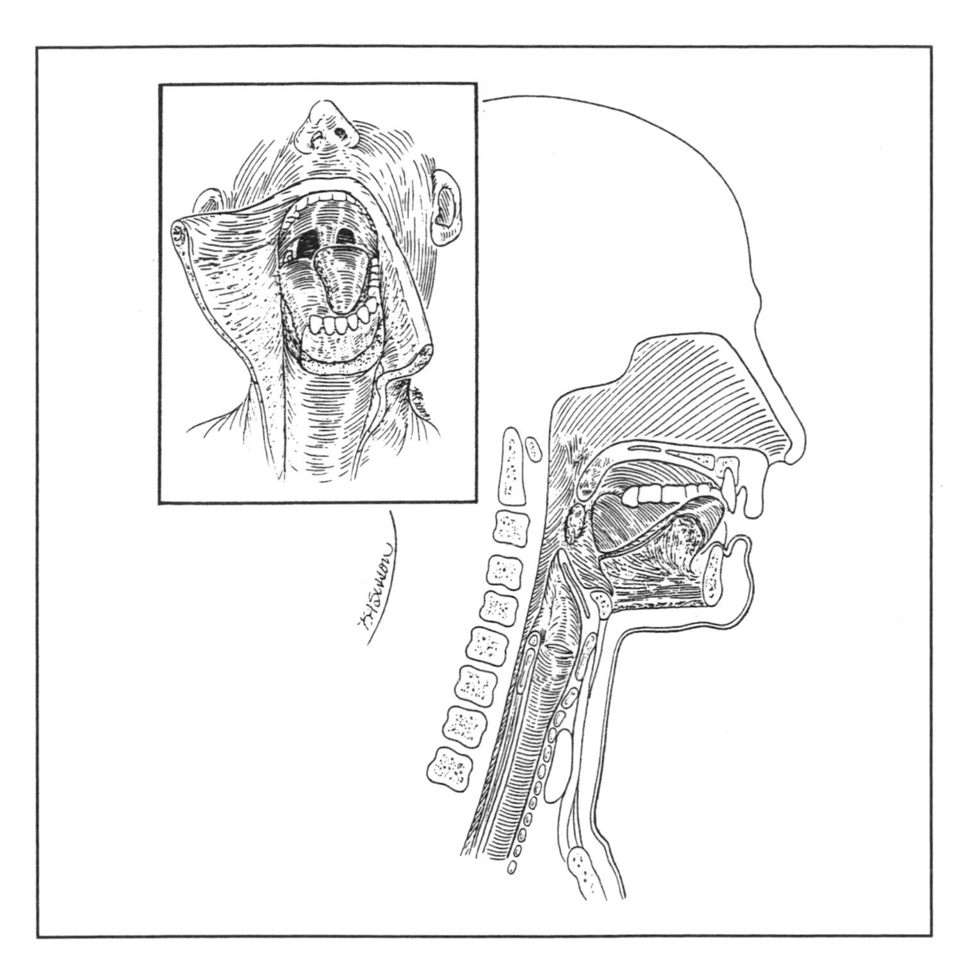

圖 7.7　切除側口底腫瘤的口腔側面觀和正面觀（插入圖）。包括部分的側下頷骨、舌頭、口底和根除性頸部切開術（radical neck dissection）。 *259*

可能就需要切除整個上頷骨。位在軟腭的腫瘤同樣需要切除部分或整個軟腭。一般而言，整個軟腭被切除的病患，會比部分軟腭被切除的病患容易復健。 *260* 因為當病患沒有部分軟腭結疤和相對不動的部位時，贗復專科醫生（prosthodontist）較容易做個能充分擋住腭咽孔的贗復（prosthesis）。

切除手術後的重建種類

假如切除的組織相對而言比較小，那麼傷口就可以用初步縫合（primary closure）的方式收合（即簡單地將餘留的軟組織拉在一起縫合起來）。舌頭上的小損傷就常用此初步縫合的方式收合。因為舌頭是由能存活的肌肉組織所構成，如圖 7.8 所示。同樣的，假如軟腭切除的組織不多，餘留的組織就可以拉在一起縫合。通常若切除的部分太大，以致於沒有足夠的餘留組織可以做初步縫合，或是做完初步縫合後，自然的張力和拉扯的力量大到足以扯開組織，而產生瘻管或使傷口再度裂開，便會妨礙癒合。因此，醫生需要從身體的其他部位借用組織來收合手術後的傷口。這種手術大部分是透過皮瓣（flap）或植皮（graft）的方式完成（Sisson & Goldstein, 1970; Yousif, Ma-

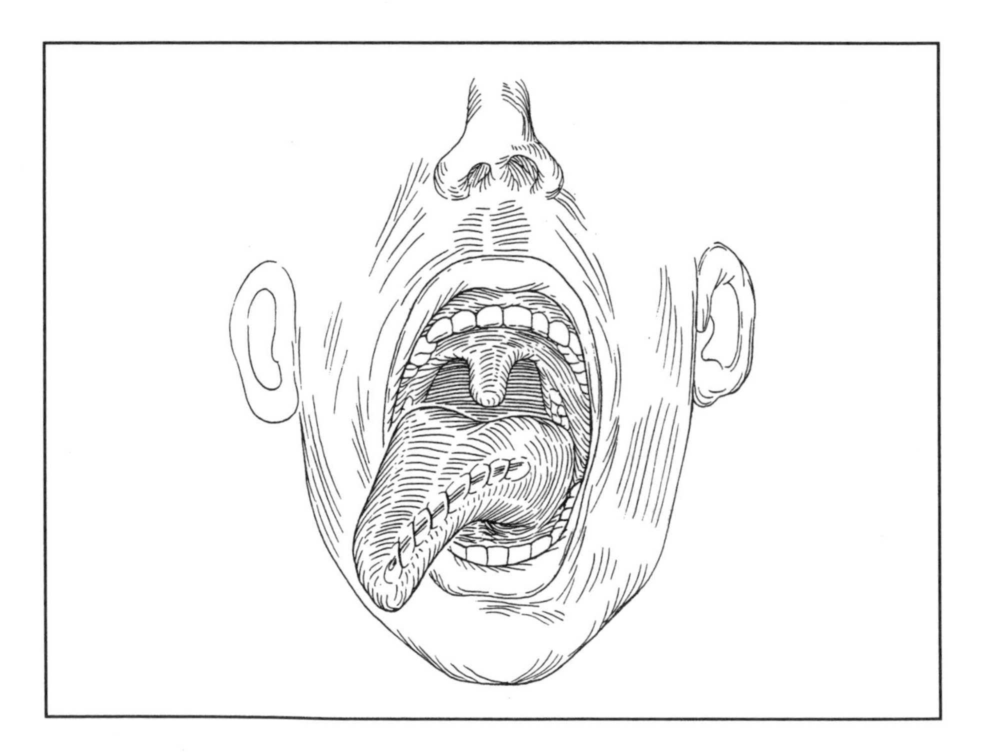

261 圖 7.8　口腔和舌頭的前面觀。顯示舌頭切除腫瘤後的初步縫合。

tloub, Sanger, & Campbell, 1994）。

皮瓣是從正常組織上拉起來的一片組織。拉起後，一部分皮瓣會留在原捐贈區，讓皮瓣接受原捐贈區的血液供應，連接餘留組織的橋段可以供給皮瓣血液，直到縫合到傷口的部分有機會可以在該處癒合為止。

皮瓣可分為局部的和遠端的（遠離的）兩種。局部的皮瓣是用手術損傷處附近的組織。例如，病患的前口底和附近的部分下頷骨被切除，也許就可用舌頭皮瓣來填補缺損。在這種情況下，部分舌頭會被水平切開，後端仍連接到舌頭其餘部分。舌皮瓣的前半部就放在手術缺損處，如圖 7.9 所示（Som & Nussbaum, 1971）。在手術過程中，一部分的舌頭組織雖填補了手術的缺損，但是後半部仍和舌頭相連。在很多情況下，這種特別的皮瓣並不會限制

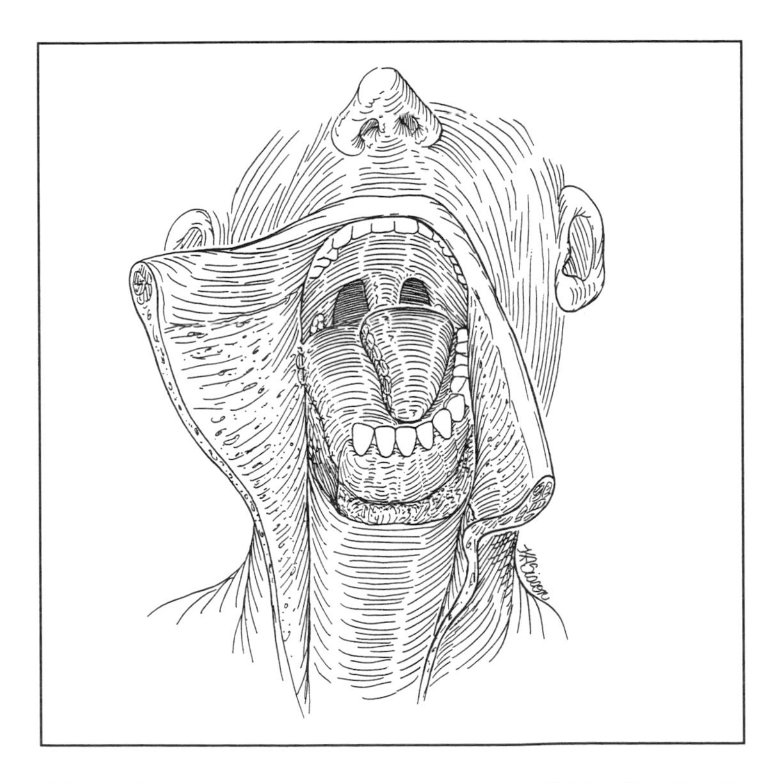

圖 7.9　切除側口底腫瘤後的口腔前面觀。切除的包括側下頷骨、側口底，其中口底用舌頭皮瓣重建。 ***262***

餘留舌頭的活動，但是卻會減少舌頭前面的體積。用來閉合口腔缺損的舌頭皮瓣是局部的皮瓣，因為是從手術缺損附近取得的組織。

另外兩種常用的皮瓣是皮膚皮瓣（skin flap）和肌皮瓣（myocutaneous 261 flap）。皮膚皮瓣是由皮膚和皮下組織組成，是從身體的一個部位移到另一個部位，並保留和身體連接的部分以供應養分。例如，要填補口底的缺損，所用的皮膚皮瓣也許就可從頸部、肩膀或人中（nasolabial fold）取得；從肩膀取得的皮瓣就被視作遠端的皮瓣，因為是從較遠處的地方取得。

在必須用較大的皮瓣來閉合手術的缺口時，有時會用到遠端的肌皮瓣。肌皮瓣是由肌肉和蓋在上面的皮膚組成。當收合傷口需要先填補體積時，肌皮瓣比皮膚皮瓣更合適。在口腔重建手術中，常使用由胸大肌（pectoralis major）、頸闊肌（platysma）和闊背肌（trapizeus）做成的肌皮瓣，如圖 7.10 所

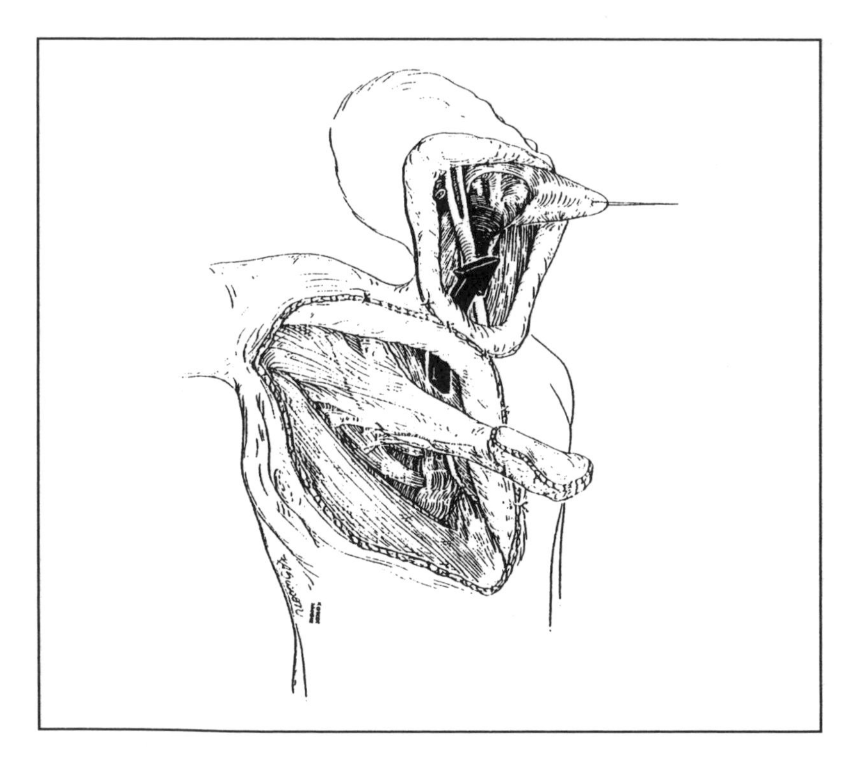

263 **圖 7.10 用肌皮瓣收合前口底的缺損。**

示。肌皮瓣通常會從皮膚下方穿過，並連到重建的位置，而捐贈區會在初次手術時就收合，因此不需要分兩個階段進行。

顯微手術的技巧也應用在移植遠端的身體組織到口腔內。藉由靜脈和動脈的吻合手術，可以供給移植部位的血液，以確保組織的存活性。通常我們稱這種移植為「利用顯微血管接合之游離組織移植或植皮」（Zuker et al., 1980）。游離皮瓣（free flap）也算是組織的一部分，完全由特定的動脈供給血液，並經由特定的靜脈流出。利用顯微手術的技巧，可以在全新的部位重新接合血管，把所移植的組織接上接收移植部位的動脈和靜脈。這類的皮瓣捐贈區比一般常用的皮瓣較不醒目。在常用的皮瓣取得有困難時，便可採用此法。然而，這類的外科技術十分費時，因此所費不貲；而且，顯微手術後的口腔感染會造成植皮脫落，引起併發症。 *262*

最近有人試圖用「具神經支配的植皮」或「能接收感覺訊息的皮瓣」來改善病患術後的功能。使用這些皮瓣的想法是要讓某區域能夠接收感覺訊息，因此留存皮瓣或植皮上的神經，並將皮瓣或植皮上的神經和接收區的神經加以吻合，希望能帶給這些區域感覺。事實上，具神經支配的植皮或能接收感覺訊息的皮瓣是否能讓術後的口腔有感覺，而促進說話或吞嚥的功能，目前效果仍然不明。 *263*

口腔癌病患的復健需求與方法

伴隨根治或控制腫瘤的不同治療模式，口腔癌的病患在治療後的唾液分泌、說話功能和吞嚥功能也會改變。假如使用放射線治療，病患會覺得吞嚥異常、黏膜發炎及唾液分泌減少。其中，吞嚥異常可能因為唾液分泌減少或因為口內感覺喪失而造成。此外，接近放射線治療的末期或在完成放射線治療一段時間後，舌頭和下頜的活動度也許會變小。這些舌頭和下頜活動度變小可能源自於纖維化，可以藉由每日早晚主動做活動度運動來避免。 *264*

假如是接受手術治療的口腔癌病患，那麼，切除口腔中舌頭或舌根的範圍，就和影響說話和吞嚥功能的程度相關（McConnel et al., 1994; Skelly, 1973; Zimmerman, 1958）。重建手術本身也會影響病患手術後的功能。雖然只有一些研究在調查：⑴手術切除和口腔重建；與⑵術後說話和吞嚥功能改變等兩者之間的關係。但這些研究結果都指出，初步縫合比遠端皮瓣更能提供理想的功能；採用初步縫合沒有將外來組織移入口腔，也能提供最正常的口腔感覺輸入。在口腔特定部位的腫瘤，通常會決定咀嚼和吞嚥特性的變化（Logemann et al., 1993; Pauloski et al., 1993）。

對於較末期的口腔癌會採用典型的多重照顧模式，包含手術及術後施以總劑量為五千到七千釐葛雷的放射線治療。這種照顧模式常常會與復健過程相衝突。因為在手術完成後，通常會提供病患吞嚥（和說話）治療，以改善他們的功能。一開始，他們會感覺到在進食和說話方面有進步。接著在術後的四到六星期，持續六週放射線治療便開始施行。通常大概在放射線治療後的第四週，病患便會覺得他們的吞嚥（說話）問題惡化。因此，病患感覺他們的吞嚥及說話功能改善得很慢，甚至開始惡化。這樣通常會使病患情緒沮喪。他們有可能在術後三到四個月便取消復健，並且不再接受進一步的復健介入。過去的資料顯示，口腔癌病患在術後十二個月的說話和吞嚥功能上，並沒有比術後三個月好多少（Pauloski et al., 1994）。口腔癌病患能在術後及放射線治療期間，耐著性子繼續接受規律的吞嚥（說話）治療，以及在放射線治療後重新接受吞嚥（說話）治療是很重要的。

部分的說話和吞嚥治療會和口內贗復的製作有關。因為手術切除了口腔後半部，便需要製作閉塞腭咽缺損的贗復，並且（或）重新塑造硬顎的輪廓，降低它的高度，讓它能與降低活動度的餘留舌頭做更有效率的互動。一般而言，如同在第六章所介紹的，病患有 50%以上的舌頭被切除時，顎再成形贗復〔隆顎（augmentation）〕會有幫助（Davis, Lazarus, Logemann, & Hurst, 1987; Wheeler, Logemann, & Rosen, 1980）。

口咽癌病患的復健需求與方法

265

口咽腔的腫瘤通常會影響舌根和（或）咽壁。舌根在吞嚥的咽部期有重要的地位，因為舌根和咽壁的動作有助於推送食團通過咽部（Kahrilas, Logemann, Lin, & Ergun, 1992）。這個區域較不會影響說話功能，除非因為治療方式而影響腭咽閉鎖功能——這可能發生在手術範圍涵蓋舌根和側咽壁時。對某些病患而言，腭咽閉鎖會因此而受到影響。同樣的，從咽壁延伸到硬顎的肌肉（如腭咽肌）若被切除，或受到切除範圍的影響，也將會造成某種程度的腭咽缺損。

口腔癌病患的吞嚥（和說話）治療應該在手術後盡早開始，並且納入運動計畫，可能還需要做口內贗復。假如切除的範圍包括舌根，遮補腭咽的缺損可以有效地改善吞嚥。運動計畫會改善吞嚥時的舌根動作，可使這類病患在咽部期吞嚥更有效率、更安全。一般而言，當病患傷口縫合線充分癒合到可以做激烈運動時，便開始進行術後的言語——語言病理治療。對口腔和口咽癌的病患而言，這通常是指手術後的十到十四天。此時病患常常已經出院，而必須回診來做復健。雖然這對年長的及交通不便的病患而言是困難的，但是，居家復健的專業人員與在醫院編制的復健專業人員相較，前者在照顧這類頭頸癌的病患方面，可能較無經驗。

最佳的復健課程

 治療方式的選擇是復健的第一線

口腔內不同範圍的手術切除和手術重建技術，以及用放射線治療口腔惡性腫瘤，都會對說話和吞嚥功能造成不同程度的影響（Fox, Busch, & Baum,

1987; Herberman, 1958; Logemann & Bytell, 1979; Logemann et al ., 1993; Pauloski et al., 1993; Sonies, 1993; Staple & Ogura, 1966）。因此，復健是從擬定治療計畫開始。要能找出能根除或控制腫瘤，而又對吞嚥功能有最小影響的最佳治療方法是一種挑戰。一般而言，腫瘤討論會可以做成最佳決定。腫瘤討論會由治療腫瘤的專家（如放射腫瘤學家、腫瘤學家、外科醫師），針對特定病患和其腫瘤討論可能的選擇。在同一個討論會中，復健專家包括言語－語言病理師、頜面贗復專科醫師（maxillofacial prosthodontist）和社工，他們會依據病患的病史，用他們的專業來緩和病患因接受不同治療所造成的功能影響。病患的性格及偏好在選擇治療方式上是重要的。有些病患情緒上無法忍受或接受每天規律的放射線治療行程，有些人則是因為個人醫療史，使他們無法承受手術。另外，也有病患依據他們先前的知識和病史，會強烈地偏好某一種治療方式，特別是當有人告訴他們，哪一種治療方式會有哪些伴隨的功能性後遺症。因此，病患和其家人或重要的親友應該是這個治療前計畫團隊的重要成員，在下治療決定前，需要先與他們商量。

266

術前的諮商

病患在開始治療他們頭頸部癌症前，應該接受復健的諮商。頭頸癌患者需要跨領域專業復健團隊。除了病患的醫師和護士，從術前開始，便包括吞嚥治療師（通常是言語－語言病理學家）、社工、牙醫師或頜面贗復專科醫師及營養師。

吞嚥治療師在手術前做的諮商，假如沒有做電視螢光透視檢查評估，通常會包括吞嚥篩檢，以確定有無吞嚥障礙。牙醫師的術前諮商中，最重要的是要確定有無任何牙病，並且保護術後用來穩定贗復的重要牙齒。若在術前隨意拔牙，便會造成術後復健的選擇減少。假若用來穩定口內贗復的重要牙齒拔除，就有可能無法使用最佳的贗復。術前社會心理的評估，也許能確認病患在術前是否就已經存在了社會心理問題，並且在病患能夠輕鬆和人溝通時，讓社工或其他社會心理學專家能了解病患。病患及其家人在術前通常會承受很大的壓力，而社會心理的支持會對他們很有幫助。

有時候，醫師會擔心術前的諮商會嚇到病患，讓他（她）們拒絕治療。事實上，諮商的設計是為減少病患及其家人的恐懼，以及擔保在他們治療後有復健專家可以幫助他們改善功能。一般而言，術前諮商不能、也不會提供病患治療對功能影響的細節，因為通常無法在治療前去確認影響的細節。術前諮商反而著重在告知病患術後吞嚥功能可能會有改變，復健專業人員會在術後的復健提供幫助。在治療時，病患需要學習的重要觀念是，他對自己的復健是可以控制並且是有責任的。言語—語言病理學家和其他專業人員會參與病患復健，並且提供運動課程和各種介入策略，以改善病患的功能。但是，病患需自己負起責任練習特定的運動，以及在平時遵照其他的復健策略。這能將控制權還回病患手中，並幫助他恢復獨立。在治療前，病患通常表示他們對復健過程的細節沒興趣，但是高興知道在他們恢復的過程中，有復健專業人員可以幫助他們。

267

術後治療課程

假如一開始就以手術的方式治療，復健團隊應該對病患及其家人在術後的二到三天提供額外諮商。此時，病患及其家人通常會有很多問題是關於手術對功能上的影響，復健團隊可以提供他們更多有關吞嚥改變的訊息。當病患進展到充分癒合，並可以做激烈運動時（依據手術部位和手術本身而定，通常是在術後一到二週），復健團隊會再對病患重新評估，並且開始對住院病患做每天一次的密集復健治療，門診病患則是每週一次復健治療。假如治療後吞嚥上發生變化，病患應該接受改良式鋇劑吞嚥檢查，以評估口咽功能，並且評估吞嚥治療策略的效果，以盡快改善病患的吞嚥（Dodds, Logemann, & Stewart, 1990; Dodds, Stewart, & Logemann, 1990; Logemann, 1983b, 1993）。基於日後口內贗復的需要，所以了解牙齒的狀態很重要，也應該提供社會心理支持和諮商。假如手術程序包括頸部廓清術，也應該轉介物理治療師加以評估。在完成這些評估後，專業人員可以就有需求的部分擬定計畫，並開始他們的治療。

一般而言，假如病患手術後第一次吞嚥嘗試是在 X 光攝影評估（改良式鋇劑吞嚥）中完成，則是最理想的狀態。如此一來，病患口咽解剖生理的實際細節被確認，就可以引入和評估治療的策略。在 X 光攝影研究中，假若病患有吸入現象，通常可採取像是改變姿勢這樣的簡單方法，便可以避免吸入現象。姿勢改變可以改變食物流動的方向，或口咽構造的相對位置和尺寸（Logemann, 1983b, 1993; Logemann, Kahrilas, Kobara, & Vakil, 1989; Rasley et al., 1993; Shanahan, Logemann, Rademaker, Pauloski, & Kahrilas, 1993; Welch, Logemann, Rademaker, & Kahrilas, 1993）。用電視螢光透視攝影（改良式鋇劑吞嚥）評估頭頸癌患者口咽部吞嚥，通常能夠加速這些病患恢復（Rasley et al., 1993）。

268

假如病患要接受術後的放射線治療，或放射線治療合併化學治療是主要的治療方式，病患也許在整個過程中及治療後，都會接受復健治療。假如病患接受放射線治療後產生副作用，使其無法接受規律的復健治療，通常會鼓勵病患做某些運動，以維持嘴唇、舌頭、下顎、喉部和咽部的活動度。

很不幸的，目前住院費用的預期性支付計畫，通常會使住院病患較難接受復健，因為病患手術後被允許留院的時間愈來愈短。他們通常會被送回家，很少會跟復健團隊的成員有接觸。由於病患出院時身體的情形還不夠好，所以，也許還無法立即以門診的方式返回醫院做復健；結果，也許要過了一週之後才開始門診復健。而在病患剛要開始門診病人的復健治療時，他也許也開始要做術後的放射線治療。在放射線治療的三到四個星期中，病患會感到更多功能受損，並且隨著他吞嚥功能的惡化而變得沮喪。回顧我們對一百八十六位頭頸癌患者在十大醫學中心接受手術治療所做之前瞻性研究的數據，只有 50%的病患接受說話和吞嚥治療，少於 10%接受頜面贗復介入治療。在術後三個月，有 50%的病患會不願再回診。有人假設這些病患會變得對自己的功能不抱幻想，並且不想去復健而停止嘗試。早期且自發的復健對頭頸癌患者能否完全恢復功能來說是重要的。復健團隊的成員與病患的主治醫師有責任訂下復健計畫，並教育病患及其家人加以重視。

特殊的切除手術及重建手術造成的吞嚥異常

為了了解頭頸癌病患的吞嚥困難，吞嚥治療師必須要知道兩個重要的訊息：⑴為了徹底清除腫瘤所必須切除的實際範圍和性質；以及⑵口腔重建的本質（Logemann, Fisher, & Bytell, 1977; Rappaport, Shramek, & Brummett, 1967; Rappaport, Swirsky, & Chie, 1968; Trible, 1967）。對少於 50%的舌頭被手術切除的病患，重建手術的性質是決定功能狀況的關鍵。對大於 50%舌頭被切除的病患，切除的範圍和重建的性質會決定病患功能性的能力。因此，在面對術後的口腔癌病患前，吞嚥治療師應該先從外科醫師那裡獲知兩項訊息，也就是手術和重建手術的實際性質。治療師最好不要使用標籤式的手術名稱，例如「前口底」或「側混合切除」，而是詢問外科醫師，請他界定手術涵蓋的構造、手術實際切除和重建的範圍。標籤式的手術名稱通常會讓太多種特殊的切除和重建法被歸於同一類，而誤導治療師。

269

舌部分切除術（partial tongue resection）

若病患手術切除的區域較小（低於 50%），只有在舌頭而沒有包括其他組織，並且是用初步縫合的方式（將餘留的舌頭組織拉在一起縫合）重建，那麼吞嚥困難的情形只是暫時性的（Conley, 1960）。術後初期，因為水腫或舌頭運動改變，這些病患也許會有短期的咽部吞嚥啟動困難。這種情形甚至會發生在舌頭沒有切除，但是咽弓附近被切除的病患。當病患開始由口餵食時，給予幾天的咽部期吞嚥溫度觸覺刺激會非常有幫助。此外，有些病患在吞嚥時會覺得他們的舌頭不靈光。在術後的前三到四週進行舌頭活動度運動和口腔中控制食團的運動通常可以改善他們的控制力和自信。

對於舌頭有 50% 或更高比例被切除的病患，可以預見在吞嚥上有更嚴重的影響。顯然的，當病患餘留的舌頭不能和硬顎接觸，以控制食物的運動，舌頭推送及在口中控制食物的能力會嚴重降低。在吞嚥液體或稀糊狀物的食物質地時，可以將頭往後傾斜，用重力把食物送進咽部。有些病患在吞嚥時，需要學習主動保護他們的呼吸道，例如，使用上聲門吞嚥法作為防止吸入的額外機制。然而，假如切除的部位僅止於舌頭，咽部和喉部方面的吞嚥通常是正常的，那麼，病患可以忍受頭往後傾斜的姿勢也不會增加吸入的機會。再一次強調，必須做舌頭活動度運動，才能使餘留的舌頭有最大的動作能力。先製作口內頷再成形贗復，通常能夠改善病患的吞嚥問題。除了不能處理需要咀嚼的食物，他可以處理其他質地的食物。不過即使如此，有些病患可以利用贗復和叉子或湯匙把食物推向牙齒，好咀嚼一些軟食，如義大利麵和剁碎的肉。

270

前口底切除術（anterior floor of mouth resection）

前口底切除後，吞嚥的口腔期通常會受到影響，但是咽部通過期會正常，除非口底肌肉也被割到或部分切除（Jacob, Kahrilas, Logemann, Shah, & Ha, 1989; Logemann & Bytell, 1979; Pauloski et al., 1993; Pauloski, Logemann, Fox, & Colangelo, 1995; Shedd, Kirchner, & Scatliff, 1961）。病患下頷骨的上緣和部分的口底被切除，若使用舌頭以外的組織皮瓣縫合缺損，通常術後吞嚥功能的改變相對較少。因為餘留的舌頭可以活動，而且下頷骨的下緣為了維持下頷骨的輪廓，被保留下來，使得舌頭有不錯的能力來推送食團；而且，大體上舌頭可正常地控制口腔中的食團（Rappaport et al., 1968）。手術後初期，可能將食物放在舌頭後面一點，會吞得比較好。當手術部位水腫非常嚴重時，這樣做可以加速口腔通過時間。一段時間後，病患可以戴牙齒贗復或整個下排假牙。

然而，假如同樣切除下頷骨的邊緣和口底，且如圖 7.11，一般用舌頭去縫合手術缺損，病患可能在舌頭控制、推送食團以及咀嚼上，會有嚴重的困難（Logemann & Bytell, 1979）。因為舌頭被往下縫住，它往前伸的活動度縮小。此外，病患在準備吞嚥時，把舌頭做成杯狀將食物盛在嘴巴前面的能力將嚴重受影響。Shedd、Scatliff和 Kirchner（1960）寫到，破壞支撐舌頭的下頷舌骨肌會嚴重影響這些功能。在這種情況下，可以將食物放在較後面的位置當作代償，但是食物的質地只能是液體或糊狀物，也不可能有咀嚼動作，因為病患的舌頭不能往旁邊移動（要將食團旁移到牙齒才能咀嚼）。此外，因為沒有牙齦當基底，所以通常不能戴假牙。因此，除非用後續的手術將舌頭移離這個位置，否則病患不能吃任何需要咀嚼的食物。假如舌頭活動度嚴

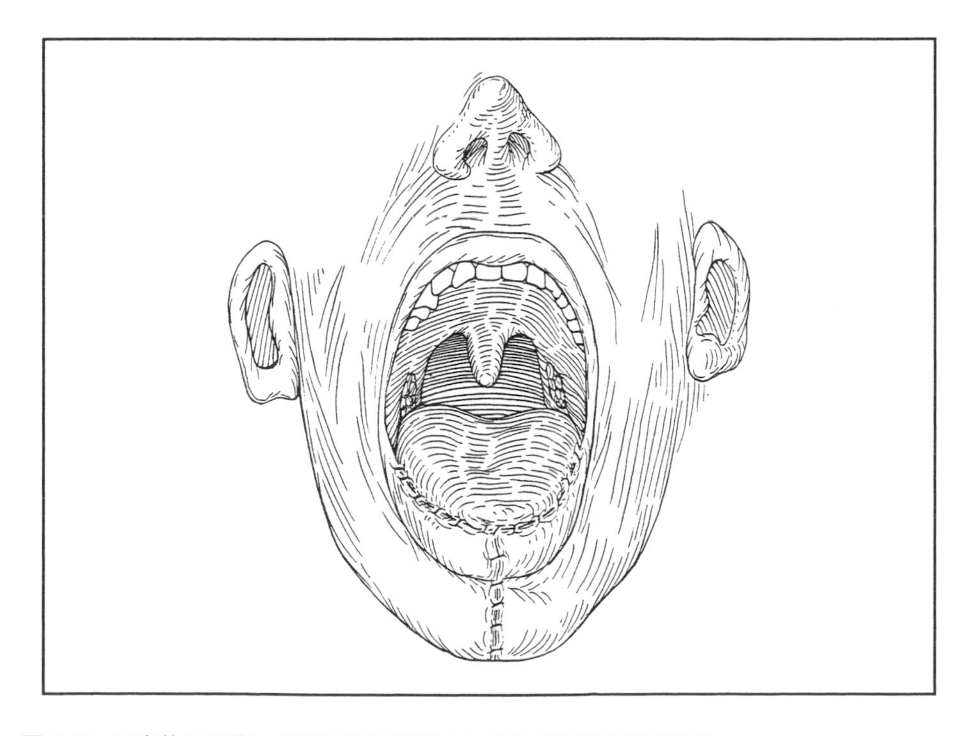

圖 7.11　口底的正面觀。顯示舌頭嘴唇縫合（即舌頭縫到下嘴唇）。

271 重受限，液體可能需要用注射或傾倒的方式才能送到口腔的後面。通常需要教導病患用傾卸吞嚥法（dump and swallow）或延長時間的上聲門吞嚥法，以便在吞嚥時，能自發性地保護呼吸道。如此做並不是因為病人在吞嚥時，喉部或咽部的控制減少，而是因為口部控制的問題，使得病患可能在實際自發性口腔期吞嚥開始前，食物就會從舌頭掉落到呼吸道。

前口底的混合性切除術，包含部分的下頜骨整個前面、前口底、部分舌頭及頸部廓清術，也許會造成輕到重度的吞嚥異常。異常程度根據手術缺損重建的方式、舌頭的切除範圍、口底的肌肉是否完整、割傷或切除等因素而定（Logemann & Bytell, 1979; Pauloski et al., 1995; Pauloski et al., 1993）。

因手術造成缺損而必須將舌頭縫在下頜骨前面的病患，正如前面描述下頜骨邊緣和口底被切除的情況一樣，會在吞嚥上造成嚴重的困難。其所遭受的困難，與前述因為舌頭活動嚴重減少而造成的雷同，不論切除的舌頭範圍大小皆然。相較之下，假如縫合傷口所用的是遠端部位的組織、局部皮瓣或272 用舌頭皮瓣，餘留舌頭的動作也許已足夠讓病患有功能性的吞嚥。如前面所描述的，舌頭皮瓣意味著會將舌頭縱向切開，且將較小的部分用來縫合手術造成的缺損，而餘留部分的舌頭活動正常，如前面的圖 7.9 所示。

圖 7.12 顯示的是病患進行前口底切除手術後，依據手術重建方式的不同，在吞嚥通過時間上的差異。西北大學（Northwestern University）研究了三群病患，每人都只有 10%的舌頭被切除，此三群病患分別為：⑴有五位病患用舌頭皮瓣重建手術缺損，就如同前面所描述的；⑵五位病患用舌頭嘴唇縫合273 重建手術缺損（即把舌頭縫到嘴唇）；以及⑶五位不是用舌頭組織縫合的病患。那些不是用舌頭組織縫合的病患吞嚥功能最正常；接下來是用舌頭皮瓣縫合的病患；將舌頭縫合在缺損處的病患功能最差。事實上，這種病人在一般情況下根本無法含住液體以外的任何東西。因此明顯可知，重建手術在病患最終的功能上扮演關鍵的角色。

病患的舌頭被往前縫入手術缺損處，也許能藉著舌頭活動度運動、將食物置放在嘴巴較後面的位置、吞嚥時將頭往後傾斜，及藉助於顎再成形贗復

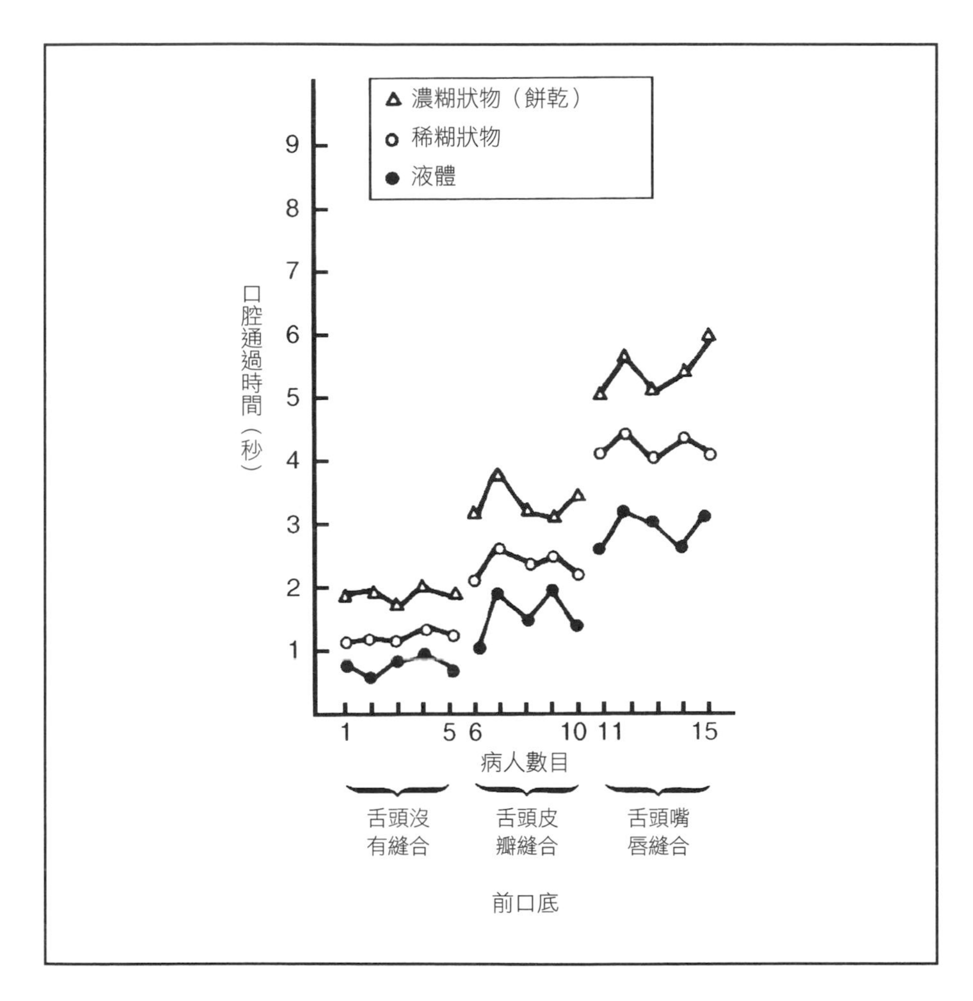

圖 7.12　前口底切除手術後，用不同手術縫合的三群病患之口腔通過時間。 ***272***

來改善吞嚥。然而，這些病患將始終無法處理需要咀嚼或較濃稠質地的食物，除非用手術將舌頭從口底分離，並使用其他組織重新加入口底當襯裡，例如皮膚皮瓣。假如口底的肌肉被割傷或部分切除，這些肌肉會至少暫時失去拉抬舌骨的能力，從而使喉部上抬往前移動以開啟上食道括約肌等功能受影響。這會導致這些病患的喉部動作減少，並殘留食物在梨狀竇，而有咽部期吞嚥困難。應該使用假聲練習（falsetto exercise）及孟德森吞嚥手法改善喉部的動作。

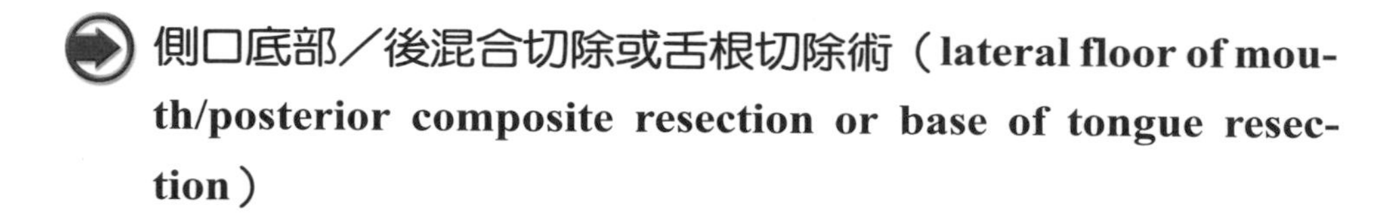

側口底部／後混合切除或舌根切除術（lateral floor of mouth/posterior composite resection or base of tongue resection）

病患切除側口底、扁桃腺和舌根區域可能在吞嚥的口腔期和咽部期都會產生困難（Logemann & Bytell, 1979; Logemann et al., 1993; Shedd et al., 1961; Shedd et al., 1960）。由於切除部位包括舌頭和其他口腔構造，吞嚥口腔期將會受到影響。然而，因為在前咽弓區域被手術切除，而前咽弓是咽部期吞嚥被正常啟動的地方；又因為部分的咽部可能被切除，這些病患通常也會有啟動咽部期吞嚥及咽部期吞嚥的問題。如同切除前口底的病患，手術縫合的方式對病患的吞嚥有絕對的影響（Logemann, Sisson, & Wheeler, 1980）。

病患切除扁桃腺和舌根區域對口腔準備和咀嚼及口腔通過時間，也許會有輕到重度的影響，且伴隨有舌頭推送食團能力的受損。食物會聚集在齒側溝或硬顎。因為舌頭活動度縮小，病患無法從裂隙中將食物清出。除了這些口部問題，手術切除部位正好在啟動咽部期吞嚥的前咽弓，因此病患也許在啟動咽部期吞嚥時會有延遲。當咽部期吞嚥確實啟動之後，病患會因為舌咽肌肌纖維被割傷，可能減少舌根後縮及後咽壁收縮的程度，造成吞嚥後有殘餘食物在會厭谿。通常這類病人吞嚥時的喉部控制會正常，除非在癒合時產生廔管，造成在咽部形成疤痕組織而抑制喉部上抬。咽部廔管造成的疤痕組織，會形成聚集食物的小縫或裂隙。改善口腔和舌根活動度、促進咽部期吞嚥啟動、吞嚥時增進自發性保護呼吸道的動作，及吞嚥後清除咽部殘餘等治療方法，通常有幫助（Logemann, 1983a）。有時候，使用此種手術的病患會因為減少喉部動作，而造成開啟環咽括約肌有困難，孟德森吞嚥手法和假聲練習也許會有幫助。

274

這些病患通常會從上頜再成形贗復獲得幫助。如果病患有牙齒，上頜贗復可以夾在牙齒上。假如病患沒有牙齒，仍可用吸附式的上顎贗復。切除部分下顎骨又沒有牙齒的病患，使用贗復的目的是為了加速口腔和咽部通過時間，盡可能誘發咀嚼。然而，許多病患的混合切除手術包括側口底、舌頭和下顎骨，因為手術後構造上的改變，造成沒有牙齒又無法戴下排假牙。即使是那些仍有部分舌頭可活動，而且在切除手術完成一陣子後重建下顎骨的病人，如果沒有以植入外物的方式來增加穩定性，通常不能達到正常的功能，也無法裝置下排假牙（Lawson, Balk, Loscalzo, Biller, & Krespi, 1982; Rappaport et al., 1968）。

口腔和口咽部放射線治療後的吞嚥異常

在口腔放射線治療的全程中，假如部分或全部的唾液腺都在照射區域內，病患通常會覺得唾液不足或口乾（xerostomia）、水腫，有時口腔潰瘍〔口腔炎（mucositis）〕。唾液分泌量不足是永久現象。而最令病患喪氣的是，目前缺乏有效的處理策略。促進唾液分泌的藥物和人工唾液產品通常只有部分功效，病患對此常感不滿因而停用。單純的口乾會改變吞嚥行為，包括減少舌頭動作速度而造成口腔通過時間延遲、舌頭動作型態改變，以及可能因此產生的咽部期吞嚥啟動延遲。這些吞嚥改變的現象，很像正常吞嚥者在重複快速連續乾吞五、六次後會出現的情況（Hughes et al., 1987）。

275

在放射線照射區域的小血管被破壞後，會形成纖維化，纖維化會使肌肉纖維轉變成結締組織。此過程會持續進行並延續好幾年。有假牙或贗復的病患在放射線治療期間或剛結束後要暫停使用，因為假牙或贗復會和口腔組織接觸，也許會造成不適及疼痛。由於放射線照射使血流循環不好而較難癒合。在口腔放射線治療前和治療中，病患部分或全部的牙齒應該定期接受氟化物的治療，以預防蛀牙（Fleming, 1982）。在放射線治療中或治療後一段時間，有些病患會感受到咽部期吞嚥啟動出現延遲。假如咽部納入照射區域（腫瘤長在舌頭後方、舌底部以及扁桃腺區域），則會減少咽部收縮、舌根運動和喉部上抬（Lazarus, 1993; Lazarus et al., 1996）。這些問題會造成吞嚥後咽部有殘餘物，常會引起吞嚥後的吸入。通常超上聲門吞嚥法和孟德森吞嚥手法會有助於這些病患（Logemann, Rademaker, Colangelo, & Pauloski, 1997; Logemann et al., 1993）。

放射線治療的影響並非都在連續的放射線治療療程中或剛結束後顯現，也常見病患在完成放射線治療後一年或好幾年後才逐漸產生吞嚥問題。在螢光透視檢查中，最常顯現的是啟動咽部期吞嚥延遲、咽壁收縮減少，及減少喉部上抬（Lazarus et al., 1996）。對即將進行口腔或咽部放射線治療的病患而言，在放射線治療前開始做舌頭、下巴及喉部的活動度運動是重要的，而且要持續在治療中及治療後的往後幾個月每天至少操作兩次。許多病患需要永久進行這些運動，以避免纖維化。

治療後口腔癌病患的吞嚥治療原則

吞嚥治療師在治療前為病患諮商，並討論可能面臨的吞嚥問題，是很重要的。雖然不可能事先完全知道手術後會產生的吞嚥障礙是什麼，但讓病人警覺到他將會遭遇吞嚥上的問題，以及讓他安心，知道治療師會提供必要的運動課程，是十分重要的。因為配合及執行運動計畫都要靠病患自己，所以，必須告知病患他對自己的復健有部分責任。對於吞嚥問題沒有任何心理準備的病患而言，要在術後馬上開始接受復健是困難的。許多病患以為他們不用做任何努力，他們的吞嚥就可以恢復正常的功能，直到治療幾個星期後才明白吞嚥並不會自動恢復時，病患會變得相當沮喪。因此，術前先討論可能需要透過治療來改善吞嚥問題，可以減少病患在未預期的問題上產生情緒反應。

276

對於手術治療的病患，吞嚥治療會包括口腔動作預備運動，這些運動是重建吞嚥時肌肉控制的能力。當醫師認為病患傷口正在癒合，已經不會破壞縫線時，就可以開始進行。病患若沒有併發症，通常是在手術後的十到十四天內開始。這時候，可以開始做較激烈的舌頭和下巴活動度運動。對於還要做術後放射線治療的病患，下巴活動度運動更是特別重要。

在病患仍使用鼻胃管或其他非由口餵食的方式維持營養時，通常便已開始做吞嚥治療。在完成口功能評估並開始活動度運動後，會進行電視螢光吞嚥透視檢查。這項檢查中使用三種食物，分別是：不同容量的稀薄液體、糊狀物和餅乾。某些病患也許適合用較濃稠的液體。從螢光透視檢查所顯示的生理功能異常，會設計治療計畫加以改善。此時，病患可以開始由口餵食至少一種黏稠度的食物（通常是液體）。當口功能改善時，食物黏稠度便可逐漸增加。

治療應持續進行直到病患吞嚥情況已達到治療師和病患都認同的最佳目標，這通常包含門診每週追蹤一次持續二到三個月、由頜面贋復專科醫師製作口內贋復，以及練習更難的舌頭運動以改善食團的控制（Logemann et al., 1980; Wheeler et al., 1980）。有些病患將無法咀嚼，例如接受混合性切除手術患者，其中包括擴大型舌頭切除術（大於 75%）和部分下頜骨切除術，因此，他們的食物永遠只能是液體和軟食。通常在手術後幾個月，由不同的治療團隊成員看過病患並互相討論後，才能決定病患功能恢復的終極效益。假如病患在手術治療幾個月之後才轉介吞嚥治療，他仍有很大的機會能經由治療回復由口進食（Lazarus, Logemann, & Gibbons, 1993）。

277

通常，只有專業團隊才能使頭頸癌病患達成復健的最佳目標。這些專業團隊成員包括護士群、言語－語言病理師或吞嚥治療師、社工、牙醫師，以及頜面贋復專科醫師（見第十三章）。通常在病患出院後，社工、言語－語言病理師或吞嚥治療師及頜面贋復專科醫師是追蹤最密集，且能認定病患是否達成最佳功能目標的專業人員。除非言語－語言病理師和頜面贋復專科醫師有機會聯手合作，並發展最佳贋復介入以幫助病患復健，否則通常無法知道病患的潛在能力。

參考文獻

American Joint Committee on Cancer. (1992). *Manual for the staging of cancer* (4th ed.). Philadelphia: Lippincott.

Conley, J. (1960). Swallowing dysfunctions associated with radical surgery of the head and neck. *Archives of Surgery, 80*, 602–612.

Davis, J., Lazarus, C., Logemann, J., & Hurst, P. (1987). Effect of a maxillary glossectomy prosthesis on articulation and swallowing. *Journal of Prosthetic Dentistry, 57*, 715–719.

Dodds, W. J., Logemann, J. A., & Stewart, E. T. (1990). Radiological assessment of abnormal oral and pharyngeal phases of swallowing. *American Journal of Roentgenology, 154*, 965–974.

Dodds, W. J., Stewart, E. T., & Logemann, J. A. (1990). Physiology and radiology of the normal oral and pharyngeal phases of swallowing. *American Journal of Roentgenology, 154*, 953–963.

Fleming, T. (1982). Dental care for cancer patients receiving radiotherapy to the head and neck. *The Cancer Bulletin, 34*, 63–65.

Fox, P. C., Busch, K. A., & Baum, B. J. (1987). Subjective reports of xerostomia and objective measures of salivary gland performance. *Journal of the American Dental Association, 115*, 581–584.

Givens, C., Johns, M., & Cantrell, R. (1981). Carcinoma of the tonsil. *Archives of Otolaryngology, 107*, 730–734.

Herberman, M. (1958). Rehabilitation of patients following glossectomy. *Archives of Otolaryngology, 67*, 182–183.

Hughes, C. V., Baum, B. J., Fox, P. C., Marmary, Y., Yeh, C.-K., & Sonies, B. C. (1987). Oral-pharyngeal dysphagia: A common sequellae of salivary gland dysfunction. *Dysphagia, 1*, 173–177.

Jacob, P., Kahrilas, P., Logemann, J., Shah, V., & Ha, T. (1989). Upper esophageal sphincter opening and modulation during swallowing. *Gastroenterology, 97*, 1469–1478.

Kahrilas, P. J., Logemann, J. A., Lin, S., & Ergun, G. A. (1992). Pharyngeal clearance during swallow: A combined manometric and videofluoroscopic study. *Gastroenterology, 103*, 128–136.

Kremen, A. (1951). Cancer of the tongue: A surgical technique for a primary combined enbloc resection of tongue, floor of mouth and cervical lymphatics. *Surgery, 30*, 227–238.

278 Lawson, W., Balk, S., Loscalzo, L., Biller, H., & Krespi, Y. (1982). Experience with immediate and delayed mandibular reconstruction. *Laryngoscope, 92*, 5–10.

Lazarus, C. L. (1993). Effects of radiation therapy and voluntary maneuvers on swallow functioning in head and neck cancer patients. *Clinics in Communication Disorders, 3*(4), 11–20.

Lazarus, C. L., Logemann, J. A., & Gibbons, P. (1993). Effects of maneuvers on swallowing function in a dysphagic oral cancer patient. *Head & Neck, 15*, 419–424.

Lazarus, C. L., Logemann, J. A., Pauloski, B. R., Colangelo, L. A., Kahrilas, P. J., Mittal, B. B., & Pierce, M. (1996). Swallowing disorders in head and neck cancer patients treated with radiotherapy and adjuvant chemotherapy. *Laryngoscope, 106*, 1157–1166.

Logemann, J. (1983a). Articulation management of the oral pharyngeal impaired patient. In W. H. Perkins (Ed.), *Current therapy for communication disorders*. New York: Thieme and Stratton.

Logemann, J. (1983b). *Evaluation and treatment of swallowing disorders*. Austin, TX: PRO-ED.

Logemann, J. (1993). *Manual for the videofluoroscopic study of swallowing* (2nd ed.). Austin, TX: PRO-ED.

Logemann, J., & Bytell, D. (1979). Swallowing disorders in three types of head and neck surgical patients. *Cancer, 44*, 1075–1105.

Logemann, J., Fisher, H., & Bytell, D. (1977, November). *Functional effects of reconstruction in partially glossectomized patients*. Paper presented at the annual convention of the American Speech and Hearing Association, Chicago.

Logemann, J., Kahrilas, P., Kobara, M., & Vakil, N. (1989). The benefit of head rotation on pharyngoesophageal dysphagia. *Archives of Physical Medicine and Rehabilitation, 70*, 767–771.

Logemann, J. A., Pauloski, B. R., Rademaker, A. W., McConnel, F. M. S., Heiser, M. A., Cardinale, S., Shedd, D., Stein, D., Beery, Q., Johnson, J., & Baker, T. (1993). Speech and swallow function after tonsil/base of tongue resection with primary closure. *Journal of Speech and Hearing Research, 36*, 918–926.

Logemann, J. A., Rademaker, A. W., Colangelo, L., & Pauloski, B. R. (1977). Speech and swallowing rehabilitation in head and neck cancer patients. *Oncology, 11*, 651–659.

Logemann, J., Sisson, G., & Wheeler, R. (1980). The team approach to rehabilitation of surgically treated oral cancer patients. In *Proceedings of the National Forum on Comprehensive Cancer Rehabilitation and Its Vocational Implications* (pp. 222–227).

McConnel, F. M. S., Logemann, J. A., Rademaker, A. W., Pauloski, B. R., Baker, S. R., Lewin, J., Shedd, D., Heiser, M. A., Cardinale, S., Collins, S., Graner, D., Cook, B. S., Milianti, F., & Baker, T. (1994). Surgical variables affecting postoperative swallowing efficiency in oral cancer patients: A pilot study. *Laryngoscope, 104*(1), 87–90.

Pauloski, B. R., Logemann, J. A., Fox, J. C., & Colangelo, L. A. (1995). Biomechanical analysis of the pharyngeal swallow in postsurgical patients with anterior tongue and floor of mouth resection and distal flap reconstruction. *Journal of Speech and Hearing Research, 38*, 110–123.

Pauloski, B. R., Logemann, J. A., Rademaker, A., McConnel, F., Heiser, M. A., Cardinale, S., Shedd, D., Lewin, J., Baker, S., Graner, D., Cook, B., Milianti, F., Collins, S., & Baker, T. (1993). Speech and swallowing function after anterior tongue and floor of mouth resection with distal flap reconstruction. *Journal of Speech Hearing Research, 36*, 267–276.

Pauloski, B. R., Logemann, J. A., Rademaker, A. W., McConnel, F. M. S., Stein, D., Beery, Q., Johnson, J., Heiser, M. A., Cardinale, S., Shedd, D., Graner, D., Cook, B., Milianti, F., Collins, S., & Baker, T. (1994). Speech and swallowing function after oral and oropharyngeal resections: One-year follow-up. *Head & Neck, 16*(4), 313–322.

Rappaport, L., Shramek, J., & Brummett, S. (1967). Functional aspects of cancer of the base of the tongue. *American Journal of Surgery, 114*, 489–492.

Rappaport, L., Swirsky, A., & Chie, S. (1968). Functional considerations after resection of the hyomandibular complex. *American Journal of Surgery, 116*, 581–584.

Rasley, A., Logemann, J. A., Kahrilas, P. J., Rademaker, A. W., Pauloski, B. R., & Dodds, W. J. (1993). Prevention of barium aspiration during videofluoroscopic swallowing studies: Value of change in posture. *American Journal of Roentology, 160*, 1005–1009.

Shanahan, T. K., Logemann, J. A., Rademaker, A. W., Pauloski, B. R., & Kahrilas, P. J. (1993). Chin-down posture effect on aspiration in dysphagic patients. *Archives of Physical Medicine and Rehabilitation, 74*, 736–739.

279

Shedd, D., Kirchner, J., & Scatliff, J. (1961). Oral and pharyngeal components of deglutition. *Archives of Surgery*, *82*, 373–380.

Shedd, D., Scatliff, J., & Kirchner, J. (1960). A cineradiographic study of postresectional alterations in oropharyngeal physiology. *Surgery, Gynecology and Obstetrics*, *110*, 69–89.

Sisson, G., & Goldstein, J. (1970). Flaps and grafts in head and neck surgery. *Archives of Otolaryngology*, *92*, 599–610.

Skelly, M. (1973). *Glossectomee speech rehabilitation*. Springfield, IL: Thomas.

Snow, G. (1989). Evaluation and staging of the patient with head and neck cancer. In E. N. Meyer & J. Y. Suen (Eds.), *Cancer of the head and neck* (2nd ed., pp. 17–38). New York: Churchill Livingston.

Som, M., & Nussbaum, M. (1971). Marginal resection of the mandible with reconstruction by tongue flap for carcinoma of the floor of the mouth. *American Journal of Surgery*, *121*, 679–683.

Sonies, B. C. (1993). Remediation challenges in treating dysphagia post head/neck cancer: A problem-oriented approach. *Clinics in Communication Disorders*, *3*(4), 21–26.

Staple, T., & Ogura, J. (1966). Cineradiography of the swallowing mechanism following supraglottic subtotal laryngectomy. *Radiology*, *87*, 226–230.

Suen, J. (1989). Cancer of the neck. In E. N. Meyer & J. Y. Suen (Eds.), *Cancer of the head and neck* (2nd ed., pp. 221–254). New York: Churchill Livingston.

Trible, W. (1967). The rehabilitation of deglutition following head and neck surgery. *Laryngoscope*, *77*, 518–523.

U.S. Department of Health, Education, and Welfare. (1979). *Management guidelines for head and neck cancer*. Washington, DC: Author.

Welch, M. V., Logemann, J. A., Rademaker, A. W., & Kahrilas, P. J. (1993). Changes in pharyngeal dimensions effected by chin tuck. *Archives of Physical Medicine and Rehabilitation*, *74*, 178–181.

Wheeler, R., Logemann, J., & Rosen, M. (1980). Maxillary reshaping prosthesis: Effectiveness in improving speech and swallowing of post-surgical oral cancer patients. *Journal of Prosthetic Dentistry*, *43*, 313–319.

Yousif, N. J., Matloub, H. S., Sanger, J. R., & Campbell, B. (1994). Soft tissue reconstruction of the oral cavity. *Clinics in Plastic Surgery*, *21*(1), 15–23.

Zimmerman, J. (1958). *Speech production after glossectomy*. Paper presented at the American Speech and Hearing Association Convention, New York.

Zuker, R., Rosen, I., Palmer, J., Sutton, F., McKee, N., & Manktelow, R. (1980). Microvascular free flaps in head and neck reconstruction. *The Canadian Journal of Surgery*, *23*, 157–162.

第 8 章

喉癌病患治療後的吞嚥異常

Swallowing Disorders after Treatment for Laryngeal Cancer

281

過去四十年來，喉癌病患的復健愈來愈受重視，除了是病患照護的重要一環外，與診斷的時間相比，開始進行復健的時間也提前了。過去通常在病患治療完成一段長時間之後，開始抱怨功能嚴重受損時，才會考慮復健。如今，在選擇治療計畫時，就要考慮這個治療對病患吞嚥和呼吸功能的影響。從一九五〇年代開始有這類的考量後，某些病患就以喉部分切除手術來代替全喉切除（Alonso, 1947; Ogura, 1955; Pressman, 1954; Som, 1951）。近來，在選擇治療方式前，便會先考慮可能產生的功能喪失，也促進了器官保存規範的發展，包括用高劑量的化學治療和放射線治療，以替代喉癌末期病患所做的全喉切除（Pfister et al., 1991; U.S. Department of Veterans Affairs Laryngeal Cancer Study Group, 1991）。在《耳喉科學——頭頸手術》（*Otolaryngology——Head and Neck Surgery*）期刊上的一篇編者評論中，編者 Weiss（1993）振振有詞地表示，在擬定治療計畫時，考慮病患的功能狀態是重要的，他說：

> 我知道採取喉部保存規範的作法是非常困難的，也許經過所有努力最終還是無法保存喉部，而且也許存活率不如以舌頭和下咽為

282

主的標準治療方式。我也知道，許多喉部切除病患復健得不錯，且能適應良好。但是當我和病患分享這些知識時，很難打消他們希望保存喉部的選擇。畢竟，病患對生活品質的感受主宰著整個決定……。

我們全然贊成顧全病患性命的這項目標，但有時候我們的選擇十分有限：當我們只能從侵犯性的治療與讓病人等死的兩難中選一項時，醫師會選擇哪一方，不言可喻。不過，像這樣別無選擇的情況並不多。生活品質在病患心中是非常重要的，我們應該要和他們一樣重視。（p. 311）

目前最新的治療模式之所以會採取合併高劑量化學治療和放射線治療來幫助疾病末期病人，並在特定喉癌病患身上進行喉部分而非全喉切除手術程序，完全是考量到治療方式的本質，會決定頭頸癌病患在治療後功能將受到多少影響。

喉部腫瘤處理的原則

喉部腫瘤主要可採用放射線或手術的方式處理，化學治療則是輔助性的治療。較小的腫瘤，特別是在聲帶上的，較常選擇使用放射線治療。放射線或手術治療對這些小腫瘤的治癒率相同，而一般認為，放射線治療是不需要切除的治療。用在較大腫瘤的合併性治療是放射線治療加上手術，或高劑量的化學治療加上放射線治療（即器官保存規範）（Goepfert, Lindberg, & Jesse, 1981; U.S. Department of Health, Education, and Welfare, 1979）。

在喉部的腫瘤也有階段之分，如同口腔部位的腫瘤，也遵循腫瘤（tumor）—淋巴結（node）—轉移（metastasis）（TNM）的分類系統。為了分期方便，可將喉部劃分為三個區域：聲門上區、聲門區及聲門下區，如圖 8.1 所示。大約 60%的喉部惡性腫瘤發生在聲門區，35%在聲門上區，以及 5%在聲門下區。在喉部腫瘤分期上，T 後面的數字（1 到 4）代表腫瘤的大小，T1 是最小的而 T4 是最大的。喉部三個區域的腫瘤大小各有明確的定義。N 後面的數字顯示頭頸部淋巴結的疾病狀態，因為 N 後面的數字顯示腫瘤侵犯淋巴結的數目。N0 表示腫瘤沒有侵犯淋巴結。M 表示轉移到遠處，例如肺或肝。M1 表示在區域外有一個轉移處。因此，T1N0M0 是一個沒有侵犯淋巴結和轉移遠處的小病灶。由主治醫師負責診斷，通常是耳鼻喉科或一般外科醫師，並在治療前先判定病患的腫瘤屬於哪一期，因此，可用來和相同位置與期別的病患比較不同方式的治療結果。 *283*

在喉部，沿著腫瘤切除正常組織的範圍是依據惡性腫瘤的位置而定。關於喉部腫瘤擴散的型態和淋巴排流系統大致上已獲了解（U.S. Department of

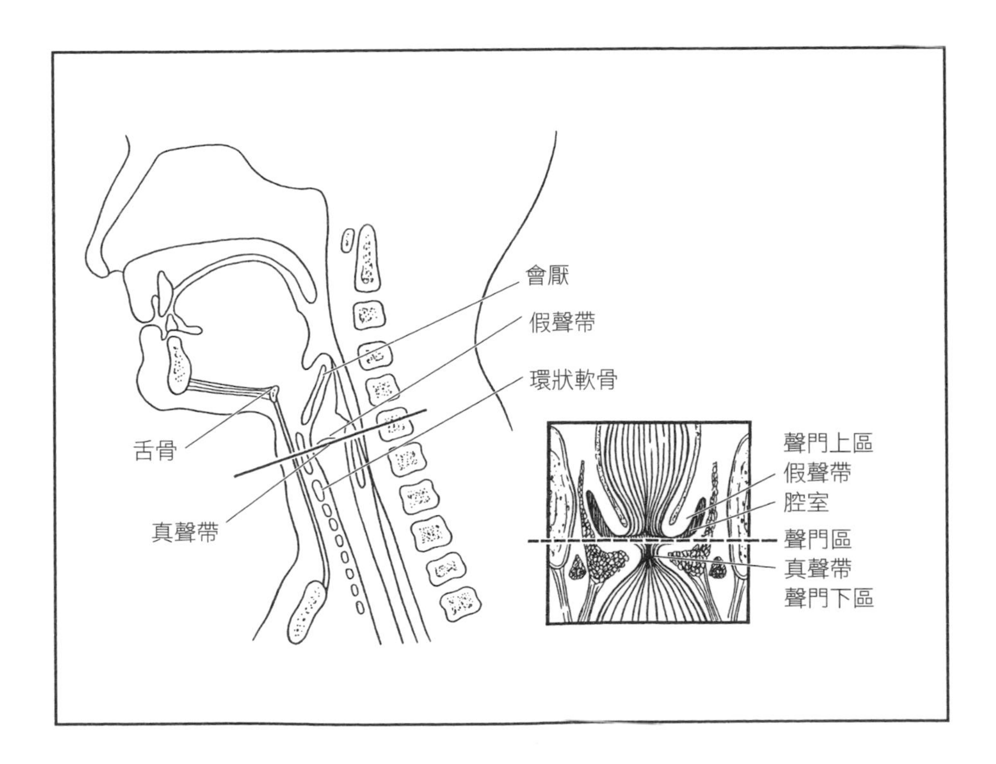

圖 8.1　喉部的側面和正面觀，顯示喉部的聲門上區、聲門區及聲門下區。 *283*

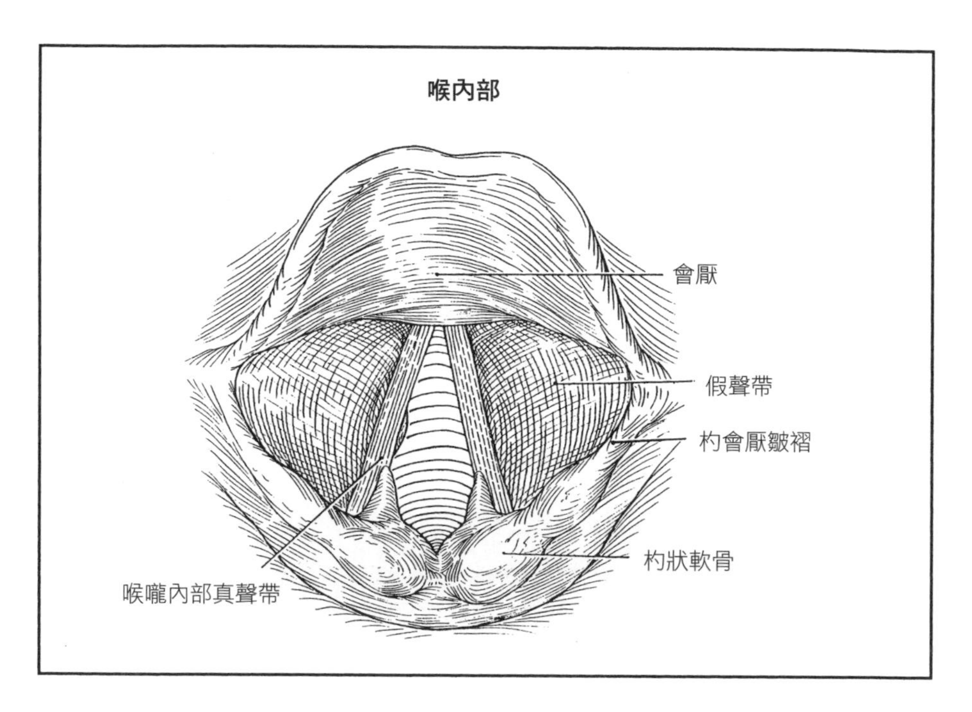

284 圖 8.2　喉部的上面觀。

Health, Education, and Welfare, 1979）。例如，根據聲門上區淋巴排流系統的方式，除非腫瘤位於會厭的基底部（圖 8.2），否則聲門上區的腫瘤將不會往下擴散到聲帶或聲門下區。因為已經知道腫瘤細胞不會往下擴散，因此在聲門上區的病灶可僅僅移除小部分下緣的正常組織。基於我們對喉部淋巴系統的認識，在喉部通常不需像口腔癌一般，按慣例切除一又二分之一到二公分的正常邊緣。不過，在喉部上緣的切除，還是維持切到正常組織的二公分的原則。

284 喉部典型腫瘤位置與切除手術以及相關的吞嚥異常

如同口腔切除，吞嚥治療師一定要和外科醫師討論喉癌病患的切除和重建。手術程序的標準名稱可能會誤導，因為每個切除手術可能或多或少有所差異，而重建手術也可能如此。應該請醫師描述實際構造上切除和重建的細節，或者提供醫師喉部解剖圖並請他們圈出切除的構造，也會有助於對手術的了解。

聲門上區腫瘤

喉部聲門上區（supraglottic）的小腫瘤，主要是侵犯會厭（前或後表面）、杓會厭皺褶或假聲帶，通常以喉部分切除手術治療，並稱作**喉水平或聲門上部分切除術**（harizontal or supraglottic laryngectomy）（Ogura, Biller, Calcaterra, & Davis, 1969; Powers, Ogura, & Holtz, 1963; Shumrick & Keith, 1968）。若腫瘤侵害擴及假聲帶下方的話，常需要不同的處理程序。圖 8.3 圖示此手術的典型範圍，通常包含部分或全部的舌骨與會厭的上方、杓會厭皺 *285* 褶及下方的假聲帶。即使腫瘤擴大到假聲帶聲門上區，手術程序將只會切除腔室的上半部，並不會切除周邊整整二公分的正常組織。再提一次，這是因為喉部正常淋巴流動型態及典型聲門上區腫瘤會往側邊而不會朝下方擴散。圖 8.3 顯示的切除區域，可稱作標準喉聲門上部分切除術（standard supraglottic laryngectomy），此法移除的是吞嚥時保護呼吸道的構造，包括：⑴會厭和杓會厭皺褶；及⑵假聲帶。只保留舌根、杓狀軟骨及真聲帶作為唯一保護吞嚥的機制。

在重建時，醫師通常會將餘留的喉部提高，並收攏到舌根下面，以增加吞嚥時對呼吸道的保護。在術後重新學習吞嚥時，病患要將呼吸道入口完全堵塞住，利用後縮舌根與往前傾斜的杓狀軟骨互相接觸（Logemann et al., 1994），以避免吞嚥時食物進入呼吸道（Aguilar, Olson, & Shedd, 1979; Sessions, Zill, & Schwartz, 1979; Staple & Ogura, 1966）。喉部上抬可將杓狀軟骨靠近舌根，原本也是一種保護呼吸道的方式，此功能在術後將受損害，當舌 *286* 骨被部分或全部移除時，也使喉部的懸吊和抬高都受到損害。採取超上聲門

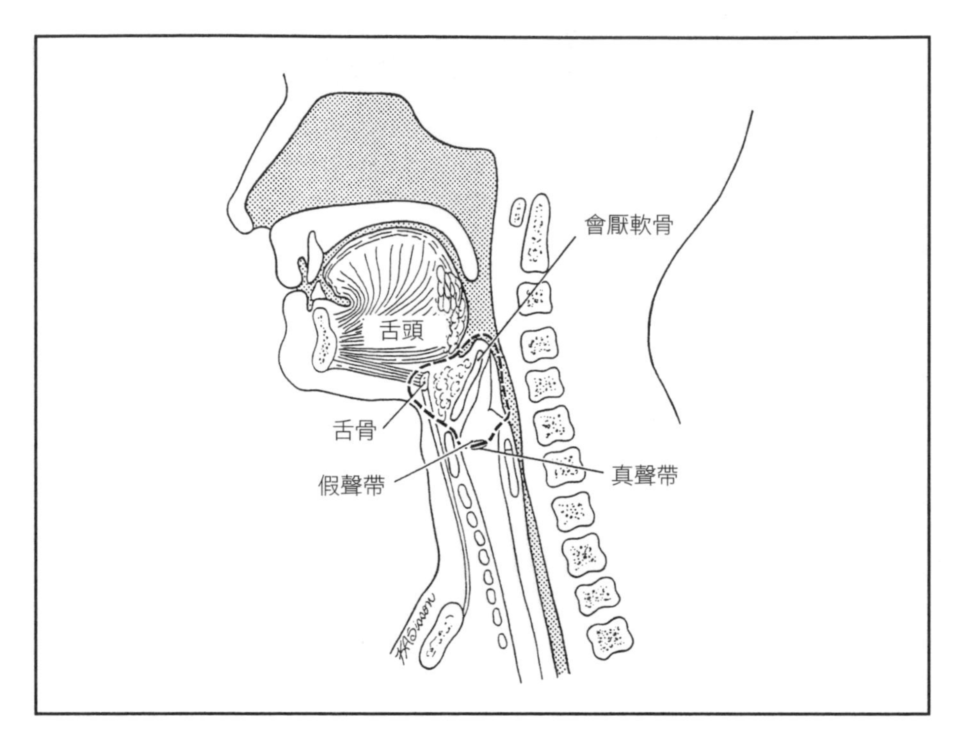

285 圖 8.3　頭頸部的側面觀，虛線表示聲門上區喉部切除手術的範圍。

吞嚥法（super-supraglottic swallow），可以作為舌根和杓狀軟骨的活動度運動，同時也是這些病患的吞嚥之道。在咽部，舌根也是主要的壓力產生者，它在咽部吞嚥時，一定要和後咽壁完全接觸。假如沒有完全接觸，吞嚥後咽部就會有殘餘食物，而食物將會直接掉入呼吸道，因為聲門上區喉部切除後，會厭谿將不存在，且梨狀竇會較正常人小。

喉聲門上部分切除術的範圍有時候會往上或往下延伸，依照腫瘤實際的位置和大小而定。假如腫瘤侵犯到會厭的前表面並蔓延到舌根，那麼喉聲門上部分切除術也許會向上擴大到舌根，如圖 8.4 所示，切除的上界線在盲孔（foramen cecum）。若病患喉聲門上部分切除術的部分擴及舌根的話，舌根到呼吸道之間下降的趨勢會較陡峻。因此，食物和液體容易掉在關閉的呼吸287 道入口；假若呼吸道入口無法關閉時，食物和液體便會掉在關閉的真聲帶上

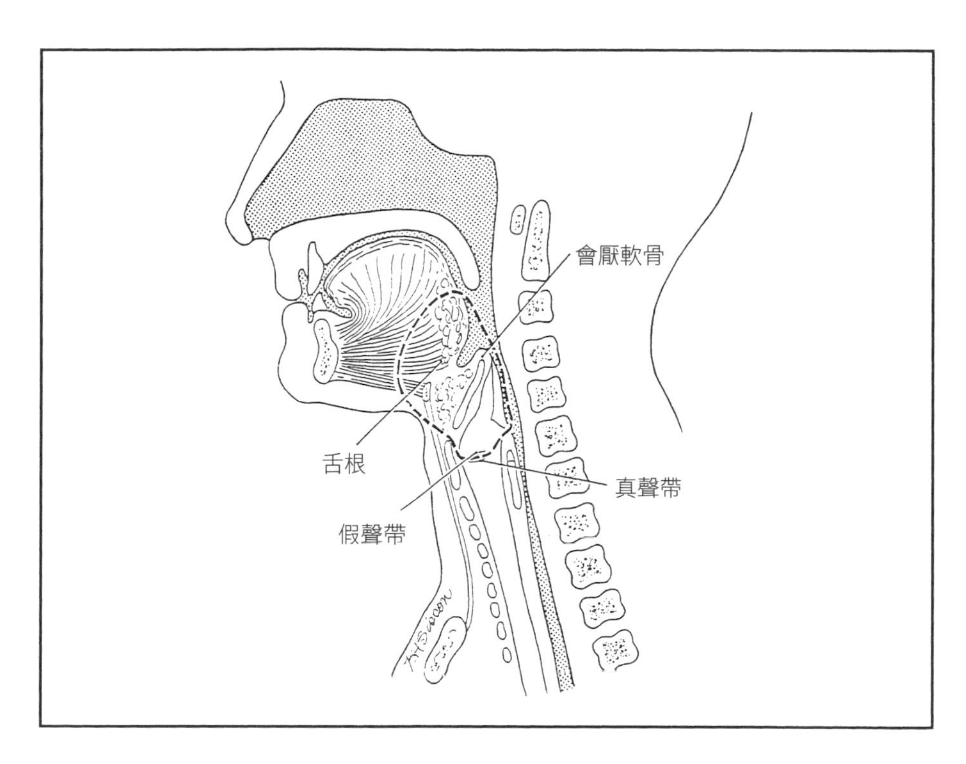

圖 8.4　頭頸部側面觀，虛線表示擴及舌根的聲門上區切除。

286

（Litton & Leonard, 1969; Staple & Ogura, 1966; Weaver & Fleming, 1978）。還有，喉部上抬的動作一定要正常，如此才能把食物完全偏引到食道（Ogura, Kawasaki, & Takenouchi, 1964）。Jabaley 和 Hoopes（1969）提到一種在舌下頷骨等綜合組織切除後，如何懸吊喉部技術。有時，接受這種擴大型切除手術的病患，也許會覺得舌頭活動度及控制食團能力變差，所以需要做舌頭活動度和控制食團的運動。有時候，喉部的感覺變差是因為犧牲了一條上喉神經，咳嗽反射也跟著變差，病患對發生吸入現象會不自覺，咽部期吞嚥也會延遲。

如圖 8.5 所示，喉聲門上部分切除術的範圍也可以往下擴大到部分的單側聲帶（Ogura & Mallen, 1965）。有時候，這種往下延伸的手術會包括部分或

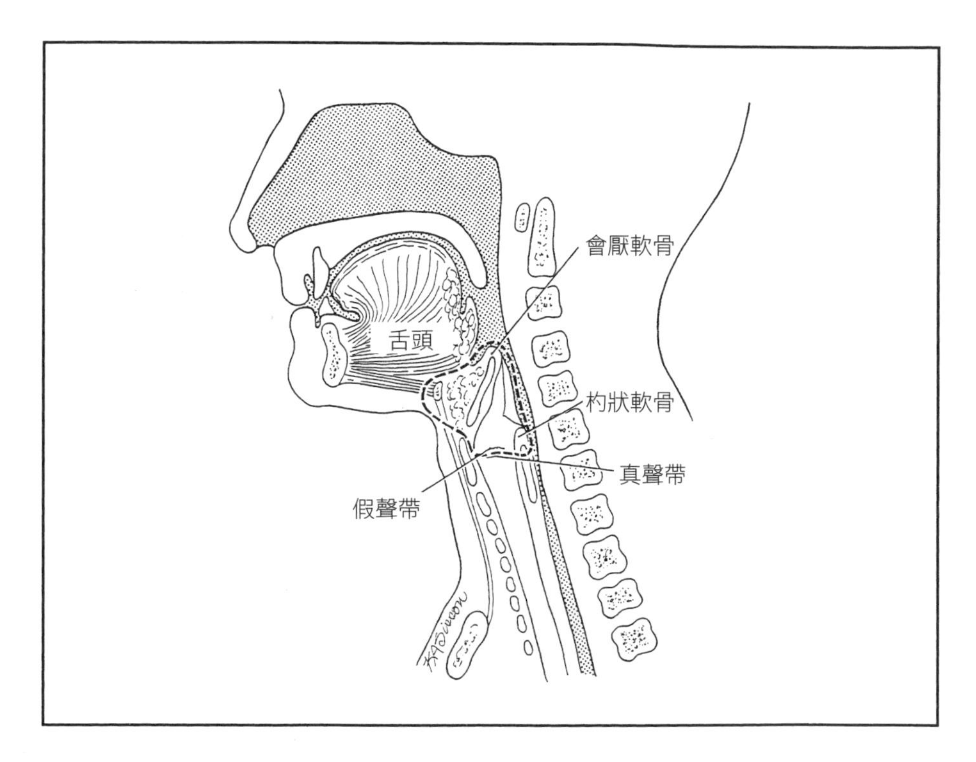

287 **圖 8.5　頭頸部的側面觀，虛線表示往下擴及杓狀軟骨的聲門上區切除。**

全部的單邊杓狀軟骨。對喉聲門上部分切除術的病患而言，關閉呼吸道入口的工作主要是由杓狀軟骨負責，病患若因擴大手術切除大範圍的聲帶和杓狀軟骨，要恢復到正常吞嚥而沒有明顯慢性吸入現象的機會將減少（Jenkins, Logemann, Lazarus, & Ossoff, 1981; Padovan & Oreskovic, 1975）。長期追蹤二十五位喉聲門上部分切除手術後的病患發現，那些接受標準喉聲門上部分切除術（即切除範圍沒有擴大到舌根或杓狀軟骨）的病患都能夠恢復正常的吞嚥，在吞嚥中或吞嚥後都沒有產生吸入現象（Jenkins et al., 1981）。平均在術後一個月的時間內，他們便可以吞一般的食物，包括液體和全由固體組成的食物。有些病患則需要花三到六個月的時間，才能恢復由口進食。相反的，病患切除手術擴大到包括部分或全部杓狀軟骨，則需要至少二個月，通常是六到十二個月的時間，才能恢復由口進食。有些病患喝液體時無法避免嚴重的吸入現象，且一直需要裝戴氣切套管。

手術範圍擴及舌根的病患也需要花較長的時間才能恢復由口進食（通常多於六個月），他們也許無法恢復以舌根保護呼吸道入口的動作，而且可能需要改做全喉切除。另外，某些接受喉聲門上部分切除術的病患，在術後吞嚥評估時，無法完全關閉呼吸道入口，可以讓他們進行舌根和杓狀軟骨活動度運動課程，以改善肌肉功能。一般而言，這些運動會在開始後二到四星期出現效果。假如二到四星期呼吸道入口關閉仍不足夠，即使進步很慢，仍需要繼續做運動。如果繼續做運動，有些病患將能在術後三到四個月成功地保護呼吸道（Rademaker et al., 1993）。通常在術後一個月內，病患若有好的舌根動作，並能夠按照指令順序學習超上聲門吞嚥法，將可恢復正常吞嚥。

選擇讓病患接受喉聲門上部分切除術的標準是，他們必須有能力重新學習吞嚥程序。有心智問題、無法重新學習或無法遵守指令的病患，都不是喉聲門上部分切除術的適合人選。假如吞嚥治療師在術前諮商和評估時，懷疑病患的學習能力，治療師應該發出指令，要求病患跟著做一連串類似超上聲門吞嚥法的動作，並評估病患是否有能力應付。如果在試驗後對病患的能力仍有一連串的疑問，吞嚥治療師應該和醫師討論這個病患是否適合此手術。

在部分喉切除後的吞嚥恢復研究中，Rademaker等人（1993）發現，在放射線治療前還不能由口進食的病患，會花相當長的時間恢復由口進食。假如可能，術後放射線治療開始時間應該延後，直到恢復由口進食再開始。

單側喉部腫瘤

289

位於單側聲帶游離邊緣的腫瘤只需要局部切除，通常使用的是**垂直式喉部分切除手術**（vertical laryngectomy）或**喉半切除術**（hemilaryngectomy），或**擴大型喉半切除術**（extended hemilaryngectomy）（Ogura et al., 1969; Padovan & Oreskovic, 1975; Shumrick & Keith, 1968; Som, 1951）。喉半切除手術是

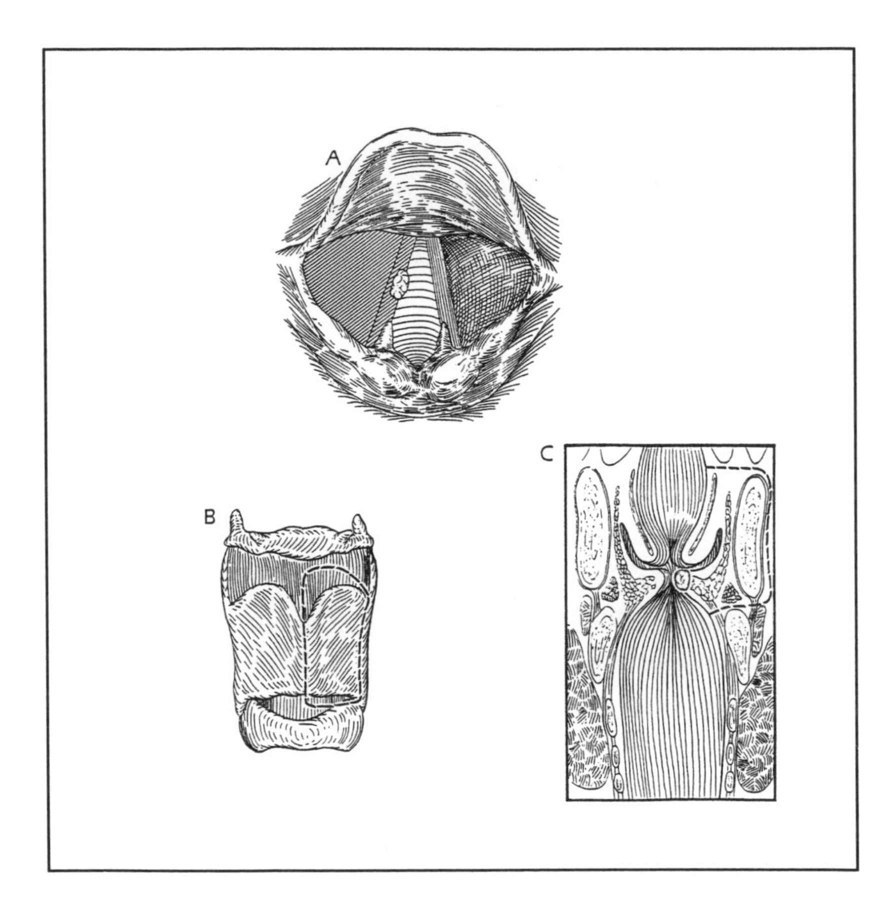

289 **圖 8.6 喉部的三個圖像呈現在典型喉半切除手術的腫瘤位置（A）及手術切除的範圍（B和C）。**

切除包含垂直半側喉部的區域，如圖 8.6 所示。這種切除包括單側的假聲帶、腔室和真聲帶，但通常不包括杓狀軟骨以及在切除側的部分甲狀軟骨，舌骨和會厭也會被完整地保留下來。病患接受典型的喉半切除術後，應該很少會覺得吞嚥困難，因為在手術側部分重建的組織能夠接觸到非手術側，而讓喉 290 部在吞嚥時能正常關閉。重建側的聲帶必須要和正常聲帶在同樣高度，才能產生正常吞嚥（Schoenrock, King, Everts, Schneider, & Shumrick, 1972; Sessions et al., 1979）。這些病患在吞嚥時，有時候會覺得有短暫的困難，且會產生吸入現象（Jenkins et al., 1981; Weaver & Fleming, 1978）。通常病患的頭往前傾，能將會厭推向更後方且縮小呼吸道入口（Welch, Logemann, Rademaker, & Kahrilas, 1993），這麼做可額外提供呼吸道足夠的保護，以避免發生吸入現象，且讓病患恢復正常的飲食。如果頭向前傾後仍會發生吸入現象，將頭轉向手術那一側，可進一步改善喉部關閉的情形。也可以合併這兩種姿勢，使呼吸道得到最好的保護。通常病患只需要在術後的幾週採用這種低頭的姿勢。

在許多實例中，為了去除腫瘤，喉半切除手術的範圍會往前或是往後延伸擴大。喉半切除手術因為是要移除喉部的垂直半部，所以是採垂直的方式切除喉部。然而，如果病灶位在聲帶一側的前半部，如圖 8.7 所示，手術切除區就必須包括部分或全部的喉部前連合（anterior commissure）。在這些個案中，喉半切除術變成了前面與側面的喉部切除，包括從喉部正面向兩側延伸約三分之一的部分。這些病患通常會用手術側的組織重建。可能會取用喉部條狀肌，使得正常側的聲帶和假聲帶在閉合時，可以有東西和它們接觸。為了能懸吊和上抬喉部，手術保留了會厭、舌骨以及大部分喉部條狀肌。兩側杓狀軟骨也完好如初，使得喉部聲帶的內縮機轉仍舊完整，因此這些病患也可能迅速恢復（在術後的二到三週內）（Conley, 1960）。與喉部切除部位較少的病患相比，這些病患大多在一開始時，會更需要在吞嚥時使用低頭的姿勢，來避免吸入現象的產生。

假如病灶位於更前面的位置，喉半切除手術也許會延伸擴大到更前面的另一側聲帶。如圖 8.8 所示，切除範圍沿著前連合包含到約另一側喉部的一半，而變成了四分之三的喉部切除。因為病患的杓狀軟骨完整、有正常的會厭和舌骨，在手術側也放入組織墊厚，因此，通常在聲帶所處的水平面上和呼吸道入口處，都能產生足夠的收縮而避免發生吸入現象。如同前面描述的擴大型手術，這些病患需要採取低頭和轉頭的姿勢來恢復正常的吞嚥，有些也許需要聲門閉合運動和超上聲門吞嚥法以改善括約肌保護呼吸道的動作。

如果腫瘤的位置如圖 8.9 所分布，喉半切除手術的範圍也許會往後延伸擴大，影響到杓狀軟骨。當切除範圍包括杓狀軟骨時，病患要恢復正常吞嚥而

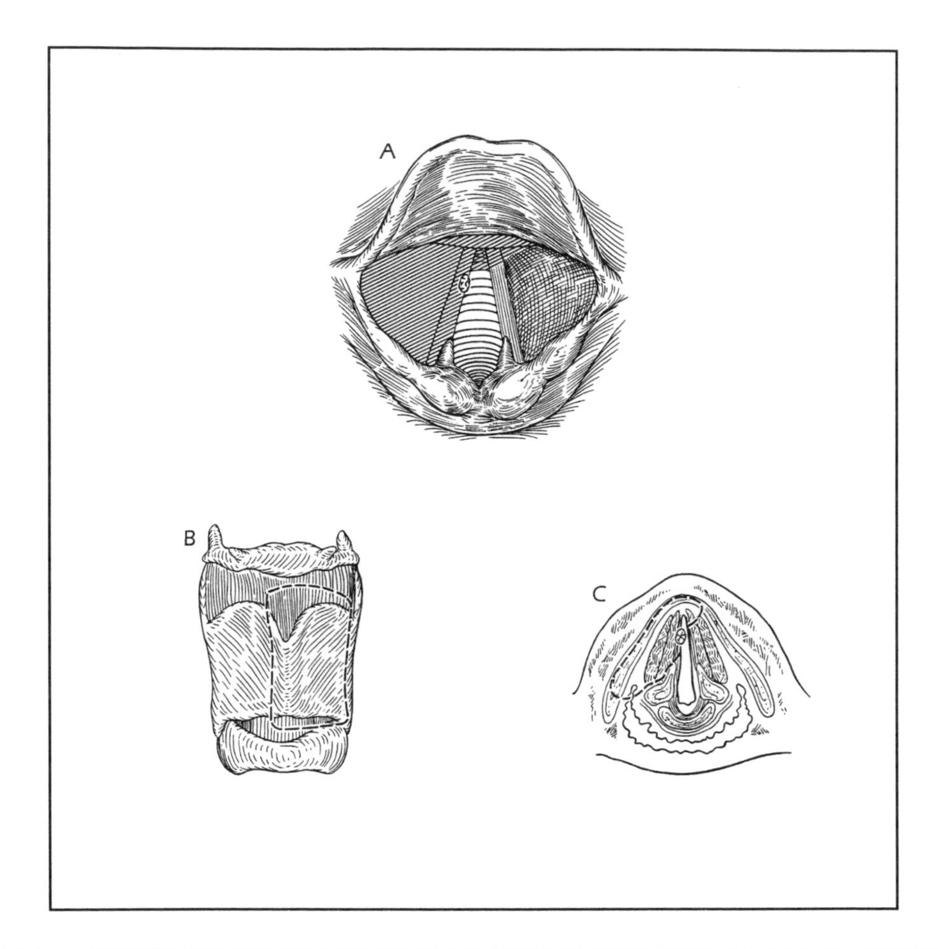

291 圖 8.7 喉部的三個圖像呈現在擴及前連合的喉半切除手術的腫瘤位置（A）及手術切除的範圍（B 和 C）。

不會將食物吸入呼吸道的機會將大大減少（Jenkins et al., 1981; Sessions & Zill, 1979）。一項研究長期追蹤了二十五位接受喉半切除手術病患，結果顯示那些切除範圍小的病患，在術後開始由口進食後的一星期之內可以恢復正常的吞嚥（Jenkins et al., 1981）。相形之下，那些接受擴大型喉半切除手術的病患，若切除範圍包括杓狀軟骨，則需要較長的時間才能恢復。他們之中有幾292 個人因為吞嚥過程中會將食物吸入呼吸道，以致於無法由口喝取液體，且需

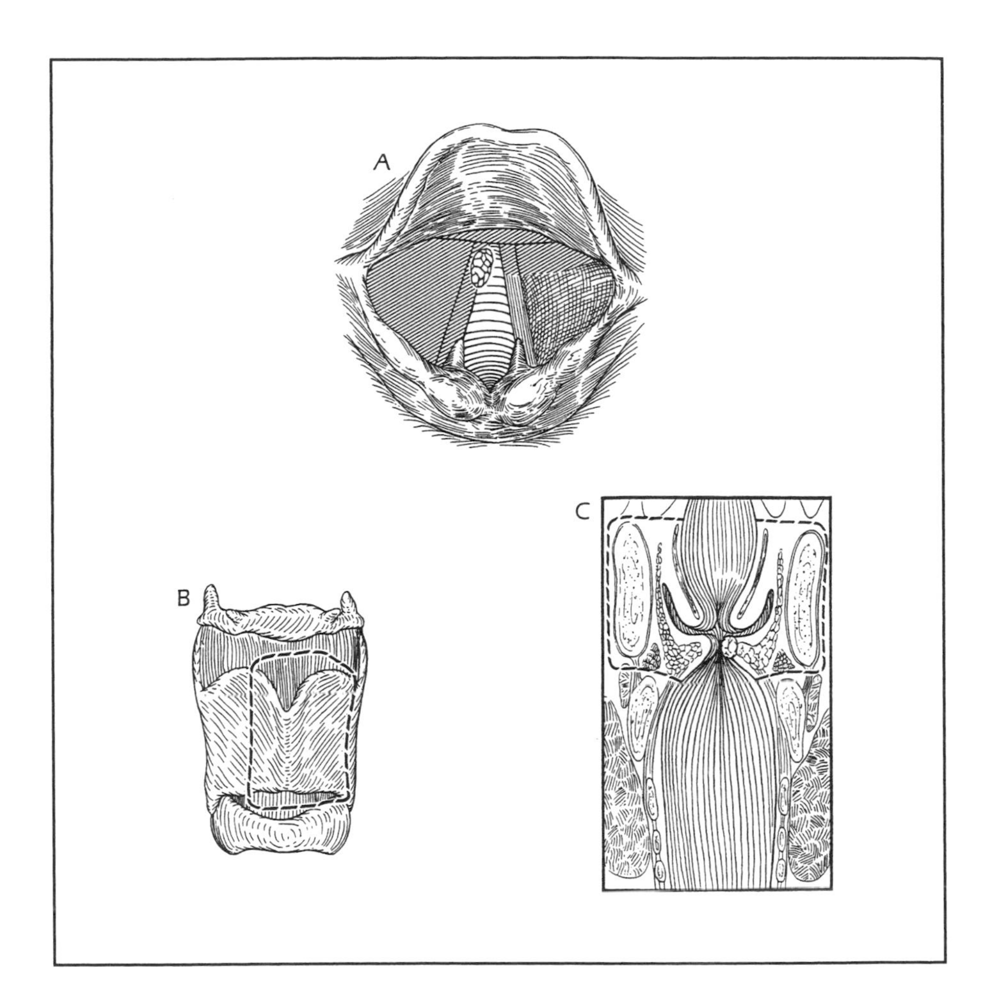

圖 8.8　喉部的三個圖像呈現在擴及前連合與對側聲帶前半部的前側面部分喉部切除手術的腫瘤位置（A）及手術切除的範圍（B 和 C）。

292

要接受永久性的氣切。手術切除範圍涵蓋杓狀軟骨的病患，原則上需要做聲門閉合運動，以及低頭和轉頭姿勢，以幫助病患在吞嚥時不會產生吸入現象。

也有人提出報告，說明手術範圍涵蓋聲帶的擴大型喉部切除手術的情形。（Pearson, 1981; Pearson, Woods, & Hartman, 1980）。報告中，除了醫師對病患的評論是「可以吞嚥」外，沒有針對病患吞嚥生理方面進行描述。對於任

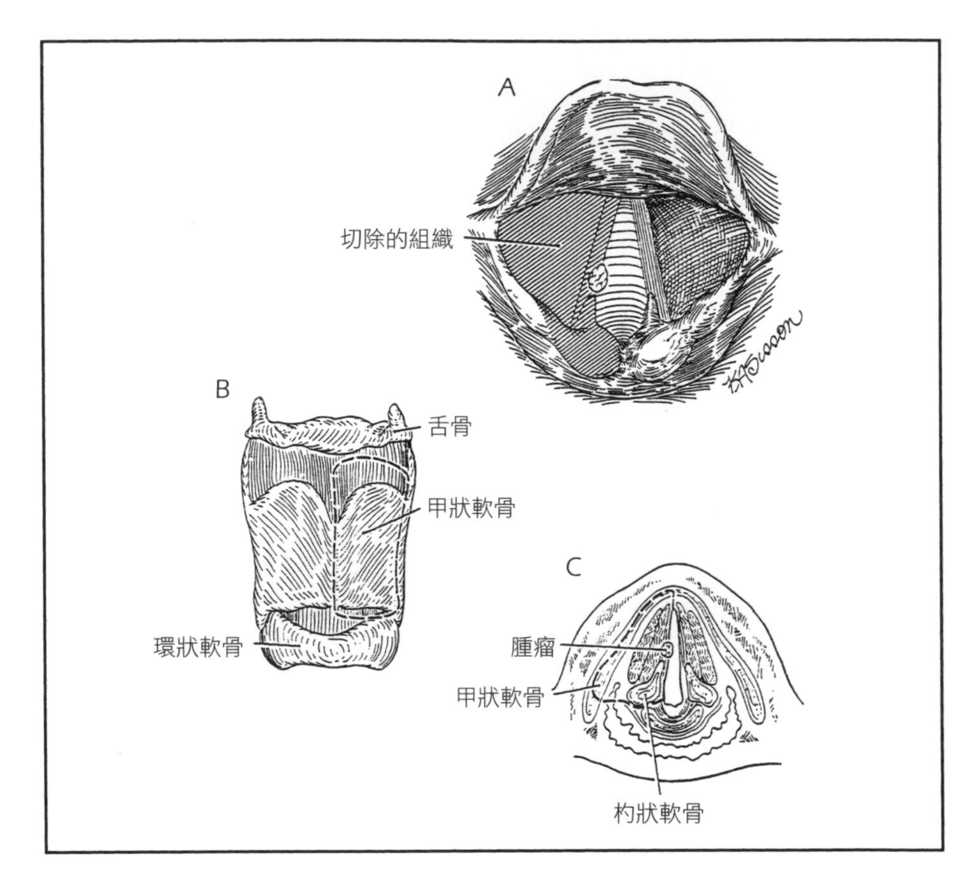

293 **圖 8.9 喉部的三個圖像呈現在往後擴大到包括杓狀軟骨之喉半切除手術的腫瘤位置（A）及手術切除的範圍（B 和 C）。**

何一種擴大性部分喉部切手術而言，首要之務是避免產生吸入現象。假如透過將聲門縫隙變窄來控制吸入現象，通常需要犧牲呼吸道；而消除吸入現象，在功能上所要付出的代價便是永久性的氣切。

293

喉部大區域受損或受損區域不只一處

喉部受損區域較大（T3 或 T4）或受損區域不只一處，通常需要做**全喉切**

除術（total laryngectomy），或**高劑量放射線治療伴隨（或不伴隨）化學治療**（high-dose radiation with or without chemotherapy）。接受全喉切除手術的病患，因為從生理上分開胃腸消化道和呼吸道，因此不會有吸入食物或液體的危險。然而有報告顯示，接受全喉切除手術的病患會發生某些類型的吞嚥問題。首先出現的是與手術縫合本質有關的問題。術後有些病患會在舌根處有皺褶組織，通常稱為假會厭（psudoepiglottis）。Davis、Vincent、Shapshay和Strong（1982）認為，這與垂直縫合的手術缺損有關。這些作者假設，會出現這些像袋子的凹陷處是因為必須將舌頭往垂直的方向拉，才能在舌根處垂直縫合。如此一來，當張力消失時，縫合皺褶本身可能就形成假會厭。Kirchner、Scatliff、Dey 和 Shedd（1963）提出第二種解釋：舌根下的縫線也許因傷口邊緣的張力而裂開，此張力是由於舌頭與咽部收縮肌在不同的兩側拉扯所造成的。上述任一個假設都可能是正確的，然而，咽部重建的其他因素也需要納入考慮。因此，我們還需要更多的研究才能解釋此種皺褶組織的病理因素。

294

此種組織在螢光透視檢查的側面像看起來像個假會厭，會在舌根處形成一個口袋，吞嚥時食物和液體會堆積於此；必須透過檢查來了解此組織在吞嚥時的影響，因為在靜止時檢查，會看到此組織平放交於舌根處，而誤認為它對吞嚥沒有影響的。但在吞嚥時，咽部收縮肌的收縮會將假會厭組織往後拉，加深舌根處的凹口，並形成一個堆積食物的大口袋。因此，這個位於舌根處的構造，在靜止時以喉鏡檢查看起來頗小，但當病患嘗試吞嚥時，很可能會擴大到足夠堵塞住咽部的程度，並讓食物無法通過。通常病患掙扎的反應愈大，這個可以堆積食物的口袋也就變得愈大，在吞嚥時就愈困難。有些全喉切除者因為這個問題而只能吃液體狀的食物。治療的方式一般是用手術切除皺褶組織。

第二種發生在全喉切除者的吞嚥問題，是和手術縫合過緊有關。病患的腫瘤位在梨狀竇，或是擴大到下咽部時，全喉切除手術需切除更多的咽部黏膜，因此縫合時不得不縫得更緊些。有些病患術後產生疤痕組織而使食道變窄。變窄後的食道讓任何大量的或較黏稠的食物完全無法通過。過去這種情形的最主要治療方式是擴張法（dilatation procedure）。在擴張法中，病患必須吞下一個會持續變大、裝滿水銀的橡膠導管，此導管會漸漸撐開狹窄部位。然而，此治療方式通常只有暫時性的效果，且必須定期（通常是每個月）重複施行。Singer 和 Blom（1981）指出，在全喉切除手術後實施咽食道肌切開術（pharyngoesophageal myotomy），可以鬆開狹窄疤痕組織，而能夠讓病患有較正常的吞嚥。根據Singer和Blom的說法，此手術也可能影響到病患將空氣吸入或放出食道，發出食道語的能力。沒有任何運動可以改善這種狹窄的情況，然而在不能實行擴張法和手術時，有時候可以改變頭部姿勢，例如轉頭，可舒張並打開狹窄或緊縮的區域。假會厭和食道狹窄都會使病患在使勁吞嚥時，造成食物逆流。

295

假如全喉切除的範圍包含了咽部（pharyngectomy）或食道（esophagectomy），並使用遠端皮瓣（distal flap）、將胃上拉或小腸移植等方法來重建器官，則可能會產生更大的吞嚥問題，包括食物逆流到鼻子或嘴巴（Logemann, 1983b; McConnel, Hester, Mendelsohn, & Logemann, 1988）。這些異常有時候可以用姿勢改變來處理（即盡全力轉動頸部和頭部，以延展重建組織）。假如術後兩個月，全喉切除者尚未完全恢復如術前般的飲食，應該在病人吞嚥時，做口咽部和頸部食道的 X 光攝影檢查，以確認有無任何構造異常。如果發現假會厭，可以使用手術切除，而食道狹窄則可以使用擴張的方法處理。以生理學的方式來評估這些異常是很重要的，因為在解剖檢查時，它們可能看起來是良性的。假如接受全喉切除手術的病患在術後幾個月或幾年抱怨有吞嚥問題，特別是如果他之前吃得很好，病患應該馬上找醫師回診，因為這可能是疾病復發的徵兆。許多不同種類的功能缺損，很明顯是因喉癌的部分喉部切除、全喉切除或放射線治療所引起的（Logemann, 1983a, 1989, 1993; McConnel et al., 1988; McConnel, Mendelsohn, & Logemann, 1986; Ogura et al., 1964; Rademaker et al., 1993）。

過去幾年，醫護人員嘗試將不少手術和贗復的嗓音復健技巧（prosthetic

voice rehabilitation）用在全喉切除病患身上（Rush, 1981; Shedd & Weinberg, 1980; Woods & Pearson, 1980），在這些技巧中，有些方法是嘗試重新連接肺部呼吸道和咽食道。大部分這些技巧最主要的問題是，食物會從食道吸入到氣管。這些技巧中，有一種稱為 Staffieri 新聲門療法（Staffieri neoglottic procedure, Leipzig, Griffiths, & Shea, 1980; Staffieri, 1981）。由於這種技巧會使大部分的病患產生吸入現象，因此基本上已停用此技巧。

一直以來最成功的手術贗復作法是氣管食道穿刺術（tracheoesophageal puncture procedure, Blom, Singer, & Hamaker, 1982; Singer & Blom, 1980）。這個手術需要在病患氣切孔十二點鐘的位置刺開一個傷口，然後在這個傷口上置放一個小型彈性贗復，此傷口連接著氣管和咽食道處振動部位下方的食道。小型贗復置放在穿刺傷口上，可防止食物從食道逆流到氣管，因此可以避免吸入。此外，氣管肌肉易在贗復周圍的穿刺處形成緊密的癒合，因此也可減少食道內的食物滲透贗復周圍逆流到氣管。因為可以避免吸入現象的發生，因此氣管食道穿刺術及相似的技巧，如 Panje 術（Panje, 1981），就成了讓全喉切除病患在術後能快速回復最理想聲音的各種作法中最成功的。如果病患在接受這些手術後產生吸入現象，通常沒有運動方案可以改變他們的吸入現象。在接受 Singer 和 Blom（1980）所發展的手術的個案中，醫師可以先燒灼穿刺部位好將它縮小，以便讓贗復能更緊密地塞入穿刺道。 *296*

適合使用 Singer-Blom 手術的病患，也許需要肌肉切開術來避免咽部痙攣（pharyngospasm）。這種肌肉切開術剪開咽部肌肉的範圍，較本書後面描述到的環咽肌切開術還來得大。接受環咽肌切開術之後，病患也許會感覺咽部到處都是殘餘物；而那些接受神經切斷手術的病患身上，只有在舌根處才會感覺到殘餘物的存在（Pauloski, Blom, Logemann, & Hamaker, 1995）。神經切斷術意味著切斷到咽壁肌肉的神經支配，而不是切斷肌肉本身。上述兩種手術都是為了防止從咽部下方進入的氣流，造成咽部痙攣或咽部肌肉收縮的反應。咽部痙攣是一種功能性而非構造上的現象，也就是只有在空氣從下方進入咽部時，才會出現咽部攣縮。

全喉切除手術後，病患將會感覺到在吞嚥上有些微改變（Logemann, 1983b），而且覺得舌頭需要更費力。事實上在全喉切除手術後，病患確實會增加舌頭壓力，以補償喪失的喉部及術後咽壁功能降低的缺陷（McConnel et al., 1986）。通常這種改變很小，而病患在術後一到二個月內就可恢復正常的飲食。

放射線治療

假如用放射線治療較小的腫瘤（T1 或T2），喉癌病患也許只會感覺到嗓音暫時改變，包括沙啞或粗糙，而情況會在完成放射線治療後的一到二個月獲得改善。病患也許也會感覺到些微的唾液分泌改變，而程度完全依據放射線治療實際集中的部位而定。這些病患很少會抱怨有吞嚥上的問題。

目前，有些病患除了接受全喉切除手術，也接受合併或不合併化學治療的高劑量放射線治療（六千至七千葛雷）。這些病患放射線照射範圍通常類似扁桃腺或舌根腫瘤的病患（即範圍從口咽部擴大到食道上方）。在合併放射線和化學治療的切除手術後，喉癌末期的病患通常在吞嚥時，喉部上抬和咽壁動作會明顯變差，而這會影響他們吞嚥的有效性和安全性。喉部往上和往前的動作，是正常關閉喉部入口及開啟上食道括約肌（UES）的關鍵（Kahrilas, Dodds, Dent, Logemann, & Shaker, 1988; Logemann et al., 1992）。這些影響也許從放射線治療期間或之後的任何時間，包括幾年後才開始出現。這些改變的發生，據信是因為在照射區域供給肌肉細胞的微血管會遭到破壞，使得肌肉逐漸纖維化。這些異常現象的嚴重程度會因人而異。也許可以教導病患一些改善喉部動作的運動（假聲練習或孟德森吞嚥手法），好讓他們能自主地控制呼吸道關閉和上食道括約肌的開啟（Kahrilas, Logemann, Krugler, & Flanagan, 1991; Lazarus et al., 1996; Logemann, 1993）。運動方案可以改善放射線治療後的喉部上抬動作，有時經過幾年後，那些被迫無法吃較濃稠食物

297

的病患或依賴非口餵食的病患，可以恢復到能由口進食的地步。然而，有些個案還是存在嚴重的吞嚥困難。到目前為止，我們尚無法預測哪些病患對運動方案會有良好反應。

喉癌病患吞嚥治療的一般原則

在治療前，喉癌病患應該接受語言和吞嚥治療師的諮商。治療師應該確認病患知道他的聲音和吞嚥在術後也許會有所改變。通常要到手術或放射線治療後，病患才知道這些改變實際上到底會如何，但是應該告知病患，術後會需要做一些吞嚥治療，讓他能體認術後參與任何運動方案的重要性。假如病患不知道他基本的責任，以及需要主動從事吞嚥和溝通能力方面的復健，那麼復健對他們來說是相當困難的。通常會建議接受放射線照射的病患，在放射線治療的開始就做舌根和喉部上抬的活動度運動，每天做五到十次，每次十分鐘。病患在整個放射線治療及治療後一段時間內，都應該持續這些運動，以盡量維持活動度。

術後吞嚥治療師應該檢閱病患的病歷，並確定切除的實際範圍和重建工作的性質，以及（或）放射線治療的確切計畫。如同前面所述，切除和重建將會決定病患術後的功能表現。接受手術治療的病患，在醫師表示縫線禁得起吞嚥壓力時，便可開始運動方案。首先應該先做電視螢光吞嚥攝影，以評估病患功能，並訂定最理想的治療方法。根據螢光透視研究結果，有不少病患在發現吞嚥仍具功能性或正常的當天，便能夠恢復正常的飲食。在嘗試治療試圖增加肌肉力量和協調功能後，如果發現咽部和（或）喉部還是有生理異常，並且在吞嚥**前**、**中**、**後**都會發生明顯的吸入現象，那麼在開始由口餵食前，必須先進行運動方案。通常要達到功能最佳狀態所需的運動方案期間，不會超過二到四週，然而有些病患在幾個月後才有緩慢的改善，而在術後的一到二年才能恢復到由口餵食（Staple & Ogura, 1966）。病患住院期間，應該

298

每天接受吞嚥治療師的察看，出院後若有需要，應接受每週的追蹤。整個治療中，讓所有專業團隊人員都察看病患，以及所有人員在吞嚥復健過程中互相配合是重要的，也需要持續鼓勵病患做吞嚥練習。固定給予病患護理照護及醫師介入也很重要。如果有兩、三位不同專業人員對病患的問題給予不同的建議，勢必造成他的困擾。要達到最佳的吞嚥復健效果，必須只能給病患一套指導原則，並且由照護他的所有專業人員一同鼓勵病患才能達成。

參考文獻

Aguilar, N. V., Olson, M. L., & Shedd, D. P. (1979). Rehabilitation of deglutition problems in patients with head and neck cancer. *American Journal of Surgery*, *138*, 501–507.

Alonso, J. (1947). Conservative surgery of cancer of the larynx. *Transactions American Academy Ophthalmology*, *51*, 633–642.

Blom, E., Singer, M., & Hamaker, R. A. (1982, May). *Tracheostoma valve for postlaryngectomy voice rehabilitation*. Paper presented at the American Broncho-esophagological Association annual meeting, Palm Beach, FL.

Conley, J. (1960). Swallowing dysfunctions associated with radical surgery of the head and neck. *Archives of Surgery*, *80*, 602–612.

Davis, R., Vincent, M., Shapshay, S., & Strong, M. (1982). The anatomy and complications of "T" versus vertical closure of the hypopharynx after laryngectomy. *Laryngoscope*, *92*, 16–22.

Goepfert, H., Lindberg, R., & Jesse, R. (1981). Combined laryngeal conservation surgery and irradiation: Can we expand the indications for conservation therapy? *Otolaryngology—Head and Neck Surgery*, *89*, 974–978.

Jabaley, M., & Hoopes, J. (1969). A simple technique for laryngeal suspension after partial or complete resection of the hyomandibular complex. *American Journal of Surgery*, *118*, 685–690.

Jenkins, P., Logemann, J., Lazarus, C. & Ossoff, R. (1981). *Functional changes after hemilaryngectomy*. Paper presented at the American Speech-Language-Hearing Association annual meeting, Los Angeles.

Kahrilas, P., Dodds, W., Dent, J., Logemann, J., & Shaker, R. (1988). Upper esophageal sphincter function during deglutition. *Gastroenterology*, *95*, 52–62.

299

Kahrilas, P. J., Logemann, J. A., Krugler, C., & Flanagan, E. (1991). Volitional augmentation of upper esophageal sphincter opening during swallowing. *American Journal of Physiology*, *260* (*Gastrointestinal Physiology*, *23*), G450–G456.

Kirchner, J., Scatliff, J., Dey, F., & Shedd, D. (1963). The pharynx after laryngectomy. *Laryngoscope*, *73*, 18–33.

Lazarus, C. L., Logemann, J. A., Pauloski, B. R., Colangelo, L. A., Kahrilas, P. J., Mittal, B. B., & Pierce, M. (1966). Swallowing disorders in head and neck cancer patients treated with radiotherapy and adjuvant chemotherapy. *Laryngoscope*, *106*, 1157–1166.

Leipzig, B., Griffiths, C., & Shea, J. (1980). Neoglottic reconstruction following total laryngectomy. *Annals of Otolaryngology*, *89*, 204–208.

Litton, W., & Leonard, J. (1969). Aspiration after partial laryngectomy: Cineradiographic studies. *Laryngoscope*, *79*, 888–908.

Logemann, J. (1983a). *Evaluation and treatment of swallowing disorders*. Austin, TX: PRO-ED.

Logemann, J. A. (1983b). Speech therapy after extensive surgery for post cricoid carcinoma. In Y. Edels (Ed.), *Vocal rehabilitation after laryngectomy* (pp. 233–248). London: Croom Helm.

Logemann, J. (1989). Deglutition disorders in cancer of the head and neck. In A. R. Kagan & J. Miles (Eds.), *Head and neck oncology* (pp. 155–161). Elmsford, NY: Pergamon Press.

Logemann, J. (1993). *Manual for the videofluoroscopic study of swallowing* (2nd ed.). Austin, TX:

PRO-ED.

Logemann, J. A., Gibbons, P., Rademaker, A. W., Pauloski, B. R., Kahrilas, P. J., Bacon, M., Bowman, J., & McCracken, E. (1994). Mechanisms of recovery after supraglottic laryngectomy. *Journal of Speech and Hearing Research, 37*, 965–974.

Logemann, J. A., Kahrilas, P. J., Cheng, J., Pauloski, B. R., Gibbons, P. J., Rademaker, A. W., & Lin, S. (1992). Closure mechanisms of the laryngeal vestibule during swallow. *American Journal of Physiology, 262 (Gastrointestinal Physiology, 25)*, G338–G344.

McConnel, F. M. S., Hester, T. R., Mendelsohn, M. S., & Logemann, J. A. (1988). Manofluorography of deglutition after total laryngopharyngectomy. *Plastic and Reconstructive Surgery, 81*, 346–351.

McConnel, F. M. S., Mendelsohn, M. S., & Logemann, J. A. (1986). Examination of swallowing after total laryngectomy using manofluorography. *Head & Neck Surgery*, 9, 3–12.

Ogura, J. (1955). Surgical pathology of cancer of the larynx. *Laryngoscope, 65*, 868–926.

Ogura, J., Biller, H., Calcaterra, T., & Davis, W. (1969). Surgical treatment of carcinoma of the larynx, pharynx, base of tongue and cervical esophagus. *International Surgery, 52*, 29–40.

Ogura, J., Kawasaki, M., & Takenouchi, S. (1964). Neurophysiologic observations on the adaptive mechanism of deglutition. *Annals of Otology, Rhinology, and Laryngology, 73*, 1062–1081.

Ogura, J., & Mallen, R. (1965). Partial laryngectomy for supraglottic and pharyngeal carcinoma. *Transactions of the American Academy of Ophthalmology and Otolaryngology*, 69, 832–845.

Padovan, I. F., & Oreskovic, M. (1975). Functional evaluation after partial resection in patients with carcinoma of the larynx. *Laryngoscope, 85*, 626–638.

Panje, W. (1981). Prosthetic vocal rehabilitation following laryngectomy: The voice button. *Annals of Otology, Rhinology and Laryngology*, 90, 116–120.

300 Pauloski, B. R., Blom, E. D., Logemann, J. A., & Hamaker, R. C. (1995). Functional outcome after surgery for prevention of pharyngospasms in tracheoesophageal speakers: Part II. Swallow characteristics. *Laryngoscope, 105*, 1104–1110.

Pearson, B. (1981). Subtotal laryngectomy. *Laryngoscope, 91*, 1904–1912.

Pearson, B., Woods, R., & Hartman, D. (1980). Extended hemilaryngectomy for T3 glottic carcinoma with preservation of speech and swallowing. *Laryngoscope*, 90, 1950–1961.

Pfister, D. G., Strong, E. W., Harrison, L. B., Haines, I. E., Pfister, D. A., Sessions, R., Spiro, R., Shah, J., Gerold, F., McLure, T., Vikram, B., Fass, D., Armstrong, J., & Bosl, G. J. (1991). Larynx preservation with combined chemotherapy in advanced but resectable head and neck cancer. *Journal of Clinical Oncology*, 9, 850–859.

Powers, W., Ogura, J., & Holtz, S. (1963). Contrast examination of the larynx and pharynx. *New York State Journal of Medicine, 63*, 1163–1173.

Pressman, J. (1954). Cancer of the larynx: Laryngoplasty to avoid laryngectomy. *Archives of Otolaryngology, 59*, 355–412.

Rademaker, A. W., Logemann, J. A., Pauloski, B. R., Bowman, J., Lazarus, C., Sisson, G., Milianti, F., Graner, D., Cook, B., Collins, S., Stein, D., Beery, Q., Johnson, J., & Baker, T. (1993). Recovery of postoperative swallowing in patients undergoing partial laryngectomy. *Head & Neck, 15*, 325–334.

Rush, B. (1981). New voices for old: Attempts to create a new larynx in the post-laryngectomy patient. *Surgical Rounds*, 4, 16–22.

Schoenrock, L., King, A., Everts, E., Schneider, H., & Shumrick, D. (1972). Hemilaryngectomy: Deglutition evaluation and rehabilitation. *Transactions of the Academy of Ophthalmology and Otolaryngology*, *76*, 752–757.

Sessions, D., Zill, R., & Schwartz, J. (1979). Deglutition after conservation surgery for cancer of the larynx and hypopharynx. *Otolaryngology—Head and Neck Surgery*, *87*, 779–796.

Shedd, D., & Weinberg, B. (Eds.). (1980). *Surgical and prosthetic approaches to speech rehabilitation*. Boston: G. K. Hall Medical.

Shumrick, D., & Keith, R. (1968). *Conservation surgery of the larynx*. Scientific exhibit at the American Speech-Hearing Association, annual meeting, Denver.

Singer, M., & Blom, E. (1980). An endoscopic technique for restoration of voice after laryngectomy. *Annals of Otology, Rhinology and Laryngology*, 89, 529–533.

Singer, M., & Blom, E. (1981). Selective myotomy for voice restoration after total laryngectomy. *Archives of Otolaryngology*, *107*, 670–673.

Som, M. (1951). Hemilaryngectomy—A modified technique for cordal carcinoma with extension posteriorly. *Archives of Otolaryngology*, *54*, 524–533.

Staffieri, M. (1981). Phonatory neoglottis surgery. *Ear, Nose and Throat Journal*, 60, 254–258.

Staple, T., & Ogura, J. (1966). Cineradiography of the swallowing mechanism following supraglottic subtotal laryngectomy. *Radiology*, *87*, 226–230.

U.S. Department of Health, Education, and Welfare. (1979). *Management guidelines for head and neck cancer*. Washington, DC: Author.

U.S. Department of Veterans Affairs Laryngeal Cancer Study Group. (1991). Induction chemotherapy plus radiation in patients with advanced laryngeal cancer. *New England Journal of Medicine*, *324*, 1685–1690.

Weaver, A., & Fleming, S. (1978). Partial laryngectomy: Analysis of associated swallowing disorders. *American Journal of Surgery*, *136*, 486–489.

Weiss, M. H. (1993). Head and neck cancer and the quality of life [Editorial]. *Otolaryngology—Head and Neck Surgery*, *108*, 311–312.

Welch, M. V., Logemann, J. A., Rademaker, A. W., & Kahrilas, P. J. (1993). Changes in pharyngeal dimensions effected by chin tuck. *Archives of Physical Medicine and Rehabilitation*, *74*, 178–181.

Woods, R., & Pearson, B. (1980). Alaryngeal speech and development of an internal tracheopharyngeal fistula. *Otolaryngology—Head and Neck Surgery*, 88, 64–73.

301

第 9、10 章的引言

神經異常造成的吞嚥困難

Introduction to Chapters 9 and 10: Swallowing Disorders Caused by Neurologic Impairments

有二種神經異常會影響吞嚥：一種是突發性的，像中風、頭部傷害、脊椎傷害等，這類的病人在吞嚥能力上可預期至少會部分恢復；另一種是退化性的神經異常，其吞嚥功能也會逐漸退化。處理這二種不同病理的吞嚥異常，治療方法上也有所不同。對於可預期吞嚥能力有部分恢復的病患而言，要回答如下的問題：一開始要用什麼治療方法讓這些病患的吞嚥生理正常化？他們可以吃一般的飲食嗎？如果可以，是從什麼時候開始？病人吞嚥異常的恢復情形是否符合相同病灶區的病例？是否有其他因素與神經損害交互作用而使吞嚥異常惡化呢？ *303*

對於退化性疾病，則要問下列問題：疾病初期在吞嚥方面有沒有任何典型的變化，可用來界定疾病的本質？在吞嚥生理的特性方面，不同的大腦損傷區域是否有進行性且可預期的變化？還有多久這些病患就不能以口進食呢？有什麼技巧可以延長他們以口進食的時間呢？ *304*

處理神經異常造成之吞嚥問題的一般性考量

所有神經異常的病患對食物吸入呼吸道的敏感性會明顯降低，這可以從咳嗽的頻率減少得知：即使他們咳嗽，也無法咳出或清除吸入的物質。很多這類神經異常的病患不知道，也否認他有吞嚥的問題，但是透過電視螢光透視檢查，就會發現病人每一口吞嚥都有明顯的吸入現象。顯然很多種神經受損的情況，都會使病患對於食物在發聲管道的位置和食物已進入呼吸道的感覺回饋受到影響。此外，其他類型的病患能夠感覺到食物殘留在咽部的情況，神經異常的病患卻無法察覺，所以也不會用乾吞的方法來清除物質。因此，吞嚥治療師在評估和治療神經性異常的病人時，要持續注意病人無聲吸入（silent aspiration）的問題。

Aviv 與其同事（1996）的研究指出，中風造成吞嚥異常的病人，與同年齡正常組相較，在咽部和上聲門的感覺能力都會減少；這種情形很類似其他突發性或退化性的神經異常，這些病人也會導致在上呼吸消化道的感覺變差。不幸的是，因為他們在認知和語言方面的問題，不太可能做直接的感覺測試。只能藉由病人在吞嚥後能否察覺食物殘留在咽部的間接證據，來獲知他們咽部的感覺能力降低。如果病人沒有出現對殘餘物的正常反應（例如，快速地乾吞來清除積在咽部的食物），也是間接顯示其喉部感覺能力降低。他們減少對於殘餘物或吸入現象的反應，也可能是因為長期對於吸入現象或殘餘物的敏感性降低。

因神經性病而造成吞嚥異常的病人，經過一天的勞累或一頓飯的疲倦（fatigue），可能會影響吞嚥功能。因為要採用不同的吞嚥手法，可能需要在一天內的不同時間觀察這些病人的吞嚥情形。如果懷疑吞嚥功能的明顯改變與疲勞有關，那就要將疲勞測試作為改良式鋇劑吞嚥檢查的一部分。如果病人很容易疲倦，那就不適合使用吞嚥技巧，免得增加病人的疲憊。少量多餐通常會有幫助，其他如姿勢的改變，強調吞嚥前的感覺輸入，和改變食物類型等治療方法也都適當。

305

評估加護病房中的神經性病患

在某些情況下，吞嚥治療師要評估仍住在加護病房的神經性異常病人。如果病人仍有插管，就等病人插管拔除後再評估。有研究顯示拔掉插管一個星期後，咽部吞嚥啟動才會正常（DeLarminat, Montravers, Dureuil, & Desmonte, 1995）。有時，需要在病人仍舊昏迷時，便評估其吞嚥功能，有些技巧可用來評估這些病況嚴重的病患，並降低病人吸入性或肺部併發症的風險。首先，吞嚥治療師可以將手輕輕放在病人下頷下面和喉部，評估病人的吞嚥頻率及咽部吞嚥的力量，這些在第五章床邊評估咽部吞嚥中曾介紹過。吞嚥治療師將手指放在這些構造上五到十分鐘，評估吞嚥頻率和喉部上提的力量，以確認咽部吞嚥已被啟動。另外，也可以使用皮表肌電圖（surface electromyography）評估吞嚥頻率，將電極放在下頷下方的下頷肌上或頸部甲狀軟骨上方處，就是喉部上提肌肉上方，這些電極可以記錄吞嚥時肌肉的活動，也讓治療師可較長期地觀察吞嚥的頻率。

在觀察病人的吞嚥頻率時，可同時評估病人處理自己分泌物的能力，如果需要，可以要病人張開嘴巴，用冰冷的 00 尺寸喉鏡，給予溫度觸覺來刺激咽部吞嚥，看看是否有任何肌肉對此有收縮的反應。治療師重複用溫度觸覺刺激前咽門弓底部後，可以把吸管口放在前咽門弓的底部，給予少量冰冷的薑汁，藉此評估病人進食液體後的吞嚥機轉反應，以及是否有啟動咽部期吞嚥。如果病人聽懂指令，就可以執行完整的床邊檢查，其中包括評估自主性及反射性吞嚥動作中發聲管道構造的功能。

依據檢查結果，治療師可以要求病人重複多吞幾口少量的食物，如果病人沒有辦法遵從指令，治療師可以使用非正式觀察來評估發聲管道的功能。這個完整的檢查包括給予病人少於三分之一茶匙的液體，而且不能讓他增加任何肺部併發症的風險。除非經過 X 光攝影檢查確認病人能成功地吞嚥，才會建議給予大口的食物。雖然有些吞嚥治療師建議，對於在加護病房或仍昏迷的病人，可給予積極的吞嚥復健方案，來重啟他們以口進食的能力；但是， 306

以目前床邊檢查技術評估這群病人的吞嚥功能，也沒有把握能成功評估這類病人的吞嚥能力，而且這麼做可能讓病人承受不必要的風險。假若病人安置在放射性儀器前，背部可以抬高或有支撐，或是護士、住院醫生或主治醫生可以陪同前來，以防止任何可能的醫療併發症，就可以進行螢光攝影。作者和同事們在西北大學就是在這樣的條件下，成功地在加護病房評估超過五百名非昏迷的病人，包括那些使用機械呼吸器的病人，他們都沒有出現任何的併發症。

參考文獻

Aviv, J. E., Martin, J. H., Sacco, R. L., Zagar, D., Diamond, B., Keen, M. S., & Blitzer, A. (1996). Supraglottic and pharyngeal sensory abnormalities in stroke patients with dysphagia. *Annals of Otology, Rhinology, and Laryngology, 105*, 92–97.

DeLarminat, V., Montravers, P., Dureuil, B., & Desmonte, J. M. (1995). Alteration in swallowing reflex after extubation in intensive care unit patients. *Critical Care Medicine, 23*, 486–488.

第 9 章

神經損傷造成可預期部分恢復的吞嚥異常

Swallowing Disorders Caused by Neurologic Lesions from Which Some Recovery Can Be Anticipated

有幾類突發的神經性狀況會造成吞嚥異常：中風（stroke）、封閉性腦傷（closed head trauma）、頸椎傷害（cervical spinal cord injury）、前頸椎融合術（anterior cervical fusion）、神經手術過程影響到腦幹和顱神經、脊髓灰質炎、Guillain-Barré 症候群和先天性神經損傷等等。在這些狀況下，吞嚥功能可預期會恢復至某種程度。 *307*

中風後的吞嚥異常

有些報告指出，因為單側或雙側腦幹、大腦皮質和大腦皮質下中風會造成吞嚥問題（Donner, 1974; Kilman & Goyal, 1976; Logemann et al., 1993; Meadows, 1973; Robbins & Levine, 1988）。一般來說，影響範圍僅侷限在後區且沒有傷到運動區的腦血管阻塞，應該不會有吞嚥困難，除非後區的血腫大到影響到前區皮質。

從電視螢光攝影檢查口咽部吞嚥的間接證據，和近來開始研究病人咽部感覺的直接證據，這兩種證據都顯示中風病人在咽部的感覺有某種程度的損失（Aviv et al., 1996; Horner, Massey, Riski, Lathrop, & Chase, 1988）。在電視螢光攝影檢查中，中風病人對於口腔和（或）咽部殘餘物通常沒有正常的反應（例如，對於殘餘物沒有做出乾吞的反應）；如果問中風病人是否有東西留在咽部，他們通常表示沒有感受到有東西在那裡。

不同病灶區的吞嚥異常

有關中樞神經系統在特定區域的中風所導致的吞嚥異常等相關知識，目前仍在研究和發展中（Barer, 1989; Celifarco, Gerard, Faegenburg, & Burakoff, 1990; Delgado, 1988; Logemann & Kahrilas, 1990; Meadows, 1973; Robbins & Levine, 1988; Smith & Dodd, 1990; Wade & Hewer, 1987），但是對於受損區只有腦幹，或大腦皮質下區或左右側大腦皮質等區域所造成的吞嚥異常，已經有較為充裕的資料供人了解。接下來的討論是根據在西北紀念醫院（Northwestern Memorial Hospital）和芝加哥復健中心（Rehabilitation Institute of Chicago）對單次阻塞性中風病人在中風三週後的研究。他們之前都沒有中風病史，沒有其他神經異常，也沒有頭頸部損傷，在中風之前顯然都是健康的。醫療併發症、之前的病史和藥物等，可能會影響中風後吞嚥異常的嚴重度。這些內容將在「影響中風病人吞嚥功能和恢復情形的其他因素」的章節中討論。

受損區在低腦幹區（延腦）

受損區在低腦幹區（medullary region），也就是主要的吞嚥中心〔獨立核（nucleus tractus solitarius）和疑核（nucleus ambiguous）〕，通常會有明顯

口咽吞嚥異常（Jean & Car, 1979; Miller, 1982）。單側性延腦受損者的口腔控制能力有基本功能或接近正常，但是，會有明顯的咽部期啟動和咽部吞嚥的神經動作異常，尤其是在中風後第一週的病人，會出現類似缺乏咽部期吞嚥的狀況。事實上，可能有非常微弱的咽部吞嚥，但因為它是如此的微弱，以致於幾乎無法察覺得到。當開始出現咽部期吞嚥動作時（通常是中風後第二週），在啟動上會出現明顯的延遲（通常是十到十五秒或更久），使用溫度觸覺刺激會有幫助（Lazzara, Lazarus, & Logemann, 1986）。如果舌頭功能正常，病人可以透過舌頭的活動，將口腔食物推送入咽部。食物若沒有推到或掉入開放的呼吸道，就會滯留在會厭谿或梨狀竇。當病人用舌頭將食物向後推離口腔，在下頜下部、舌底和舌骨會出現自主動作，治療師在臨床評估咽部期吞嚥啟動時，經常會被這些動作誤導，以為那是啟動咽部期吞嚥造成的舌骨和喉部動作。 *309*

當啟動咽部期吞嚥時，病人會出現以下兩種現象：⑴喉部上提和往前的動作不足，造成打開環咽肌能力不足，以致於食物滯留在梨狀竇，這通常只發生在單側；以及⑵單側咽部無力，這會進一步造成食物滯留在單側的梨狀竇。由於促使環咽肌打開仍需要藉由食團的壓力，因此，單側咽部無力也會造成打開環咽肌的力量不足。有些病人也會出現單側閉合肌聲帶麻痺（unilateral adductor vocal fold paresis）（Jacob, Kahrilas, Logemann, Shah, & Ha, 1989; Kahrilas, Logemann, Krugler, & Flanagan,1991）。這些病人通常會出現明顯的吞嚥異常，需要非口腔餵食一至二週。但是在中風三週後，吞嚥功能則會明顯恢復到可以由口腔進食。一般而言，在中風後二、三週時的吞嚥問題愈嚴重且併發症愈多，吞嚥的恢復也就愈費時。有些病人在延腦中風後出現不少併發症，在中風四到六月後仍沒有恢復吞嚥功能。就治療方法而言，如果咽部期吞嚥沒有出現或是延遲出現，可以採用溫度觸覺刺激，將頭轉向咽部無力側，並用孟德森吞嚥手法會有助益（Logemann, Kahrilas, Kobara, & Vakil, 1989），喉部上提的活動度運動也有幫助（Logemann & Kahrilas, 1990; Robbins & Levine,1993）。

有時候，腦幹中風病人會考慮進行環咽肌切開術，這個手術將會在第十一章加以討論。通常腦幹中風的病人會等到六個月之後，再做環咽肌切開術，好讓他們能有充分的時間恢復。多數腦幹中風病人在環咽肌上的問題，是因為喉部上提動作減少，而不是環咽肌或上食道括約肌痙攣。

西北紀念醫院研究了延腦中風，且三週後吞嚥能力就恢復基本功能的病人（例如，完全以口攝取正常的飲食，沒有吸入性問題，只有少量食物會滯留在梨狀竇）。在中風十二週和二十四週後，重複測量這些病人吞嚥狀況，發現他們的吞嚥功能雖然恢復了基本功能，但與同年齡和同性別相較之下，咽部動作的各項數值仍是在正常範圍之外。

受損區在高腦幹區（橋腦）的中風

在高位的橋腦（pons）中風，通常會導致嚴重的高張力，主要是出現在咽部，會造成咽部期吞嚥沒有出現或是延遲出現，單側痙攣性咽壁偏癱或麻痺，以及喉部上提動作不足合併嚴重的環咽功能異常。這些病人通常對於頭部轉位的反應與一般人不同，要試過之後，才能知道頭轉向哪一邊的反應最好。溫度觸覺刺激可能有效，但也會增加口咽的肌肉張力。橋腦區受損的病人在恢復吞嚥功能上，可能比較緩慢和困難。在每一次開始進行吞嚥治療前，可以用按摩去降低臉頰和頸部的肌肉張力。

310

受損區在大腦皮質下的中風

大腦皮質下的損傷會影響往返大腦皮質的動作和感覺的路徑。大腦皮質下中風常導致口腔期通過時間輕微延遲（三至五秒），啟動咽部期吞嚥輕微延遲（三至五秒），以及讓咽部期吞嚥神經肌肉的時間控制上出現輕微至中度異常（Logemann et al., 1993）。由於啟動咽部期吞嚥延遲，有少數的病人出現吞嚥前吸入；或因為咽部的神經肌肉控制不良，而導致吞嚥後產生吸入現象。如果沒有任何的併發症，病人要完全恢復至口腔進食，可能需要三到六週；如果有其他健康問題，如糖尿病和肺炎，就需要更長的時間。吞嚥治療以改善啟動咽部期吞嚥，以及喉部與舌底的活動度，通常會有幫助。

受損區在大腦皮質區的中風

在大腦皮質區的右側或左側損傷會呈現不同的吞嚥功能，但目前尚未界定出每側不同區域受損的吞嚥異常特徵。在**左側大腦皮質前區**（anterior left hemisphere）中風，可能出現吞嚥失用症（apraxia of swallow），嚴重度從輕微至重度都有可能，通常（但不一定）會伴隨某種程度的口腔失用症。吞嚥失用症的特徵是在食物放入口中後，沒有出現舌頭的動作，因而延遲口腔期吞嚥的啟動，或是舌頭僅在吞嚥啟動前出現輕度至中度的搜尋動作。如果讓他們自行餵食，不給他們任何吞嚥的口語指示，他們通常反而有較好的吞嚥功能。左側大腦皮質中風的病人也會出現輕度口腔期通過時間延遲（三至五秒）和輕度咽部期吞嚥延遲（二至三秒），但通常咽部吞嚥本身的動作是正常的。透過增加感覺的方法，例如加重食團的味道、增加湯匙壓在舌頭的力量和溫度觸覺刺激法，都可以促進吞嚥失用症病人的吞嚥速度。

311

不同於左腦皮質中風，**右側大腦**（right hemisphere）皮質中風的病人會出現輕度口腔期通過時間延遲（二至三秒），和較長的咽部期吞嚥延遲（三至五秒）。當咽部期啟動時，喉部上提的時間也可能稍微延遲，而造成吞嚥前或吞嚥時吸入的問題。在治療上，針對咽部期吞嚥延遲可要求病人把下巴壓低和採用溫度觸覺刺激法。在延遲啟動期間，有些病人可以使用上聲門吞嚥法和超上聲門吞嚥法來保護呼吸道，也需要進行活動度運動來改善喉部上提。由於這類病人有認知異常和注意力不佳的問題，無論是用口語或生理提示法，要讓右腦皮質區中風的病人將治療方法及代償策略，如姿勢改變（像是壓低下巴），融入口腔進食中會有困難在。正因如此，右側大腦皮質中風的病人相較於左側大腦皮質中風者，會較晚恢復以口進食。

多次中風的影響

多次中風的病人通常會有較明顯的吞嚥異常。口腔功能可能比較遲緩，會出現重複的舌頭動作，而且口腔通過時間超過五秒。啟動咽部期吞嚥時間也通常更慢，需要五秒以上。當咽部期啟動時，因為喉部的上提能力減弱與喉部假聲帶和聲帶閉合不足，會造成食物侵入喉部入口。另外，因為單側的咽壁無力，使得食物聚積在咽壁上或梨狀竇。通常他們的注意力也會受到影響，在使用治療策略的能力或在進食或吞嚥的專心度上都不夠。對於多重中風的病人，由於尚未從初次的中風回復到正常的吞嚥機轉，這次吞嚥異常的嚴重程度會因此會加重。

中風後的吞嚥恢復

很少有文獻探討在腦幹、大腦皮質下或大腦皮質的特定區域中風，病人吞嚥能力的恢復情形（Barer,1989; Wade & Hewer, 1987）。西北大學和芝加哥復健中心（NU-RIC）持續研究沒有併發症的首次中風（阻塞型）病人的吞嚥恢復狀況，最近已完成研究。研究顯示，這些沒有併發症的病人恢復得非常穩定，有活力並且快速。不論他們受損的區域在哪裡，超過 95%的病人在中風九週後就可以完全以口進食。在這個復健中心的所有病人，都曾接受積極性的吞嚥治療。雖然他們都在三個星期內回復至完全以口進食，但是與同年齡的控制組相較，他們的吞嚥生理時間，如呼吸道閉合時間和環咽肌開啟，以及這些神經肌肉動作關係，都沒有完全回復正常值。他們勉強可以吞嚥，意思是說，他們不會將食物吸入呼吸道；但是和正常控制組相比，則會出現較長的咽部期吞嚥延遲和稍多的口腔或（與）咽部殘餘。這點除了表示吞嚥機轉再也不能恢復到中風前的狀況外，也可能有助於解釋，為何在第二次或第三次中風後，吞嚥異常會更加嚴重。

312

在中風後的前三週是吞嚥恢復最快速的時期，這表示需要在第一週評估病患的吞嚥功能，到了第三、第四週就需要再重新評估。尤其針對中風後數天內是插鼻胃管採非口腔餵食的病人而言，更為重要，在中風三、四週後，病人可能就不再需要這種非口腔式營養攝取輔助器了。

由於 NU-RIC 這項研究挑選病人的條件很嚴格，如同下一節所列出的，得排除掉任何可能會影響吞嚥功能的病史。每年在這二家機構內這樣的病人，約莫僅占所有中風病人的 10%。不過，這樣的資料才最能代表「純」阻塞型中風對吞嚥功能的影響。本研究資料初步分析顯示，病人先前的病史或中風後併發症，對於中風後吞嚥功能和恢復有重要的影響。

影響中風病人吞嚥功能和恢復情形的其他因素

有一些中風病人的病史和醫療處置會影響病人的吞嚥功能（Wright, 1985）。在急性中風階段，病人有氣切（tracheostomy）會加重吞嚥問題，尤其如果氣切管的低壓環（tracheostomy cuff）是持續充氣的話，長期下來會過度刺激氣管，在病人嘗試將喉部上提時，也會對氣管壁造成較大的摩擦。與低壓環口不充氣時相較，也可能使喉部上提能力不足（Buckwalter & Sasaki, 1984; Nash, 1988）。對於年長的病人（超過八十歲），平時他們喉部的位置較低，氣切管會造成吞嚥時喉部上提不足和關閉不足。長期的氣切管（超過六個月）也會造成吞嚥時呼吸道閉合不足，這是由於聲門下的感覺受器沒有受到氣流刺激。此外，長期的氣切管也會造成吞嚥時聲門下蓄積的壓力不足，而一般認為這股壓力可以促進呼吸道閉合。所以，如果透過改良式鋇劑吞嚥檢查發現，輕輕蓋住氣切管將改善吞嚥的話，可教導有氣切管的病人在吞嚥時，輕輕蓋住外露的氣切管，以促進較正常的聲帶閉合和呼吸道保護。

有些**藥物**會惡化中風病人的吞嚥功能，特別是抗憂鬱的藥會減慢吞嚥的協調性，並增加吞嚥異常的嚴重度。藥物和藥物間的交互作用可能造成口乾症，使得吞嚥更加困難（Hughes et al., 1987）。

其他**伴隨的醫藥問題**，例如，長期依賴胰島素（insulin）的糖尿病病人，會增加吞嚥問題的嚴重度，並延後吞嚥功能的恢復，因為肌病（myopathies，任何疾病或情況導致肌肉機能的退化或喪失）和神經病理（neuropathies）都會影響咽肌的協調和活動度。有暫時性缺血性腦中風（transient ischemic attacks, TIAs）病史、腦中風病史或其他的神經損傷，都會增加明顯的吞嚥問題，並加重問題的嚴重度。所以，語言病理師要仔細查看病歷和訪談家屬與（或）病人，才能夠界定出影響病人的吞嚥異常和恢復的因素，並且給病人和家屬切合實際的諮詢。

到目前為止，還沒有資料顯示年齡因素會影響中風後吞嚥功能的恢復。中風病人的年紀對吞嚥功能的恢復潛力沒有影響。在第二章已經提過，六十至八十歲的年長者在口咽吞嚥功能有些微的不同（Robbins, Hamilton, Lof, & Kempster, 1992; Tracy et al.,1989）。這些年長受試者的咽部延遲時間較年輕者明顯增長，僅增長幾分之一秒。年長的受試者與年輕者在食物殘餘量上則沒有不同。口咽吞嚥生理的研究顯示，超過八十歲的正常男性與二十一到三十歲的男性相較，超過八十歲者在舌骨和喉部的動作活動度有明顯的減弱（Logemann, 1993）。

治療／處理策略

處理策略包括姿勢的改變，在吞嚥前改變感覺的輸入，包括控制食團的量和味道，或主動性運動。

經由食團來改變感覺的輸入

對有些中風病人改變食團的量，可以改善吞嚥的生理（Bisch, Logemann, Rademaker, Kahrilas, & Lazarus,1991, 1994; Lazarus et al., 1993）。許多第一次中風病人對於少量的食團，例如口水（一至三毫升），或大量食物（十至二十毫升），如以杯子喝水，會出現明顯的吞嚥困難。在做 X 光攝影檢查時，

314

可以給予不同份量的液體，如此可確認每位病人最適合的食團量。通常較大的食團量可以增加感覺輸入。

改變食團的黏稠度可以改變食物的流速（較濃稠的食物會有較長的通過時間）。對於某種特定的吞嚥困難，有些食物濃度會較容易吞嚥。例如，由咳嗽出現率可看出，對於咽部期吞嚥啟動較慢的中風病人，布丁和濃湯（puree，糊狀物）會比水更容易吞嚥。因為水的流速較快，在延遲咽部期吞嚥的時候會流入咽部，也可能流入開放的呼吸道；較濃稠的食物進入咽部較慢，也容易滯留在會厭谿，反而不容易掉入呼吸道。其他的中風病人有不同的吞嚥問題，像是可能會覺得較難吞下糊狀物，例如，腦幹中風的病人因為喉部上提的能力不足，造成環咽肌功能異常，所以糊狀的食物反而較難吞，液體就比較容易。對於這類病人來說，縱然環咽肌開得很小仍可以吞下液體，但糊狀的食物容易塞住也不易流動。較濃稠的食物可能可以強化病患對食物的覺察度。在第六章提到的選擇餵食吞嚥異常病人的技巧和影響治療的因素，也適用於許多中風病人。

改變食團的味道也可以改變吞嚥生理。味道較重的食物，尤其是酸的，可以增加中風病人對食團的覺察，並改善口腔吞嚥啟始時間和咽部期延遲時間的問題（Logemann et al.,1995）。不過要注意的是，一旦吸入酸性食物，肺部反應會更劇烈。

主動性運動

病人若有舌頭偏癱問題，在口腔準備期可能會遇到舌頭控制食團的能力不足，在口腔通過期會出現推送食物受阻。如果單側的咽部麻痺，會減少單側咽壁的收縮，造成食物滯留在麻痺側的梨狀竇和會厭谿上（Donner, 1974; Kilman & Goyal, 1976）。如果喉部也有偏癱，在吞嚥時，喉部的上提和呼吸道的保護也會不足。

如果是肌肉麻痺或偏癱影響上呼吸消化道的運動，可以透過治療增加舌頭和舌底部的動作、喉部上提、聲帶關閉、呼吸道口關閉等動作的精確度和活動度，並同時刺激咽部吞嚥（Crary, 1995）。最好在準備吞嚥之前，先分別訓練一些運動技巧，再要求病人將這些運動組合成一組成功的吞嚥配套動作。

少數腦幹中風病人主要的問題在於環咽肌功能異常。若中風六個月之後仍然沒有改善，此時或許適合採用環咽肌切開術（Buchholz, 1995; Robbins & Levine,1993）。這是假設經過自發性的復原後，若不介入就不能改變這個功能異常才這麼做。但是，單獨的肌肉切開術並不能讓病人可以吞嚥，而是需要配合孟德森吞嚥手法，才能讓病人有效率地吞嚥（Robbins & Levine, 1993）。

封閉性腦傷的吞嚥問題

有許多病人在封閉性腦傷（closed head trauma）後或是頭部創傷後，接受大腦皮質或腦幹的神經手術，有嚴重的吞嚥異常，但是，尚未實際調查過這群人之中發生口咽吞嚥異常的比例。在中風的病人身上最常見的咽部期吞嚥啟動延遲的問題，同樣也最常發生在頭部創傷和神經手術的病人身上。

對於封閉性腦傷後的吞嚥問題，通常比較複雜，因為除了頭部創傷以及急救照護外，他們可能有意外造成的多種神經損傷，包括身體其他部位也受傷。吞嚥治療師要仔細探查造成頭部創傷的特性和受傷範圍，以及受傷後前幾週病人受到什麼照顧。早期的研究發現，頭部傷害和吞嚥異常有明顯的關係，也就是：昏迷（coma）的時間愈長，吞嚥問題愈嚴重（Lazarus & Logemann, 1987）。

頭部受傷所造成的神經性損傷，可能由於頭部直接受創或是對側大腦傷害（頭部內軟組織會來回碰撞到對側腦殼）造成，也可能是因為腦幹被扭轉的結果。如果病人曾掉落在尖銳物上，那麼，造成神經傷害的創傷也可能造成脖子上的穿刺性傷口；如果病人沒有繫安全帶往前撞到汽車的儀表板，可能有喉部骨折；或在胸口造成深及食道的穿刺傷。

在急救照顧時，有時在傷處做氣切，但也許位置太高，造成喉部有疤痕組織。另外，受傷嚴重的病人通常需要插管，且持續好幾週。在第五章已說明過，插管本身容易造成喉部的傷害。因此，在評估頭部傷害病人可能出現的吞嚥問題時，要將所有的因素都考慮在內。 316

有頭部傷害的病人會出現各種口腔異常，包括嘴唇閉合能力的不足、舌頭活動度不夠且控制食團的能力不足、不正常的口腔反射〔例如咬合反射（bite reflex）〕、咽部期吞嚥啟動延遲，甚至沒有咽部吞嚥動作出現；另外，還有各種咽部期的神經肌肉控制異常，包括喉部上提的能力不足、呼吸道入口關閉能力不足、舌底部動作不足、環咽肌張開的能力不足（通常和喉部動作不足相關）、單側或雙側的咽壁癱瘓或痲痺、氣管食道廔管（fistula）和（或）腭咽閉鎖能力不足。一般而言，喉部關閉的能力不足和環咽肌打開的能力不足，都與喉部的動作改變有關，而這通常是因為在頭部意外發生時也傷到頸部。通常這類病人的呼吸道關閉異常和環咽肌關閉異常，與神經受損並沒有關聯性。如果治療師是在頭部傷害後三個月或更久才接觸到這病人，可能難以重建出每種導致病人吞嚥異常的傷害。但是，對於了解病人的吞嚥異常而言，嘗試重建出造成吞嚥異常的傷害是非常重要的。

腦傷的病人除了生理上的吞嚥異常外，還會有其他問題，影響回復以口進食，例如，強迫性地把過多的食物放入口中；有認知上的困難，以致於難以理解一些吞嚥治療程序，像是吞嚥手法等；還有感覺能力降低，以致於察覺吞嚥異常的能力也較差。

有關於腦傷者吞嚥能力恢復的相關文獻並不多，不過，有一個研究是以急性照護單位的床邊觀察為主。該研究發現，從急性期至復健期，腦傷者外顯的吞嚥困難頻率有明顯的減少，表示吞嚥異常有連續性的進步（Yorkston, Honsingner, Mitsuda, & Hammen,1989）。然而，這個研究只是基於床邊的吞嚥評估，可能會低估吞嚥異常的程度，並高估他們的恢復狀況。

對於某些腦傷的病人，要他們遵守飲食的建議和接受吞嚥治療，可能有困難，尤其是那些在急性期不曾接受完善吞嚥評估的患者而言，更是如此。

重要的是，在急性期一旦任何人發現可能有吞嚥問題時，就該安排病患接受
317 吞嚥評估。根據作者的經驗，如果病人和家屬有機會就吞嚥問題的本質向專業人士諮詢，並了解他們可以採取的處置方案，病患和家屬的配合度通常不錯。但是，如果在急性期忽略吞嚥的問題而沒有做吞嚥評估，就在急性照護期以口進食，直到復健階段才評估吞嚥狀況，並發現以口進食不太安全或沒有效率而要他們改變，在這種情況下，家屬和病人可能會生氣且不願意配合。因為吞嚥問題從外觀上來看並不明顯，病人或家屬不了解為什麼只能在某種方式下進食，而且病人也不願配合。所以，有許多年輕的腦傷病人持續發生吸入現象（尤其是液體食物），不過沒有立即性的肺部後遺症。但是過了一年或更久的時間，要是病人持續將食物吸入呼吸道，且沒有恢復自身的吞嚥功能，病人通常會發展出肺炎，而需要延長住院的時間。

所以，在 X 光攝影檢查後，與病人及其家屬諮商是很重要的，這可以幫助他們了解為什麼要改變飲食或為什麼要治療。不過，就算以電視螢光透視檢查結果作為教材，還是有許多病人和家屬不願意接受避免進食稀薄液體或改變飲食的建議，只因為病人進食時沒有出現任何掙扎和困難。因為這些病人中有許多還很年輕，在腦傷前他們很健康，肺功能良好，可以容忍長期的吸入而沒有肺部的後遺症。然而，如果他們長期將食物吸入呼吸道，仍比其他人有更高的風險發展成肺炎。

如果是有認知障礙的腦傷病人，在治療的一開始會需要適合的代償性策略，例如，姿勢的改變和增加感覺的輸入。不少人也可以進行阻抗運動和活動度練習，不過，吞嚥手法可能對他們而言是太難而不易學習。幸好他們最常發生的吞嚥困難（舌頭活動範圍不足、協調性不足，以及咽部期吞嚥延遲出現或沒有出現），在本質上並不需要用到吞嚥手法。通常可以把家屬納入，讓他們幫助病人進行活動度練習和溫度觸覺刺激法，提供額外的治療。所以可以教授家屬這些技巧，讓家屬在治療師可提供的時間之外，採用相同的方法，增加治療的頻率。不過重要的是，要給家屬明確的目標（例如，要增加病人舌頭往上一吋的動作，或要改善咽部期的吞嚥時間至一秒鐘）；如果沒

有給家屬或相關人員幫助病人練習的目標，他們可能會因為一點點的進步就太高興，而以為病人已經可以進食。

治療頭部受傷病人吞嚥異常的另一種選擇就是改變飲食。如果是因為咽部期吞嚥的延遲出現，使得病人不易處理稀薄的液體，那麼改吃較濃稠的液體和食物會比較安全。在進行診斷性 X 光攝影檢查時，要用各種濃稠度的食物來評量進步的程度，並了解病人處理某種食物的能力。 *318*

有些吞嚥異常較嚴重的病人，在進步上可能出現高原期，此時他們已達進步的極限，但他們依然無法以口進食。他們會將食物吸入呼吸道或是在吞嚥時明顯缺乏效率。這些病人可能得持續非口腔餵食或限制以口進食的食物量，不過在六個月或一年後，就需要再重新評估是否有任何進步。不少治療師見識到有一些頭部受傷的病人在出院時還需要非口腔餵食，但是過了一年或兩年後，病人竟恢復吞嚥功能。所以很重要的是，吞嚥治療師需要確認這種復原狀況，進而取消不必要的非口腔餵食。

頸椎受傷後的吞嚥問題

不管是否有腦傷，頸椎受傷就會導致吞嚥困難。如果沒有腦傷，病人的吞嚥問題通常會在咽部，包括有延遲啟動咽部期吞嚥、喉部上提和往前能力不足，導致環咽肌張開不足、舌根部運動能力不足、單側或雙側咽壁功能異常。如果傷處在頸椎第四、五或六節，病人喉部運動能力很可能變差，並影響到環咽肌的打開。如果傷處在頸椎的第一或第二節，病人則無法感覺到吞嚥困難。頸椎受損的病人偶爾會有呼吸道入口關閉的困難，通常這樣的問題是喉部往前和喉部動作能力不足所導致的。在這群病人中，並不常見聲帶無法關閉的問題：聲帶關閉問題與喉部直接受到創傷或在急救時的呼吸道處置有關（例如氣切的位置或插管），或和長期氣切（六個月或更久）有關，這些都會導致聲帶閉合不足。這些問題都可能因為裝戴充氣的低壓環口氣切管套管而更加惡化，這種充氣的低壓環口會限制喉部的動作。如果受損在第三節頸椎或更高的位置，尤其是在急性期，病人可能帶著頸部支架（cervical bracing）和使用機械式呼吸器（mechanical ventilation）。如果裝有機械式呼吸器，為了加強換氣，通常會把氣切管套管的低壓環口充上氣，因為很多呼吸器是靠正壓的原理運作的。

319

裝有機械呼吸器和氣切管套管會使正確的床邊評估難度更高，因為治療師不容易在病人企圖吞嚥時感覺到喉部上提，而且受損在頸椎第五節或更高位置的病人，大部分會有咽部期的吞嚥困難。所以，如果頸椎受傷的病人抱怨吞嚥異常或出現任何吞嚥異常的症狀，就需要更深入的生理評估，通常是X光攝影檢查。

頸椎受傷的病人在電視螢光攝影檢查口咽吞嚥時，會因脊椎受傷，而頭部無法上提到完全垂直的姿勢，或需要藉著頸部支架或下巴支架才有辦法上提。如果病人無法上提，我們將依照病人平常進食的頭部高度，將攝影鏡頭從水平位置上抬三十至六十度來完成X光攝影檢查。

320

如果病人有頭頸部支架，可能會遮住口腔或咽部的某些部位（如圖9.1），如果是這樣，可以稍微調整個案輪椅或病床的角度，好看到口咽部的全部構造。通常從正側面將輪椅或病床轉十五至三十度，就可以去除頭頸部支架的陰影，而看到咽部區重要的解剖部位。雖然在輪椅或病床上進行螢光檢查的側面像有點兒偏，但是仍可以檢查到口咽部的吞嚥生理。

在做X光攝影檢查時引進治療方法，對促進病人提早以口進食而言相當重要。因為病人在此時可能仍戴著頸部支架，無法移動頭或頸，也不太可能改變姿勢，此時給予感覺增強治療和吞嚥手法通常最有幫助，因為頸椎受傷並沒有腦傷，也不會有認知困難，所以病人常能在使用吞嚥手法時取得良好成果。

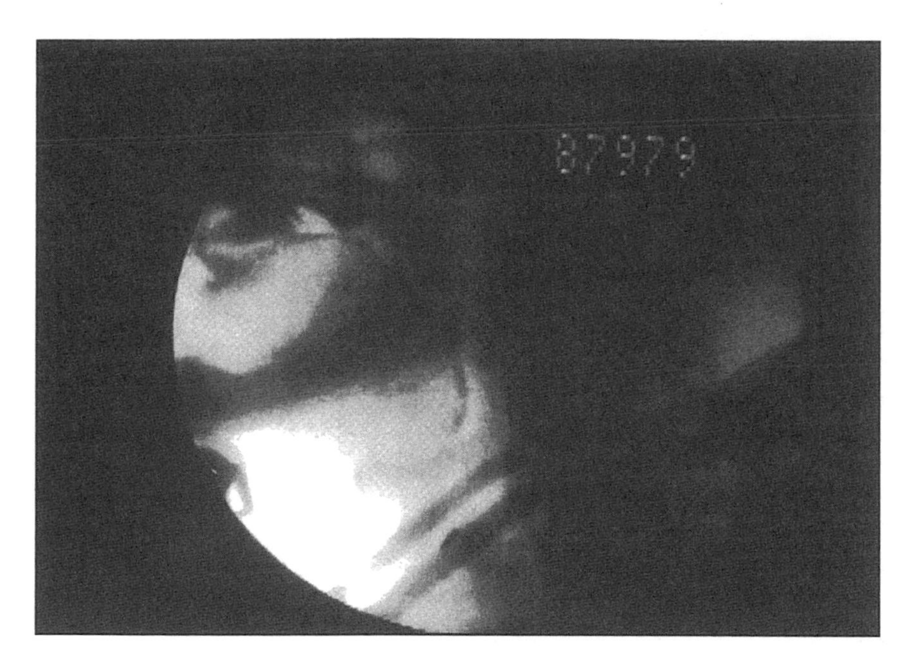

圖 9.1 脊椎受傷病人配戴胸枕下頷固定式頸部支架（SOMI）的 X 光攝影側面影像。在 X 光片的下方，可以看到肩部的支架。在下巴下方可見支撐下頷骨的金屬器材。 *319*

頸部支架（cervical bracing）

對於頸椎受傷的病人，使用頸部或頭部支架的效果，目前並不清楚。許多病人表示，戴胸枕下頷固定式頸部支架（SOMI）或單獨的頸部支架，會讓吞嚥問題更惡化，但是，沒有研究探討這兩種情況是否會改變病人的吞嚥生理。美國聽力語言學會（American Speech-Language-Hearing Association）在一九九二年為十位正常年輕男性（Bisch, Logemann, Rademaker, & Quigley, 1992）測量配戴和未配戴支架時的吞嚥生理，並要他們就吞嚥的安全性，報告兩者之間的主觀感受。在做 X 光攝影檢查吞嚥前，僅讓他們戴著支架十五分鐘去適應。所有受試者都認為配戴著 SOMI 較不舒服。不過就測量結果而言，只有單一測量值會隨著配戴支架而有明顯不同——那就是呼吸道關閉時間在配戴支架時會比較長。這可能是由於個體在配戴支架時會不太舒服，而希望可以保護呼吸道。雖然沒有資料顯示配戴支架在口咽吞嚥上有負面的效應，但是由於頸椎受傷病人對配戴支架的反應，可能與正常年輕男性並不相同，還需要做更多的研究來探討是否配戴不同的支架，對吞嚥會有不同的影響，以及是否支架的位置也會影響吞嚥。一般來說，如果病人配戴的支架是讓下巴向後拉，下巴或頭被牽向頸部，或把頭部上拉，病人可能會更常抱怨吞嚥困難。

321

前頸椎融合術

有頸部受傷、椎間盤退化等病症，可能需要頸椎融合術（cervical fusion）來穩定頸椎。其中，頸椎融合術可能是前向（anterior）融合或後向（posterior）融合。目前尚未有資料顯示這些接受前向或後向頸椎融合術的病人，在開刀後有吞嚥異常的百分比（Martin, Neary, & Diamant, 1997）。他們都有可觀的金屬器材和骨頭，植入在脊椎內或脊椎間來完成融合（圖 9.2），開刀後常見後咽壁腫脹而造成吞嚥異常。通常病人也會因為喉部上提不足和往前的動作不足，而造成呼吸道入口關閉能力不足和環咽肌打開能力不足。單側或雙側咽壁動作的能力不足也很常見。病人可能也出現口腔吞嚥期問題和延遲咽部期吞嚥啟動。這些異常可能源自許多原因，包括開刀傷及周邊神經、開刀後咽部腫脹和頸部植入金屬器材。一般而言，病人的吞嚥能力在開刀三個月內會有明顯的恢復，恢復期的長短通常與病人併發症的多寡有關。在過渡期可以利用改良式鋇劑吞嚥來確認吞嚥異常的本質，也許可以找到讓口腔進食更安全的治療策略。最常見的是，可以利用吞嚥手法來幫助這些病人，尤其是孟德森吞嚥手法和上聲門或超上聲門吞嚥法。

322

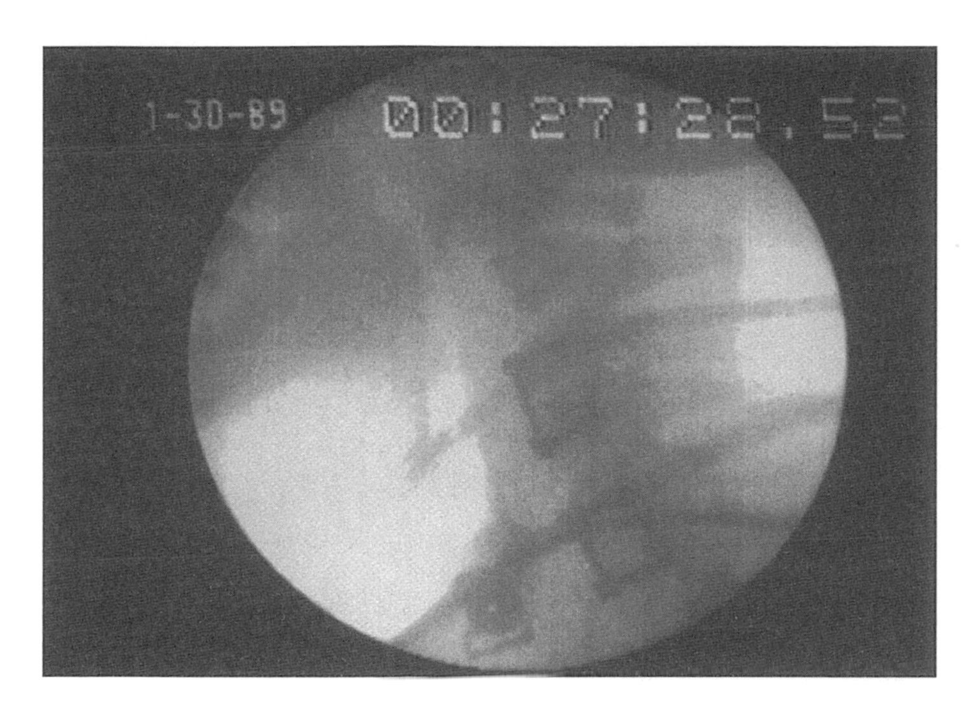

圖 9.2　接受前頸椎融合術的病人其 X 光攝影頭頸部側面影像，在二個頸椎間有植入金屬器材（螺絲釘和螺帽）。 *321*

神經手術後影響腦幹和（或）顱神經的吞嚥問題

神經手術影響到延腦會造成明顯的吞嚥問題，有時候會完全無法啟動咽部期吞嚥。病人可能出現舌頭、舌底和喉部掙扎的動作，但並沒有真的咽部期吞嚥動作。在這種情形下，溫度觸覺刺激和吸吮吞嚥法（suck-swallow）可以強化對中央神經系統的刺激，試著去降低吞嚥中心的閾值，而可以啟動咽部期吞嚥。如果只有單側進行手術，情況將類似影響單側顱神經的手術，詳見下段內容。

在移除聽神經瘤（acoustic neuroma）或其他位於顱顏神經的腫瘤手術後，病人可能會有單側第九、第十和第十二對，也可能有第七對顱神經受損。這些腦神經的傷害可能是因為手術創傷，或為了切除第八對或其他腦神經瘤所造成，傷害的範圍得視瘤的大小和切除的難度而定。病人可能會有以下單一或多項問題：單側臉部無力、單側咽壁麻痺或偏癱、單側聲帶閉合肌麻痺、單側軟腭無力和單側舌頭偏癱。如果傷到第九對腦神經，通常會延遲啟動咽部期吞嚥的。因為是單側的損傷，病人可以透過改變姿勢而受益，包括將頭部轉向咽部損傷側和壓低下巴的姿勢，好改善呼吸道的保護，並有助於避免因為咽部期吞嚥延遲造成的吸入現象。這些病人通常可以從積極的活動度運動和做嘴唇、舌頭、舌根和喉部的阻抗運動中受益。這些運動包括喉部上提的假音運動和用力吞嚥，還有超上聲門吞嚥和超上聲門閉氣。這些認知正常的病人可以獨自練習這些活動一天十次，每次大約五分鐘，以增進動作的活動度。

323

小兒麻痺的吞嚥問題

小兒麻痺（脊髓灰白質炎，poliomyelitis）的病人，在口腔期的吞嚥困擾，可能在咀嚼時舌頭控制食團的能力不足，以及在口腔期舌頭後送食團的能力受損。此外，許多病人會出現咽部收縮能力不足。小兒麻痺造成咽部的異常包括：⑴吞嚥時，腭咽閉鎖能力不足，造成鼻腔逆流（nasal regurgitation）；⑵咽部收縮不足；以及⑶單側咽部麻痺（Bosma, 1953; Kaplan, 1951; Kilman & Goyal, 1976）。在第十章會討論小兒麻痺症候群。

Guillain-Barré 症候群的吞嚥問題

Guillain-Barré 是病毒侵犯造成的突發性偏癱，也可能發展成全面性癱瘓，而需要做氣切和使用機械呼吸器（Chen, Donofrio, Frederick, Ott, & Pikna, 1996）。全面性的無力和麻痺通常在吞嚥問題出現後一兩天內就會發生。X

光攝影檢查通常顯示因為口腔和咽部吞嚥全面無力，導致舌頭、舌根和喉部的動作活動度不足。雖然麻痺擴展迅速（例如，只要幾天的功夫），可是恢復卻是很慢，可能要數月或數年。對這些病人來說，有一段時間內呼吸會不太穩定，所以，可能會影響需要呼吸道關閉的吞嚥治療，例如吞嚥手法，應該要小心採用或等呼吸控制穩定後再說。即使是調控氣切管套管，例如將低壓環洩掉空氣，也要在健康狀況允許下才進行，否則會有問題。

一般而言，治療要從溫和的阻抗運動和活動度運動開始。病人有進步時就增加力道。當呼吸控制能力改善後，上聲門吞嚥法和孟德森吞嚥手法會有助益。有時候，罹患 Guillain-Barré 的第一徵候就是吞嚥困難。

腦性麻痺的吞嚥問題

324

有不少報告都提及有關腦性麻痺（cerebral palsy）病人的口腔功能異常（Arvedson, Rogers, Buck, Smart, & Msall, 1994; Gisel, Applegate-Ferrante, Benson, & Bosma, 1996; Larnert & Ekberg, 1995; McPherson et al., 1992; Rogers, Arvedson, Msall, & Demerath, 1993; Rudolph, 1994; Sloan, 1977）。口腔肌肉群的涉入程度變化很大，因人而異。腦性麻痺孩童可能會出現以下現象：不適當的口腔反射行為；無法含住一個緊密的食團，尤其是咀嚼之後；和（或）因舌頭運動協調不良，無法產生平順的蠕動動作將食物往後送。通常在他們咀嚼時，部分食物會被咬碎並散落口腔各處，有些小塊會掉入咽部和開放的呼吸道。當發生這種情況時，只有少數病人會啟動咽部期吞嚥，可能是因為口腔期吞嚥自主動作沒有被啟發的緣故。

有關腦性麻痺兒童在咽部和食道期的吞嚥異常的資料比較少。根據西北大學醫學院回顧一百五十位五到十二歲的腦性麻痺兒童的評估紀錄，這些兒童的吞嚥異常可以分為三類：⑴中度至重度有口腔功能問題者，包括有唇部閉合不足、舌頭外推和舌頭協調能力減少；⑵中度至重度有口腔功能問題，伴隨有延遲啟動咽部期吞嚥；⑶中度至重度有口腔功能問題，有延遲啟動咽部期吞嚥，以及咽部期吞嚥時有神經肌肉的異常，包括有舌根部收縮和喉部上提不足，導致吞嚥後咽部有大量的殘餘物，增加發生吸入現象的風險。在第三組有許多兒童對每一種食物都有吸入性反應。第二組的兒童人數最多，與Gartenberg（1991）對十五位痙攣性四肢麻痺（spastic quadriplegia）的孩童做的研究類似。這些孩童年紀介於五到十二歲之間，有口腔活動度異常，包括舌頭外推、舌頭左右側送很差，以及舌頭前後動作的協調能力不佳。這些孩童也出現延遲啟動咽部期吞嚥，這些都是第二組兒童很典型的吞嚥問題。第二組兒童由於口腔動作困難，所以咀嚼也會產生困難。因為啟動咽部期吞嚥發生延遲，所以若一次給太多液體食物會有困難，因此用吸管喝水或是在平躺的姿勢下灌入大量液體都不適當。在吞嚥處理上，可以包括口腔動作治療、溫度觸覺刺激咽部期吞嚥，以及飲食改變，包括較濃稠的液體和柔軟食物。飲食的改變是最後的選擇，因為這對孩童和家人都沒什麼吸引力。

325

對於腦性麻痺的孩童，環咽肌異常或上食道括約肌張開異常是較少見的。任何手術（像是環咽肌肌肉切開術）應該等吞嚥治療後或長大些再考慮。長大後喉部位置會下降些，也許環咽肌的打開會正常。一般來講，在吞嚥時，喉部如果有適當的閉合，就不會發生吸入的問題。多數的腦性麻痺孩童和成人是在吞嚥前發生吸入現象，可能是因為咀嚼時舌頭控制不良，或是咽部期吞嚥延遲。另外一個會發生吸入的時機是在吞嚥後，因為舌根部的動作差或喉部上提不足，造成吞嚥效果不佳，殘餘物留在咽部。針對這些吞嚥變化的進展，目前還沒有進行評估。

有些證據顯示，嚴重的發展遲緩和腦性麻痺可能需要長期的治療（如溫度觸覺刺激），去維持吞嚥功能（Helfrich-Miller, Rector, & Straka, 1986）。在這種情況下，吞嚥治療師應該找出適當的治療和進食策略，教導照顧者，並定期監督他們施行的狀況。

自主神經機能障礙吞嚥問題

自主神經機能障礙〔dysautonomia（riley-day syndrome）〕是一種遺傳性疾病，影響很廣，包括有自主性不平衡、感覺異常、動作不協調和特定狀況。有些孩童只是出現輕微的口咽吞嚥異常，可能是舌頭協調食團能力較弱，舌頭底部和咽壁收縮較差。有些孩童可能有較嚴重的口腔問題和延遲啟動咽部期吞嚥，所以無法安全地吞下液體，而必須用胃造口術（gastrostomy）來攝取液體（Brunt, Marguiles, Coburn, Donner, & Hendrix, 1967; Gyepes & Linde, 1968; Sparberg, Knudsen, & Frank, 1968）。這些孩童通常會有食道下括約肌功能異常，造成食物逆流，尤其是稀薄的液體，而需要胃造口術來攝取液體。舌根部和咽部收縮不足也會有問題，偶爾也會出現環咽肌開啟困難（Brunt et al., 1967; Kilman & Goyal, 1976; Linde & Westover, 1962; Marguiles, Brunt, Donner, & Silbiger, 1968; Pearson, 1979）。此外，壓力儀（manometry）還顯示有不正常的食道活動（例如幾乎缺乏正常蠕動波）。這些孩童仍可以透過口腔動作運動去增進口腔舌頭功能，和透過溫度觸覺刺激增進咽部期吞嚥的啟動。 *326*

參考文獻

Arvedson, J., Rogers, B., Buck, G., Smart, P., & Msall, M. (1994). Silent aspiration in children with dysphagia. *International Journal of Pediatric Oto-Rhino-Laryngology, 28*, 173–181.

Aviv, J. E., Martin, J. H., Sacco, R. L., Zagar, D., Diamond, B., Keen, M. S., & Blitzer, A. (1996). Supraglottic and pharyngeal sensory abnormalities in stroke patients with dysphagia. *Annals of Otology, Rhinology, and Laryngology, 105*, 92–97.

Barer, D. H. (1989). The natural history and functional consequences of dysphagia after hemispheric stroke. *Journal of Neurology, Neurosurgery and Psychiatry, 52*, 236–241.

Bisch, E. M., Logemann, J. A., Rademaker, A. W., Kahrilas, P. J., & Lazarus, C. (1991, November). *Pharyngeal effects of bolus temperature*. Paper presented at the American Speech-Language-Hearing Association annual convention, Atlanta.

Bisch, E. M., Logemann, J. A., Rademaker, A. W., Kahrilas, P. J., & Lazarus, C. L. (1994). Pharyngeal effects of bolus volume, viscosity and temperature in patients with dysphagia resulting from neurologic impairment and in normal subjects. *Journal of Speech and Hearing Research, 37*, 1041–1049.

Bisch, E. M., Logemann, J. A., Rademaker, A. W., & Quigley, J. (1992). *Swallow effects of the SOMI brace*. Abstracts of the 1992 ASHA convention, p. 130.

Bosma, J. (1953). Studies of disability of the pharynx resultant from poliomyelitis. *Annals of Otology, Rhinology and Laryngology, 64*, 529–547.

Brunt, P. W., Marguiles, S. I., Coburn, W. M., Donner, N. W., & Hendrix, T. R. (1967). The oesophagus in dysautonomia: A manometric and cinefluorographic study. *Journal of the British Society of Gastroenterology, 167*, 636–637.

Buchholz, D. (1993). Clinically probable brainstem stroke presenting primarily as dysphagia and nonvisualized by MRI. *Dysphagia, 8*, 235–238.

Buchholz, D. W. (1995). Cricopharyngeal myotomy may be effective treatment for selected patients with neurogenic oropharyngeal dysphagia. *Dysphagia, 10*, 255–258.

Buckwalter, J. A., & Sasaki, C. T. (1984). Effect of tracheostomy on laryngeal function. *Otolaryngologic Clinics of North America, 17*, 41–48.

Celifarco, A., Gerard, G., Faegenburg, D., & Burakoff, R. (1990). Dysphagia as the sole manifestation of bilateral strokes. *American Journal of Gastroenterology, 85*, 610–613.

Chen, M. Y. M., Donofrio, P. D., Frederick, M. G., Ott, D. J., & Pikna, L. A. (1996). Videofluoroscopic evaluation of patients with Guillain–Barré syndrome. *Dysphagia, 11*, 11–13.

Crary, M. A. (1995). A direct intervention program for chronic neurogenic dysphagia secondary to brainstem stroke. *Dysphagia, 10*, 6–18.

327 Delgado, J. J. (1988). Paralysis, dysphagia and balance problems associated with stroke. *Journal of Neuroscience Nursing, 20*(4), 260.

Donner, M. (1974). Swallowing mechanism and neuromuscular disorders. *Seminars in Roentgenology, 9*, 273–282.

Gartenberg, T. (1991). *Swallowing disorders in children with cerebral palsy*. Unpublished doctoral dissertation, Northwestern University, Evanston, IL.

Gisel, E. G., Applegate-Ferrante, T., Benson, J., & Bosma, J. F. (1996). Oral motor skills following sensorimotor therapy in two groups of moderately dysphagic children with cerebral palsy: Aspiration versus non-aspiration. *Dysphagia, 11*, 59–71.

Gyepes, M., & Linde, L. (1968). Familial dysautonomia: The mechanism of aspiration. *Radiology, 91*, 471–475.

Helfrich-Miller, K. R., Rector, K. L., & Straka, J. A. (1986). Dysphagia: Its treatment in the profoundly retarded patient with cerebral palsy. *Archives of Physical Medicine and Rehabilitation, 67*, 520–525.

Horner, J., Massey, E. W., Riski, J. E., Lathrop, D. L., & Chase, K. N. (1988). Aspiration following stroke: Clinical correlates and outcomes. *Neurology, 38*, 1359–1362.

Hughes, C. V., Baum, B. J., Fox, P. C., Marmary, Y., Yeh, C. K., & Sonies, B. C. (1987). Oral-pharyngeal dysphagia: A common sequelae of salivary gland dysfunction. *Dysphagia, 1*, 173–177.

Jacob, P., Kahrilas, P., Logemann, J., Shah, V., & Ha, T. (1989). Upper esophageal sphincter opening and modulation during swallowing. *Gastroenterology, 97*, 1469–1478.

Jean, A., & Car, A. (1979). Inputs to the swallowing medullary neurons from the peripheral afferent fibers and the swallowing cortical area. *Brain Research, 178*, 567–572.

Kahrilas, P. J., Logemann, J. A., Krugler, C., & Flanagan, E. (1991). Volitional augmentation of upper esophageal sphincter opening during swallowing. *American Journal of Physiology, 260*, G450–G456.

Kaplan, S. (1951). Paralysis of deglutition. A post poly-poliomyelitis complication treated by section of the cricopharyngeus muscle. *Annals of Surgery, 133*, 572–573.

Kilman, W., & Goyal, R. (1976). Disorders of pharyngeal and upper esophageal sphincter motor function. *Archives of Internal Medicine, 136*, 592–601.

Larnert, G., & Ekberg, O. (1995). Positioning improves the oral and pharyngeal swallowing function in children with cerebral palsy. *Acta Pædiatrica, 84*, 689–692.

Lazarus, C., & Logemann, J. A. (1987). Swallowing disorders in closed head trauma patients. *Archives of Physical Medicine and Rehabilitation, 68*, 79–87.

Lazarus, C. L., Logemann, J. A., Rademaker, A. W., Kahrilas, P. J., Pajak, T., Lazar, R., & Halper, A. (1993). Effects of bolus volume, viscosity and repeated swallows in non-stroke subjects and stroke patients. *Archives of Physical Medicine and Rehabilitation, 74*, 1066–1070.

Lazzara, G., Lazarus, C., & Logemann, J. A. (1986). Impact of thermal stimulation on the triggering of the swallowing reflex. *Dysphagia, 1*, 73–77.

Linde, L., & Westover, J. (1962). Esophageal and gastric abnormalities in dysautonomia. *Pediatrics, 29*, 303–306.

Logemann, J. A. (1993, July). *Aging effects on swallow in young and old men*. Paper presented at the International Congress on Aging, Budapest, Hungary.

Logemann, J. A., & Kahrilas, P. J. (1990). Relearning to swallow post CVA: Application of maneuvers and indirect biofeedback—A case study. *Neurology, 40*, 1136–1138.

Logemann, J., Kahrilas, P., Kobara, M., & Vakil, N. (1989). The benefit of head rotation on pharyngoesophageal dysphagia. *Archives of Physical Medicine & Rehabilitation, 70*, 767–771. *328*

Logemann, J. A., Pauloski, B. R., Colangelo, L., Lazarus, C., Fujiu, M., & Kahrilas, P. J. (1995). Effects of a sour bolus on oropharyngeal swallowing measures in patients with neurogenic dysphagia. *Journal of Speech and Hearing Research, 38*, 556–563.

Logemann, J. A., Shanahan, T., Rademaker, A. W., Kahrilas, P. J., Lazar, R., & Halper, A. (1993). Oropharyngeal swallowing after stroke in the left basal ganglion/internal capsule. *Dysphagia*, *8*, 230–234.

Marguiles, S., Brunt, P., Donner, M., & Silbiger, M. (1968). Familial dysautonomia: A cineradiographic study of the swallowing mechanism. *Radiology*, *90*, 107–112.

Martin, R. E., Neary, M. A., & Diamant, N. E. (1997). Dysphagia following anterior cervical spine surgery. *Dysphagia*, *12*, 2–8.

McPherson, K. A., Kenny, D. J., Koheil, R., Bablich, K., Sochaniwskyj, A., & Milner, M. (1992). Ventilation and swallowing interactions of normal children and children with cerebral palsy. *Developmental Medicine and Child Neurology*, *34*, 577–588.

Meadows, J. (1973). Dysphagia in unilateral cerebral lesions. *Journal of Neurology, Neurosurgery, and Psychiatry*, *36*, 853–860.

Miller, A. J. (1982). Deglutition. *Physiologic Review*, *62*, 129–184.

Nash, M. (1988). Swallowing problems in the tracheotomized patient. *Otolaryngologic Clinics of North America*, *21*, 701–709.

Pearson, J. (1979). Familial dysautonomia (A brief review). *Journal of the Autonomic Nervous System*, *1*, 119–126.

Robbins, J., Hamilton, J. W., Lof, G. L., & Kempster, G. B. (1992). Oropharyngeal swallowing in normal adults of different ages. *Gastroenterology*, *103*, 823–829.

Robbins, J., & Levine, R. (1988). Swallowing after unilateral stroke of the cerebral cortex: Preliminary experience. *Dysphagia*, *3*, 11–17.

Robbins, J. A., & Levine, R. (1993). Swallowing after lateral medullary syndrome plus. *Clinics in Communication Disorders*, 3(4), 45–55.

Rogers, B. T., Arvedson, J., Msall, M., & Demerath, R. (1993). Hypoxemia during oral feeding of children with cerebral palsy. *Developmental Medicine and Child Neurology*, *35*, 3–10.

Rudolph, C. D. (1994). Feeding disorders in infants and children. *Journal of Pediatrics*, *125*, S116–S124.

Sloan, R. (1977). The cinefluorographic study of cerebral palsy deglutition patterns. *Journal of Osaka Dental University*, *11*, 58–73.

Smith, D. S., & Dodd, B. A. (1990). Swallowing disorders in stroke. *The Medical Journal of Australia*, *153*, 372–373.

Sparberg, M., Knudsen, K., & Frank, S. (1968). Dysautonomia and dysphagia. *Neurology*, *18*, 504–506.

Tracy, J., Logemann, J., Kahrilas, P., Jacob, P., Kobara, M., & Krugler, C. (1989). Preliminary observations on the effects of age on oropharyngeal deglutition. *Dysphagia*, *4*, 90–94.

Wade, D., & Hewer, R. (1987). Motor loss and swallowing difficulty after stroke: Frequency, recovery, and prognosis. *Acta Neurology Scandinavia*, *76*, 50–54.

Wright, A. (1985). An unusual but easily treatable cause of dysphagia and dysarthria complicating stroke. *British Medical Journal*, *291*, 1412–1413.

Yorkston, K. M., Honsingner, M. J., Mitsuda, P. M., & Hammen, V. (1989). The relationship between speech and swallowing disorders in head-injured patients. *Journal of Head Trauma Rehabilitation*, 4(4), 1–16.

第 10 章

退化性疾病有關的吞嚥問題

Swallowing Problems Associated with Degenerative Disease

許多退化性疾病的特徵是出現吞嚥問題，它可能出現在疾病進行的早期或後期，通常隨著病情進展也會惡化。目前有關以下主題的資料並不多：⑴對每種不同診斷的病人，吞嚥異常的進展為何？以及⑵對情況相似的病人，是否可以預測吞嚥異常的進展？在這個領域裡，多數研究都是以神經疾病為主。早期研究神經疾病的吞嚥問題，都是針對不同疾病種類中的各式病人做研究，而不是針對有相同診斷的一群同質性病人來加以研究。近年來，則是針對特定疾病且同質性較高的病人進行研究，但是，並不完全會針對他們神經系統退化的階段加以分類。這類研究的結果，尚無法斷定疾病階段和吞嚥異常的本質及嚴重度之間的關聯性，需要更多的研究從病人神經症狀發病開始時，便追蹤他們吞嚥異常的進展，從這樣的研究中，應可找出某疾病在某一特定階段的最佳處理方案。目前，對於不同診斷的進行性疾病會使用不同的治療方法。 *329*

處理退化性疾病病人的吞嚥問題，通常會隨著疾病的進展而改變策略，轉換並限制飲食的性質（通常指濃稠度）。有些情況下，會建議由以口進食 *330*

改為合併口腔和非口腔餵食，到最後完全是非口腔餵食。通常，在口腔進食後會再使用非口腔餵食，以減輕純粹以口腔進食攝取熱量造成的壓力；但為了樂趣，也可以保留部分口腔進食。定期評估病人的吞嚥狀況是很重要的，這樣才能：⑴盡可能代償持續惡化的吞嚥功能；⑵降低病人出現嚴重吸入和肺部問題的風險；⑶在需要時便採取非口腔餵食，好提供並維持最佳的營養和水分攝取。

依循上述目標和病人的進展給予諮詢是很重要的，應該告知病人和重要親友所有方法的風險和利益。最終決定者仍是病人，他要對於是否繼續以口進食及其影響做出決定。

和神經或神經肌肉疾病有關的吞嚥問題

接下來的章節，將介紹多種退化性神經和神經肌肉疾病會導致的吞嚥問題。

阿茲海默症

阿茲海默症（Alzheimer's disease）是一種進行性的失智症（progressive dementia），會造成一些進食和吞嚥異常。一開始，病人會有食物失認症（agnosia），在視覺上無法辨識出眼前的食物。例如，你要病人在三明治、鉛筆和剪刀中，辨識出哪一個是可以吃的，病人無法指出三明治是可以吃的。這樣一來，就不容易讓他們把食物放進口中並吞下。這也可以解釋他們為何會張嘴很慢，吃進食物也很慢。當失智症持續進展，病人通常會演變成進食和吞嚥的失用症（apraxia），進食失用症會讓病人不會使用餐具自我餵食，可能會看到他們拿著筷子或湯匙在手中轉來轉去，好像在思考要用哪一端。吞嚥失用症會使吞嚥的口腔期難以引發。病人可能把口中的食物移來移去，像是在想要怎麼處理這些東西，或是要如何開始吞嚥，或者把食物含在口中數分鐘，而都沒有任何舌頭的動作。這些病人也可能發展出口腔觸覺失認症，所以無法知道口內有食物，也就沒有理由去引發口腔期的吞嚥，造成病人會一直含著食物，不會吞下。

除了吞嚥失用症外，阿茲海默症病人可能會出現吞嚥生理的改變，包括咀嚼時舌頭左右移動範圍變小、咽部期吞嚥啟動延遲、咽部動作異常——包括雙側咽部無力、喉部上提不足和舌根向後的動作不足（Horner, Alberts, Dawson, & Cook, 1994）。通常，失認症和吞嚥失用症會在病症的一開始就出現，並會逐漸惡化，直到嚴重拖長病人以口進食的時間，威脅病人對營養和水分的適當吸收（Suski & Nielsen, 1989）。有些病人每次吞嚥可能要花三至四分鐘來引發。 331

基於上述的理由，在評量阿茲海默症病人的進食和吞嚥時，要著重測量病人接受食物放進口中和開始出現口腔動作的間隔時間。照顧者要花多少時間來餵食？動作有可能慢得離譜而影響營養和水分的攝取。通常，把食物放入口腔之前或在食物放入的同時，增強感覺輸入可以加速病人接受食物和引發口腔的動作，這在第六章已說明。因為所有的感覺促進技術都在照顧者或餵食者的控制下進行，用在失智症患者身上時，至少可以持續一段相當成功的時間。阿茲海默症的失智情況可能緩慢進行，但也可能快速惡化。無論如何，都將走到吞嚥治療無法再對病人的餵食和吞嚥有益的臨界點。吞嚥治療師必須清楚指出病人不再能從進食和吞嚥治療中受益的時刻，並不再對病人進行吞嚥照護。

其他型態失智症的口咽吞嚥問題

其他型態失智症也可能會影響口咽吞嚥的能力，目前仍沒有研究可以清楚區辨各種失智症特有的吞嚥型態。不過在作者的經驗中，有些失智症的病人，如器質性大腦症狀（organic brain syndrome）或多次中風型失智症者，會出現大腦皮質和腦幹（延腦）控制不能配合的吞嚥情況（例如口腔準備期和口腔期吞嚥，以及咽部期吞嚥）。這些病人可以聽從指令開始吞嚥，在口腔內可以順利地推動食團，但是不會啟動咽部期吞嚥。若重複要求病人吞下食物，他會告訴你：「我吞了！」雖然病人能自主地引發由大腦皮質控制的吞嚥機轉，但是很明顯的，聯絡大腦皮質與控制咽部期吞嚥的延腦之間的神經通路並不順暢。常常在過了幾分鐘後，食團已積在咽部各處，這時病人反而出現了動作正常的咽部期吞嚥。問題似乎出在大腦皮質和腦幹之間神經訊號傳遞的連續性和（或）速度。這些病人也許可以經由給予味道較強烈或體積稍大的食團，或加強口腔感覺的技巧（例如，第六章曾介紹過的溫度觸覺刺激法），來達到正面效果。

332

脊髓側索硬化症

脊髓側索硬化症（amyotrophic lateral sclerosis, ALS）是一種進行性疾病，通常包括上下運動神經元（upper and lower motor neuron）都會慢慢退化。主要影響皮質延髓（corticobulbar）路徑或皮質脊髓（corticospinal）路徑，或兩者皆然。如果主要是皮質延髓受影響，吞嚥障礙通常在一開始時，舌頭動作會減弱。因此，病人較無法讓舌頭側送食物至兩側去咀嚼，且較不能控制口中的食物（Dworkin & Hartman, 1979; Kilman & Goyal, 1976）。當食團的黏稠度增加時，也無法增加舌頭的力道來處理食物。因此，當食物較濃稠或較硬時，就更難以處理。病人會自然而然地避免吃硬的或需要咀嚼的食物，唇部閉合能力也會減弱，病人因而會流口水或讓食物從口中漏出來。軟腭的功能也受到影響，以致於軟腭向前凸起以確保含著的食團留在口腔內的能力，以及吞嚥時軟腭的上抬能力都會減弱（Robbins, Logemann, & Kirshner, 1982）。通常在疾病進行至後期，喉部上提會不足，呼吸道也關閉不足，以致於吞嚥時會讓食物進入（penetration）呼吸道，而在吞嚥後產生吸入現象（aspiration）。在疾病發展的早期，舌根部的後推能力和咽部收縮能力會下降，所以，吞嚥後會有殘餘物滯留在咽部。這些殘餘物會在病人吞嚥後的下一次吸氣時被吸入呼吸道。通常就在舌根部和咽部收縮受到影響的同時，啟動咽部期吞嚥也會開始延遲。此時，使用溫度觸覺刺激通常仍有幫助（約可進行六至十二個月），也可以教導病人自行使用此法。然而，這時神經系統仍在持續惡化中，溫度觸覺刺激法的成效也愈來愈差。只要喉部功能仍能適當地保護呼吸道，病人可以藉著逐漸減低飲食的濃度成液體類或較稀的糊狀物，來維持由口進食。

西北大學醫學院研究二十位以皮質延髓受損為主的 ALS 病患，從他們一開始出現吞嚥異常，直到結束以口進食的過程。這些病人在疾病的剛開始，口腔肌肉就受到影響，而後進展到呼吸和四肢的神經肌肉控制也受影響。其中，十六位 ALS 病患的吞嚥神經肌肉控制有漸進性惡化。一開始舌頭控制不佳、舌根部運動和咽部收縮不足，後來則出現啟動咽部期吞嚥延遲。有些病人演變成環咽肌異常，這通常是喉部動作不良所導致而成（Smith, Mulder, & Code, 1957）。環咽肌切開術（cricopharyngeal myotomy）對他們並不是很有效，也許因為環咽肌的異常通常與下列因素有關：像是喉肌運動不良，咽、喉、口腔吞嚥問題嚴重（包括啟動咽部期吞嚥）。這些病人無法產生足夠的壓力，去推動食物通過上消化道，縱然上食道括約肌是張開的。

333

皮質脊髓受損的病人通常是在被診斷多年之後，才會出現吞嚥異常。他們吞嚥異常的本質與皮質延髓型病人大不相同，通常會有軟腭動作不足和咽壁收縮不足的情況。這些病人吞嚥異常的第一個徵候，可能是緩慢且漸近的體重減輕，這些病人可能不會察覺有任何吞嚥問題。

處理 ALS 病人的吞嚥異常通常使用代償策略，而非主動運動，因為主動運動只會造成疲累。吞嚥異常可能是運動神經元疾病的第一個徵狀，也可能會伴隨舌頭肌束抽動（fasciculations）和言語的改變。

小兒運動神經元疾病：沃尼克－霍夫曼疾病

沃尼克－霍夫曼疾病（Werdnig-Hoffmann disease）是一種漸進型的小兒運動神經元疾病，通常是在約十二個月至十八個月大時，在動作發展上，因為缺乏應有的代表性動作而被診斷出來。經常在三歲到三歲半以前，麻痺的部位主要在肩膀以下；大約在一歲半至二歲時，咽部期吞嚥通常開始受到影響，但言語和吞嚥的口腔功能則正常。西北大學紀念醫院曾長期追蹤六位孩童，在約莫三歲左右，即使他們從肩膀以下完全麻痺並使用呼吸器，每位孩童都仍有正常的構音和咀嚼的口腔動作功能，口腔通過時間也正常，但咽部期吞嚥則完全沒有功能。這是由於咽部期吞嚥延遲，嚴重的單側或雙側咽壁收縮不足，和喉部上提能力不足問題所造成。這些問題會導致病人長期在吞嚥後，將食物吸入呼吸道。

334 處理這種疾病的吞嚥問題一般會使用代償策略，包括姿勢的改變和感覺增強技巧（例如溫度觸覺刺激）。積極的運動常會造成疲倦，溫和的上聲門吞嚥法應該有幫助。然而，就像成人的運動神經元疾病，當神經系統持續惡化，所有的策略都終將無效。即使最後這些兒童採非口腔餵食，改變頭部的姿勢也可能對分泌物的處理有幫助。

巴金森氏病

巴金森氏病（Parkinson's disease）的病人可能會在吞嚥的三個時期中，都出現一些異常（Blonsky, Logemann, Boshes, & Fisher, 1975; Donner, & Silbiger, 1966; Hurwitz, Nelson, & Haddad, 1975; Kilman & Goyal, 1976; Leopold & Kagel, 1996; Logemann, Blonsky, & Boshes, 1975; Nowack, Hatelid, & Sohn, 1977; Robbins et al., 1982, 1986）。在吞嚥口腔期，巴金森氏病的病人在推送食團時，通常會出現典型的舌頭重複前後滾動的型態（anterior-posterior rolling pattern）。當吞嚥開始時，食團在正常的位置，然後舌頭中線部分會將食團往後推送，然而後段的舌頭通常沒有放低，使得食團又滾回前面。食團由後往前滾的動作會重複好幾次。最後，某一次舌頭由前往後的運動足以推送食物，而且後段的舌頭也降低，食物才得以通過（Blonsky et al., 1975; Massengill & Nashold, 1969a）。這種舌頭肌肉組織的「急步現象」（festination），可能與某些程度的肌肉僵直有關——病人做出吞嚥準備，將舌頭後段上抬含住食團後，便無法再放低。

有些巴金森氏病的病人會出現輕微的咽部期吞嚥啟動延遲（二至三秒）。就算咽部期吞嚥啟動了，咽壁的收縮和舌根部的後推動作通常也很弱，導致每一次吞嚥後，會有殘餘物留在會厭谿和梨狀竇（Donner & Silbiger, 1966; Silbiger, Pikielney, & Donner, 1967）。在連續吞嚥時，這些殘餘物會累積，尤其是濃粥類或布丁。在疾病晚期，病人會感覺喉部肌肉組織也全受到影響，所以在吞嚥時，喉部上提和喉部閉合程度會不足，讓有些殘餘物掉入呼吸道中；更常發生的是，由於舌頭底部和咽壁功能差，吞嚥後殘餘物滯留在咽部，在吞嚥後吸氣的同時將食物吸入呼吸道。巴金森氏病的病人偶爾也會有環咽肌或上食道括約肌異常，通常都與喉部上提不足、舌根部和（或）咽壁動作不良有關。有些作者的研究報告指出，這些病人發生環咽肌異常的比率較高（Donner & Silbiger, 1966），表示環咽括約肌的放鬆仍是個問題。

在我的經驗中，巴金森氏病人的吞嚥異常一開始常有舌根部收縮不足和舌頭重複的搖滾動作（rocking-rolling），接下來，咽部期吞嚥啟動可能也變得較慢。隨著病情發展，舌根動作範圍縮小、咽部肌肉的收縮也會惡化，吞嚥時，喉部上提和關閉的幅度也會變差，也可能出現環咽肌功能不良。要注意的是，縱然在疾病的末期，也不是所有巴金森氏病的病人都會有嚴重的吞嚥問題。病人的病況和進展都有個別差異。

許多巴金森氏病的病人在靜止時，頭和頸部的不同部位會出現顫抖（tremors）。顫抖可能發生在下頷、舌頭或舌頭底部、軟腭和（或）喉部。對於巴金森氏病或其他運動神經異常者，在做 X 光攝影檢查時，當食物尚未放入病入口中時，治療師就應該打開攝影儀器，觀察病人在靜止時，口腔和咽部是否有任何顫抖。自發性顫抖（essential tremor）的病人與巴金森氏病人不同，他們沒有吞嚥異常（Blonsky et al., 1975），但是頭部和頸部會出現顫抖。

口咽吞嚥問題可能是巴金森氏病病人的第一個症狀。前面已經提到過，舌頭會有搖滾的動作，這是這個疾病病理獨有的症狀。如果吞嚥治療師懷疑巴金森氏病是造成口咽吞嚥異常的可能原因，就必須轉介給神經科醫生問診。如果仍舊無法確認診斷，吞嚥治療師和神經科醫師必須半年至一年後追蹤評估，看看是否症狀轉劇或改變。

巴金森氏病的病人在末期時可能會有失智症，使得進食和吞嚥處理更加困難（Bine, Frank, & McDade, 1995）。病人可能無法遵守治療手法的指令，採用代償性策略可能較有效。病人也許會有嚴重的僵直，使得姿勢較難改變。對某些病人而言，可能需要調整飲食或採取非口腔餵食。

巴金森氏病患者面臨的吞嚥問題，在剛被診斷出來時投以藥物或是換一種新藥時，會發現吞嚥功能有進步。對於剛診斷出吞嚥異常的巴金森氏病患，治療師可能會想要等個幾週，看看藥物對病人吞嚥的作用，再開始治療。對某些巴金森氏病的病人而言，如果藥物的劑量適當，可以明顯進步到有基本的吞嚥功能，而不會將食物吸入呼吸道（Bushmann, Dobmeyer, Leeker, & Perlmutter, 1989; Fonda, Schwarz, & Clinnick, 1995）。

336

藥物對於巴金森氏病患者吞嚥的效果還需要長期的研究。巴金森氏病患者對於需要主動參與的練習，例如舌頭、唇部和喉部上提等活動度運動，通常反應不錯。此外，用力吞嚥、孟德森吞嚥手法、用力憋氣練習和假聲練習都可以採用。可建議病人早晚做運動，每次共計十至十二分鐘即可。

小兒麻痺後症候群（postpolio syndrome）

在一九五〇年代罹患小兒麻痺者，現在常因肌肉更加無力和吞嚥問題而受苦，尤以罹患延髓小兒麻痺者為甚（Bosma, 1953; Buchholz, 1994c）。特別的是，他們在發病的一開始並沒有吞嚥的問題（Ivanyi, Phoa, & deVisser, 1994; Sonies & Dalakas, 1991）。他們的吞嚥問題包括單側或雙側咽壁收縮減弱、舌頭根部收縮不足，還有因為喉部上提能力差而喉部閉合不足。這些異常都會造成在咽部多處有殘餘物，而導致吞嚥後將食物吸入呼吸道的風險。通常，配合病人的生理狀況而改變病人的姿勢，可以減少吸入的問題，使病人吞得安全。不過，耐人尋味的是，有些病人並沒有因為姿勢的改變而增加吞嚥的效率。這時，必須透過檢視錄影帶，並與其他治療師討論改變姿勢的用處何在。對大多數的病人而言，積極的運動並不能強化吞嚥機轉，反而會使他更疲憊。所以，通常代償性的策略是最主要的選擇。

多發性硬化症

多發性硬化症（multiple sclerosis, MS）的病人，通常神經系統內從大腦皮質到腦幹和小腦至皮質脊髓路徑，有多處的粥樣硬化（multiple plaques）。這些病人的吞嚥異常可能和出現在大腦皮質到腦幹及顱神經到周邊神經的神經線路上的病灶相關。由於這些病灶可能影響單一或多對顱神經，所以，MS 病人的吞嚥異常會出現多種型態（Daly, Code, & Andersen, 1962; Kilman & Goyal, 1976）。如果舌下神經受到影響，那病人舌頭操控食團、咀嚼的能力和口腔通過時間，都會受到某種程度的影響。如果牽涉到第十對顱神經，那病人舌頭底部的運動、咽壁的運動和喉部的功能都會減弱。如果是牽涉到第九對顱神經，咽部期吞嚥的啟動將會延遲（Silbiger et al., 1967）。如果是牽涉到這三對或任何兩對，病人就會有多重的吞嚥問題。

337

在西北大學醫學院，對一百五十位 MS 的病人所做的研究中，最常見的吞嚥問題是延遲啟動咽部期吞嚥和咽壁收縮不良。有個研究有兩組 MS 病人，一組會抱怨吞嚥異常，另一組不會抱怨吞嚥異常。結果他們都有吞嚥異常（Fabiszak, 1987），只是沒有抱怨的那一組吞嚥問題較輕微。研究中最常見的吞嚥問題是延遲啟動咽部期吞嚥及舌根部和咽壁的收縮不良，造成殘餘物留在會厭谿。如果疾病涉及延髓，就有可能出現舌頭功能不良和喉部的關閉不足。但這是比較少見的，而且也不是所有病人在晚期都會如此。MS病人對於增強感覺輸入的治療，例如溫度觸覺刺激，有不錯的反應，可以促進咽部期吞嚥的啟動（Sorensen, Brown, Logemann, Wilson, & Herndon, 1994）。

當 MS 病人服用新藥時，通常他們的吞嚥功能會有所進步，但是還沒有系統性地研究過藥物對這些病人的吞嚥有何影響。有些 MS 病人會演變成認知障礙和失智症，對這些病人而言，採用代償性策略就很重要，尤其是姿勢技巧和感覺增強的方法。

重症肌無力症

重症肌無力症（myasthenia gravis）是一種會在肌神經結合處造成生化改變的神經疾病。一般的病症是罹病的肌肉會因為重複使用而疲乏（Carpenter, McDonald, & Howard, 1979; Donner, 1974; Silbiger et al., 1967）。最常見的是從顱神經開始發病，通常眼肌最先受到波及，導致下垂；還有其他顱神經支配的肌肉都可能出現症狀（Aronson, 1971, 1980; Carpenter et al., 1979; Donner, 1974; Donner & Silbiger, 1966）。Aronson（1974）曾報告過一個重症肌無力個案，是以喉部功能異常為單一症狀的。在西北大學醫學院也有二位個案剛開始出現的是咽壁異常，這個異常現象只有在用餐吞嚥時才會出現。這些病人在重複吞嚥後，咽部的收縮能力會逐漸衰退，直到再也沒有收縮的動作。重症肌無力症在發病的一開始若只出現咽部收縮異常症狀，較不常見。通常，需要將病人開始餵食的情況用 X 光攝影檢查拍攝下來，連續吞嚥十五到二十分鐘後，再用 X 光攝影檢查拍攝一次，互相比較兩次結果才能知道。重症肌無力的病人可能被誤診為情緒性吞嚥異常，而被轉介至精神科做心理治療。曾有一位重症肌無力症病人被誤診為心理困擾，而接受六個月的電極治療。吞嚥治療師要牢記在心，重症肌無力症可能是造成吞嚥異常的病理原因，尤其若病史顯示，某位病人吞愈多次問題愈大，但是休息後情況又會改善，就

338

應特別注意。作者也看過重症肌無力症的病人只有舌頭肌肉組織和軟腭功能受影響，所以說話時鼻音較重，同時在吞嚥時食物會逆流到鼻腔，或只影響到咀嚼肌肉而使病人的咀嚼能力變差。

重症肌無力症的診斷性評估可能採取 tensilon 測試。也就是在 tensilon 溶劑檢測前與檢測後，評估病人的吞嚥、言語或其他功能。同樣的道理，在做改良式鋇劑吞嚥檢查時，也要評估在進食十五至二十分鐘之前和進食之後的吞嚥功能。一般而言，對 MS 採取藥物治療可以改善吞嚥狀況。通常最好採用代償性吞嚥處置，因為主動運動可能只會造成病人的疲憊。根據病人的哪些肌肉受到影響，而建議最好最適合的飲食。每天最好是少量多餐，而不是一天三大餐。

肌肉失養症

有幾種肌肉失養症（muscular dystrophy）會影響吞嚥機轉。**失養性肌強直**（myotonic dystrophy）的特徵是，受到影響的肌肉，收縮的時間會拉長且放鬆也有困難。通常會影響胸鎖乳突肌（sternocleidomastoid）、咀嚼用的肌肉，還有環咽括約肌（上食道），使得括約肌的肌肉部分（也就是環咽肌）無法適時放鬆，並隨著吞嚥時的喉部移動而打開收縮肌（Casey & Aminoff, 1971; Donner & Silbiger, 1966; Hughes, Swann, Gleeson, & Lee, 1965; Kilman & Goyal 1976; Siegel, Hendrix, & Collins, 1966）。這些病人因為食團無法通過環咽肌，而溢流到梨狀竇並進入呼吸道，造成吸入現象。在詳細的評估後，如果發現環咽肌的張力過高，可能適合進行環咽肌肌肉切開術。

眼咽肌肉失養症（oculopharyngeal dystrophy），是一種選擇性影響眼部和咽部的肌肉失養症，可能導致咽部收縮不足和環咽肌功能異常（Aarli, 1969; Duranceau, Letendre, Clermont, Levisque, & Barbeau, 1978; Kilman & Goyal, 1976）。因為咽部收縮肌收縮力道不足，這些病人通常無法將食團推過咽部。加上括約肌無法適時放鬆，並隨著吞嚥時喉部向前及向上的移動而打開，這些病人也無法將食團推送通過食道收縮肌。

其他型態的肌肉失養症也可能影響咽部和減少咽部收縮肌的肌力，這也是肌肉失養症最常見的吞嚥異常（Silbiger et al., 1967）。一般而言，代償性策略對各種肌肉失養症造成的吞嚥異常，都是最佳的處置法。

肌張力不全

肌張力不全（dystonia）是相當罕見的慢性疾病，其特徵是在頭、頸、軀幹和四肢有不自主、不規律及慢性的肌肉扭曲，會影響言語和（或）吞嚥功能。Bosma 等人（1982）曾仔細研究一位因藥物引起的肌張力不全病人。根據 Bosma 的報告，在吞嚥準備期做自主性攪拌食物的動作，可能會使肌張力不全的症狀更惡化。隨著肌張力不全的動作惡化，雙唇會無法緊閉，使得食物掉出嘴唇外。在口腔內，可能無力把食物組成一個食團來引發口腔期吞嚥，而使食團提早掉落至舌根後面。口腔期通過時間緩慢，舌頭推動食團的動作不規則。一旦咽部期吞嚥啟動後，咽部期吞嚥的動作控制通常是正常的。

皮肌炎

皮肌炎（dermatomyositis）是一種膠原蛋白疾病，其特徵是會產生多肌炎，並影響多處肌肉。多肌炎通常會造成吞嚥異常（Dietz, Logemann, Sahgal, & Schmid, 1980; Metheny, 1978）。在這些病人身上，最主要的兩個吞嚥問題是咽部收縮不足和環咽肌功能不良。

口咽吞嚥問題為神經疾病的第一徵候

有些罹患進行性神經疾病的患者最初的症狀是吞嚥異常。巴金森氏病、重症肌無力症、脊髓側索硬化症及 Guillain-Barré 症候群，一開始都可能出現吞嚥異常（Buchholz, Neumann, Jones, & Ravich, 1995）。巴金森氏病患者可能只出現舌頭重複搖滾動作，或伴隨舌根動作不足和（或）嘴唇閉合不足，以及喉部上提能力差。重症肌無力症病人通常在吞嚥時使用某些肌肉，而出現疲勞的現象。建議在做電視螢光透視檢查時，施以疲勞測試——就是在吃之前和吃之後重複進行測試。脊髓側索硬化症病人會出現嘴唇閉合不足、舌頭精細動作控制不良、咀嚼時舌頭有（沒有）出現肌束顫動——這類病人的問題也可能牽涉到軟腭。Guillain-Barré 症候群患者會因為咽部所有構造的活動度不足，而出現廣泛的吞嚥無力。腦幹腫瘤病人可能會出現緩慢的進行性吞嚥問題，通常會影響到啟動咽部期吞嚥、喉部上提不足和舌根動作不足。 *340*

若病人沒有任何疾病被診斷出來，但從電視螢光攝影檢查發現有明顯的口咽吞嚥異常，應該仔細觀察口咽吞嚥時的口腔和咽部的動作型態，並且與特定的神經診斷病患的表現相比較。還有，吞嚥治療師也要仔細觀察病人的姿勢、步行和精細動作。這些動作控制的改變對於神經診斷是重要的。另外，蒐集詳細的病史可以判定病人的問題是否為進行性的。平常這些病人一開始都是轉介給神經科醫師。吞嚥治療師除了送吞嚥報告給神經科醫師外，還應該在病人與神經科醫師會面前，就先與醫師談談病人吞嚥異常的本質，使他注意到這些可作為神經疾病或損傷指標的問題（Buchholz, 1994a, 1994b）。如果是中風，尤其是小區域的腦幹中風，可能只會造成吞嚥功能不良（dysfunction）（Buchholz, 1993）。

其他退化性疾病引起的吞嚥問題

其他退化性疾病或一些惡化狀況也可能造成吞嚥異常，包括類風濕性關節炎和慢性阻塞性肺病。

類風濕性關節炎

類風濕性關節炎（rheumatoid arthritis, RA）會影響和吞嚥有關的構造。它會侵犯環杓關節（cricoarytenoid joint），所以會限制吞嚥時杓狀軟骨的動作。由於杓狀軟骨的轉動才能使聲帶閉合，它會向前傾斜，並促成呼吸道入口的關閉。所以，杓狀軟骨在環狀軟骨上的動作，對正常吞嚥是重要的。類風濕性關節炎病發時，會造成環杓關節和杓狀軟骨的腫脹，使得食物堆積在杓狀軟骨和（或）呼吸道入口，導致吞嚥後發生吸入現象。我曾見過一個病人在杓狀軟骨有明顯的腫脹，而需要做切片來排除喉癌的可能，切片的結果是發炎性變異，也就是類風濕性關節炎的症狀。

341

類風濕性關節炎也可能造成頸椎處發生腫脹，而壓迫到後咽壁（Ekberg, Redlund-Johnell, & Sjoblom, 1987），這些頸椎關節的變化，可以利用改變姿勢的方式來改善日益惡化的吞嚥。類風濕性關節炎還會傷害到顳骨與下頜關節（temporomandibular joint），使得咀嚼時會感覺疼痛。通常，要是病人的類風濕性關節炎發作，就會以改變用藥或增加劑量來改善問題，藥物必須要能減少水腫和改善吞嚥。可能的話，吞嚥治療師只要介紹代償性策略來促進口腔進食，直到有關的構造都消炎為止。

慢性阻塞性肺病

由於呼吸和吞嚥是密切的協調關係，所以要是呼吸功能改變，例如慢性阻塞性肺病（chronic obstructive pulmonary disease, COPD），可能會造成吞嚥問題。慢性阻塞性肺病是由於生理異常造成長期呼吸氣流受限的統稱（Coelho, 1987; Gold, 1985）。只有相當少數的學者對慢性阻塞性肺病者的吞嚥問題進行研究，因此，目前尚未詳細調查在這個族群中吞嚥異常的發生率。不過有少數討論發現，呼吸道關閉困難和吞嚥時將食物吸入呼吸道，是慢性阻塞性肺病的主要吞嚥障礙。呼吸道關閉困難是否是慢性阻塞性肺病造成，或是因為呼吸道關閉困難而導致肺病，至今仍屬未知。原則上，對這些病人而言，代償性策略是最好的選擇，因為其他的運動會對呼吸系統造成壓力，並且不會有什麼效果。代償性策略，例如姿勢的改變、飲食的改變和感覺增強方法，都不需要增加肌肉用力度或增加氣道關閉時長，因為這些正是呼吸疾病患者特有的問題。

參考文獻

Aarli, J. (1969). Oculopharyngeal muscular dystrophy. *Acta Neurologica Scandinavia, 45*, 484–492.

Aronson, A. (1971). Early motor unit disease masquerading as psychogenic breathy dysphonia: A clinical case presentation. *Journal of Speech and Hearing Disorders, 36*, 116–124.

Aronson, A. (1980). *Clinical voice disorders: An interdisciplinary approach*. New York: Thieme-Stratton.

Bine, J. E., Frank, E. M., & McDade, H. L. (1995). Dysphagia and dementia in subjects with Parkinson's disease. *Dysphasia, 10*, 160–164.

342 Blonsky, E., Logemann, J., Boshes, B., & Fisher, H. (1975). Comparison of speech and swallowing function in patients with tremor disorders and in normal geriatric patients: A cinefluorographic study. *Journal of Gerontology, 30*, 299–303.

Bosma, J. (1953). Studies of disability of the pharynx resultant from poliomyelitis. *Annals of Otology, Rhinology and Laryngology, 64*, 529–547.

Bosma, J., Geoffrey, V., Thach, B., Weiffenbach, J., Kavanagh, J., & Orr, W. (1982). A pattern of medication induced persistent bulbar and cervical dystonia. *The International Journal of Orofacial* Myology, *8*, 5–19.

Buchholz, D. W. (1993). Clinically probable brainstem stroke presenting primarily as dysphagia and nonvisualized by MRI. *Dysphagia, 8*, 235–238.

Buchholz, D. W. (1994a). Dysphagia associated with neurologic disorders. *Acta Oto-Rhino-Laryngologica Belgica, 48*, 143–155.

Buchholz, D. W. (1994b). Neurogenic dysphagia: What is the cause when the cause is not obvious? *Dysphagia, 9*, 245–255.

Buchholz, D.W. (1994c). Postpolio dysphagia. *Dysphagia, 9*, 99–100.

Buchholz, D., Neumann, S., Jones, B., & Ravich, W. (1995). Neurogenic dysphagia: Results of swallowing center neurologic evaluation of 228 cases [Abstract]. *Dysphagia, 10*, 137.

Bushmann, M. M., Dobmeyer, S. M., Leeker, L., & Perlmutter, J. S. (1989). Swallowing abnormalities and their response to treatment in Parkinson's disease. *Neurology, 39*, 1309–1314.

Carpenter, R., McDonald, T., & Howard, F. (1979). The otolaryngologic presentation of myasthenia gravis. *Laryngoscope, 89*, 922–927.

Casey, E., & Aminoff, M. (1971). Dystrophia myotonica presenting with dysphagia. *British Medical Journal, 2* (Suppl.), 443.

Coelho, C. (1987). Preliminary findings on the nature of dysphagia in patients with chronic obstructive pulmonary disease. *Dysphagia, 2*, 28–31.

Daly, D., Code, C., & Andersen, H. (1962). Disturbances of swallowing and esophageal motility in patients with multiple sclerosis. *Neurology, 12*, 250–256.

Dietz, F., Logemann, J., Sahgal, V., & Schmid, F. (1980). Cricopharyngeal muscle dysfunction in the differential diagnosis of dysphagia in polymyositis. *Arthritis and Rheumatism, 23*, 491–495.

Donner, M. (1974). Swallowing mechanisms and neuromuscular disorders. *Seminars in Roentgenology, 9*, 273–282.

Donner, M., & Silbiger, M. (1966). Cinefluorographic analysis of pharyngeal swallowing in neuromuscular disorders. *American Journal of Medical Science, 251*, 600–616.

Duranceau, C., Letendre, J., Clermont, R., Levisque, H., & Barbeau, A. (1978). Oropharyngeal dysphagia in patients with oculopharyngeal muscular dystrophy. *Canadian Journal of Surgery, 21*, 326–329.

Dworkin, J., & Hartman, D. (1979). Progressive speech deterioration and dysphagia in amyotrophic lateral sclerosis: Case report. *Archives of Physical Medicine and Rehabilitation, 60*, 423–425.

Ekberg, O., Redlund-Johnell, I., & Sjoblom, K. G. (1987). Pharyngeal function in patients with rheumatoid arthritis of the cervical spine and temporomandibular joint. *Acta Radiologica, 28*, 35–39.

Fabiszak, A. (1987). *Swallowing patterns in neurologically normal subjects and two subgroups of multiple sclerosis patients*. Unpublished doctoral dissertation, Northwestern University, Evanston, IL.

Fonda, D., Schwarz, J., & Clinnick, S. (1995). Parkinsonian medication one hour before meals improves symptomatic swallowing: A case study. *Dysphagia, 10*, 165–166.

343

Gold, P. M. (1985). Chronic obstructive pulmonary disease. In R. Conn (Ed.), *Current diagnosis* (pp. 339–343). Philadelphia: W. B. Saunders.

Horner, J., Alberts, M. J., Dawson, D. V., & Cook, G. M. (1994). Swallowing in Alzheimer's disease. *Alzheimer Disease and Associated Disorders*, 8(3), 177–189.

Hughes, D., Swann, J., Gleeson, J., & Lee, F. (1965). Abnormalities in swallowing associated with dystrophia myotonica. *Brain, 88*, 1037–1042.

Hurwitz, A., Nelson, J., & Haddad, J. (1975). Oropharyngeal dysphagia: Manometric and cine-esophagraphic findings. *Digestive Disease, 20*, 313–324.

Ivanyi, B., Phoa, S. S. K. S., & deVisser, M. (1994). Dysphagia in postpolio patients: A videofluorographic follow-up study. *Dysphagia, 9*, 96–98.

Kilman, W., & Goyal, R. (1976). Disorders of pharyngeal and upper esophageal sphincter motor function. *Archives of Internal Medicine, 136*, 592–601.

Leopold, N. A., & Kagel, M. A. (1996). Prepharyngeal dysphagia in Parkinson's disease. *Dysphagia, 11*, 14–22.

Logemann, J., Blonsky, E., & Boshes, B. (1975). Dysphagia in Parkinsonism. *Journal of the American Medical Association, 231*, 69–70.

Massengill, R., & Nashold, B. (1969a). Cinefluorographic evaluation of swallowing in patients with involuntary movements. *Confinia Neurologica, 31*, 269–272.

Metheny, J. (1978). Dermatomyositis: A vocal and swallowing disease entity. *Laryngoscope, 88*, 147–161.

Nowack, W., Hatelid, J., & Sohn, R. (1977). Dysphagia in Parkinsonism. *Archives of Neurology, 34*, 320.

Robbins, J., Logemann, J., & Kirshner, H. (1982). *Velopharyngeal activity during speech and swallowing in neurologic disease*. Paper presented at the American Speech-Language-Hearing Association annual meeting, Toronto.

Robbins, J., Logemann, J., & Kirshner, H. (1986). Swallowing and speech production in Parkinson's disease. *Annals of Neurology, 19*, 283–287.

Siegel, C., Hendrix, T., & Collins, J. (1966). The swallowing disorder in myotonia dystrophica. *Gastroenterology*, *50*, 541–549.

Silbiger, M., Pikielney, R., & Donner, M. (1967). Neuromuscular disorders affecting the pharynx: Cineradiographic analysis. *Investigative Radiology*, *2*, 442–448.

Smith, A., Mulder, D., & Code, C. (1957). Esophageal motility in amyotrophic lateral sclerosis. *Mayo Clinic Proceedings of the Staff Meetings*, *32*, 438–441.

Sonies, B. C., & Dalakas, M. C. (1991). Dysphagia in patients with the postpolio syndrome. *New England Journal of Medicine*, *324*, 1162–1167.

Sorensen, P., Brown, S., Logemann, J. A., Wilson, K., & Herndon, R. (1994). MS Care: Communication disorders and dysphagia. *Journal of Neurologic Rehabilitation*, *8*(3), 137–143.

Suski, N. S., & Nielsen, C. C. (1989). Factors affecting food intake of women with Alzheimer's type dementia in long-term care. *Journal of the American Dietetic Association*, *89*, 1770–1773.

第 11 章

吞嚥異常的醫學治療

Medical Treatment for Swallowing Disorders

有數種類型的醫療程序已經應用在處理吞嚥異常上，包括改善特定解剖或生理上吞嚥異常的方法、消除或控制持續性吸入的程序、非由口取得營養以及水分的程序，以及改善吞嚥異常的藥物治療。 345

爲改善特定吞嚥異常所設計的方法

雖然為改善特定類型的吞嚥異常設計了一些醫療程序，但並非每一個都能廣泛地使用。這些方法包括了骨刺（osteophyte）削減手術、聲帶中移（medialization）、注射鐵弗龍（Teflon）或是相近物質到重建或受傷的聲帶，以改善聲帶在吞嚥時的閉合情況。此外，亦包括針對喉部上提不足所進行的喉部懸吊術（laryngeal suspension）、針對環咽部位疤痕組織所進行的擴張法（dilatation）、針對痙攣的環咽肌所進行的環咽肌切開術或注射肉毒桿菌（botulinum toxin）。

手術削減骨刺

頸部骨刺為頸部脊椎骨過度增生壓迫後咽壁使其前移。如果咽部狹窄的346情況嚴重，削減手術可以藉由從脖子側面的一個切口進入食道周圍的空間來進行（Blumberg, Prapote, & Viscomi, 1977; Parker, 1989; Valadka, Kubal, & Smith, 1995）。將脊椎骨膜（vertebral periosteum）先翻起，在多餘的骨頭排除之後，再把脊椎骨膜放回去。頸部骨刺對於吞嚥的影響有一些不同的見解。毫無疑問的，如果頸椎的骨刺相當大，骨頭增生的部分會明顯減小咽部的空間，使得大的或者黏稠的食團通過有困難。而且，誠如 Press 和 Leffall（1972）的報告，骨頭增生可能壓迫頸神經根（cervical nerve roots），產生吞嚥困難的感覺。然而，手術進入頸部亦會產生負面影響，例如，產生疤痕組織或是傷害到支配吞嚥構造的神經，會因而產生吞嚥障礙。

改善聲帶處呼吸道關閉的程序

注射一種惰性物質到受傷的聲帶或是任何位於呼吸道頂端的組織，可以增加組織的體積，以改善聲帶閉合及吞嚥時呼吸道的保護。添加額外的物質到受傷或重建的聲帶，可以促進與另一邊可移動且較為正常的聲帶碰觸，進而促進閉合（Arnold, 1962; Lewy, 1963; Sessions, Zill, & Schwartz, 1979; Ward, Hanson, & Abermayor, 1985; Yarington & Harned, 1971）。這個技術通常用於已無法靠運動方案（exercise program）來增進喉部閉合以保護呼吸道的患者。這個技術已用在頭頸部手術的病人，特別是喉部分切除病患，其剩餘組織能力已不足以使喉部閉合來保護呼吸道。這個方法唯一的限制是接受注射的組織密度，組織必須要有足夠的空間來接受注射物。注射法亦用於無法適當地將聲帶閉合的神經性病患，包括巴金森氏病和肌肉萎縮性脊髓側索硬化症（amyotrophic lateral sclerosis）。注射甘油（glycerin）、膠狀泡沫（gel foam）或是其他**臨時性**物質，可以模擬注射永久性物質的效果。

如果吞嚥異常造成的吸入是因為喉部聲帶關閉不佳，用注射可能會是一個成功的治療。然而，如果這個方式是用在沒有經過 X 光攝影仔細評估吞嚥狀況的病人，他的吸入並非在聲帶部分而是由於呼吸道入口關閉不足，或是由於舌頭控制降低、延遲或沒有產生咽部期吞嚥、咽壁收縮能力減弱，或是舌根移動能力減弱，將聲帶閉合肌墊厚不會改善吞嚥或是減少吸入現象。遺憾的是，有些吞嚥文獻描述吸入現象時，好像聲帶關閉不良是最常引起吸入的原因。我們的經驗是，只有 10%或少於 10%的吸入原因是因為聲帶關閉不良造成的。聲帶中移程序也已經用來把受傷的聲帶往中間移動（Koufman, 1986）。 *347*

喉部上提不足的懸吊手術

如果病人的喉部無法適當地抬高以及往前移動，會影響呼吸道入口的關閉和環咽肌的打開。有時會嘗試施行喉部懸吊手術（Calcaterra, 1971; Edgerton & Duncan, 1959; Goode, 1976）。下頷骨中間到喉部軟骨會被縫合，喉部提高並斜置於舌底下方。這個方法偶爾會用在頭頸部腫瘤的病人身上，不過很少用在神經受損的病人。

環咽部位疤痕組織的擴張法

環咽部位疤痕組織的擴張法，是指使用水銀軟塑膠管（bougies）穿入環咽部位，這個軟塑膠管能增加直徑，將環咽部位慢慢撐開，並撕裂任何可能存在的疤痕組織。大部分的治療師已經發現，使用擴張法擴大的效果為暫時性的，大約可持續一到三個月（Calcaterra, Kadell, & Ward, 1975; Palmer, 1974; Zinninger, 1966）。因為這些病人的上食道括約肌阻力增加，把軟塑膠管放入有困難，如果不小心，會把食道穿破（Duranceau, Letendre, Clermont, Levisque, & Barbeau, 1978）。擴張法通常對於神經受損的環咽功能異常病人沒有幫助。

環咽肌切開術

環咽肌切開術為經由頸部一側（通常為左側）外面切入到環咽肌，把後中線（posterior midline）的肌肉纖維由上到下縱切，使此括約肌永久性開啟。通常這個切痕會往上延伸到某些下咽縮肌纖維，以及往下延伸到食道肌（Calcaterra et al., 1975）。病人通常能在切開術後一星期內進食（Mitchell & Armanini, 1975）。研究顯示，這個程序成功改善的比例為 60%到 78%（Lebo, Sang, & Norris, 1976; Mills, 1973）。當詳細檢視這些研究病人的挑選條件時，可以清楚地發現，使用環咽肌切開術做治療的這些病人，除了環咽功能異常外，通常尚有其他方面的吞嚥異常。他們的環咽肌切開術成功率會被忽略，348 也因此影響這個方法的成功率。若使用下列標準來小心挑選適合這個程序的病人，切開術的成功率會上升：(1)環咽肌功能不良為最主要的問題；(2)病人必須能把物質經由吞嚥的口腔期及咽部期移動到環咽部位；以及(3)病人在吞嚥時，必須能夠自發性的關閉呼吸道（Aki & Blakeley, 1974; Blakeley, Garety, & Smith, 1968; Wilkins, 1964）。

過去環咽肌切開術已經用來作為許多病患吞嚥異常的一般處理方式，包括巴金森氏病、脊髓側索硬化症、眼咽肌肉失養症（occulopharyngeal dystrophy）（Aki & Blakeley, 1974; Asherson, 1973; Calcaterra et al., 1975; Chodosh, 1975; Cruse, Edwards, Smith, & Wyllie, 1979; Dayal & Freeman, 1976; Duranceau et al., 1978; Ellis, Schlegel, Lynch, & Payne, 1969; Henderson & Marryatt, 1977; Mills, 1964; Mladick, Horton, & Adamson, 1971; Palmer, 1974; Stevens & Newell, 1971; Wilkins, 1964）。然而，現在這個程序已被限制在一小部分患者。這些少部分患者的環咽肌功能失常，也就是食道上方的括約肌（即環咽肌）會痙攣，而無法讓喉部往上、往前。這是小部分病人，有更多的病人其環咽肌放

鬆的功能為正常，但是因為喉部往前上方移動有困難，因此造成環咽肌打開困難。屬於後者的環咽肌功能異常需要靠運動方案來增進喉部的移動。

一般而言，對於中風、腦傷、脊髓損傷病人，環咽肌切開術不應該在早期的恢復過程中實施，這些病人大部分會恢復得很好，只有少部分的病人無法恢復得很好。這些病人在腦幹中風後六個月，仍然會因為打開環咽肌部位有困難，而感到嚴重的吞嚥問題。有些治療師已經對切開術是否會改善吞嚥有疑問，或是質疑切開術是否能讓病人成功地完成孟德森吞嚥手法（Buchholz, 1995; Robbins & Levine, 1993）。欲實施此程序的病人需經慎重的選擇。

環咽肌切開術常被當作預防性的治療，用於改善喉聲門上切除術或是舌根切除術病人的吞嚥（Mladick, Horton, & Adamson, 1961）。在放射治療腫瘤小組（Radiation Therapy Oncology Group, RTOG ）的臨床試驗時，上述兩組不同手術方式的病人在腫瘤外科步驟中，隨機接受或不接受環咽肌切開術。結果發現，兩組間的口咽吞嚥效率並沒有不同。這指出在接受腫瘤外科步驟時，切開術並不會改善喉聲門上切除術或是舌根／扁桃腺切除術病人術後的吞嚥情形（Jacobs et al., 1997; T. Pajak, personal communication, October 5, 1996）。

349 一些已接受切開術的病人可能沒有從中受益，除非同時使用姿勢的協助或是孟德森吞嚥手法。病人通常也會把頭轉向沒有手術的那一邊，以便東西直接經過手術那邊較寬的梨狀竇。有些病人需要轉頭及孟德森吞嚥手法兩者同時使用。

病人除了環咽肌功能異常之外，若在聲道有多重功能不良，其中包括舌頭控制能力減弱、延遲啟動咽部期吞嚥或是咽部收縮能力減弱的病人，都不適合接受切開術。若沒有啟動咽部期吞嚥，喉部將處於打開的狀態，任何從舌根流入咽部的物質將會進入喉部。切開術程序的併發症包括出血或喉返神經受損。此外，手術打開頸部本來就會有些併發症（Lund, 1968）。

肉毒桿菌注射

肉毒桿菌注射到環咽肌已經有一例個案研究報告，其結果為明顯地改善吞嚥功能（Kostas, Karam, Langhans, & Vasquez, 1995）。要注射到正確位置是相當困難的，因為環咽肌躲在環狀軟骨的後面，不正確的注射可能會使注射區域的其他肌肉麻痺，而導致吞嚥障礙加重。

控制持續吸入的方法

文獻中描述到一些手術的方法，這些方法是設計來改善或控制持續的吸入，包括將會厭下拉（epiglottic pull-down）、聲帶縫合、假聲帶縫合、喉部分流術（laryngeal bypass）、氣切及全喉切除術（Baredes, Blitzer, Krespi, & Logemann, 1992; Habal & Murray, 1972; Mendelsohn, 1993a, 1993b）。這些方法大部分都需要氣切，發聲也明顯地改變。除非已經嘗試過適當的吞嚥治療，否則都不會考慮使用這些方法。

- **會厭下拉**——會厭下拉方法有許多版本。最常用的方式為將會厭、杓會厭皺褶、杓狀軟骨以及杓狀軟骨之間的區域切開，然後把會厭和杓狀軟骨縫合在一起。此方法為可逆的。常見到在手術中將會厭軟骨拉斷，使此方法不成功。
- *350* **聲帶縫合**——這個方法通常要把聲帶的上皮剝掉，然後把聲帶縫在一起（Montgomery, 1975）。可惜的是，通常聲帶會撕裂開來，使此方法不成功；而且，這通常是不可逆的。
- **假聲帶縫合**——這個方法是要把假聲帶的上皮剝掉，然後把假聲帶縫在一起（Kitahara et al., 1993）。這個方法的好處是為可逆性的，而且假聲帶也比較不容易撕裂開來。

- **喉部分流或氣管食道分流術**（tracheoesophageal diversion）——在第三或第四氣管環處將氣管切開，然後把氣管近端縫入食道頸，以將空氣和食物的通道分開（Lindeman, 1975），氣管遠端則往前彎曲拉向皮膚開口處。此為永久性的方法。
- **氣切**——氣切常被形容為一種防止吸入及增進肺部換氣的方式（Baredes et al., 1992）。為了阻止吸入，使用低壓氣切套管（cuffed tracheostomy tube），使低壓環（cuff）膨脹。在第五章有談到。這不是一個去除吸入的好方法，通常低壓環周圍仍會出現滲漏，且低壓環膨脹會刺激氣管。
- **全喉切除術**——全喉切除包括了把舌骨及全部喉頭拿除。氣管殘餘的部分則向前彎曲，和病人頸部的皮膚縫合在一起，形成氣切造口。此為永久性的步驟，使得飲食與呼吸的通道完全被隔離開。除非沒有其他方式能解決病人的吸入問題，否則不應當使用此方法。這個方式已經用在喉部分切除術後，無法重新學會吞嚥的病人身上（Baredes et al., 1992）。

非口腔餵食技巧

有一些方法可以用來餵食無法從口腔攝取營養及水分的病人，包括鼻胃餵食，或是咽造口術（pharyngostomy）、食道造口術（esophagostomy）、經皮或傳統手術胃造口術，以及經皮或傳統手術空腸造口術（Bergstrom, Larson, Zinmeister, Sarr, & Silverstein, 1995; Heine, Reddihough, & Catto-Smith, 1995; Kirby, 1995; Park et al., 1992）。所有非口腔餵食方法，出現胃食道酸逆流情形的比例較口腔進食高（Heine et al., 1995）。不過，若有適當的照顧，可以把此副作用降至最低。所有的非口腔餵食方法皆為暫時的，且任何時候都可以去除。病人、家屬及重要親友通常都不知道這些方法為暫時性的，或是可以

351 為暫時性的。如果這是吞嚥障礙團隊的意思，應該要和病人與重要親友溝通。針對使用何種確切的非口腔餵食方式，以及此種方式將提供給病人哪些（例如，好的營養及水分）幫助做諮商，而非強調喪失由口腔餵食的話題。

鼻胃餵食

鼻胃餵食技巧是利用放置一個管子，經由鼻子、咽部以及食道進入胃（見圖 11.1）。不過，管子有多種直徑，窄的管子比較不會刺激咽部，特別是當管子通過食道上方的環咽交接處時，不會刺激咽部，食物經由管子到達胃部。每天餵食的次數及量會隨著不同的場所而不同。不過，每次餵食後都會用至少 120 到 240cc 的水來清洗餵食管，以及提供適當的水分（Sessions et al.,

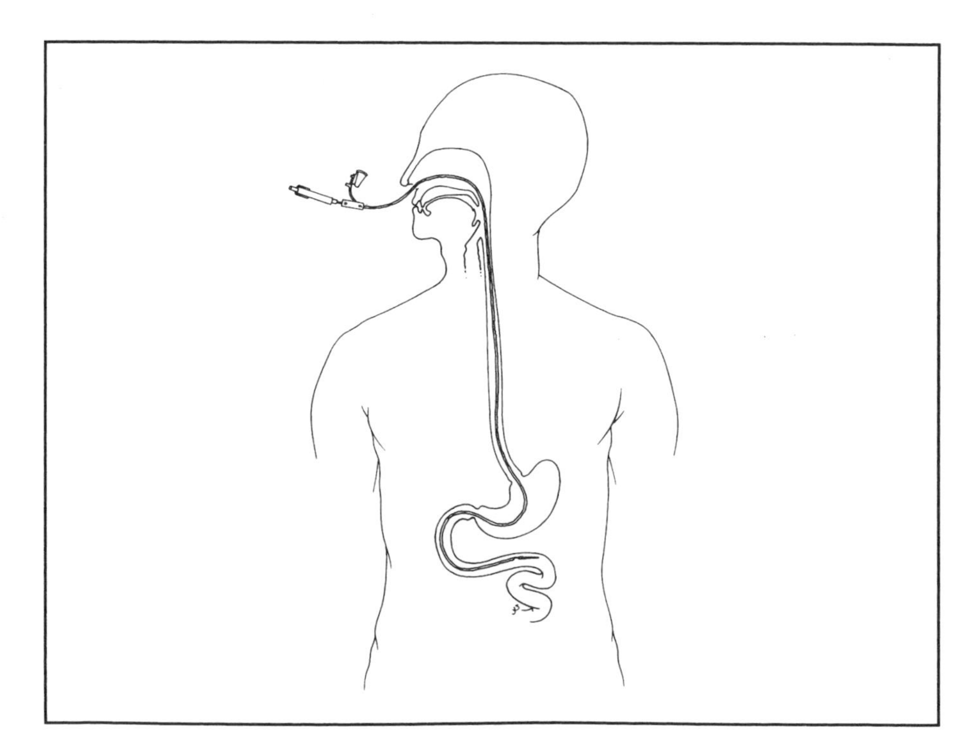

351 **圖 11.1 Dobhoff 餵食管通過鼻腔經過胃到空腸的放置圖。**

1979）。一般來說，病人在用餐後應該要維持一個小時的直立姿勢，以減少胃食道酸逆流的危險。

鼻胃管的缺點在於會使鼻腔、咽部及食道有物體存在的異物感，以及增加食物由胃往上逆流到食道與咽部的可能性；而且，會花費較多的金錢準備流質食物，以方便餵食。Dobhoff餵食管的設計是將管子延伸至空腸，來減少潛在的逆流與吸入現象。此管的直徑小，推測對於鼻腔及咽部會產生較少的刺激。目前並沒有數據顯示，放置鼻胃管會造成吞嚥改變。然而，的確需要研究吞嚥障礙病人在放置與不放置鼻胃管情形下對吞嚥的影響。雖然已經有報告顯示，適當地放置鼻胃管對病患不會有明顯的影響，但是也許有細微的影響並未被發現。

352

鼻胃餵食通常被認為可以暫時解決口腔進食的問題。病人若在三到四個月後仍然有吞嚥障礙，通常會改用其他較永久的方法。但是，有些類型的病人可能會放置鼻胃管達五到六個月，或者更長。可以教導這些病人或他們的家屬在吃飯時放置鼻胃管，餐後即將鼻胃管移除。

咽造口術

咽造口術是從皮膚到咽部做一個洞或口，管子由此處放入食道，然後到胃。咽造口術優於鼻胃管，因為管子不經過鼻腔，除了減少刺激外，也減少病人在社交上較難被接受的問題。咽造口術的缺點在於做了一個洞口，這個洞口必須經由手術來關閉，且會產生咽部疤痕。有些頭頸部腫瘤病人會自發性的形成咽造口。

食道造口術

食道造口術為從皮膚進到食道頸的一個洞口。餵食管由此通過，再延伸到食道及胃。它的優點和缺點和咽造口術相似。

胃造口術

做胃造口術可以在全身麻醉下使用一般外科手術，或是在局部麻醉下以經皮的方式使用內視鏡完成，後者我們稱為經皮內視鏡式胃造口術（percutaneous endoscopic gastrostomy, PEG）。任一個步驟都是在腹部開一個外部的開口，然後通向胃（見圖 11.2）。病人連到皮膚的胃造口傷口必須用一些器具固定，並且為了避免開口外露，會有一個類似括約肌功能的醫療用品來夾住。在餵食方面，食物通過管子，直接進入胃。病人也能經由管子攝取攪碎的一般食物。

353 這個方法一般可以解決長期嚴重的吞嚥異常，因為它去除了鼻胃管對鼻

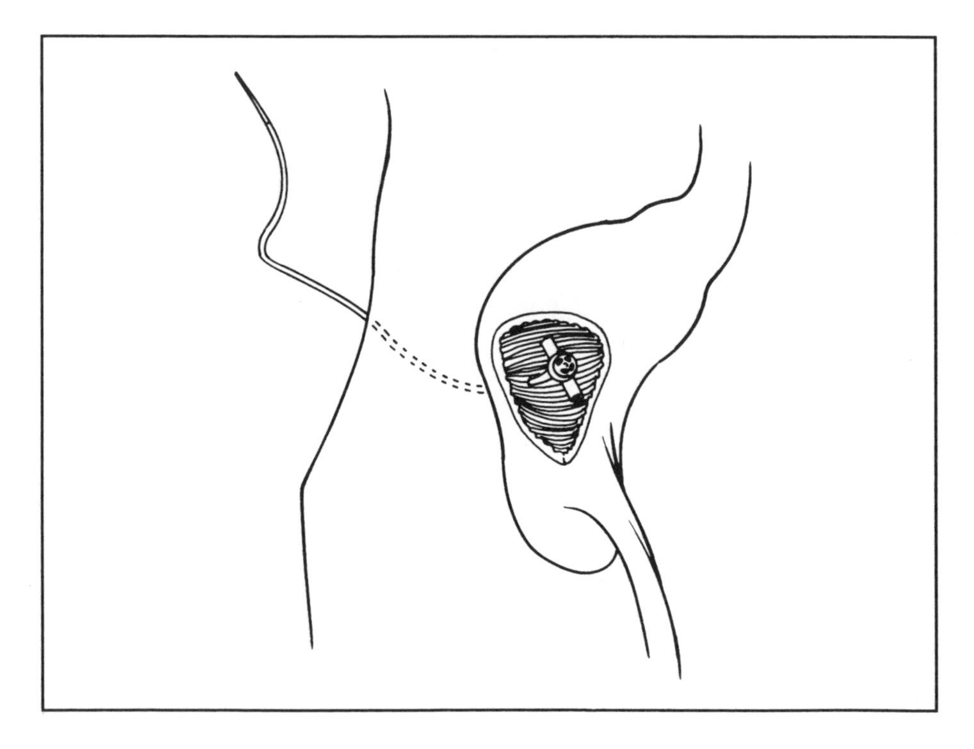

353 圖 11.2 圖示經皮內視鏡式胃造口術的內部及外部定位。

腔及咽部刺激的風險。只要病人能重新獲得口腔進食的能力，便可將此方法復原。它的缺點在於造口處會滲漏，或可能感染、痛或不舒服。

空腸造口術

在空腸造口術（jejunostomy）中，腹腔壁上開一個外部的開口，通向空腸。就像胃造口術，空腸造口術可以在全身麻醉下使用一般外科手術，或是在局部麻醉下，以經皮的方法用內視鏡完成。因為空腸是位於胃下方的消化道，所以用任何一種手術方式做的空腸造口術，需要用預先準備好的食物餵食，這會增加非口腔餵食的花費。做空腸造口術通常是要降低逆流的風險，不過，即使用空腸造口術餵食，病人仍可能會有胃食道酸逆流。

胃底部折疊術——抗逆流手術

354

接受胃造口術或是空腸造口術的孩童，以及接受非口腔餵食手術後有逆流的成人，通常都會做胃底部折疊術（fundoplication），來降低非口腔餵食逆流的風險。胃底部折疊術為一般的外科手術，它是把胃的頂端纏繞在下食道括約肌（lower esophageal sphincter），以增強食道括約肌，可以降低逆流（Little, 1996）。如果纏繞得太緊，食物進入胃部會有困難。

使用非口腔餵食步驟的標準

使用非口腔餵食方法應能滿足病人營養及水分的需求。任何一個病人不論有無治療介入，若仍有明顯的吸入（不論任何質地食物，吸入量超過10%），或是對任何種類的食物，吞一口食團均需要花費十秒以上才能吞嚥者，即為使用非口腔餵食技巧的人選。這種人至少能以此方式補充營養。一般來說，如果病人的吞嚥異常是短期的（一個月或是更短），鼻胃管是治療的選擇。如果吞嚥復健預期要花超過一個月時間，PEG 可能較為適當，除非能教導病人在每一餐之間放置及拔除鼻胃管。現在在某些機構，PEGs甚至用在短期的吞嚥障礙病患身上。

藥物治療

雖然目前沒有藥物能改善特定的口部及咽部吞嚥問題，但是有一些藥可以用來改善食道異常。一些病人的吞嚥障礙是由於神經方面的疾病造成，例如巴金森氏病、重症肌無力，以及多發性硬化症。使用治療這些疾病的藥物可能幫助改善吞嚥。

參考文獻

Aki, B., & Blakeley, W. (1974). Late assessment of results of cricopharyngeal myotomy for cervical dysphagia. *American Journal of Surgery*, *128*, 818–821.

Arnold, G. (1962). Vocal rehabilitation of paralytic dysphonia: IX technique of intracordal injection. *Archives of Otolaryngology*, *76*, 358–368.

Asherson, N. (1973). Dysphagia in pharyngeal paralysis treated by cricopharyngeal sphincterotomy. *Lancet*, *1*, 722.

Baredes, S., Blitzer, A., Krespi, Y., & Logemann, J. A. (1992). Swallowing disorders and aspiration. In A. Blitzer, M. F. Brin, C. T. Sasaki, S. Fahn, & K. S. Harris (Eds.), *Neurological disorders of the larynx* (pp. 201–213). New York: Thieme Medical.

355

Bergstrom, L. R., Larson, D. E., Zinmeister, A. R., Sarr, M. G., & Silverstein, M. D. (1995). Utilization and outcomes of surgical gastrostomies and jejunostomies in an era of percutaneous endoscopic gastrostomy: A population-based study. *The Mayo Clinic Proceedings*, *70*, 829–836.

Blakeley, W., Garety, E., & Smith, D. (1968). Section of the cricopharyngeus muscle for dysphagia. *Archives of Surgery*, *96*, 745–762.

Blumberg, D., Prapote, C., & Viscomi, G. (1977). Cervical osteophytes producing dysphagia. *Ear, Nose and Throat Journal*, *56*, 15–21.

Buchholz, D. W. (1995). Cricopharyngeal myotomy may be effective treatment for selected patients with neurogenic oropharyngeal dysphagia. *Dysphagia*, *10*, 255–258.

Calcaterra, T. (1971). Laryngeal suspension after supraglottic laryngectomy. *Archives of Otolaryngology*, *74*, 306.

Calcaterra, T., Kadell, B., & Ward, P. (1975). Dysphagia secondary to cricopharyngeal muscle dysfunction. *Archives of Otolaryngology*, *101*, 726–729.

Chodosh, P. (1975). Cricopharyngeal myotomy in the treatment of dysphagia. *Laryngoscope*, *85*, 1862–1873.

Cruse, J., Edwards, D., Smith, J., & Wyllie, J. (1979). The pathology of a cricopharyngeal dysphagia. *Histopathology*, *3*, 223–232.

Dayal, T., & Freeman, J. (1976). Cricopharyngeal myotomy for dysphagia in oculopharyngeal muscular dystrophy. *Archives of Otolaryngology*, *102*, 115–116.

Duranceau, C., Letendre, J., Clermont, R., Levisque, H., & Barbeau, A. (1978). Oropharyngeal dysphagia in patients with oculopharyngeal muscular dystrophy. *The Canadian Journal of Surgery*, *21*, 326–329.

Edgerton, M. T., & Duncan, M. M. (1959). Reconstruction with loss of the hyomandibular complex in excision of large cancers. *Archives of Surgery*, *78*, 425–436.

Ellis, F., Schlegel, J., Lynch, V., & Payne, W. (1969). Cricopharyngeal myotomy for pharyngo-esophageal diverticulum. *Annals of Surgery*, *170*, 340–350.

Goode, R. L. (1976). Laryngeal suspension in head and neck surgery. *Laryngoscope*, *86*, 349.

Habal, M. B., & Murray, E. (1972). Surgical treatment of life-endangering chronic aspiration pneumonia. *Plastic and Reconstructive Surgery*, *49*, 305–311.

Heine, R. G., Reddihough, D. S., & Catto-Smith, A. G. (1995). Gastro-oesophageal reflux and feeding problems after gastrostomy in children with severe neurological impairment. *Developmental Medicine and Child Neurology*, *37*, 320–329.

Henderson, R., & Marryatt, G. (1977). Cricopharyngeal myotomy as a method of treating cricopharyngeal dysphagia secondary to gastroesophageal reflux. *Journal of Thoracic and Cardiovascular Surgery*, *74*, 721–725.

Jacobs, J., Logemann, J., Pajak, T. F., Pauloski, B. R., Collins, S., Casiano, R. R., & Schuller, D. E. (1997, May). *Failure of cricopharyngeal myotomy to improve dysphagia following head and neck cancer surgery*. Paper presented at American Society of Head and Neck Surgery's Annual Meeting, Scottsdale, AZ.

Kirby, D. F. (1995). Editorial: Surgical gastrostomies versus endoscopic gastrostomies: A tube by any other name . . . *The Mayo Clinic Proceedings*, *70*, 914–916.

356 Kitahara, S., Ikeda, M., Ohmae, Y., Nakanoboh, M., Inouye, T., & Healy, G. (1993). Short communication: Laryngeal closure at the level of the false cord for the treatment of aspiration. *The Journal of Laryngology and Otology*, *107*, 826–828.

Kostas, S. P., Karam, F., Langhans, J. J., & Vasquez, A. B. (1995). Treatment of dysphagia resulting from cricopharyngeal dysfunction with BOTOX: Preliminary thoughts and observation. *FLASHA*, *15*, 22–26.

Koufman, J. A. (1986). Laryngoplasty for vocal cord medialization: An alternative to Teflon. *Laryngoscope*, *96*, 726–731.

Lebo, C., Sang U. K., & Norris, F. (1976). Cricopharyngeal myotomy in amyotrophic lateral sclerosis. *Laryngoscope*, *86*, 862–868.

Lewy, R. (1963). Glottic reformation with voice rehabilitation in vocal cord paralysis. *Laryngoscope*, *73*, 547–555.

Lindeman, R. A. (1975). Diverting the paralyzed larynx: A reversible procedure for intractable aspiration. *Laryngoscope*, *85*, 157–180.

Little, A. G. (1996). Nissen fundoplication for gastroesophageal reflux disease: How does Nissen fundoplication prevent reflux? *Diseases of the Esophagus*, *9*, 247–250.

Lund, W. (1968). The cricopharyngeal sphincter: Its relationship to the relief of pharyngeal paralysis and the surgical treatment of the early pharyngeal pouch. *Journal of Laryngology and Otology*, *82*, 353–367.

Mendelsohn, M. (1993a). A guided approach to surgery for aspiration: Two case reports. *The Journal of Laryngology and Otology*, *107*, 121–126.

Mendelsohn, M. (1993b). New concepts in dysphagia management. *The Journal of Otolaryngology Supplement*, *1*, 5–24.

Mills, C. (1964). Dysphagia in progressive bulbar palsy relieved by division of the cricopharyngeus. *Journal of Laryngology and Otology*, *78*, 963–964.

Mills, C. (1973). Dysphagia in pharyngeal paralysis treated by cricopharyngeal sphincterotomy. *Lancet*, *1*, 455–457.

Mitchell, R., & Armanini, G. (1975). Cricopharyngeal myotomy: Treatment of dysphagia. *Annals of Surgery*, *181*, 262–266.

Mladick, R., Horton, C., & Adamson, J. (1961). Immediate cricopharyngeal myotomy: An adjunctive technique for major oral–pharyngeal resections. *Plastic and Reconstructive Surgery*, *47*, 6–11.

Mladick, R., Horton, C., & Adamson, J. (1971). Cricopharyngeal myotomy. *Archives of Surgery*, *102*(6), 1–5.

Montgomery, W. W. (1975). Surgery to prevent aspiration. *Archives of Otolaryngology*, *109*, 809–811.

Palmer, E. (1974). Dysphagia due to cricopharyngeus dysfunction. *American Family Physician*, *9*, 127–131.

Park, R. H., Allison, M. C., Lang, J., Spence, E., Morris, A. J., Danesh, B. J., Russell, R. I., & Mills, P. R. (1992). Randomised comparison of percutaneous endoscopic gastrostomy and nasogastric tube feeding in patients with persisting neurological dysphagia. *British Journal of Medicine*, *304*, 1406–1409.

Parker, M. D. (1989). Dysphagia due to cervical osteophytes: A controversial entity revisited. *Dysphagia*, *3*, 157–160.

Press, H. D., & Leffall, L. D. (1972). Hoarseness and dysphagia secondary to cervical hyperostosis: Report of an unusual case. *Medical Annals of the District of Columbia*, *41*, 26–28.

Robbins, J. A., & Levine, R. (1993). Swallowing after lateral medullary syndrome plus. *Clinics in Communication Disorders*, *3*(4), 44–45.

357

Sessions, D., Zill, R., & Schwartz, J. (1979). Deglutition after conservation surgery for cancer of the larynx and hypopharynx. *Otolaryngology, Head and Neck Surgery*, *87*, 779–796.

Stevens, K., & Newell, R. (1971). Cricopharyngeal myotomy in dysphagia. *Laryngoscope*, *81*, 1616–1620.

Valadka, A. B., Kubal, W. S., & Smith, M. M. (1995). Updated management strategy for patients with cervical osteophytic dysphagia. *Dysphagia*, *10*, 167–171.

Ward, P. J., Hanson, D. C., & Abemayor, E. (1985). Transcutaneous Teflon injection of the paralyzed vocal cord: A new technique. *Laryngoscope*, *95*, 644–649.

Wilkins, S. (1964). Indications for section of the cricopharyngeus muscle. *American Journal of Surgery*, *108*, 533–538.

Yarington, C., & Harned, R. (1971). Polytef (Teflon) injection for postoperative deglutition problems. *Archives of Otolaryngology*, *94*, 274–275.

Zinninger, G. (1966). Dysphagia and esophageal dilatation. *Journal of the American Medical Association*, *196*, 128–129.

第 12 章

做出臨床決策

Clinical Decision Making

在照顧每個吞嚥困難病人的過程中，吞嚥治療師在每次的策略決定中獲得進步。本章撰寫的目的，是為了提出幾個在臨床上下決定的重點，以及治療師在下每個決定時，需要考慮的各種資訊。 *359*

良好決策的先決條件

臨床上的良好決策端賴於治療師在以下各方面有充分的認識：病人所呈現的吞嚥困難在解剖及生理學上的原理、病人認知與行為控制的能力以及病人所受傷害的本質、疾病的歷程和對吞嚥可能產生的影響。良好的決策也取決於治療師判讀放射照影以及其他檢查的能力，解釋呈現出來的吞嚥困難症狀及生理和解剖上的吞嚥異常。全面了解在治療吞嚥障礙病人過程中使用到的所有設備。

360 臨床決策

病人是患有吞嚥障礙或只是吞嚥障礙的高風險族群？

每個吞嚥治療師遇到可能患有吞嚥障礙病人時，所要下的第一個決定就是：病人是否為吞嚥障礙的高風險族群？這個過程牽涉到了篩檢程序，這個部分我們已經在第五章討論過了。治療師必須選擇他要使用在病人身上的篩檢方案種類。一般而言，篩檢必須是快速而且成本效益良好的，通常是簡要地回顧病歷並觀察病人，同時要不會危害病人。

病人應該接受深入的診斷性評估嗎？

在篩檢過病人後，治療師必須決定病人是否需要像電視螢光攝影檢查這類深入的診斷性評估。如果治療師根據診斷、病人的病史與症狀以及其他線索，懷疑病人有咽部期的吞嚥問題，通常就需要進行電視螢光攝影檢查。也可採取其他的儀器檢查，但如同第三章所討論的，目前那些其他類型的檢查僅能測得吞嚥生理的一小部分。在診斷程序中，能提供最多資訊的單一檢查是電視螢光攝影檢查，又叫改良式鋇劑吞嚥。然而有時候，治療師需要了解特定病人的特定診斷性問題，而這個問題可能藉由另一種檢查法可以得到最好的解答。在選擇儀器檢查方式時，治療師應該問：「對於這個病人，我必須知道些什麼，才能決定病人適合進行吞嚥治療，以及該從哪一種治療方式先著手？」如果應該回答的問題是：「病人的咽部吞嚥在解剖與生理學上有哪些問題？」那麼，就應該進行電視螢光攝影檢查。然而，如果問題是：「病人的咽部在進行頭頸部癌症手術之後，他的咽部解剖構造看起來是怎樣的情形？」則利用電視內視鏡檢查拍攝咽部的俯視圖，也許是應該選擇的方式。如果問題是：「病人是否產生足夠的壓力，讓食物能在整個系統中被推送？」則必須選擇壓力計檢查。根據病人的診斷結果，可能會產生這樣的問題。例如，咽癌的放射治療通常會破壞咽壁的功能，而造成壓力不足。選擇咽部壓力計測量與電視透視檢查並行，讓測量壓力的同時，也可以看到有效率的吞嚥所需壓力的咽部動作。

在診斷過程中，應評估哪一種治療策略？

一旦開始進行診斷，治療師必須判定以下事項，包括病人的吞嚥解剖構造與生理機能，以及能夠幫助病人吞嚥功能，並在診斷過程中獲得評估的介入策略等。什麼姿勢可以改善病人的吞嚥？有哪些方法可以提高病人的感覺程度？如果有，哪些適合病人的吞嚥問題？有任何呈現食物或餵食病人的方法可以幫助病人吞嚥嗎？有任何像是吞嚥手法的治療策略，可以改善吞嚥狀況嗎？最後，有任何食物的濃稠度在病人吞嚥時是最安全、最輕鬆的嗎？為了使病人盡快回復或是盡量長久維持以口進食的狀態，臨床決策在診斷過程中十分重要。如果治療程序在改善吞嚥效能或安全性方面很快獲得成功，病人就能更快回復以口進食的方式。

361

這個病人能從治療過程中獲益嗎？

吞嚥治療是為了改善病人吞嚥功能以及以口進食的能力而設計的。有些病人的吞嚥功能以現有的吞嚥治療法是無法復健的。例如，重度運動神經元疾病會造成嚴重的殘疾，以致於無法對任何吞嚥治療做出反應。同樣的，由於重度失智症造成吞嚥困難的病人，也無法接受治療。治療師必須查閱病人的病史、診斷紀錄，以及他對任何評估方式與試驗治療的反應，然後做出病人是否能從吞嚥治療中獲得幫助的結論。對治療師而言，下這個決定可能是困難的，但為了不過度或不適當使用治療法，必須要下這個決定。吞嚥治療師依然可提供病人及其重要親友的諮詢，並將其他多領域團隊中的人員（例如營養師）也納入諮詢對象。

吞嚥治療應該排在用餐時間進行或是當作餵食的一部分？

吞嚥治療像是語言治療一般，通常是設計來重新訓練肌肉功能、教導一連串新的肌肉活動，或刺激增加的感覺輸入。通常，治療課程應該與用餐時間區隔開。如果，為了以口進食，病人需要特定的治療策略（例如姿勢技巧），這套技巧必須由治療師教給照護人員，讓他能持續使用。有些病人則會根據吞嚥治療師設計好的計畫被餵食，這些計畫是由吞嚥治療師教給照護者，再由照護者執行。病人在一天中也會在別的時段接受治療師的治療。只有在病人使用某種治療手法，將非口腔餵食改為口腔進食的過渡期中，治療師才應該參與「餵食」工作。

362 ***對於一個進步程度已經觀測得出來的病人，治療師何時該停止吞嚥治療？***

通常，當一個病人的吞嚥功能已經有一個月明顯停留在高原期，治療師就必須重新評估是否要繼續積極治療，或是鼓勵病人及其照護者繼續獨自練習，在六個月至一年後再評估即可。嚴重頭部傷害、脊椎傷害或是嚴重中風的病人，也許在復原的過程中會有一段高原期，而在吞嚥功能方面會有連續好幾個月毫無任何改變，但在此之後，他們會突然產生明顯的臨床進展，而且回復吃東西的能力。通常，當病人的功能呈現高原期達四週之久時，我們建議應該停止積極的治療，至少需暫時停止，但復健運動必須持續練習，直到明顯看出狀態上的改變為止。

吞嚥治療師何時該將病人部分的吞嚥障礙照護轉給助手？

當治療計畫牽涉到每日必須重複好幾次的工作時，例如溫度觸覺刺激或活動度運動，以及其他在每次試驗的測量工作，都可以交由助手執行。在病人的表現達到吞嚥治療師設下的門檻前，不需要進行任何專業的評斷（例如，咽部延遲時間必須由十秒降至二秒，或舌頭前段垂直移動的範圍必須達到一公分）。這裡的治療師通常指的是合格的語言病理師（speech-language pathologist, SLP）。當所設定的門檻達到時，合格的語言病理師或吞嚥治療師會在新的治療階段為病人設立新的目標或運動。合格的語言病理師或吞嚥治療師也會給每個病人「停止」信號的預警清單（也就是一系列可以觀察到的行為。此時，助手必須停止對病人的治療，並請語言病理師介入治療課程）。

另外一個情況是助手處理維持性計畫的方式。如果病人對積極性治療不再有進步，但可以藉由治療手法，例如姿勢的技巧，達到以口進食的目的，那麼長期使用這種技巧就是維持性的計畫。維持性計畫應由助手在合格語言病理師的督導之下執行。

什麼是對病人最佳的治療過程？

選擇治療方案的第一步是仔細評估病人在他的醫療狀況、預後、行為與認知能力情況下的解剖構造與生理機能。病人能夠獨立練習嗎？他能可靠地遵照指示做出動作嗎？如果可以，病人也許能參與像是活動度運動及吞嚥手法等活動。如果病人無法遵循指示或無法合作，則由照護者控制的治療步驟，例如姿勢變換、改變食物質地來提高知覺感受，以及改變餵食方法等，也許是最有效的治療步驟。如果病人的解剖或生理吞嚥問題不適用於這類治療步驟，則病人的吞嚥治療成效就會明顯被打折扣。病人會很容易疲累嗎？如果會，某些治療方式（像是吞嚥手法）也許會令他太過疲累。在制訂治療計畫時，治療師必須詳細了解特定解剖或生理吞嚥障礙病人所需的吞嚥治療範圍為何，並辨別出最容易被每位病人接受的治療法。例如，患有阿茲海默症而且有延遲啟動咽部期吞嚥的病人，也許只能在吃某些特定質地的食團時，例如酸味的大型食團，才會有成功的反應。此外，他們還無法配合進行溫度觸覺刺激或是自行操作此項策略。相較之下，運動神經元疾病或曾接受過頭頸癌症治療的病人不但對溫度觸覺刺激法的反應良好，且能自行操作。在每三或四口吞嚥前給予刺激就有反應，或者依照他們最有效的吞嚥頻率給予刺激。

363

何時該轉介？該轉介給誰？

現今健康照顧的大環境逐漸限制了轉介病人給其他專業人員，所以，用整個專業團隊的方式來照顧每個吞嚥異常病人是不切實際的。吞嚥治療師（通常是語言病理師）反而需要評估病人的口咽腔解剖構造及生理機能、整體病史、行為、整體運動控制能力（步伐、精細運動協調）、發聲等等，來決定是否需要進一步轉介，以確保醫學診斷的完整與正確。因吞嚥障礙轉介而來的病人，若是沒有做過醫學診斷，轉介這個動作是十分重要的。常見的情形是，沒有做過醫學診斷但主訴為口咽吞嚥異常的病人，實際上有某種類型的神經性損傷或疾病。這些病人呈現出腦腫瘤（尤其是腦幹腫瘤）、運動神經元疾病、巴金森氏病、重肌無力症、中風（尤其是腦幹中風）、Guillain-Barré 症，以及眼咽肌肉失養症或失養性肌強直等現象。根據這些臨床經驗，第一步應該將病人轉介給具備專業知識、了解神經性吞嚥障礙徵兆與症狀的神經科醫師，同時應進行腦神經評估。如果主訴吞嚥異常的病人同時也有嗓音沙啞的問題，將病人轉介給耳喉科醫師也許是最恰當的。如果第一次轉介不能診斷出造成吞嚥問題潛藏的原因，就必須將病人在轉介給另一位專業人員。遺憾的是，目前的健康照護體系不允許全面性將病人轉介給多位專業人員。364 如果病人呈現出胸腔受壓迫、有灼燒感或在胸腔或喉嚨感到不適，或在半夜因咳嗽或作嘔而驚醒，將病人轉介給腸胃科醫師是恰當的。這些是胃食道液逆流疾病或其他食道功能異常，需要腸胃科醫師的專業。

良好臨床決策的道德議題

道德議題可以並應該是做良好臨床決策的重要因素（American Speech-Language-Hearing Association, 1994; Groher, 1990; Logemann, 1996; Sharp & Genesen, 1996）。治療師診視末期疾病的病人，如運動神經元疾病或阿茲海默症病人時，可以建議病人或家屬應該中止由口腔餵食，病人應改為非口腔式的營養及水分補給。在大部分情況下，這項決定由病人及家屬決定。病人也許會表示，他希望能繼續以口進食，儘管他知道這可能是冒著高度風險，因為會產生危及生命的肺炎。治療師應該讓病人知道這些不安全的選項中最安全的方法嗎？例如，病人以收下顎的姿勢吞嚥，會產生 20%的吸入，而在正常的姿勢下則會吸入 50%。治療師應該建議他使用收下顎的方式以口腔進食嗎？我建議治療師以外行人看得懂的名詞寫下報告，清楚點明所有進食的情形與其相關安全問題（也就是在各種情形下，病人吸入的份量），讓病人、家人或照顧者知道這些資訊。治療師不需要倡導病人應該以某種特定方式進食，相反的，可以給予病人、家屬或照顧者所需的資訊，以做出他們自己的決定，而治療師也不需提倡任何不安全的口腔攝食法。

因為許多吞嚥治療師是語言病理師，而語言病理師可能也牽涉了其他層面的道德決策，例如，確保病人完全理解口腔進食的各種選擇與風險，以及醫療團隊已對病人的期望進行清楚地溝通與了解。在某些情況下，吞嚥困難的病人會有嚴重的言語及語言困難，以致於他們難以與醫療團隊溝通。語言病理師也許能讓這個溝通困難變得容易，並有助於判斷病人是否了解在下決定時所需的資訊。

參考文獻

American Speech-Language-Hearing Association. (1994, March). Code of Ethics/Issues in Ethics. *Asha*, *36*(Suppl. 13), 1–27.

365 Groher, M. E. (1990). Ethical dilemmas in providing nutrition. *Dysphagia*, *5*, 102–109.

Logemann, J. A. (1996). Speaking out: Should treatment for pharyngeal swallowing disorders begin before instrumental assessment is completed? *Asha*, *38*, 14–15.

Sharp, H. M., & Genesen, L. B. (1996). Ethical decision-making in dysphagia management. *American Journal of Speech-Language Pathology*, *5*, 15–22.

第 13 章

吞嚥困難的多專業間的處置方法

Multidisciplinary Management of Dysphagia

這裡有許多理由說明，為何應該要有多種健康照護專業人員來照護口咽部吞嚥障礙病人的需求（Logemann, 1983; Logemann, Sisson, & Wheeler, 1980; Newman, Dodaro, & Welch, 1980; Thresher & Kehoe, 1992; Trible, 1967; Tuchman & Walter, 1993）。有些吞嚥障礙病人來到吞嚥中心，是為了做吞嚥問題評估及鑑定病因（也就是利用醫學診斷來判斷吞嚥問題的成因）。通常，這些病人有一些不容易清楚判定的吞嚥異常或主訴。這些病人也許有神經性疾病（最有可能是前面提到的，造成吞嚥障礙的不明原因）、頭頸癌（較不會是吞嚥障礙的原因），或其他醫學上的疾病（Lazarus & Logemann, 1987; Logemann & Bytell, 1979; Logemann et al., 1993; Pauloski et al., 1993; Robbins, Logemann, & Kirshner, 1986; Veis & Logemann, 1985）。在許多例子中，這些病人曾看過許多醫療及相關健康專業人員，但這些人員卻無法判斷出吞嚥障礙的原因，這通常是由於口咽吞嚥的生理機能未經詳細評估所導致。雖然正常與異常口咽吞嚥的區別愈來愈受到重視，而且更多醫療及相關健康專業人員注意到，口咽吞嚥障礙是許多疾病本體的症狀，但實際上病人有時候有生理方面的異常時，接受到的卻是心理治療。在吞嚥異常被認定為心因性的異常之前，病 *367*

368 人必須要接受過詳細的口咽與食道吞嚥評估，並由整個多專業間團隊做出完整評估，以排除生理上的原因。

另一個支持多專業間團隊策略的理由是，處理吞嚥障礙病人的複雜性。雖然大部分吞嚥障礙病人都相當清楚造成他們吞嚥障礙的原因，例如中風、腦傷或頭頸部癌症。許多病人同時有口咽及食道異常，而需要吞嚥治療師針對口咽部，以及胃腸科醫師針對胃、食道方面做治療。六十歲以上的老人或患有先天性神經疾病的幼童與一般人相較，有較高的風險罹患口咽及食道異常（Logemann, 1993; Tuchman & Walter, 1993）。

多專業間團隊中常包括的專業人員

在多專業間團隊策略中，吞嚥障礙病人最初的接管與評估，經常是由吞嚥治療師（通常是語言病理師）來處理（Logemann, 1983; Strandberg, 1982）。接管的過程通常包括病人的症狀史及吞嚥主訴的進展史，以及包括用藥記錄的詳細醫學史，以及仔細的口咽動作評估。完成這份病史後，放射科醫師及吞嚥治療師通常會為病人完成口咽 X 光攝影檢查。這項檢查應包括我們在第五章所介紹的，給予病人仔細量測的一至十毫升的液體食團，以及用杯子喝的液體，也給予幾種不同質地的食團，包括布丁和餅乾。如果病人對特定食物類型有吞嚥障礙，在進行 X 光攝影檢查時，這類的食物應該與鋇劑或其他不會被放射線穿透的物質混合。

口咽 X 光攝影評估後，病人也許會被轉介給胃腸科醫師（gastroenterologist）進行食道評估，或盡可能轉給其他合適的醫療或協同的健康專業人員。病人也許會向神經科醫師（neurologist）尋求詳細的神經學評估，特別著重在那些支配吞嚥相關肌肉組織的顱顏神經，以及可能與吞嚥障礙一同出現的神經性疾病症狀，例如巴金森氏病、運動神經元疾病以及重症肌無力症等。病人可能被轉介給胃腸科醫師來評估其頭、頸部的構造，以及咽、喉部的感覺運動功能。如果病人有反覆性或近期有肺炎的病史，或是其他反覆性的肺部問題，病人應該去看胸腔科醫師。如果病患是兒童，小兒科醫師（pediatrician）的評估通常是重要的。對復健中心的病人而言，復健科醫師就是將吞嚥復健計畫納入病人整體治療課程的關鍵人物。如果病人超過八十歲，老年醫學家（gerontologist）在為病人設定合理的目標，以及判斷病人服用的藥物是否會造成吞嚥困難時，就很有幫助。頜面贗復專科醫師（maxillofacial prosthodontist）應該納入醫療團隊中，以幫助因舌頭功能有障礙而需要安裝贗復，或是手術後缺損需要安裝閉塞器的病人（Leonard & Gillis, 1982; Wheeler, Logemann, & Rosen, 1980）。一般的牙科醫師（dentist）對於重新安裝假牙也有幫助。許多年長者有同時服用多種藥物的情形，這些藥物之間的交互作用，或是單一藥物的效用，皆可能造成口腔乾燥或口乾症，這可能使得口腔及咽腔期的吞嚥動作難以啟動。藥劑師（pharmacist）也可以提供關於藥品交互作用可能對於吞嚥功能產生影響的重要資訊。職能治療師（occupational therapist）能提供進食所需的輔助器具，以及針對將食物放入口中的手掌與手臂控制能力，進行直接治療。物理治療師（physical therapist）有助於建立病人用餐時的最佳姿勢。在某些情況下，職能與物理治療師會擔任吞嚥障礙直接治療者的角色，對吞嚥異常提供評估與治療方案。

369

營養師（dietitian）在病人的血內化學物質、體重監測以及熱量計算方面的營養評估，扮演關鍵的角色（American Dietetic Association, 1980）。吞嚥治療師與營養師之間定期的溝通是必要的，因為吞嚥障礙病人會從只能以非口腔的方式補充營養，進步到可以部分由口腔進食最能被病人接受的食物質地，而後到完全以口進食。在由非口腔式改為由口腔進食的過程中，營養師監測病人每日由口腔進食的卡洛里數，並依序減少病人非口腔餵食的量。營養師、吞嚥治療師以及主治醫師，需共同決定病人何時能安全地由口腔進食足夠的食物，以完全停止非口腔餵食。

呼吸治療團隊以及護理人員對於早期發現有吞嚥障礙的住院病人是相當重要的，因為這些專業人員通常能辨認出吞嚥障礙的症狀。對於這些人員應該施予吞嚥障礙徵兆與症狀相關的在職教育。在某些醫院中，護士也擔任直接吞嚥治療的工作。

對於吞嚥障礙治療團隊而言，為無法自行進食的患者做餵食工作的人員極為重要（Buckley, Addicks, & Maniglia, 1976; Gaffney & Campbell, 1974; Thresher & Kehoe, 1992; Tuchman & Walter, 1993）。對有吞嚥障礙的病人而言，若是餵食的速度太多太快，可能會產生吸入的情形。就餵食病人的方式而言，餵食的方式可以使他們安全地進食，但也可能造成危險。吞嚥障礙者的餵食成員應該在吞嚥治療師的監督下，一五一十地遵守每項餵食病人的指示。餵食成員必須檢查病人的餐盤，以確保裡面放的是正確的食物，以及食物是在病人視線所及之處。此外，病人在進食過程中若有任何不適的徵兆，必須立即中斷餵食，並通知治療師。吞嚥治療師必須提供餵食成員在職訓練，使其了解正常吞嚥生理和吞嚥異常的種類，以及針對每位病人設計個別餵食計畫的必要性。要強調的重點是，每位病人的餵食必須是個別設計的，而吞嚥治療師提供餵食成員每位病人所需的特定餵食程序；然後吞嚥治療師監督餵食成員，並在餵食成員需要時提供諮商。

370

建立 X 光攝影步驟

開始 X 光攝影步驟前，吞嚥治療師應該認識口咽吞嚥中各種解剖及生理異常在 X 光攝影中所呈現的症狀（Logemann, 1993）。治療師個人或他的部門主管應該與醫院中放射科的主管開會討論，建立 X 光攝影步驟。這項檢查將由吞嚥治療師與放射科醫師共同參與，而且最好能共同寫下並簽署單一紀錄。吞嚥治療師需要討論必要的X光攝影步驟、整個步驟中各個層面的原理，以及這個方法與傳統鋇劑吞嚥檢查或上胃腸檢查之間的差異（如第五章所摘要的）。

一旦整個步驟敲定後，就必須評估此步驟的花費。大部分的機構都會收取以下三種費用：使用器材的場地費、放射科醫師的費用及吞嚥治療師的費用。這些費用應該與機構的行政人員討論，如果有新的檢查也需如此。有些例子告訴我們，吞嚥治療師想要求增加新的檢查時，必須在接觸相關專業人員前，先與轉介的醫師或醫院行政部門商談。

團隊成員間的溝通模式

小組成員間的溝通模式有許多種，包括每個月面對面的會談、電話溝通及電子郵件等。溝通方法遠不如溝通品質來得重要，也就是說，團隊中的每一份子必須尊重對方的專業，用簡便、快速的方式與對方溝通。如果某個團隊成員花了一個禮拜的時間才回覆另一位成員，溝通將會失效。同樣的，如果每個團隊成員不尊重彼此的專業，就會降低對病患照護的品質。每個吞嚥障礙團隊必須評估它的特質，並決定如何促使成員間的溝通更有效果、更有效率。 *371*

吞嚥障礙多專業間復健計畫的成效

雖然從病人吞嚥困難的複雜性來看，多專業間的吞嚥障礙處置似乎是必要的，但就特定醫療問題與處置的角度而言，只有少數的資料如減少肺炎發生率及改善營養與水分補給等事證，顯示多專業介入的效果（Bach, et al., 1989; Donner & Jones, 1985; Jones & Altschuler, 1987; Lierman, Wolff, Hazelton, Pesquera, & Wilson, 1987; Martens, Cameron, & Simonsen, 1990; Ravich et al., 1985; Thresher & Kehoe, 1992）。這些研究都沒有探討採取與沒有採取多專業間方案時，在吞嚥治療花費上的差異。這一點在成本取決一切的時代，是相當重要的。

很重要的是，每個團隊要考量運作的成本效益，並針對整個團隊的運作提出幾個重要問題。舉例來說，是否每個吞嚥障礙病人都必須照慣例，接受每位團隊成員的評估？某些病人是否可以只給一部分成員檢查即可？如果答案是後者，是哪個病人該被選定的成員檢查？

許多團隊採取的方式是，只有先前未曾有任何吞嚥問題被診斷出來的吞嚥障礙病人，才需要所有團隊成員的檢查，直到診斷出吞嚥障礙症狀為止。然而，當吞嚥困難的病因被確定之後，病人只需接受特定成員的處理即可。例如，以吞嚥障礙為主訴的病人，可能被診斷為巴金森氏病。一旦診斷確定，團隊中的神經科醫師就會針對病人巴金森氏病的部分提供持續的照顧，而吞嚥治療師與腸胃科醫師則視病人需要，針對吞嚥問題提供復健。因為已知病因而產生吞嚥困難的病人，像是頭頸部癌症手術後的復發現象，並不會被團隊中每個成員照顧到，而是只由耳喉科醫師或頭頸外科醫師（在這樣的例子中，他們通常擔任病人的主治醫師）以及吞嚥治療師來照顧。在這個成本重於一切的年代，原因不明的咽部吞嚥障礙病人，通常會先被轉介給團隊中熟知與吞嚥相關神經性問題的神經科醫師，因為大部分病因不明的吞嚥障礙病人都有神經性的疾病或損傷。

372 團隊工作人員的教育

當多專業間團隊建立起來後，這個團隊應該對機構中其他醫療人員與醫療相關人員，提供短期與系統性的教育課程（Thresher & Kehoe, 1992; Tuchman & Walter, 1993）。這個課程的目的應該是提高其他人員對吞嚥問題與其症狀的覺察能力，並告知他們轉介病人給醫療團隊的方法。吞嚥醫療團隊提供的服務種類（診斷及復健方面）都必須加以描述與說明。

這個課程通常以小型會議的形式進行最佳，通常在部門人員會議中舉行。通常先將內科、神經科、耳鼻喉科及復健科部門納入。在每一次訓練中，應該描述 X 光攝影診斷步驟，強調這個作法對於會產生吸入現象的病人的安全性，以及精確診斷解剖與生理性吞嚥障礙的價值。簡單講解針對特定吞嚥困難的各種治療方案，參與的成員必須接受詢問。最重要的是，在發布要舉辦教育課程時，所有復健團隊中的成員就必須做好接受病人的準備，因為開始時通常會有大量的病人湧入。詳細計算機構中病人的人數，以估計需要吞嚥障礙處置的病人大概的百分比，以助於推算出需花費多少專業人員的時間繼續這樣的課程。

參考文獻

American Dietetic Association. (1980). *Study guide—Dysphagia: The dietitian's role in patient care* [Audiocassette series]. Chicago: Author.

Bach, D. B., Pouget, S., Belle, K., Kilfoil, M., Alfieri, M., McEvoy, J., & Jackson, G. (1989). An integrated team approach to the management of patients with oropharyngeal dysphagia. *Journal of Allied Health, 18*, 459–468.

Buckley, J., Addicks, C., & Maniglia, J. (1976). Feeding patients with dysphagia. *Nursing Forum, 15*, 69–85.

Donner, M. W., & Jones, B. (1985). The multidisciplinary approach to dysphagia. *Gastrointestinal Radiology, 10*, 193–261.

Gaffney, T., & Campbell, R. (1974). Feeding techniques for dysphagic patients. *American Journal of Nursing, 74*, 2194–2195.

Jones, P. L., & Altschuler, S. L. (1987). Dysphagia teams: A specific approach to a non-specific problem. *Dysphagia, 1*, 200–205.

Lazarus, C., & Logemann, J. A. (1987). Swallowing disorders in closed head trauma patients. *Archives of Physical Medicine and Rehabilitation*, 68, 79–87.

373 Leonard, R., & Gillis, R. (1982). Effects of a prosthetic tongue on vowel intelligibility and food management in a patient with total glossectomy. *Journal of Speech and Hearing Disorders, 47*, 25–30.

Lierman, C., Wolff, R., Hazelton, J., Pesquera, K., & Wilson, E. (1987). Multidisciplinary treatment of feeding disorders in the home. *Pediatric Nursing, 13*, 266–270.

Logemann, J. A. (1983). *Evaluation and treatment of swallowing disorders*. Austin, TX: PRO-ED.

Logemann, J. A. (1993). *Manual for the videofluorographic study of swallowing* (2nd ed). Austin, TX: PRO-ED.

Logemann, J. A., & Bytell, D. E. (1979). Swallowing disorders in three types of head and neck surgical patients. *Cancer, 44*, 1095–1105.

Logemann, J. A., Pauloski, B. R., Rademaker, A. W., McConnel, F. M. S., Heiser, M. A., Cardinale, S., Shedd, D., Stein, D., Beery, Q., Johnson, J., Saunders, A., & Baker, T. (1993). Speech and swallow function after tonsil/base of tongue resection with primary closure. *Journal of Speech and Hearing Research*, 36, 918–926.

Logemann, J., Sisson, G., & Wheeler, R. (1980). The team approach to rehabilitation of surgically treated oral cancer patients. *Proceedings of the National Forum on Comprehensive Cancer Rehabilitation and Its Vocational Implications*, (pp. 222–227).

Martens, L., Cameron, T., & Simonsen, M. (1990). Effects of multidisciplinary management program on neurologically impaired patients with dysphagia. *Dysphagia, 5*, 147–151.

Newman, L., Dodaro, R., & Welch, M. (1980, May). *A comprehensive program for dysphagia rehabilitation*. Workshop conducted at Mercy Hospital and Medical Center, Chicago.

Pauloski, B. R., Logemann, J. A., Rademaker, A., McConnel, F., Heiser, M. A., Cardinale, S., Shedd, D., Lewin, J., Baker, S., Graner, D., Cook, B., Milianti, F., Collins, S., & Baker, T. (1993). Speech and swallowing function after anterior tongue and floor of mouth resection with distal flap reconstruction. *Journal of Speech and Hearing Research*, 36, 267–276.

Ravich, W. J., Donner, M. W., Kashima, H., Bucholz, D. W., Marsh, B. R., Hendrix, T. R., Kramer, S. S., Jones, D., Bosma, J. F., Siebens, A. A., & Linden, P. (1985). The swallowing center: Concepts and procedures. *Gastrointestinal Radiology, 10*, 255–261.

Robbins, J., Logemann, J., & Kirshner, H. (1986). Swallowing and speech production in Parkinson's disease. *Annals of Neurology, 19*, 283–287.

Strandberg, T. (1982, January). *Establishment of a swallowing rehabilitation program*. Lecture presented at workshop on swallowing rehabilitation, Sarah Bush Lincoln Health Center, Mattoon, IL.

Thresher, J. C., & Kehoe, E. A. (1992). *Working with swallowing disorders: A multidisciplinary approach*. Tucson, AZ: Communication Skill Builders.

Trible, W. (1967). The rehabilitation of deglutition following head and neck surgery. *Laryngoscope, 77*, 518–523.

Tuchman, D., & Walter, R. (1993). *Disorders of feeding and swallowing in infants and children: Pathophysiology, diagnosis and treatment*. San Diego: Singular.

Veis, S., & Logemann, J. (1985). The nature of swallowing disorders in CVA patients. *Archives of Physical Medicine and Rehabilitation, 66*, 372–375.

Wheeler, R., Logemann, J., & Rosen, M. (1980). Maxillary reshaping prostheses: Effectiveness in improving speech and swallowing of post-surgical oral cancer patients. *Journal of Prosthetic Dentistry, 43*, 313–319.

第 14 章

未來的吞嚥測量方法與介入策略

Measurement of Swallowing and Intervention Strategies: The Future

僅在最近十年，人們才嘗試測量吞嚥的生理機制（Jacob, Kahrilas, Logemann, Shah, & Ha, 1989; Kahrilas, Lin, Logemann, Ergun, & Facchini, 1993; Lazarus, Logemann, & Gibbons, 1993; Logemann, Kahrilas, Kobara, & Vakil, 1989; Platt, Logemann, Rademaker, Kahrilas, & Lazarus, 1994）。先前，就算是對正常吞嚥的生理研究，也僅僅是從許多類型的影像研究來觀察（Bosma, 1973）。有些測量方式是從肌電圖研究得來的，這些研究大部分是描述肌肉活動的開始與結束。有些測量方式是做壓力計研究，如近年來大部分對食道所進行的研究（Doty & Bosma, 1956; Kobara-Mates, Logemann, Larson, & Kahrilas, 1995; Reimers-Neils, Logemann, & Larson, 1994）。 *375*

吞嚥測量

近年來，有些口咽吞嚥生理的測量方式被發展出來，測量包括食團的移動、口腔期與咽部期吞嚥活動時長，以及這些活動的在時間上的協調性。表14.1 是一部分到目前為止還在使用的特定測量法。目前已經有一些不同年齡層的成人測量常模資料了（Jacob et al., 1989; Rademaker, Pauloski, Logemann, & Shanahan, 1994; Robbins, Hamilton, Lof, & Kempster, 1992; Tracy et al., 1989）；然而，我們還需要更多常模資料。因為必須持續進行X光攝影研究，才能蒐集到這些咽部吞嚥的資料，因此，不同年齡正常兒童的咽部吞嚥常模數據目前還沒有辦法取得。

376

377

使用電腦分析也可測量出吞嚥在生物力學各方面的數值（Logemann, Kahrilas, Begelman, & Pauloski, 1989）。電腦分析讓我們能夠追蹤從吞嚥開始到結束過程中，咽部或口腔構造動作的情形，或者是吞嚥過程中我們有興趣的

376

表 14.1 口咽吞嚥測量的範例

食團移動

口腔期通過時間——由舌頭開始將食團往後推進，到食團通過舌根部的時間。

咽部期通過時間——從食團通過舌根，到食團通過環咽括約肌的時間。

咽部期延遲時間——食團通過舌根，到出現可作為咽部期（咽部期吞嚥）反應指標的喉部上抬動作之間的時間。

咽部期的反應時間——啟動咽部收縮所需要的時間（從喉部開始上抬，到食團通過環咽肌或是環咽肌關閉為止）。

食道期通過時間——從食團通過環咽肌（上食道括約肌）起，到食團通過下食道括約肌的時間。

移動時間的測量

腭咽關閉時間——軟腭碰觸到後咽壁所需的時長。

最大喉部上抬時長——喉部由靜止位置抬到最高位置所需要的時間。

喉部閉合時長——喉部入口關閉（呼吸道入口沒有空氣）所需要的時間。

環咽肌張開的時長——張開環咽肌所需要的時間。

關於吞嚥協調性的時間測量

腭咽開始關閉與環咽肌開始張開之間的相關。

喉部開始上抬與環咽肌開始張開之間的相關。

任何一部分。這項科技的出現，讓我們能對正常與異常吞嚥以及治療的成效，進行更精細的研究。對於治療成效方面的研究還要繼續進行，以證實目前及未來對口咽吞嚥障礙病人的介入策略是有效的。

治療成效的評斷標準

以上所提到的測量方法，還有其他類似的測量方法，皆可用來確認特定吞嚥異常治療法的成效（Kahrilas, Logemann, & Gibbons, 1992; Kahrilas, Logemann, Krugler, & Flanagan, 1991; Lazarus et al., 1993; Logemann, Kahrilas, Kobara, & Vakil, 1989）。而在蒐集數據以及設計治療成效評估時，必須符合某些評斷標準（Logemann, 1987）：

1. ***量化異常與治療成效***。必須界定在治療中的吞嚥異常有意義的測量方式，以及治療本身有意義的測量方式。臨床研究者或治療師需要考慮吞嚥生理中最重要的測量層面，以反應異常現象以及治療成效。
2. ***將測驗程序標準化***。在完成X光攝影研究或任何蒐集數據的程序時，測驗條件必須被校正，並在每個病人測量時與每次蒐集數據時複製前次的程序。這些變數包括病人頭部的姿勢、身體的姿勢、食物的黏稠度、食團的大小，以及要小心控制食物材料呈現的順序。因為這些變數中任何一項遭到改變，都可能改變吞嚥的生理。吞嚥研究的順序應該採隨機的方式。
3. ***選擇研究病人的族群***。接受某種特定治療方式的病人，必須具有許多相同的特質，其中包括：(1)在生理或解剖上的吞嚥異常本質；(2)潛藏的疾病或功能失常造成吞嚥困難的本質；以及(3)疾病期別的本質，或是在需要治療的情況下，復原的進展情形。病人的年齡也需要考慮。
4. ***治療提要的定義***。在制訂治療提要以供評估時，必須詳細描述這份提要。如果這是一項運動方案，那麼這份描述必須包括確切的治療內容 378

及所需的時間，以及直接治療或接觸時間；如果是用藥提要，就必須納入醫師診視的次數。此外，還需要包括病患獨力完成或與家人共同完成的練習項目與時間、治療師提供的治療次數，以及治療後重新評估的頻率與種類。

除了用時間測量口咽腔中食物的移動與構造的移動，以及使用表 14.1 中的生物力學測量方式外，測量吞嚥治療對病人整體功能的成效，也是相當重要的。該項治療是否改善了以口進食的能力？該項治療能否讓病人從口腔攝入液體？該項治療花了多久的時間，讓病人成功地完全由口腔攝取食物，或是部分由口腔攝取食物？這些重要的問題是讓吞嚥治療師了解，治療策略對吞嚥造成的重大影響。

每位治療師的角色

在治療每位吞嚥障礙病人時，很重要的一點是，治療師必須盡可能地蒐集前面章節所提到的各類型資料，以及蒐集適用於病人的異常症狀和治療方式的資料。使用前面提到的某些測量方式來仔細評估治療成效，並完成個案研究，這對於文獻報告是相當重要的。此外，每個吞嚥治療師也必須追蹤自己所做的吞嚥處置影響力。再者，下述這點亦是相當重要的。每位治療師必須仔細了解學術研討會或其他場合中介紹的每樣新治療法，或是與自己蒐集資料相關可供印證治療成效的資訊。是否有可評估治療成效的合理測量方式？治療師是否了解為何他的治療能成功？治療師是否發表了關於治療策略成效的資料？如果治療師無法在同業審查的期刊中發表關於其治療的成效，治療師在使用這項治療時，可能就無法獲得保險給付。而且，在某些情況下，病人會因而受到傷害。

未來

吞嚥障礙評估與治療的未來主要取決於治療師與研究者是否能蒐集更多的資料，以進一步支持目前及未來口咽吞嚥障礙病人的治療方法。每位治療師的責任是參與這樣的研究，並且至少要系統性地蒐集每位吞嚥障礙病人的治療成效。 379

已有證據顯示，在未來十年內將會有許多領域的研究成果，這些領域包括探討感覺評估以及吞嚥障礙治療。專業人員需要進一步發展相關策略，以達以下目的：⑴更有系統性地仔細觀察不同年齡層的正常個案，及特定吞嚥障礙族群的感覺輸入與覺識功能；⑵有系統地強化感覺輸入，以代償感覺缺陷所造成的口咽吞嚥障礙。

未來研究的另一個重要的領域是，在不同年齡層正常個案和不同種類的吞嚥障礙個案中，整合呼吸與吞嚥功能，以及研究某部分功能障礙與其他功能障礙之間的關係。初步研究顯示，病人有肺部異常同時也有吞嚥障礙時，病人在呼吸問題改善後，其吞嚥功能也開始呈現好轉（Loughlin & Lefton-Greif, 1994）。目前亟待發展的是應該如何，以及在何時開始介入這類病人。

只要過去十年開啟的研究動能還能持續的話，那麼拓展對正常與異常吞嚥的認識，以及拓展對不同病人的最有效評估和治療方法，前途十分光明。我們有理由相信，隨著愈來愈多人對吞嚥異常的臨床研究感興趣，對這些領域的研究興趣也會跟著水到渠成。

參考文獻

Bosma, J. (1973). Physiology of the mouth, pharynx and esophagus. In M. Paparella & D. Shumrick (Eds.), *Otolaryngology volume 1: Basic sciences and related disciplines* (pp. 356–370). Philadelphia: Saunders.

Doty, R., & Bosma, J. (1956). An electromyographic analysis of reflex deglutition. *Journal of Neurophysiology, 19*, 44–60.

Jacob, P., Kahrilas, P., Logemann, J., Shah, V., & Ha, T. (1989). Upper esophageal sphincter opening and modulation during swallowing. *Gastroenterology, 97*, 1469–1478.

Kahrilas, P. J., Lin, S., Logemann, J. A., Ergun, G. A., & Facchini, F. (1993). Deglutitive tongue action: Volume accommodation and bolus propulsion. *Gastroenterology, 104*, 152–162.

Kahrilas, P. J., Logemann, J. A., & Gibbons, P. (1992). Food intake by maneuver: An extreme compensation for impaired swallowing. *Dysphagia, 7*, 155–159.

Kahrilas, P. J., Logemann, J. A., Krugler, C., & Flanagan, E. (1991). Volitional augmentation of upper esophageal sphincter opening during swallowing. *American Journal of Physiology, 260 (Gastrointestinal and Liver Physiology, 23)*, G450–G456.

Kobara-Mates, M., Logemann, J. A., Larson, C., & Kahrilas, P. J. (1995). Physiology of oropharyngeal swallow in the cat: A videofluoroscopic and electromyographic study. *American Journal of Physiology, 268, (Gastrointestinal and Liver Physiology, 31)*, G232–G241.

380 Lazarus, C., Logemann, J. A., & Gibbons, P. (1993). Effects of maneuvers on swallowing function in a dysphagic oral cancer patient. *Head & Neck, 15*, 419–424.

Logemann, J. A. (1987). Criteria for studies of treatment for oral-pharyngeal dysphagia. *Dysphagia, 1*, 193–199.

Logemann, J., Kahrilas, P., Begelman, J., & Pauloski, B. R. (1989). Interactive computer program for biomechanical analysis of videofluorographic studies of swallowing. *American Journal of Roentgenology, 153*, 277–280.

Logemann, J., Kahrilas, P., Kobara, M., & Vakil, N. (1989). The benefit of head rotation on pharyngoesophageal dysphagia. *Archives of Physical Medicine and Rehabilitation, 70*, 767–771.

Loughlin, A. M., & Lefton-Greif, M. A. (1994). Dysfunctional swallowing and respiratory disease in children. *Advances in Pediatrics, 41*, 135–161.

Platt, E. M., Logemann, J. A., Rademaker, A. W., Kahrilas, P. J., & Lazarus, C. L. (1994). Pharyngeal effects of bolus volume, viscosity and temperature in patients with dysphagia resulting from neurologic impairment and in normal subjects. *Journal of Speech and Hearing Research, 37*, 1041–1049.

Rademaker, A. W., Pauloski, B. R., Logemann, J. A., & Shanahan, T. K. (1994). Oropharyngeal swallow efficiency as a representative measure of swallowing function. *Journal of Speech and Hearing Research, 37*, 314–325.

Reimers-Neils, L., Logemann, J. A., & Larson, C. (1994). Viscosity effects on EMG activity in normal swallow. *Dysphagia, 9*, 101–106.

Robbins, J., Hamilton, J. W., Lof, G. L., & Kempster, G. B. (1992). Oropharyngeal swallowing in normal adults of different ages. *Gastroenterology, 103*, 823–829.

Tracy, J., Logemann, J., Kahrilas, P., Jacob, P., Kobara, M., & Krugler, C. (1989). Preliminary observations on the effects of age on oropharyngeal deglutition. *Dysphagia, 4*, 90–94.

主題索引

＊條目後的頁碼係原文書頁碼，檢索時請查正文側邊的數碼；粗體數字代表圖表所在頁碼。

A

B

C

D

E

F

G

H

J

L

M

N

O

P

R

S

T

U

W

X

Z

國家圖書館出版品預行編目（CIP）資料

吞嚥障礙評估與治療／ Jeri A. Logemann 原作；
周芳綺等譯.--初版.--臺北市：心理, 2005（民 94）
面； 公分. -- （溝通障礙系列；65004）
含參考書目及索引
譯自：Evaluation and treatment of swallowing disorders

ISBN 978-957-702-747-4（平裝）

1.口腔—疾病 2.咽—疾病

415.51 93021845

溝通障礙系列 65004

吞嚥障礙評估與治療

原 作 者：Jeri A. Logemann
總 校 閱：盛 華
譯 者：周芳綺、陳秀文、曾鳳菊、張靜文、葉麗莉、廖尉淞
執行編輯：李 晶
總 編 輯：林敬堯
發 行 人：洪有義
出 版 者：心理出版社股份有限公司
地 址：231026 新北市新店區光明街 288 號 7 樓
電 話：(02) 29150566
傳 真：(02) 29152928
郵撥帳號：19293172 心理出版社股份有限公司
網 址：https://www.psy.com.tw
電子信箱：psychoco@ms15.hinet.net
排 版 者：辰皓國際出版製作有限公司
印 刷 者：辰皓國際出版製作有限公司
初版一刷：2005 年 1 月
初版七刷：2022 年 2 月
I S B N：978-957-702-747-4
定 價：新台幣 550 元